脊柱及四肢骨折的治疗决策

Strategy and Decision – Making in the Treatment of Factures

主　编　周　方

编　者　（以姓氏笔画排序）
　　　　王　超（北京大学第三医院）
　　　　田　耘（北京大学第三医院）
　　　　杨　欢（北京大学第三医院）
　　　　张志山（北京大学第三医院）
　　　　周　方（北京大学第三医院）
　　　　姬洪全（北京大学第三医院）
　　　　郭　琰（北京大学第三医院）

图文校对　牛小燕

北京大学医学出版社

图书在版编目（CIP）数据

脊柱及四肢骨折的治疗决策/周方主编．—北京：
北京大学医学出版社，2010
 ISBN 978-7-81116-708-5

Ⅰ.脊… Ⅱ.周… Ⅲ.①脊柱－骨折－治疗②四肢－骨
折－治疗　Ⅳ.R683.05

中国版本图书馆CIP数据核字（2009）第009329号

脊柱及四肢骨折的治疗决策

主　　编：周　方
出版发行：北京大学医学出版社（电话：010-82802230）
地　　址：（100191）北京市海淀区学院路38号 北京大学医学部院内
网　　址：http://www.pumpress.com.cn
E - mail：booksale@bjmu.edu.cn
印　　刷：北京圣彩虹制版印刷技术有限公司
经　　销：新华书店
责任编辑：许　立　　责任校对：金彤文　　责任印制：张京生
开　　本：889mm×1194mm　1/16　　印张：20　　字数：547千字
版　　次：2010年1月第1版　2010年1月第1次印刷　　印数：1-2000册
书　　号：ISBN 978-7-81116-708-5
定　　价：198.00元

版权所有，违者必究
（凡属质量问题请与本社发行部联系退换）

本书由
  北京大学医学部
    科学出版基金资助出版

谨以此书的出版

庆祝北京大学第三医院
创伤骨科专业组成立十周年

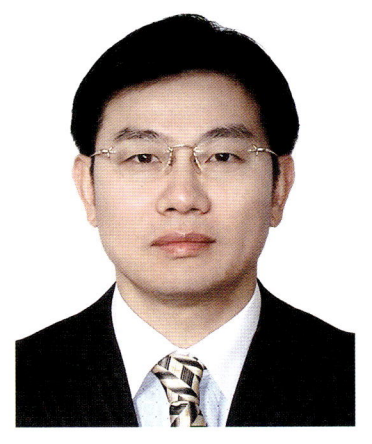

主 编 简 介

周方，医学博士，北京大学第三医院骨科主任医师，创伤骨科专业组组长，硕士研究生导师。

1984年毕业于北京医学院（现北京大学医学部），后来师从著名脊柱外科专家、原中华医学会骨科分会主任委员党耕町教授，获北京大学医学博士学位。

1989-1993年先后在英国DONCASTER皇家医院及阿伯丁大学医学院，获英国注册医师资格，师从英国著名脊柱外科专家R. W. Porter教授，任骨科高级住院医师及总住院医师。

2000年在美国加州大学洛杉矶分校（UCLA）医学中心，师从美国著名创伤骨科专家，原国际内固定学会（AO）北美主席E. E. Johnson教授，接受高级创伤骨科培训。

工作后一直致力于骨折愈合方面的临床与基础研究，在脊柱骨折、骨盆骨折、四肢骨与关节骨折及颈椎病、腰椎间盘突出症、腰椎管狭窄症、滑椎等脊柱疾病的诊断与治疗方面有较深造诣。

已发表学术论文三十余篇，编写、编译著作七部。

作为子课题负责人，主持北京市重点项目《首都重大创伤紧急医学救援体系规范建设与资源整合研究》。

曾获教育部提名国家科技进步一等奖；首届全国骨科中青年优秀论文二等奖；首届留学归国人员学术论坛优秀论文奖；北京大学医学部优秀教师奖；北京大学第三医院优秀医师奖等奖项。

现任中国康复医学会创伤分会副主任委员，中华医学会创伤分会全国委员，中华医学会骨科分会创伤学组委员，中华医学会创伤分会骨与关节损伤学组委员，中华创伤杂志编委，中华创伤骨科杂志编委，国际骨创伤基金会（OTC）中国分会秘书长，国际内固定学会（AO）讲师团创伤骨科及脊柱外科讲师，中华医学会医疗事故技术鉴定专家，卫生部全国卫生专业技术资格考试专家委员会委员等职。

序 1

创伤骨科是骨科的基础，在我国各个级别的医院里都有大批的医生从事骨科创伤病人的救治。而现代的骨折治疗又不同于以往，复杂和多发的骨折越来越多。作为一个21世纪的创伤骨科医师所面临的挑战是巨大的，他必须不仅能应对各种复杂的单一部位的骨折，还要有能力能应对复杂的多发、多部位的骨折。由于我国各地创伤骨科的救治水平参差不齐，很多骨科医生尤其是中小城市的骨科医生不能得到系统的、现代的骨折治疗理念和技术的培训，因此适时出版一本能够反映国内外骨折治疗现状的论著，对于指导骨科医师应用先进的骨折治疗理念和技术，正确地处理各种类型骨折有重要的意义。

北京大学第三医院创伤骨科专业组对于他们近十年来治疗骨折的经验进行了系统科学的总结，在此基础上结合现代骨折治疗的新理念和新技术，编写了此书，其涵盖面广泛，涉及四肢各个部位以及复杂的脊柱、骨盆骨折的治疗。书中对于各种骨折治疗的全过程都进行了详细、系统的阐述，力求帮助读者在骨折治疗的各个环节上都做出正确的决策。书中介绍了国际上最新的骨折治疗理念和技术，如脊柱骨折微创化治疗技术、骨盆骨折的微创治疗技术和微创锁定加压接骨板（LISS）技术等，结合了大量作者多年来的原创影像学资料和手术图片，辅以典型病例的治疗全过程描述，使读者能更好地学习掌握现代骨折治疗技术，是一本对于骨科医生临床工作具有一定指导意义的优秀书籍。

邱贵兴
中国工程院院士
中华医学会骨科分会主任委员
北京协和医院骨科教授

序 2

"脊柱及四肢骨折的治疗决策"是一本实用性很强的专著。作者们结合自身临床实践中的感受，介绍了当代骨折诊治的基本理论知识、技术与方法，同一线工作着的骨科医生很贴近。

周方教授曾在英国从事创伤骨科临床工作三四年。回国后一直主持北京大学第三医院骨科创伤专业组的临床与研究工作。他热爱医学，勇于实践，善于思考，有丰富的临床经验和系统的理论知识，熟悉创伤骨科当前的进展。他主持编写此书，可视为对读者的一种奉献。

党耕町
中华医学会骨科分会名誉主任委员
中国医师协会骨科分会会长
北京大学第三医院骨科教授

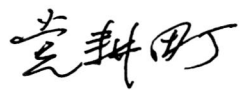

前　言

骨折是骨科领域的最常见疾病，随着我国的城市化发展，交通事故和工业事故逐年增加，导致骨折的增加而且带来骨折严重程度的升级。骨折的治疗变得越来越复杂，治疗过程中的任何一步处理不当都将影响最终的治疗效果。只能处理单一部位简单骨折的传统治疗方式已不能满足现代骨折的治疗需要，掌握骨折的现代治疗方法既是一名外科医师所应掌握的基础能力，也是对每一位从事骨科专业医师的要求。本著作主要读者对象为各级医院的外科住院医师及骨科主治医师，内容包括了从脊柱到四肢及骨盆的各种常见骨折的现代治疗方式。本书内容紧密结合北京大学第三医院多年来对骨折临床诊治的实践过程，详细描述了从最开始接诊骨折时所需要的影像学检查的选择，到骨折的分类和诊断、治疗方式的选择、手术入路及内固定的选择、术后处理及康复到术后效果的评价各个步骤，对每一类骨折每一步处理都进行了简明而实用的阐述和指导，并配以近1500幅相应的图片和典型病例以加强读者的理解和记忆，力求使读者对骨折的治疗过程有一个连贯的清晰的思路，在具体骨折治疗的每一个步骤上都能做出正确的选择。在临床上面对具体骨折病例的治疗时，可用本书上的具体病例"对号入座"，有效地解决平时临床工作中所遇到的常见问题。本书同时介绍了目前国内外先进的骨折分类方法、治疗理念和技术，以及常用的疗效评价方法，对于临床工作的总结及论文撰写也有较大的帮助。

由于编写时间仓促，难免存在一些错误和缺点，恳请读者批评指正。

周　方
北京大学第三医院
骨科创伤专业组组长

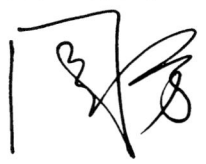

北京大学第三医院创伤骨科专业组简介

自 1958 年北医三院建院以来，骨创伤的治疗就一直贯穿在北医三院骨科的发展史中。20 世纪 90 年代初，北医三院就在国内较早开展了带锁髓内钉这一微创治疗骨折的新技术。1999 年，为了适应国内外创伤骨科的飞速发展，为了加强对于医学生、住院医师的创伤骨科专业技术培训，以及学科发展的需要，在党耕町教授的倡导下，成立了创伤骨科专业组，使北医三院成为全国较早的具有专业创伤骨科治疗的综合医院之一。专业组成立后北医三院骨创伤的门诊、急诊量逐年递增，现已达到了每年 25000 人次，骨折的治疗水平得到了大幅度的提高。

专业组成立开始，就坚持采用与欧美同步的先进的骨折治疗方法，现已成功治疗各种类型的脊柱、四肢及骨盆骨折患者 5000 多例。作为中国最好的脊柱外科中心之一，脊柱创伤的治疗一直就是北医三院的优势，在颈、胸、腰椎骨折的治疗上始终保持着国内领先水平，仅在近 5 年来，就已成功手术治疗了近千例各种类型的脊柱骨折，其中包括一些复杂的多发骨折、严重的脊柱骨折脱位以及难治的陈旧性脊柱骨折，这其中不乏比体操运动员桑兰更严重的脊柱骨折。对于老年性骨质疏松骨折（包括髋部、腕部、肩部和脊柱骨折），从骨折的手术到骨质疏松的治疗，也积累了丰富的临床经验。创伤骨科在国际上率先采用了股骨 LISS 微创治疗复杂性股骨粗隆部骨折，大大缩短了这一复杂骨折的手术时间，减少了出血量和手术并发症，使高龄骨质疏松骨折患者得到了早期、顺利的康复。近年来创伤骨科将微创技术广泛应用在四肢及骨盆骨折的治疗上，大大减少了并发症，缩短了治疗周期，减轻了患者的痛苦，同时还成功地治疗了大量的骨折畸形愈合、不愈合、内固定失败等疑难病症。

创伤骨科专业组是一个专业基础雄厚、勇于创新的团队，专业组所有成员均获得医学博士学位，均在国内外接受过严格、系统、先进的创伤骨科和脊柱外科的培训。组长周方博士有着将近 4 年在英国和美国工作和学习的经历，在英国获得注册医师证书，并在英国完成了骨科总住院医师工作后于 1993 年回国工作，现在国际、国内多个学术组织中兼职，其他组员也有在欧、美等国长期学习和进修的经历。目前专业组有主任医师 1 名，副主任医师 2 名，主治医师 2 名，研究生 4 名。

经过多年发展，创伤组逐渐形成自己的特色，以脊柱骨折及四肢骨折的微创治疗为特点，依托综合医院的医疗优势，在多发创伤、老年骨质疏松性骨折基础研究和临床治疗中积累了丰富的经验，在脊柱骨折治疗方面处于国内领先水平；在四肢骨折的微创治疗以及骨盆和髋臼骨折的治疗方面与欧美等国先进治疗技术同步发展并在国内处于先进的水平；对于脊柱和四肢骨折的畸形愈合、不愈合、内固定失败等疑难病症也有着丰富的治疗经验，保持着国内先进水平。

目 录

第一章　骨折的急诊室处理　•张志山（1）

第二章　脊柱骨折　•（8）
　第一节　上颈椎骨折　•王　超（8）
　第二节　下颈椎骨折　•周　方（23）
　第三节　胸腰椎骨折　•周　方（44）

第三章　骨盆与髋臼骨折　•（71）
　第一节　骨盆骨折　•周　方（71）
　第二节　髋臼骨折　•周　方（82）
　第三节　骶骨骨折　•周　方（99）
　第四节　骨盆及髋臼骨折的微创治疗　•周　方（105）

第四章　上肢骨折　•（117）
　第一节　锁骨骨折　•张志山（117）
　第二节　肩锁关节脱位　•张志山（126）
　第三节　肩胛骨骨折　•张志山（130）
　第四节　肱骨近端骨折　•张志山（136）
　第五节　肱骨干骨折　•田　耘（148）
　第六节　肱骨远端骨折　•田　耘、周　方（154）
　第七节　尺骨鹰嘴骨折　•田　耘（165）
　第八节　桡骨头骨折　•田　耘（168）
　第九节　孟氏骨折　•田　耘（172）
　第十节　前臂骨折　•田　耘（174）
　第十一节　盖氏骨折　•田　耘（180）
　第十二节　桡骨远端骨折　•田　耘、周　方（182）

第五章　下肢骨折　•（195）
　第一节　股骨头骨折　•张志山（195）
　第二节　股骨颈骨折　•张志山、周　方（200）
　第三节　股骨粗隆间骨折　•张志山、周　方（211）
　第四节　股骨粗隆下骨折　•张志山、周　方（233）

第五节　股骨干骨折　●姬洪全（244）
第六节　股骨远端骨折　●姬洪全、周　方（248）
第七节　髌骨骨折　●姬洪全、周　方（254）
第八节　胫骨平台骨折　●姬洪全、周　方（256）
第九节　胫腓骨骨干骨折　●姬洪全（260）
第十节　胫骨远端骨折　●姬洪全（262）
第十一节　踝关节骨折　●姬洪全（264）
第十二节　足部骨折　●姬洪全（266）

第六章　创伤程度的分类及关节功能评估　●（269）
第一节　软组织损伤的分类　●郭　琰、杨　欢（269）
第二节　开放骨折的分类　●郭　琰、杨　欢（270）
第三节　创伤严重程度评估　●郭　琰、杨　欢（271）
第四节　脊髓损伤评估　●郭　琰、杨　欢（280）
第五节　关节功能评估　●郭　琰、杨　欢（283）

主要参考文献　●（297）
专业名词索引　●（299）
致　谢　●（302）

骨折的急诊室处理

一、骨折患者的急救

骨折的急救不仅仅是骨折本身，所有威胁生命的创伤都要优先于骨折或脱位的处理，采取旨在监测和稳定生命体征的复位措施，处理好局部与整体的关系，按轻重缓急有步骤地进行。

（一）询问病史

医生应首先从病史中了解到复杂的受伤情况，再结合体检、X线检查等全面分析，才能及时做出较正确的诊断。应抓住三个方面的问题：受伤情况、疼痛部位和功能障碍。

（二）判断伤情

了解损伤机制，观察病人全身情况，有无休克及颅脑、胸腔、腹腔和盆腔内脏损伤，有无脊柱、脊髓和神经损伤，估计内出血或外出血的量，不要忽略多发损伤、合并损伤及损伤并发症。

（三）止血

止血的方法主要是局部加压包扎，若仍不能止血，可在损伤动脉近侧安放止血带，在皮肤与止血带之间加以衬垫，同时记录时间，应在1小时左右松开止血带，若出血停止，可去掉止血带；若仍有出血，则10分钟后重新上止血带。

（四）开放性骨折

弄清损伤的性质（擦伤、穿破伤、撕脱伤、碾挫伤等），既要看到伤口的大小，也要看到皮肤闭合损伤的范围。注意潜在性开放骨折，如重物碾挫伤导致皮肤广泛皮下剥离但无伤口，部分移位的骨端自内而外压迫皮肤但未穿透。若骨折端已戳出创口并已污染，但未压迫血管神经时，不应立即复位，以免将污物带进创口深处，可待清创术将骨折端清理后再行复位。若在包扎创口时骨折端已自行滑回创口内，则在清创术时应特别注意充分清创与冲洗，合理应用抗生素，选择合适的固定方式。

（五）尽量避免发生延迟诊断和漏诊

对于暴力较大的砸伤、交通伤和坠落伤，应常规检查胸部、腹部、骨盆和脊柱。对昏迷、休克患者，不容许进行全面检查或检查不满意时应避免漏诊；截瘫水平以下的损伤，局部特征可能很不明显，有可能漏诊脏器损伤或骨折。婴儿或不合作的儿童病史不明，检查困难，小心漏诊骨与关节损伤。

二、骨折的闭合整复

骨折整复最好在周围软组织肿胀之前进行，如肢体高度肿胀，出现张力性水疱，应进行局部处理，并做临时外固定，严密观察病情，防治骨筋膜室综合征，待肿胀消退或减轻后再进行整复，应尽可能在1周之内整复。

在手法整复之前，应对病人的全身情况（有无心脑疾病）、骨折发生机制、骨折断端移位情况及有无伴发的血管、神经损伤有全面了解。术者应详细检查伤肢，摸清各种有利于判定复位情况的骨性标志，进而找到骨折端，再进行复位操作。骨折复位前可采用血肿内麻醉、臂丛神经阻滞麻醉或全麻，为手法复位创造条件。

手法复位的要领：利用触诊进行判断，把X线检查所见和手的触诊结合起来，形成一个骨折移位的立体概念；逆创伤机制施行手法；合理应用牵引手法，牵引力量应逐渐增加；以远骨折段向近骨折段对线对位；在整复过程中不可一味追求解剖对位而反复施用手法。

骨折复位的最低要求（功能复位）：骨折断端存在的旋转或分离移位必须矫正；肢体短缩在成人不应超过1cm，儿童不超过2cm；对骨折断端对位的要求在长骨横骨折不应少于1/3，干骺端对位不少于3/4；在具有生理弧度的骨干允许与其弧度一致的10°以内成角，侧方成角将使下肢关节面与地面失去平行关系，故必须完全矫正。涉及关节的骨折和关节附近的骨折应尽量达到解剖复位。

三、骨折的石膏外固定

（一）临床常用石膏的种类

1. 前臂石膏托

（1）适应证：尺桡骨远 1/3 段及远端骨折、腕部及掌指骨骨折和脱位、腕部以远的伸屈肌腱断裂及血管神经断裂吻合术后等。

（2）固定范围：从前臂的近 1/4 至手背掌指关节，若手指需要固定时则将石膏托延长超出手指 1cm。

（3）位置：前臂旋转中立位，腕关节背伸 30°，拇指对掌位，掌指关节功能位。石膏托一般放在背侧，如系腕部背侧血管、神经肌腱断裂吻合术后，则需将石膏托放在掌侧；腕部掌侧的血管、神经、肌腱断裂吻合术后，石膏托放在背侧、屈腕屈指位（以固定 Colles 骨折为例）。

- 用宽度 150mm 石膏绷带制作合适长度的石膏条（8 层），以薄层脱脂棉为内衬（图 1-0-1）。
- 远端剪开，石膏条贴附与前臂桡背侧，用双手大鱼际塑型（图 1-0-2）。
- 腕部固定于掌屈尺偏位（图 1-0-3）。

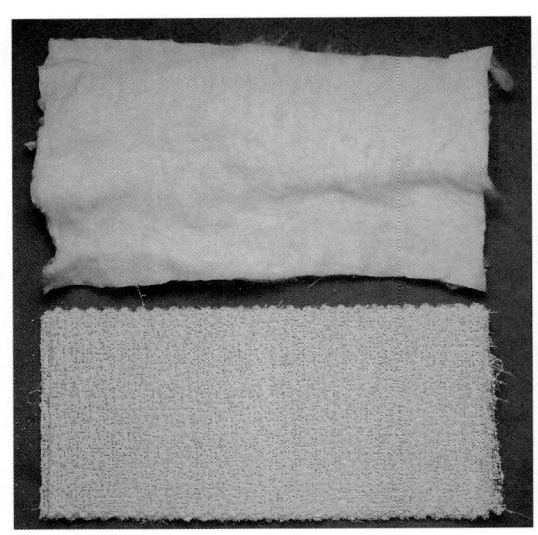

图 1-0-1 前臂石膏托

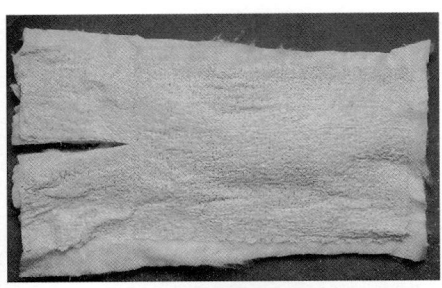
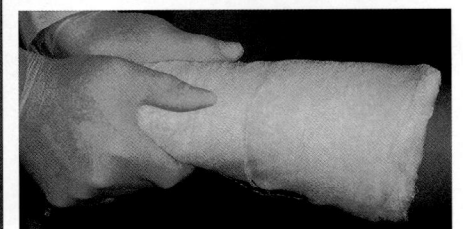

图 1-0-2 前臂石膏托

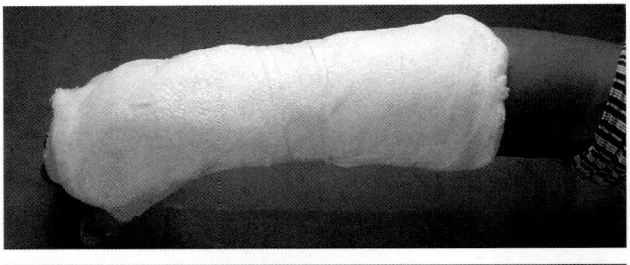
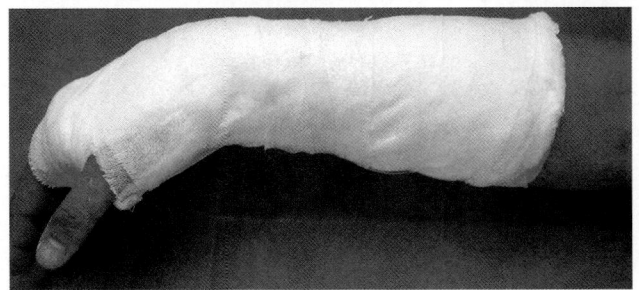

图 1-0-3 前臂石膏托

2. 长臂石膏托

(1) 适应证：尺桡骨骨折、肘部骨折脱位、肱骨髁上骨折、肱骨干骨折、上肢的血管、神经、肌腱断裂吻合术后。

(2) 范围：自腋下2cm至手背侧掌指关节。

(3) 位置：肘关节屈曲90°，腕关节功能位，前臂中立位或依据骨折复位后的需要选择旋后位，石膏托在伸侧或屈侧，肱骨干近1/3段骨折或肱骨外科颈骨折，石膏托固定范围可以起自肩部，远侧至掌指关节或腕部（注意缠绕绷带时以8字经过肘前，避免压迫肘前血管，见图1-0-4）。

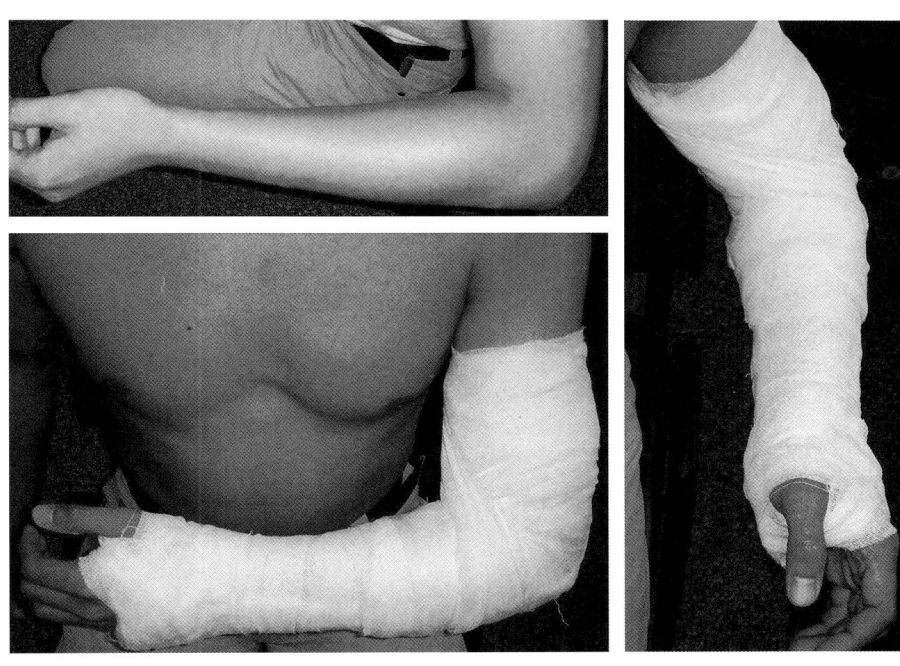

图1-0-4 长臂石膏托

3. 小腿石膏托

(1) 适应证：足部骨折脱位、踝部血管、神经、肌腱断裂吻合术后等。

(2) 范围：自腓骨小头下2横指到超出足趾1.5cm，若石膏包在前侧，则至跖趾关节远侧的趾蹠处即可。在跟骨结节及内外踝部加衬垫。

(3) 位置：踝关节功能位、足中立、趾伸直或根据骨折复位等需要选择相应位置（注意勿压迫腓骨小头，以免腓总神经麻痹，见图1-0-5）。

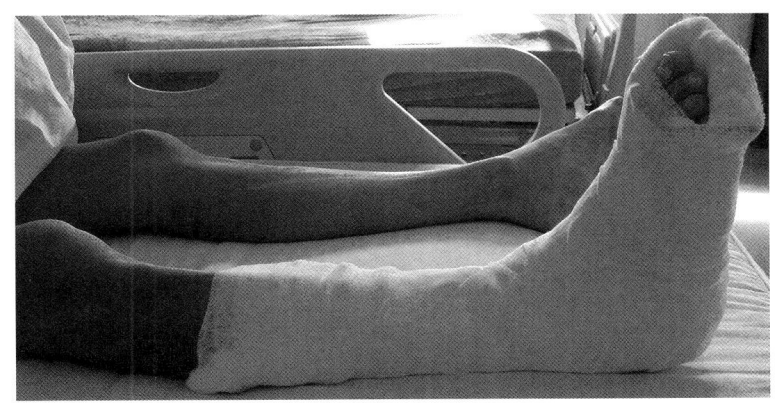

图1-0-5 小腿石膏托

4. 长腿石膏托

(1) 适应证：股骨中、远1/3骨折，膝关节骨折脱位，胫腓骨骨折，膝关节部血管、神经、肌腱及韧带损伤或修补术后，跟腱断裂或修补术后等。

（2）范围：一般放在下肢后方，自大腿上1/3至超过足趾1.0cm。若在前侧，自大腿上1/3至跖趾关节远侧的趾蹼处。胫骨近段稳定骨折，石膏托近侧缘需自臀纹水平起始，石膏托远侧缘至足尖。在踝关节处将石膏条弯曲部两侧剪开，折叠抚平。用两手掌心置于内外踝周围处塑捏成型。用手掌的大鱼际面在足的跖侧内侧面中部做出足纵弓，右足用右手，左足用左手，足纵弓成型后即刻用两拇指在第3跖骨头部及其两侧按捺，使足横弓成型。

（3）位置：膝关节屈曲10°～15°，踝关节中立位0°，趾伸直位。注意在跟骨结节及内外踝部、腓骨小头加衬垫（膝部以绷带卷塑型，使膝关节保持功能位，见图1-0-6）。

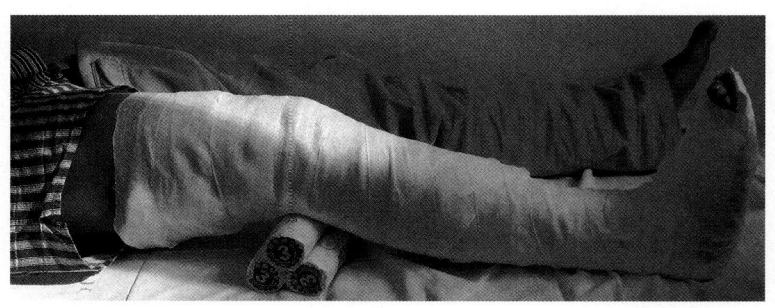

图1-0-6　长腿石膏托

5. 踝部U形石膏

（1）适应证：踝部骨折脱位及韧带损伤等。

（2）范围：自腓骨小头下3横指向远侧绕过足底，沿小腿内侧上行，高度与外侧相等。

（3）位置：依照踝部损伤情况将踝关节固定在内翻或外翻位，用双掌抱踝略加挤按维持踝关节中立位。用两手掌心置于内外踝周围处塑捏成型（俯卧位，注意内外踝加衬垫，见图1-0-7）。

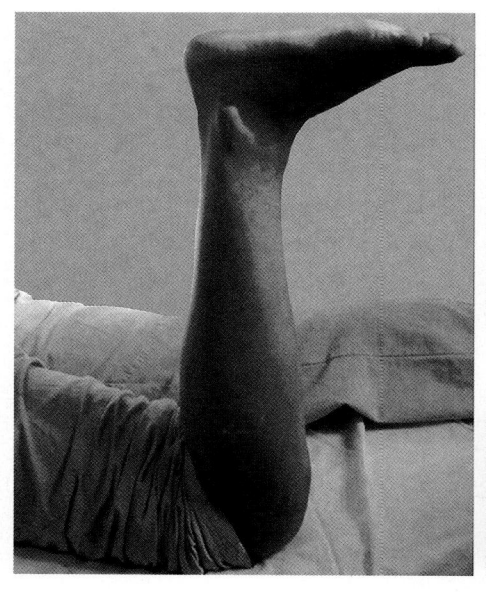 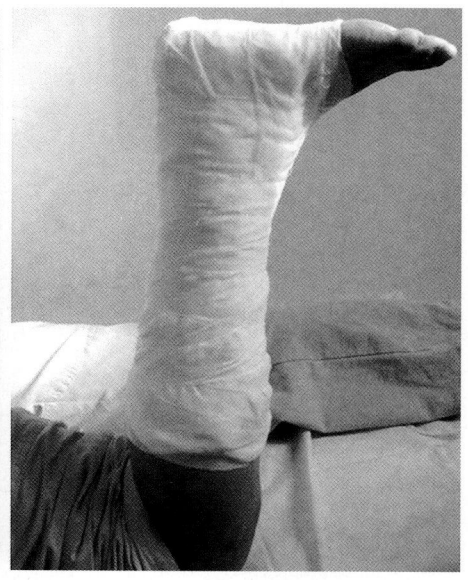

图1-0-7　踝部U形石膏

6. 手舟骨骨折前臂管型石膏

石膏衬垫尽可能薄些，上起肘前前横纹远侧1cm，远至掌指关节及拇指近节。肘关节及腕关节取功能位，拇指对掌位，前臂中立位，使拇指近节指间关节和掌指关节能够活动。

（1）选择薄衬垫，在拇指近节和掌指关节处缠绕薄层脱脂棉，将窄石膏绷带100mm完全浸透（图1-0-8）。

（2）操作者右手将石膏绷带卷围着肢体迅速包缠，从肢体的近侧走向远侧，左手随即将包上肢体的石膏绷带抹平，注意"石膏绷带是粘贴上去的而不是拉紧缠上去的"，避免包得太紧或太松，每一圈石膏绷带应该盖住上一圈石膏绷带的下1/3，在边缘部分将内衬卷起，避免石膏边缘压迫皮肤。注意掌心的塑形（图1-0-9）。

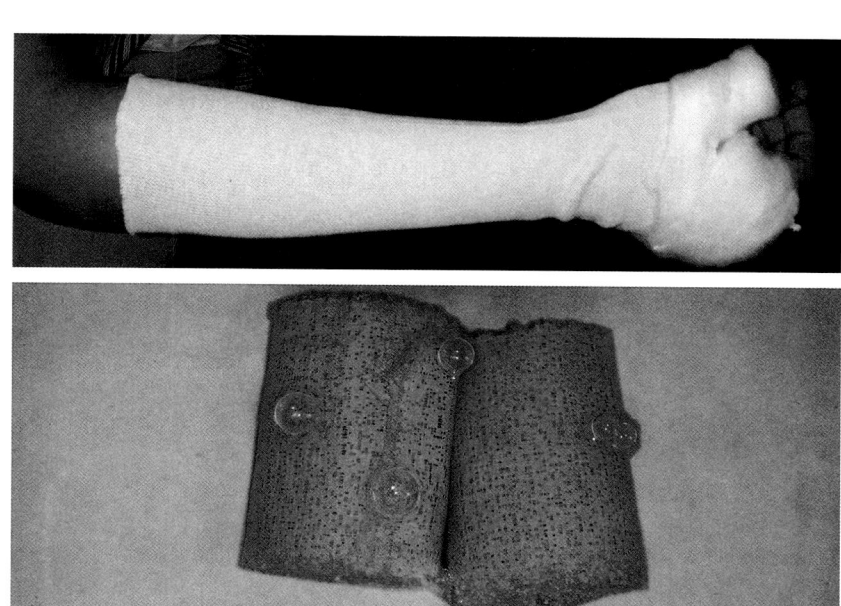

图1-0-8　手舟骨骨折前臂管型石膏

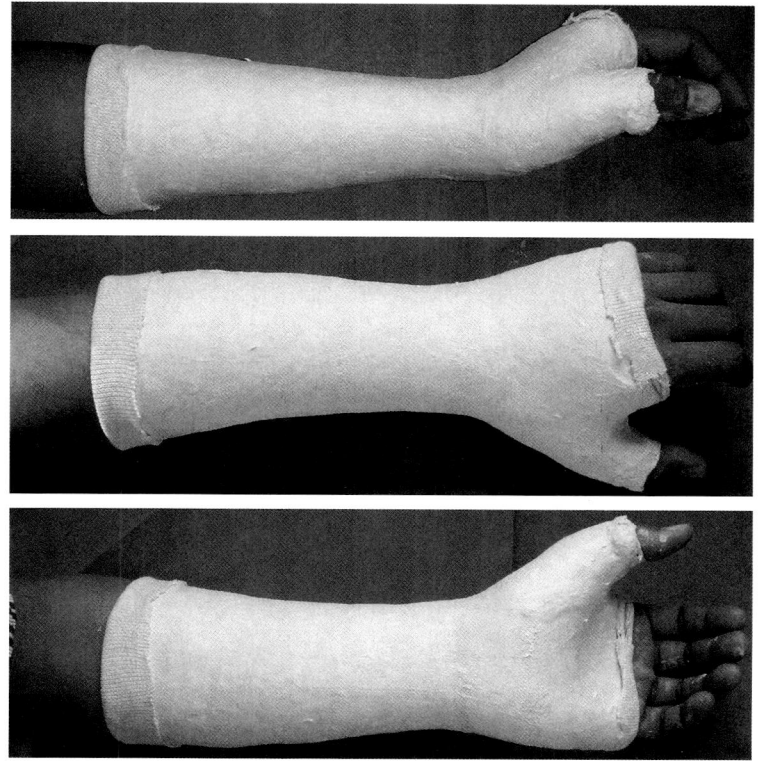

图1-0-9　手舟骨骨折前臂管型石膏

7. 石膏夹托

与石膏托相比，石膏夹托更为稳妥、牢固，增加了固定强度，即使肢体肿胀消退后，对石膏夹托固定稳定度的影响也不太大，必要时只需再加缠一层绷带即可；与管型相比，使用方便，一旦发现肢体肿胀影响血运，容易剪拆。主要有前臂石膏夹托、长臂石膏夹托、小腿石膏夹托和长腿石膏夹托。

（二）石膏并发症

1. 远端肿胀 趾（指）在踝（腕）部包石膏后常发生肿胀，若皮肤或甲床色泽红润，则多为石膏固定时包扎稍稍过紧，皮肤浅表静脉回流稍差所致。此反应性肿胀在抬高患肢，肢体逐渐适应石膏固定后会逐渐消失。同时加强趾（指）关节的活动锻炼，禁忌修剪去掉远侧石膏，否则肿胀反而加重，甚至引起压疮。

2. 神经受压 多由于石膏太紧或衬垫不当，使较表浅部位的神经（如腓总神经）受压所致。在进行石膏固定时宜放棉花衬里，石膏松紧适度，避免受压。一经发现问题，当立即进行石膏开窗或更换石膏，并给予神经营养药物治疗。

3. 皮炎 包括湿疹、痱子和毛囊炎等，多因对石膏过敏所致，伴有疼痛及瘙痒。发现后应开窗，每日涂滑石粉，可能时更换衬有双层罗纹纱的石膏。

4. 褥疮及压疮 由于局部组织长时间被压迫所致，可引起局部不适，肢端肿胀等。若病人在包石膏后主诉局部不适，怀疑有局部压迫者，应打开查看。

5. 骨筋膜室综合征 多发生于石膏包扎过紧，阻碍了肢体正常血液循环所致。防治方法：

（1）正确应用无衬垫石膏，密切观察患肢血运，对于受伤或术后的患肢估计会有明显肿胀者，应采用有衬垫石膏加以预防。

（2）已发生指（趾）端甲床或皮肤苍白、发绀、温度降低或不能主动活动，皮肤感觉减退，应立即抬高患肢，打开石膏。

（3）对已有骨筋膜室综合征的患肢，应立即手术切开肢体各个骨筋膜室，彻底减压。

6. 关节僵硬 多发生于跨关节固定超过2个月的肢体，尤以肘关节、膝关节、踝关节和髋关节多见，如不加以防治甚至导致关节强直，成终身残疾。对于邻近关节的骨折，估计愈合期需3个月以上时，避免采用石膏固定。

7. 骨折再移位 若石膏固定太松，或肢体消肿后石膏松动，骨折容易发生再移位。定期复查，如发现骨折移位，应及时重新复位，更换石膏固定或换用其他外固定方法固定。

8. 肌肉萎缩 肢体长期不活动，肌肉代谢活动减退，导致肌无力和肌萎缩。防治方法：

（1）早期鼓励病人做肌肉等长收缩，每日3遍，每遍20下，然后进行自我肌肉按摩。

（2）病情许可时，可进行患部邻近关节的功能活动，逐步加强活动强度，增大活动范围。

四、多发性创伤和多发性骨折的急诊处理

多发性创伤指2处或2处以上严重创伤同时发生，而多发性骨折指除手、足小骨折外，有2处以上的大骨折，同一骨干的多段骨折、同一损伤机制的双处骨折按一处骨折计算。

（一）院前急救转运

对于威胁生命的创伤必须立即采取措施，包括畅通呼吸道、心肺复苏、止血、固定伤肢。

（二）院内急救

1. 立即做到 清理呼吸道、复苏、给氧、止血，闭合胸部开放伤。

2. 数分钟做到 脱去衣服将伤员移至治疗台上（按颈部骨折要求搬动伤员），建立静脉通道，配血。

3. 10分钟内做到 对伤员进行重点检查明确损伤部位，组织有关专科会诊。按照CRASHPLAN字母的顺序检查：C＝Cardiac（心脏），R＝Respiration（呼吸），A＝Abdomen（腹部），S＝Spine（脊柱），H＝Head（头颅），P＝Pelvis（骨盆），L＝Limb（肢体），A＝Artery（周围血管），N＝Nerve（周围神经）。

4. 30分钟内做到 积极抗休克治疗，对于严重失血，应早期、足量、快速输液及输血，同时做好术前准备。明确哪些创伤必须立即手术，哪些可暂缓，哪些可延期处理。

（1）急诊处理：对危及生命的内脏损伤、内出血、危及肢体生存的大血管损伤或外出血、开放性骨与关节损伤、大面积皮肤撕脱伤等，要立即紧急处理。在输血、输液预防及救治休克的情况下，行必要的手术。

（2）早期处理：对严重脊髓损伤、关节脱位、筋膜间室综合征，有压迫或损伤大血管迹象的骨折应早期处理。

（3）早期发现与处理并发症：包括内脏损伤、大血管出血、休克、ARDS、急性肾衰竭、DIC、脂肪栓塞等。

（4）稳定期处理：如闭合性骨折，可待伤情稳定后择期手术。

5. 进一步检查和相应治疗：待生命体征平稳后进行颈椎、胸部、骨盆 X 线检查，必要时行腹部 B 超、头颅 CT 检查，或者根据诊断的需要进行相应的检查。

第二章 脊柱骨折

第一节 上颈椎骨折

一、寰椎骨折

（一）相关解剖和损伤机制

作为第一颈脊椎的寰椎与其他颈脊椎在形态上差异很大，它呈卵圆形的环状、缺少椎体和棘突。寰椎由前、后弓将两个侧块连接而成。侧块较厚呈椭圆形，前弓较短，后弓较长，呈弧形（图2-1-1）。

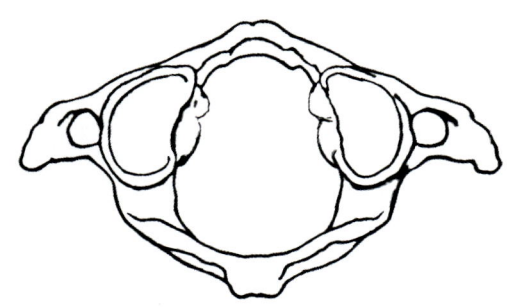

图2-1-1 正常的寰椎

寰椎骨折形状多样，常伴发颈椎其他部位的骨折或韧带损伤。据文献报道，寰椎骨折占脊柱骨折的1%～2%，占颈椎骨折的2%～13%。Cooper在1822年首次报道了在尸解时发现的寰椎骨折。1920年Jafferson研究分析了以往文献报道过的42个病例以及他自己的4个病例，发现寰椎骨折可以是爆裂性的，在前、后弓可能各有两个断点，整个寰椎断为四块，这种骨折以后被称为Jefferson骨折。但是，在临床实践中，典型的Jefferson骨折是很少见的，三处以下的寰椎骨折比较多见。如果前、后弓均有骨折，导致两侧块分离，我们称其为寰椎爆裂骨折。寰椎发生爆裂骨折后椎管变宽，一般不出现脊髓损伤。

最常见的致伤原因是高速车祸，其他如高处坠落、重物打击及与体育运动相关的损伤都可以造成寰椎骨折。Jefferson推测当暴力垂直作用于头顶将头颅压向脊椎时，作用力由枕骨髁传递到寰椎侧块，寰椎在膨胀力的作用下分裂为四个部分。实际上，来自于头顶的外力以及特殊的方向作用于寰椎，才可以造成典型的Jefferson骨折。Panjabi等在生物力学实验中对处于中立位及后伸30°位的尸体颈椎标本施加以垂直应力，结果在10个标本中只出现了1个典型Jefferson骨折。在Hays的实验中用46个标本模拟寰椎骨折，出现最多的是两处骨折，其次是三处骨折，没有出现典型的Jefferson骨折。Panjabi等认为，当头颈侧屈时受到垂直应力容易出现前弓根部的骨折，而颈椎过伸时受力，颅底撞击寰椎后弓或寰枢椎后弓互相撞击容易导致寰椎后弓骨折。事实上，各种损伤机制可以单独或合并发生作用，形成各种类型的骨折。这取决于诸多因素，例如：作用于头颅的力的向量、受伤时头颈的姿势、寰椎的几何形状以及伤者的体质。

寰椎骨折可以出现在前、后弓，也可以在寰椎侧块。Sherk等认为后弓骨折占寰椎骨折的67%，侧块的粉碎骨折占30%。当前、后弓均断裂时侧块将发生分离，寰椎横韧带在过度的张力作用下断裂。横韧带可以在其实质部断裂，也可以在其附着处发生撕脱骨折。横韧带撕脱骨折的发生率占寰椎骨折的35%。不论横韧带断裂或是撕脱骨折，都会丧失横韧带限制寰椎前移的解剖功能，使寰椎向前失稳。如果前弓的两端均断裂，将会出现寰椎向后失稳，而寰椎后弓的两端均断裂，对寰枢关节的稳定影响不大。

（二）影像学检查

对可疑寰椎骨折的病例首先要做X线检查，在颈椎侧位片上容易看到寰椎后弓的骨折。但是，如果骨折位于后弓与侧块结合部，颈椎侧位X线片可能看不清楚。如果是前弓骨折，可以在侧位片上看到咽后壁肿胀。但要留意摄片的时间，一般伤后6小时咽后壁肿胀才会出现。在开口位X线片上观察寰枢椎侧块的对位情况，如果寰椎侧块向外移位，说明有寰椎骨折。Spence等发现，当左、右两寰椎侧块移位总计达到6.9mm时，寰椎横韧带很可能已断裂。有时在开口位片上还可以看到横韧带在侧块附着点的撕脱骨折。CT扫描可以显示寰椎的全貌，可以看到骨折的位置，以及是否有横韧带的撕脱骨折，从而确定寰椎的稳定性。摄屈颈侧位X线片观察寰齿前间隙是否增大，进而判断寰椎横韧带是否完整的方法是不实用的。因为寰椎骨折后疼痛导致的肌肉痉挛将使患者难以完成屈颈动作。

（三）治疗原则

无论哪种寰椎骨折都应首选保守治疗。对于侧块没有分离的稳定型寰椎骨折，用软围领保护即可。如果寰椎侧块分离小于6.9mm，应选用枕颏胸支具（SOMI brace）3个月。对侧块分离超过6.9mm的病例，应使用头环背心（Halo-vest）固定。头环背心只能制动，而没有复位作用。颅骨牵引对分离的寰椎侧块有复位作用，应在头环背心固定前先做一段时间的颅骨牵引，以改善骨折的对位状态。由于头环背心没有轴向牵引的作用，难以防止侧块再度分离。要想最终获得良好的对位，须将颅骨牵引的时间延长至三周以上，以便侧块周围的软组织达到瘢痕愈合，有了一定的稳定性后，再用头环背心固定。文献报道寰椎骨折保守治疗的效果是很好的，横韧带撕脱骨折的骨性愈合率在80%以上。只有极个别的病例因迟发性的寰枢关节不稳需要手术治疗。寰椎侧块粉碎性骨折的病例后期颈椎运动功能的恢复较差。对于寰椎骨折伴有横韧带实质断裂的病例，尽管韧带不可能愈合，也不应急于做寰枢关节融合术，可以先用外固定保守治疗，待寰椎骨折愈合后再观察寰枢关节的稳定性，如果稳定性尚好就可以不做融合术（图2-1-2）。当轴向负荷作用于寰椎造成侧块分离进而导致横韧带断裂的情况，与头颈经受屈曲暴力造成横韧带断裂的情况不同，在前一种情况下，翼状韧带和关节囊韧带都是完好的，它们对寰枢关节的稳定仍能起一定的作用；在后一种情况下，横韧带断裂的同时翼状韧带和关节囊也都断裂了，寰枢关节必然失稳。

对于寰椎骨折的病例，可以根据颈椎屈曲侧位X线片上寰齿前间隙的指标来判断寰枢关节稳定性。但是不能囿于寰齿前间隙3mm的诊断指标来决断寰枢关节失稳。当寰椎侧块骨折后，横韧带的起止点可能因骨折的移位有变动，韧带略有松弛，在屈颈侧位X线影像上，寰齿前间隙可能超过3mm。在这种情况下，寰椎横韧带的组织结构是完好的，只要骨折愈合了，横韧带仍然能够维持寰枢关节的稳定（图2-1-3），对这样的病例做寰枢关节融合术是没有必要的。只有在间隔一段时间后的屈颈侧位片上见寰齿前间隙有逐渐增大的趋势，才能判断为寰枢关节失稳。在寰椎骨折后，由于外固定持续了相当长的一段时间，颈部难免有软组织的粘连，在去除外固定后颈椎必然是僵硬的。此时如果做颈椎屈伸X线摄片，很难真实地反映寰枢关节的稳定状态。应在去除外固定后做一段时间的颈椎屈伸功能锻炼，待头颈屈伸动作接近正常后，再做影像检查才能反映真实情况。

如果骨折愈合后确有寰枢关节不稳定，应做寰枢关节融合术（手术方法见本节 四、上颈椎常用手术）。枕颈融合术只有在寰椎侧块粉碎骨折不良愈合而产生顽固性疼痛时才有必要（手术方法见本节 四、上颈椎常用手术）。

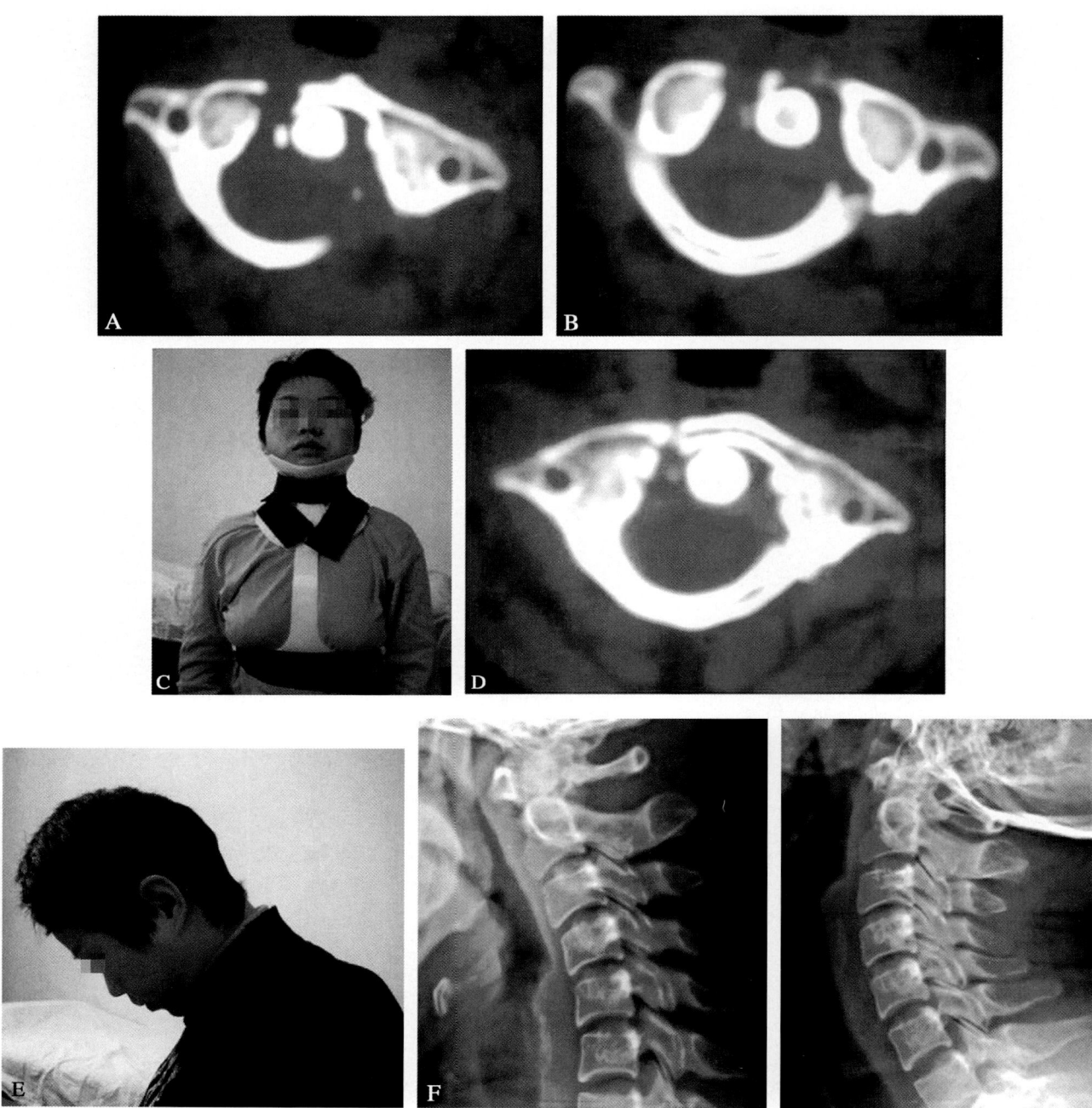

图 2-1-2　寰椎骨折　病例 1
A. 高处坠落伤，一侧寰椎前弓骨折分离　　B. 另一侧寰椎后弓也有骨折
C. 牵引后用枕颌胸支具保护　　D. 伤后 9 个月，CT 见骨折已经愈合
E. 伤后 9 个月，颈椎屈伸功能已经正常
F. 伤后 9 个月，颈椎屈伸侧位片见寰枢关节的稳定性是好的

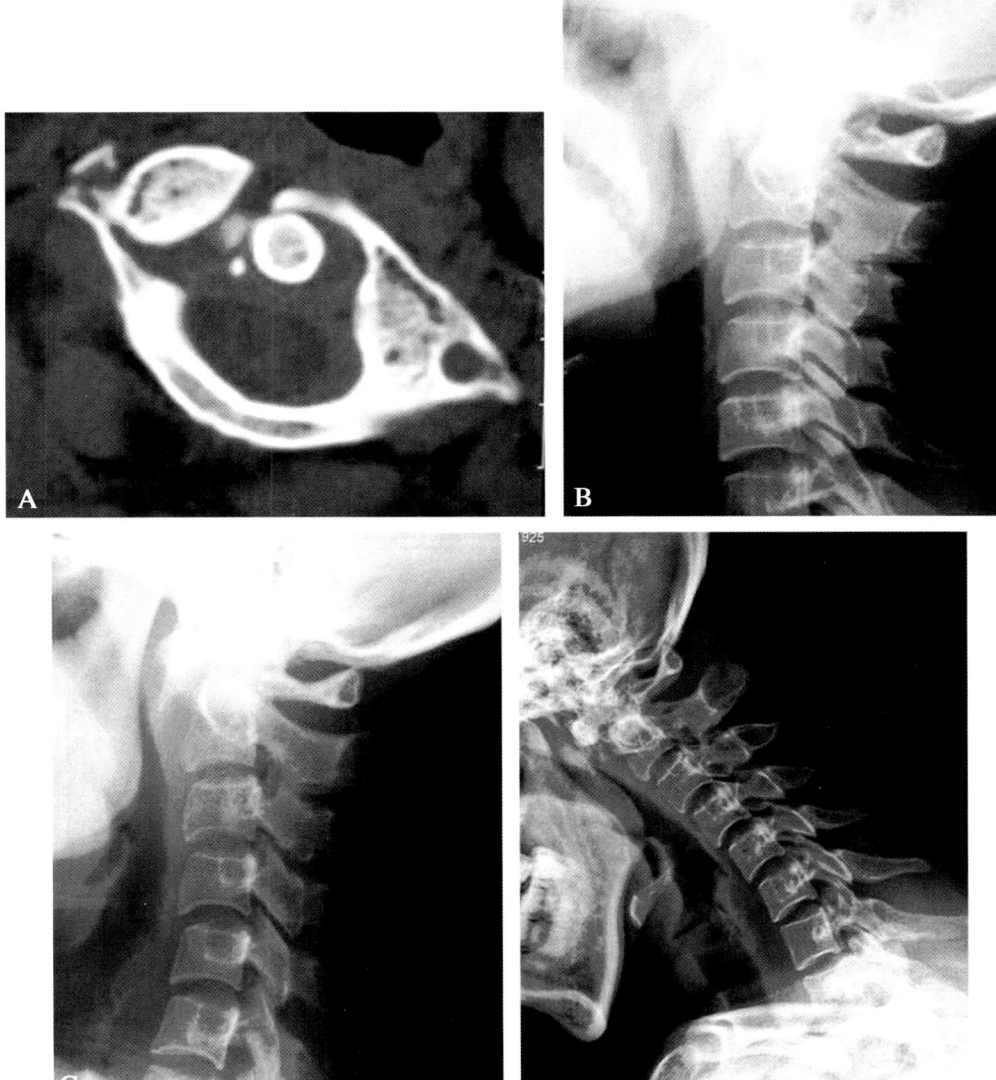

图 2-1-3 寰椎骨折 病例 2
A. 车祸伤，一侧寰椎前后弓骨折、侧块分离
B. 颈椎侧位 X 线片见咽后壁组织影增厚、寰齿前间隙 3mm。用颈托保护
C. 4 个月后，屈颈侧位 X 线片见寰齿前间隙 4mm
D. 1 年后，颈椎过屈侧位片见寰齿前间隙仍为 4mm，认为寰枢关节的稳定性是好的，不必再做治疗

二、齿突骨折

（一）相关解剖和分型

作为第二颈椎的枢椎除了有一个向上突起的齿突外，在结构上比寰椎更像下面的脊椎。齿突的前面有关节面，与寰椎前弓的后面形成关节。齿突有一个尖状的突起，是尖韧带的起点。齿突的两侧比较平坦，各有翼状韧带附着。齿突的后面有一个凹槽，寰椎横韧带由此经过。

枢椎的骨折大多涉及齿突。Anderson 根据骨折的部位将齿突骨折分为三型：齿突尖骨折（Ⅰ型）、齿突基底部骨折（Ⅱ型）、涉及枢椎体的齿突骨折（Ⅲ型）（图 2-1-4）。

Anderson 的分型方法对治疗方式的选择有指导意义：Ⅰ型骨折是翼状韧带的撕脱骨折，仅需保守治疗；Ⅱ型骨折位于齿突直径最小的部位，愈合比较困难，可以选择保守治疗或手术治疗；Ⅲ型骨折由于骨折的位置很低，骨折面较大，骨松质丰富，易于愈合，所以适合保守治疗。

(二)影像学检查

颈椎侧位和开口位X线摄片是首先要做的影像检查。如果病人确有齿突骨折,将会表现为头颈部剧痛,此时做颈椎屈、伸侧位摄片会很困难。如果就诊时创伤已经发生几个小时了,在颈椎侧位X线片上可以见到咽后壁肿胀(图2-1-5)。如果X线摄片难以确定有否齿突骨折,可以做枢椎CT,以齿突为中心的冠状和矢状面重建CT可以证实平片上的可疑影像。CT比X线影像可以提供更多的信息,但也容易因为成像质量的问题而产生误导,造成误诊(图2-1-6)。病人如果没有神经损伤就不必做MRI检查。在中矢面重建CT和MRI影像上见到的软骨结合(synchondrosis)残迹容易被误认为是齿突的骨折线(图2-1-7)。

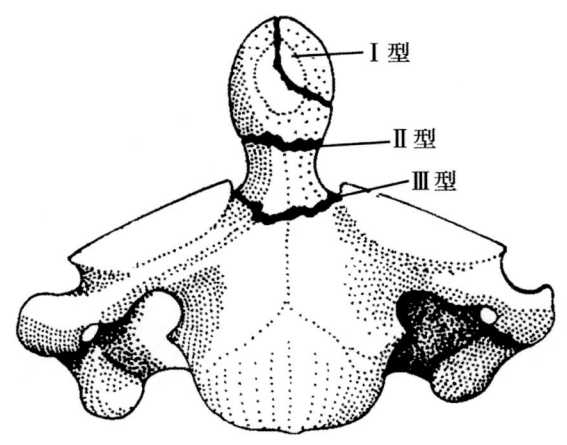

图2-1-4 齿突骨折的分类

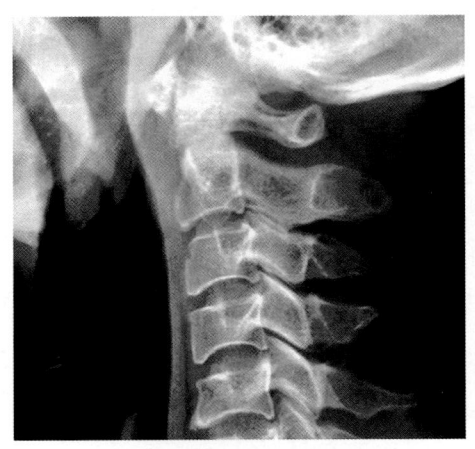

图2-1-5 齿突骨折后,颈椎侧位片见咽后壁组织增厚,为骨折出血所致

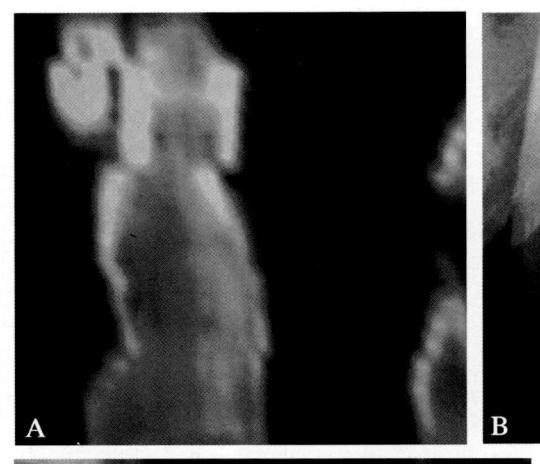

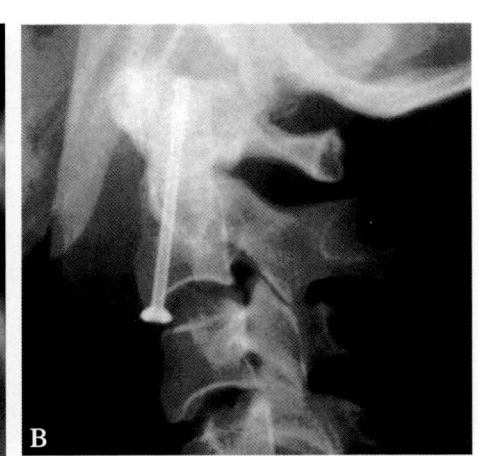

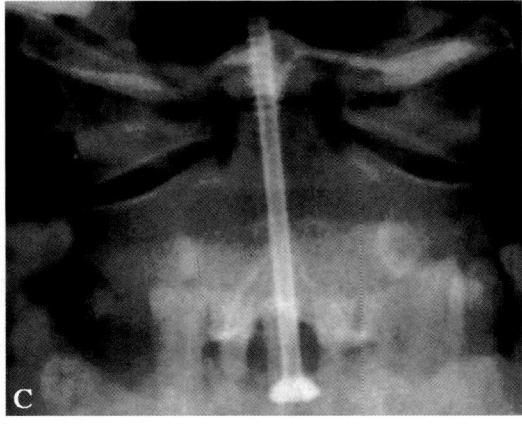

图2-1-6 齿突骨折误诊病例
A. 术前中矢面重建CT见齿突"骨折线"
B. 行齿突中空螺钉固定术后的侧位X线片
C. 术后的开口位和侧位X线片均未见齿突有骨折迹象

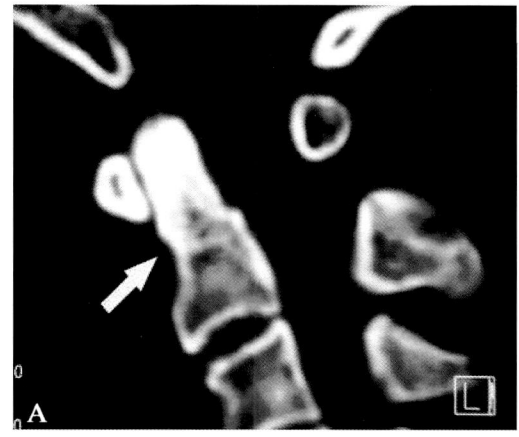 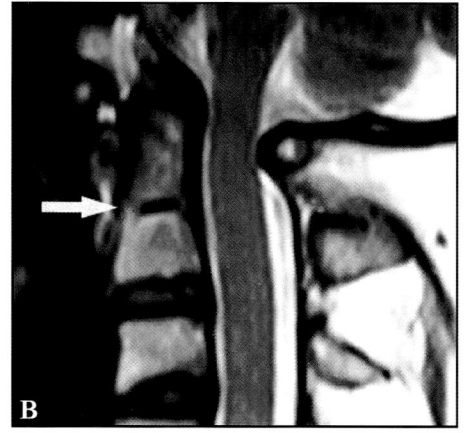

图 2-1-7 正常枢椎的 CT 和 MRI 影像
A. 中矢面重建 CT 可见枢椎软骨结合残迹
B. MRI 见到的枢椎软骨结合残迹

（三）治疗原则

齿突骨折的治疗包括使用支具固定的保守治疗和借助于内固定的手术治疗。支具可以选择无创的，如颈围领（Philadephia collar）、枕颏胸固定装置（SOMI brace）和有创的头环背心（Halo-vest）。手术有前、后两种入路。前入路用中空螺钉经骨折端固定；后入路手术固定并植骨融合寰枢关节，不指望骨折端的愈合。由于齿突中空螺钉固定可以保留寰枢关节的旋转功能，所以应作为首选的手术方式。

Ⅰ型 骨折由于位于寰椎横韧带以上，对寰枢关节的稳定性影响不大，所以用最简单的支具保守治疗就可以了。

对于Ⅱ型骨折治疗方案的确定要根据骨折原始移位的程度、齿突与枢椎体成角的度数、病人的年龄、骨折端是否为粉碎性的、骨折面的走向，以及病人对治疗方式的选择。骨折发生的一瞬间，齿突平移或与枢椎体成角的程度越大，骨折愈合的可能性越小；病人的年龄越高骨折越不易愈合；粉碎性骨折即使得到很好的固定也很难自然愈合。如果估计骨折愈合的可能性很小，可以选择直接做后路寰枢关节融合术。

对Ⅱ型骨折如果选择保守治疗则必须用最坚固的头颈胸支具（头环背心）。由于头环背心仅有固定没有牵引复位作用，所以如果在骨折发生后马上就安装，不一定能将骨折在解剖对位状态下固定。Ⅱ型骨折由于骨折的对合面比较小，而对合程度与骨折的愈合结果又密切相关，所以应努力将其固定在解剖对位状态。如果选择保守治疗，可以先使用头环或颅骨牵引弓在病床上做颅骨牵引，待骨折解剖对位后再持续大约 2~3 周，以便寰枢关节的软组织得到修复、骨折端形成初期的纤维连接。此时再安装头环背心，就可以很容易地将骨折端固定在解剖复位了（图 2-1-8）。文献报道Ⅱ型齿突骨折用头环背心固定的愈合率为 72% 上下。

Ⅱ型 齿突骨折如果骨折面是横的，或是从前上向后下的，就适合做中空螺钉固定。如果骨折面是由后上向前下的，在用螺钉对骨折端加压时会使骨折移位，这样的病例不适合做中空螺钉固定（图 2-1-9）。

Ⅲ型 骨折用一枚中空螺钉固定是不可靠的（图 2-1-10）。这是因为骨折的位置低，螺钉在骨折近端的长度太短；骨折端的骨髓腔宽大，螺钉相对较细。Ⅲ型骨折比较适合保守治疗，文献报道用头环背心固定，Ⅲ型骨折的愈合率可以达到 98.5%。如果一定要做前路中空螺钉固定，就一定要用两枚 3.5mm 直径的螺钉，但是国内还没有成功的病例报道。

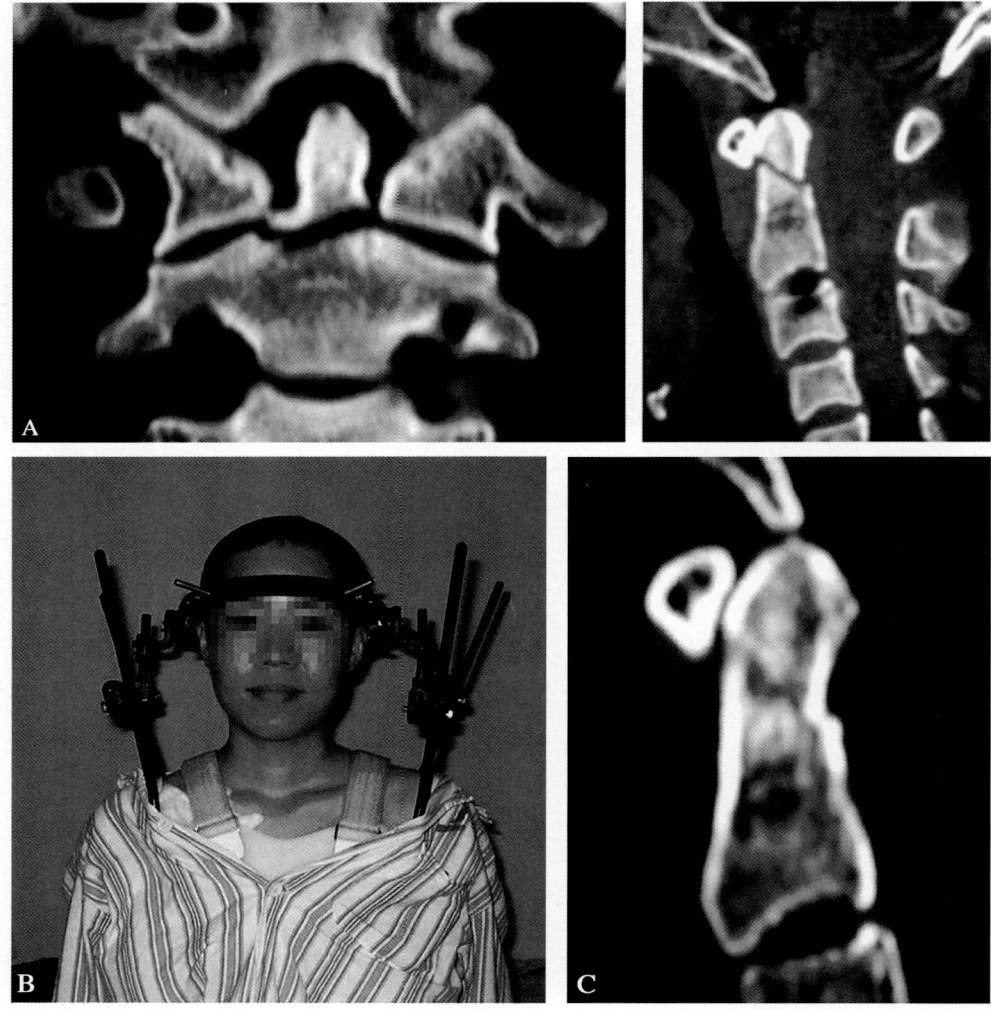

图 2-1-8 齿突骨折的保守治疗
A. 齿突骨折用头环牵引 3 周后，在头环背心固定下的重建 CT 影像
B. 头环背心固定 2 个月
C. 头环背心固定 2 个月后，重建 CT 证实骨折已经愈合

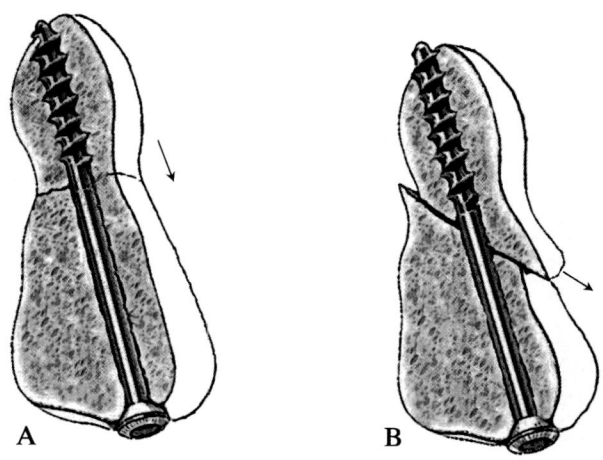

图 2-1-9 齿突中空螺钉固定
A. 骨折形态适合做螺钉固定　B. 不适合

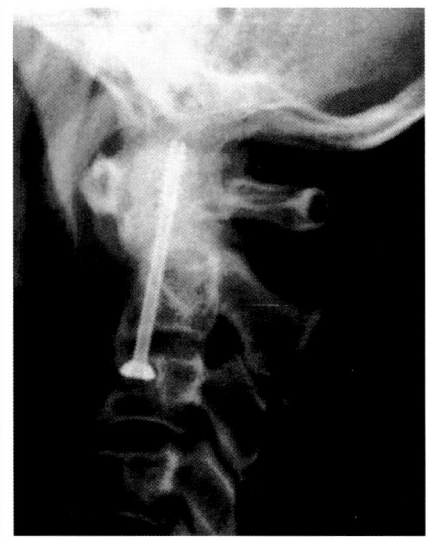

图 2-1-10　Anderson Ⅲ型齿突骨折用单枚螺钉固定容易形成畸形愈合

三、枢椎椎弓骨折

枢椎椎弓骨折也称 Hangman 骨折，是发生于枢椎椎弓峡部的垂直或斜行的骨折，它可使枢椎椎弓和椎体分离，进而引发枢椎体向前滑移，所以也称为创伤性枢椎滑脱（Traumatic spondylolisthesis of the axis）。常由交通事故、跳水伤或坠落伤造成。由于出现骨折移位后椎管是增宽的，所以很少合并神经损伤。有人顾名思义将 Hangman 骨折说成是绞刑骨折，这样的命名从骨折的发生机制上说是不确切的。实施绞刑时受刑者的颈椎经受过伸和轴向牵拉力，可以造成枢椎与其下颈椎的分离。而我们见到的 Hangman 骨折，虽然也由颈椎过伸损伤造成，但是往往合并有垂直压缩力。发生 Hangman 骨折时可能合并有前、后纵韧带和颈2、3间盘纤维环的撕裂，可继发颈椎失稳。

绝大多数 Hangman 骨折都可以在支具的固定下得到良好愈合。对于没有移位的骨折，推荐用 Philadephia 围领和 SOMI 支具治疗。如果 C_2 相对于 C_3 前移 4mm 或有 11°以上的成角，仅靠支具保护是不易自然愈合的。Halo-vest 可用来治疗有移位的骨折。手术治疗适于那些用 Halo-vest 不能维持良好复位、骨折不愈合或合并 C_{2-3} 关节突关节脱位的病例。

如果只有枢椎椎弓骨折分离而没有 C_{2-3} 椎间关节的损伤，而病人又不愿接受外固定治疗，可以选用后路枢椎椎弓根（即椎弓峡部）螺钉固定。使用拉力螺钉可以将骨折端加压对合。这种固定方法更适合骨折接近枢椎下关节突的病例，这样的病例螺钉在骨折的远端有更长的固定长度，固定效果更好（图 2-1-11）。如果枢椎椎弓骨折分离很严重，伴发枢椎体前滑移或成角移位，就需要对 C_{2-3} 椎间关节施以固定并植骨融合。前路 C_{2-3} 椎间关节植骨加椎体间钢板螺钉固定是比较可靠的方法。对于 C_{2-3} 脱位严重的病例，应在使用颅骨牵引将枢椎尽量复位后再做植骨、固定。前路钢板螺钉固定虽然不能使枢椎的前滑移完全复位，但是可以校正枢椎体的成角畸形（图 2-1-12）。也有从后路做 C_{2-3} 后弓固定、植骨的方法，枢椎做椎弓根螺钉固定，技术难度并不高，利用拉力螺钉还可将枢椎椎弓的骨折分离加以复位。但如果 C_3 用关节突螺钉固定，则稳定性不可靠，如用椎弓根螺钉固定，在操作上有相当的难度，风险较大。

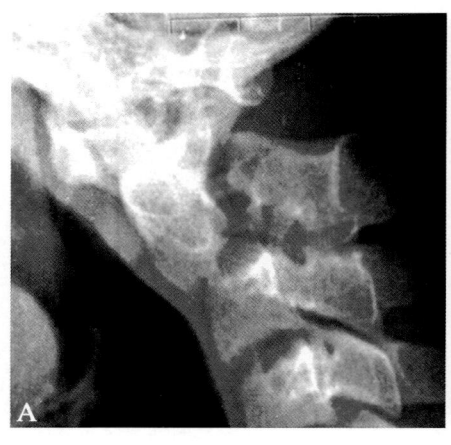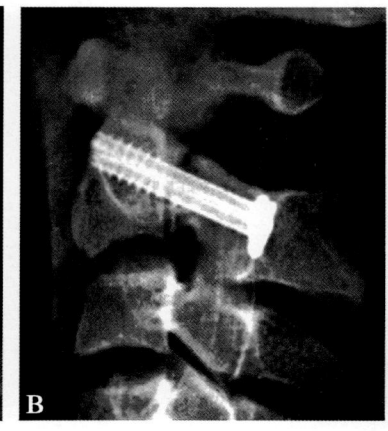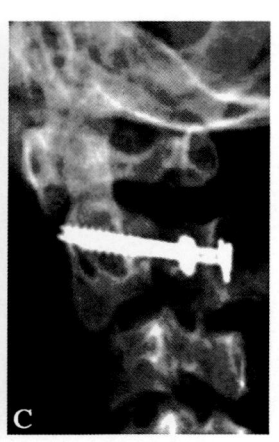

病例 1
A. 骨折线接近枢椎体　　B. 用枢椎椎弓根螺钉固定后，复位良好
C. 术后 1 周，骨折又出现了分离

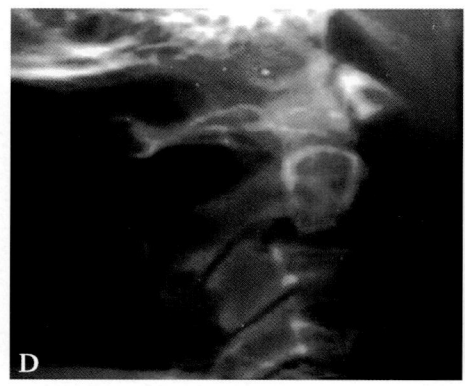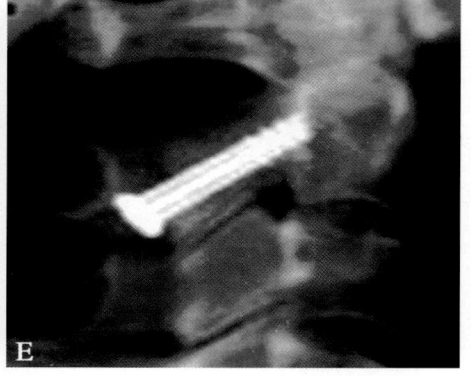

病例 2
D. 骨折线接近枢椎下关节突
E. 枢椎椎弓根螺钉固定后 2 个月，骨折未出现移位，已有愈合征象

图 2-1-11　Hangman 骨折用枢椎椎弓根螺钉固定

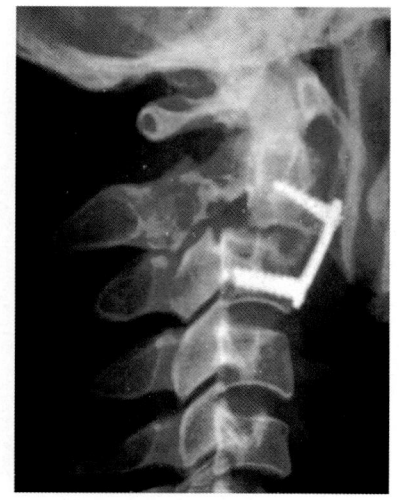

图 2-1-12　前路钢板螺钉固定
有椎体间关节脱位的 Hangman 骨折，用前路钢板固定椎体间植骨，最终获得融合

四、上颈椎常用手术

（一）齿突中空螺钉固定术

1. **手术适应证和禁忌证**　损伤时日不很长的 Anderson Ⅱ型骨折适合做中空螺钉固定。如果骨折为粉碎性的，则不宜施行此种手术。骨折后移位的病例复位可能会很困难，如必须将头颈置于屈曲位骨折才能复位，则也不宜选择中空螺钉固定术。

2. **体位**　手术应在仰卧位施行，肩背部垫高，头颈后仰。安置颅骨牵引弓时应把颅骨钉的固定点稍微前置，以便在颅骨牵引下仍能维持头颈后仰。颅骨牵引的重量应相当于体重的十分之一。在被术者口中填塞纱布，保持开口状态，以利正位的透视。气管导管可经口腔插入，不要用管壁有钢丝加固的气管导管，以免影响对齿突的正位透视。在摆好体位后，用透视机侧位观察骨折复位情况。

3. 切口及显露　平甲状软骨下缘做颈右前横切口，切开颈阔肌，在切口的上部做颈阔肌与深部组织的分离，向上牵开。在胸锁乳突肌内缘，颈血管鞘与气管食道被膜间的组织间隙做钝分离，即可到达椎前。剪开椎前筋膜，触到 $C_{2\sim3}$ 椎间关节，插入定位针，透视定位。术中只需显露枢椎体前下缘中点，不必为保护甲状腺上动脉和喉上神经而做更多的剥离。

4. 穿刺置钉　在导向器的控制下，将直径为 1.0 mm 的克氏针由枢椎体底面距枢椎体前下缘中点约 1mm 的部位，用微型电钻沿齿突的纵轴钻入。从正、侧位透视观察克氏针的走行（图 2-1-13）。克氏针逐渐深入，最后达到齿突尖的皮质下。用直径为 2.5mm 的中空钻头，循克氏针钻入。钻头最终应突破齿突尖皮质（图 2-1-14）。退出钻头，换用外径 5mm 的扩孔钻头在 $C_{2\sim3}$ 椎间盘纤维环上钻一个洞。将外径为 3.5mm 的中空松质骨螺钉循克氏针拧入。此时使用的是一个能改变传动方向的中空改锥。在旋入螺钉时，夹住克氏针的尾端，以防克氏针被螺钉带向深部，伤及延髓。在螺钉进入齿突后，去掉颅骨牵引的重量，再将螺钉由齿突尖拧出约 1mm，使骨折端加压合（图 2-1-15）。

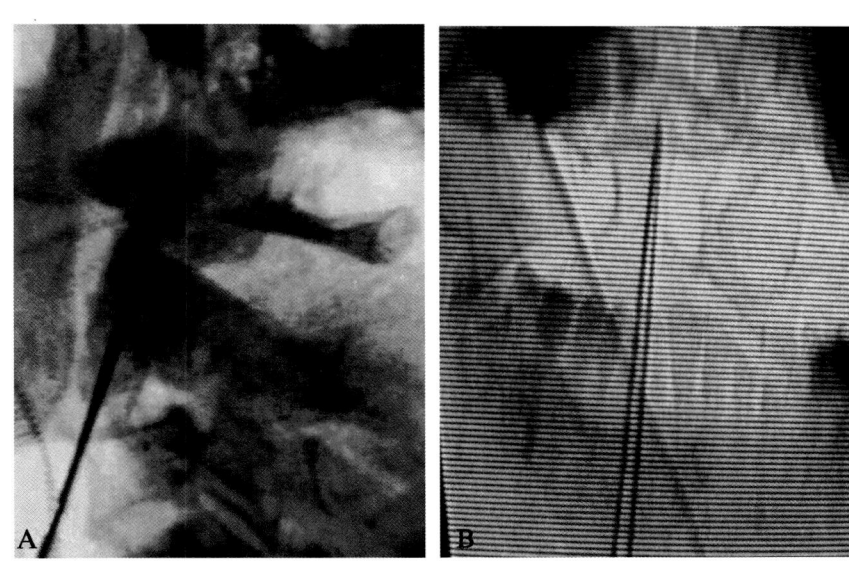

图 2-1-13　齿突中空螺钉固定术
A. 用 X 线透视监测导针在枢椎内的走行　B. 正（开口）位透视

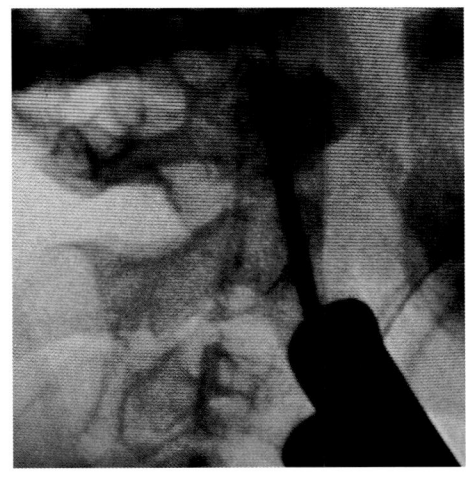

图 2-1-14　用空心钻头突破齿突尖皮质

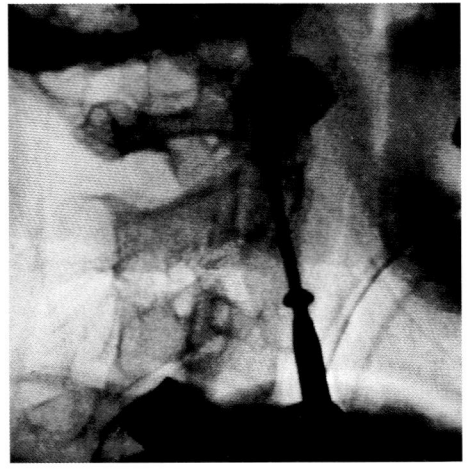

图 2-1-15　螺钉进入齿突尖皮质骨，才能对骨折端充分加压

5. 术后措施　术后用颈围领保护2个月。定期复查颈椎侧位及开口位X片,观察骨折是否稳定。术后3个月,做齿突重建CT即能明确骨折是否愈合(图2-1-16)。

6. 要点及注意事项

(1) 将第一根细克氏针钻入后,透视如见其走行不好,不要将其拔出,可以作为引导标志为第二根克氏针导航。

(2) 当导针已按满意的走行置入,用空心钻头循导针钻孔的过程中,尽管钻头进入的深度有控深器控制,但是由于导针与钻头间有摩擦,有可能将导针带入颅内造成脑干的损伤。为了防止出现这种情况,钻头钻入时一定要在透视下监测,以证实导针没有随钻头深入。

(3) 齿突中空螺钉应突破齿突尖的皮质,这样可以使螺钉的罗纹旋入骨皮质,对骨折端可以更好地加压。

(4) 用扩孔钻头在 $C_{2\sim3}$ 纤维环钻孔时,不可损伤 C_2 下终板,不然在旋紧螺钉对骨折加压时,螺钉会陷入 C_2 椎体,影响螺钉的稳定。一旦出现这种情况,可在钉帽下加垫圈,阻止螺钉陷入(图2-1-17)。

(5) 由于术中须将头颈仰伸才便于置钉,但是齿突后移位的病例,将其头颈后仰将会影响骨折的复位,而骨折端不能达到解剖复位就难以安置螺钉。对这样的病例可以在中立位下牵引,将口腔撑开,术者用手指伸入口腔中,按压枢椎体,有可能使骨折复位。

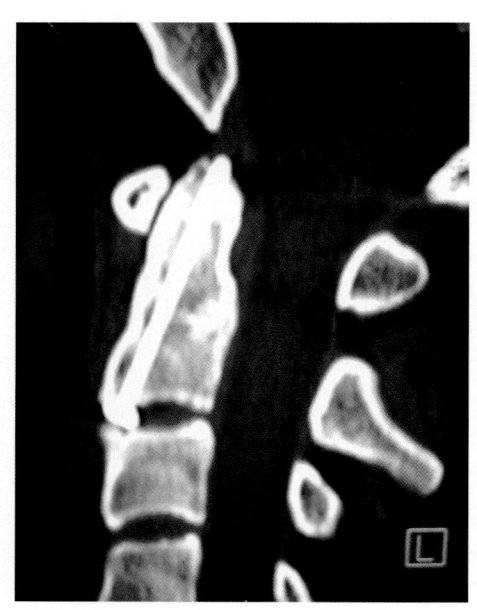

图2-1-16　应以中矢面重建CT来判断齿突骨折的愈合情况

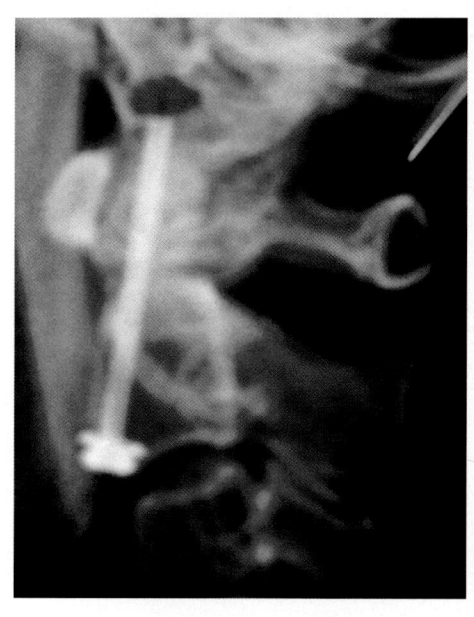

图2-1-17　在钉帽下加垫圈,阻止螺钉陷入枢椎体

(二) 后路经寰枢侧块关节螺钉固定术(改良Magerl融合术)

自从1987年Magerl等报道了用后路经寰枢侧块关节螺钉固定术治疗寰枢关节不稳定以来,这种方法已逐渐被广泛采用。由于这种方法在生物力学上有更好的稳定性,可以获得更高的植骨融合率,所以被视为寰枢关节融合术术式选择的金标准。经典的Magerl固定术在将两侧寰枢侧块关节用螺钉固定后,再用钛缆以Gallie的方式将一个植骨块固定于寰椎后弓和枢椎棘突间,以形成三点固定(图2-1-18)。笔者认为,在两枚螺钉的固定下,寰枢关节的稳定性已足以保证植骨融合,

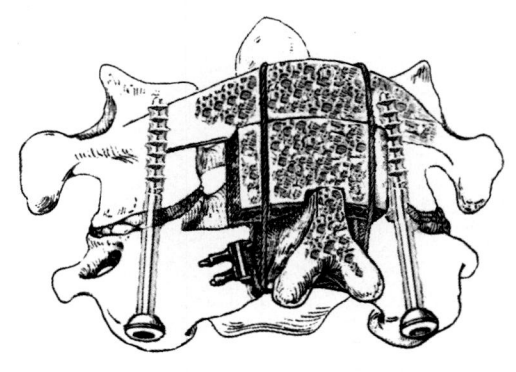

图2-1-18　经典Magerl寰枢关节融合术

寰枢后弓间的固定钛缆是不必要的，在寰枢椎后弓表面放置松质骨颗粒，即可达到融合的目的。笔者称这种简化的方法为改良 Magerl 融合术。

1. 适应证　寰枢关节不稳定，在屈颈侧位 X 线片显示寰椎前移不很严重、下颈椎有后凸曲度的病例（图 2-1-19）。

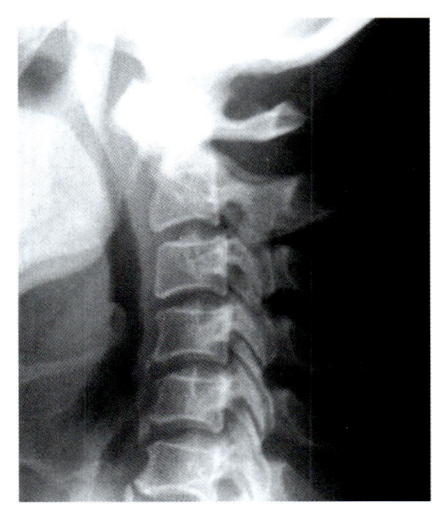

图 2-1-19　屈颈侧位 X 线片见下颈椎有后凸曲度

2. 体位　俯卧位，用 Mayfield 头架将颈椎固定于屈曲位，保持手术床头高脚低（图 2-1-20）。

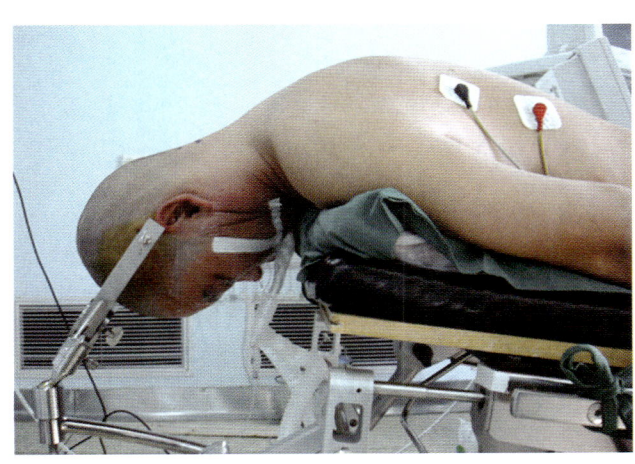

图 2-1-20　Magerl 手术的正确体位

3. 置钉技术　做枕颈后正中切口，由下项线至 C₄ 棘突。将枕下小肌群由中线分开，剥露出寰枢椎后弓。将 C₂ 神经根及血管丛挑起，显露出枢椎椎弓峡部的上面及枢椎上关节面后缘。在 C₃ 下关节突与椎板交界部的下缘用尖手锥沿椎弓峡的纵轴钻入。穿刺方向的控制：正位应与直视到的椎弓峡上面的中轴线一致；侧位应尽量压低手锥的手柄，使锥尖由枢椎上关节面的后 1/3 部穿出（图 2-1-21）。用 X 线透视机从侧位观察手锥的走行。取下手锥，换用直径 3.0mm 的钻头，沿手锥的孔道钻入。在进入寰椎侧块前将枢椎棘突向下压（对寰椎前移位的病例），使寰枢关节充分复位，然后将钻头钻入寰椎侧块。用另一根钻头以同样方法钻入另一侧寰椎侧块。做寰枢关节侧位透视，观察关节的对位状态和钻头的走行。持续按压枢椎棘突维持寰枢关节的复位，退出一侧钻头，拧入直径 3.5mm 全螺纹钛钉，长度以钻头进入的深度为准，再拧入第二枚螺钉。此时提拉枢椎棘突，如寰枢关节已很稳定，即再次透视观察螺钉的位置和长度是否合适。

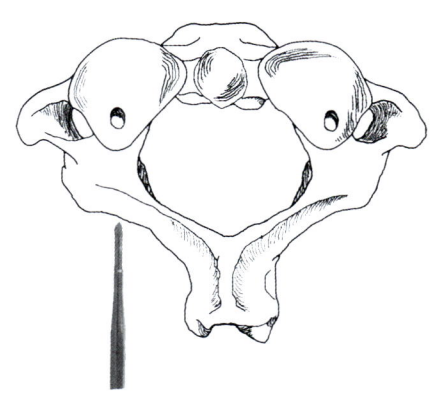

图 2-1-21　手锥尖应从枢椎上关节面的后 1/3 部位钻出

4. 植骨方式　在完成螺钉固定后用高速磨钻将寰枢椎后弓表面磨粗糙。由髂后上嵴部掏取约 20g 松质骨，剪成约 2～4 立方毫米的颗粒状。将骨颗粒置于寰枢椎后弓表面及其间的区域，压实后即逐层关闭切口。

5. 术后处理　伤口负压引流管应留置 48 小时，48 小时后可以起床活动，不需用任何颈部支具保护，头颈可随意活动。

6. 对植骨融合情况的观察　术后 3 个月摄颈椎侧位 X 像，即可明确植骨融合情况（图 2-1-22）。

7. 要点及注意事项

（1）为了术中能放心地将病人的头颈置于屈曲位，术前应观察其在极力屈颈姿势的感受，如果在极力屈颈姿势下数分钟没有出现脊髓刺激症状，那么术中用 Mayfield 头架固定头颈于屈曲位就不必有顾虑了。

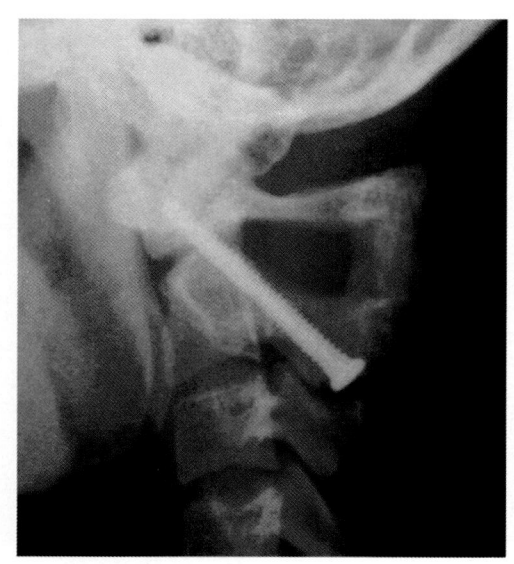

图 2-1-22　术后 3 个月，颈椎侧位 X 线片见寰枢后弓间的植骨已经融合

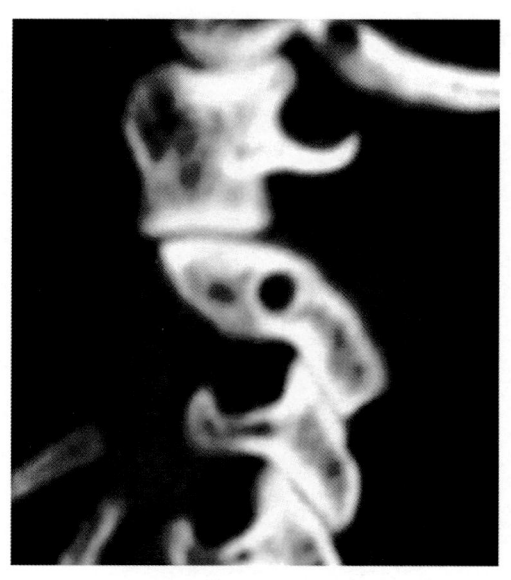

图 2-1-24　枢椎椎弓峡部矢状面重建 CT 见椎动脉高跨

（2）术前应摄颈椎过屈侧位 X 线片，如在屈颈的姿势下下颈椎仍然是前凸的（图 2-1-23），则后路经寰枢侧块关节置钉将难以完成，应选择后路寰枢侧块钉板或钉棒固定。

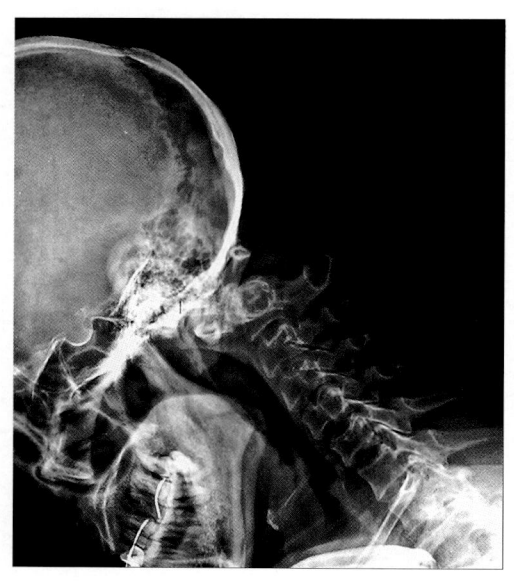

图 2-1-23　极力屈颈动作下，下颈椎仍然是前凸的

（3）术前应做枢椎椎弓根矢面重建 CT，观察椎动脉孔的位置，如有椎动脉高跨（vertebral artery high riding），则不适宜做此种方式的固定（图 2-1-24）。

（三）寰枢椎侧块钉板固定术

实施 Magerl 螺钉固定术时，患者的头颈被固定在屈曲状态、下颈椎形成后凸曲度，才便于安置螺钉。在寰枢关节脱位程度重、持续时间长者，寰枢关节形成后凸畸形，下颈椎的生理前凸曲度代偿性增加，形成鹅颈畸形（swan neck deformity）。在鹅颈畸形状态下，随着病程的延长，下颈椎附着于椎弓的软组织挛缩，术中即使将头颈尽量屈曲，也不能使下颈椎形成后凸。对这样的病例做 Magerl 固定，螺钉将难以进入寰椎侧块。寰枢椎侧块钉板固定术不需要将螺钉贯穿侧块关节，对手术体位要求不高，头颈处于中立位即可施术，固定效果也很可靠。

1. 适应证　此种固定方法适合所有寰枢关节不稳定的病例。

2. 体位　取俯卧位，用颅骨牵引维持头颈的稳定性，牵引重量相当于 1/10～1/6 体重，头颈保持中立位，将手术床调成头高脚低 30°。

3. 手术操作　做颈后正中纵切口，显露出寰枢椎后弓，沿寰椎后弓向其根部剥离，将 C_2 神经根和静脉丛向下推开，显露出寰椎后弓下面与侧块相延续的部位，此处寰椎后弓根部的下面与侧块的后面形成一个夹角，将夹角的顶点作为穿刺点的标志，同时用神经剥离子探查寰椎侧块的内外缘，推测出侧块的中点，将穿刺点定位于此。用磨钻在穿刺点磨出一个凹陷用尖手锥由此向寰椎侧块穿刺，穿刺方向应与中矢面呈 10°夹角，进入骨质的深度控制在 15～20mm，攻丝后拧入椎弓根螺钉（螺钉长度在 30mm 上下），对侧同样操作。如果寰椎后弓骨质较厚，也可从后弓表面穿刺，经过寰椎椎弓根进入寰椎侧块（图 2-1-25）。用神经剥离子将 C_2 神经根和静脉丛挑起，显露出枢椎椎弓峡部的上面和内缘（椎管外壁）。在枢椎下关节突中心点用磨钻磨出洞，由此用手锥沿椎弓峡上面和内面皮质下穿入椎弓根，这样可以避免损伤椎动脉（图 2-1-26）。攻丝后拧入椎弓根螺钉（螺钉长度 24mm 上下），对侧同样操作。选择合适长度的连接板，弯成一定曲度，连接一侧寰枢椎固定螺钉的尾端，用螺母将板与钉锁紧，使寰椎在解剖复位的情况下获得稳定（图 2-1-27）。

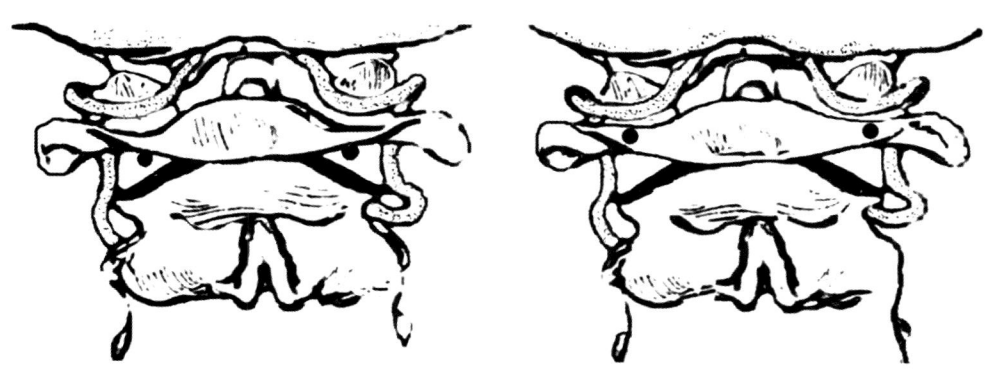

图 2-1-25　寰椎侧块螺钉的入点，可在寰椎后弓下（左图）或经寰椎椎弓根（右图）

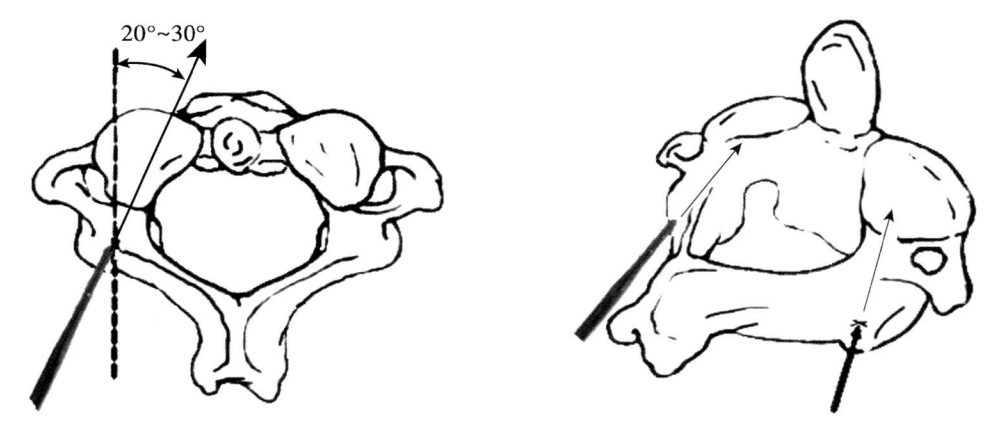

图 2-1-26　枢椎椎弓根螺钉的入点和走向

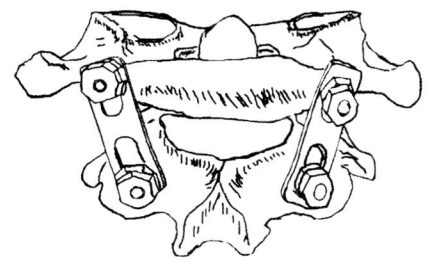

图 2-1-27　寰枢侧块钉板固定

4. 植骨融合　用磨钻在寰椎后弓和枢椎椎板、棘突表面磨出粗糙面。由一侧髂后上嵴处开骨窗，取 20~25g 松质骨，剪成颗粒状，覆盖在寰枢椎后弓的表面。放置引流后逐层关闭切口。

5. 术后处理　术后 48 小时拔除引流管起床活动，不需用颈椎支具，可随意活动。

6. 对植骨融合情况的观察　术后 3~4 个月，通过寰枢椎中矢面重建 CT 检查，判断植骨融合的情况（图 2-1-28）。

7. 要点及注意事项　在寰椎后弓做椎弓根穿刺时应注意：穿刺点的定位要宁低勿高，以防穿刺手锥向上滑入椎动脉沟损伤椎动脉。在做寰椎穿刺时难免有向下压寰椎的力量，会加重寰椎的脱位，损伤脊髓。此时，应由助手同下压枢椎棘突，以抵消寰、枢椎间的相对位移。

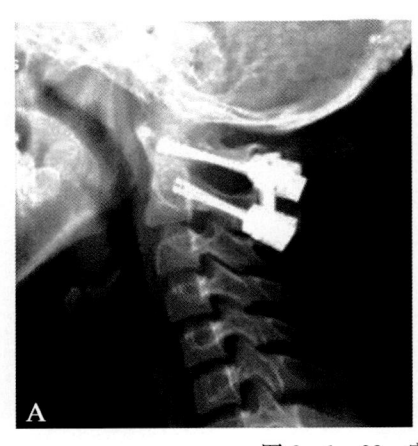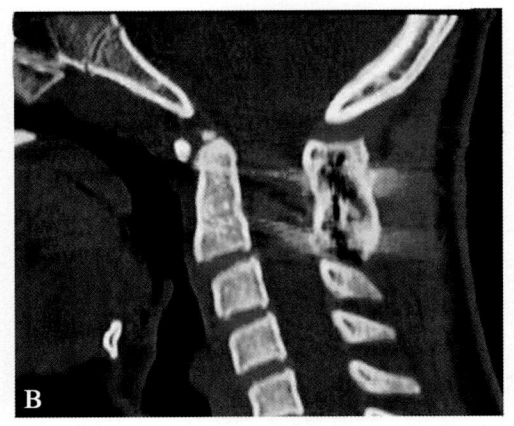

图 2-1-28 寰枢侧块钉板固定术后 4 个月
A. 在颈椎侧位 X 线片上，由于螺钉和固定板的遮挡，不能明确植骨的融合情况
B. 根据中矢面重建 CT，可以判断寰枢椎后弓间的植骨已经充分融合

（四）枕颈融合术

1. 适应证　寰椎侧块粉碎性骨折或合并枕骨髁骨折估计寰枕关节会因创伤性关节炎而出现疼痛的病例（图 2-1-29、图 2-1-30）。

2. 体位　俯卧位，头颈用颅骨牵引保持中立位，手术床头高脚低 30°。

3. 显露　做枕颈部正中纵切口，由枕外隆突至 C_3 棘突。切开项韧带，由中线分开枕下小肌群，剥露出枕骨和寰枢椎后弓。

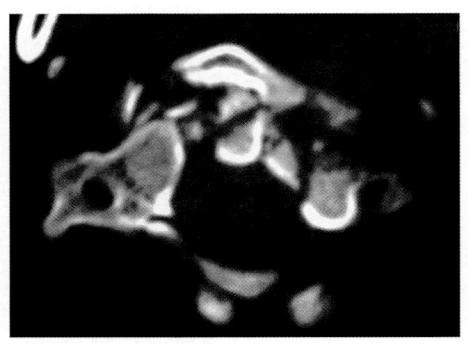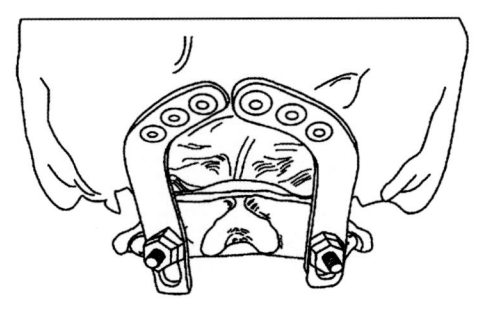

图 2-1-29　CT 见寰椎侧块严重碎裂，寰枢和寰枕关节都难以保留功能，只能选择枕颈融合术

图 2-1-30　使用枢椎椎弓根螺钉和枕颈固定板的枕颈固定

4. 固定　先在枢椎椎弓峡部安置椎骨根螺钉（方法同后路寰枢椎侧块钉板固定术），然后再用枕颈板连接固定枕骨和枢椎。枕骨用三枚短螺钉做双皮质固定。用螺母将连接板的尾端与椎弓根螺钉的尾部螺杆锁定（图 2-1-31）。

5. 植骨　将枕骨鳞部、寰椎后弓和枢椎棘突、椎板磨成粗糙面，从髂骨后上嵴处掏取约 20g 松质骨，剪成颗粒状，置于枕骨、寰椎后弓和枢椎棘突、椎板表面，压实（图 2-1-32）。

6. 术后措施　同寰枢椎侧块钉板固定术。

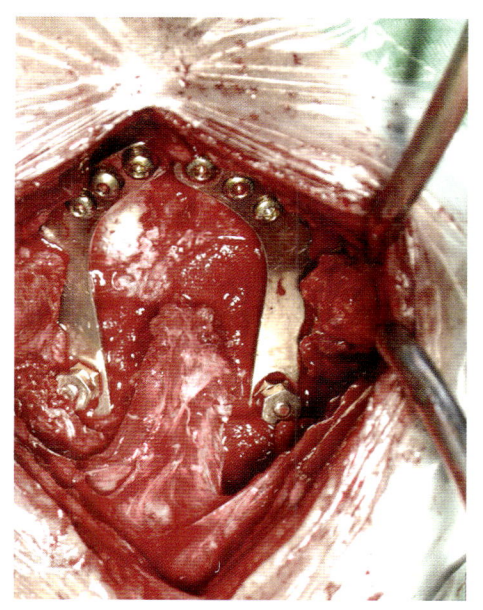 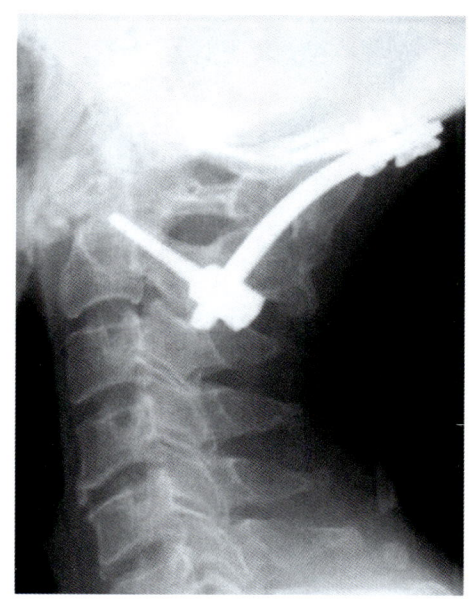

图 2-1-31　用钉板装置在枕骨和枢椎间固定　　图 2-1-32　术后 4 个月颈椎侧位 X 线片显示枕骨和枢椎后弓间的植骨已经很好融合

第二节　下颈椎骨折

一、概述

颈椎外伤占整个脊柱外伤的 50% 以上，大部分与高能损伤有关，其中交通事故伤约占 45%，坠落伤约占 20%。在所有钝性损伤中，颈椎外伤占 2%~6%。大约 40% 的颈椎外伤病人合并神经功能损伤。既往，颈椎外伤尤其是骨折脱位后，经保守治疗后死亡率及致残率均较高，现在随着诊断及治疗手段的提高和内固定技术的发展，颈椎外伤的死亡率及致残率有了显著的改善。

二、受伤机制

高速车祸伤、坠落伤、跳水伤及竞技体育伤等高能量损伤是造成青壮年颈椎外伤的主要原因，老年人的颈椎外伤一般为跌倒、头颈部钝器伤等低能量损伤造成。汽车追尾事故可造成颈椎脱位或颈椎椎间盘损伤。

三、临床评估

对于复合伤、昏迷患者、锁骨以上钝器伤患者均应怀疑存在颈椎损伤，应予以颈围保护。注意观察血流动力学指标，防止可能出现的神经源性休克。神经损伤程度的评估以 AISA 脊髓损伤分级较为准确（详见第六章第四节）。脊髓休克期一般很少超过 48 小时，球海绵体反射的出现意味着脊髓休克期的结束，如果此时损伤平面以下仍无任何感觉和运动存在则意味着病人是脊髓完全损伤。会阴部的感觉和运动存在与否是判断脊髓是否完全损伤的重要依据，因此脊髓损伤的病人必须做肛门指诊。

四、影像学检查

X 线平片：创伤患者如有以下情况应行颈部 X 线平片检查以防漏诊颈椎外伤：①有神经损害症状及体征；②颈部疼痛；③其他部位严重外伤；④醉酒、服用毒麻药品；⑤精神病人；⑥意识丧失。常规 X 线片应包括正、侧、双斜位及开口位共五张片，范围从 C_1~T_1。

MRI：目前已作为脊柱骨折的术前常规检查，它可以了解脊髓压迫、水肿的程度及信号的改变，对于判断有无间盘或韧带损伤、X 线片不能较好显示的颈胸段骨折脱位及无骨折脱位型颈脊髓损伤有重要的诊断价值。

CT：怀疑后方骨性结构如椎板、关节突有骨折脱位时或怀疑颈胸段骨折脱位而 X 线片显示不清时需要做 CT 检查。

五、下颈椎损伤的分类

良好的损伤的分类可以帮助判断损伤程度及预后，同时也可以指导治疗方式和手术入路的选择。目前常用的分类有两种：

(一) Ferguson & Allen 分类

1. 1984 年由 Ferguson 和 Allen 提出。根据颈部受伤时的方向（屈曲/伸展）及损伤后解剖结构的改变（压缩/分离）分为六类：

(1) 屈曲压缩 (compression flexion)；
(2) 伸展压缩 (compression extension)；
(3) 垂直压缩 (vertical compression)；
(4) 屈曲分离 (distraction flexion)；
(5) 伸展分离 (distraction extension)；
(6) 侧方屈曲型损伤 (lateral flexion)。

2. 根据损伤严重程度不同，各类骨折又分为不同级别：

(1) 屈曲压缩损伤（图 2-2-1）：常表现为椎体前方有泪滴样骨折，严重时椎体压缩，上位椎体后脱位：

Ⅰ度：椎体前缘变钝，上终板损伤，后方结构完整；
Ⅱ度：椎体前方高度丢失，上、下终板损伤；
Ⅲ度：椎体压缩骨折伴纵裂；
Ⅳ度：椎体压缩骨折并向后移位＜3mm；
Ⅴ度：椎体压缩骨折并向后移位＞3mm，后方韧带结构损伤。

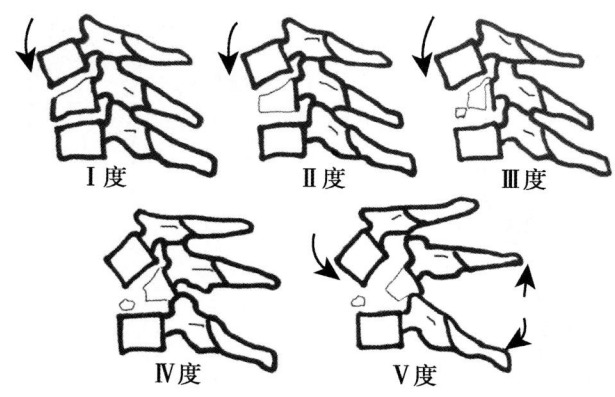

图 2-2-1 屈曲压缩损伤

(2) 伸展压缩损伤（图 2-2-2）：主要表现为后方结构损伤，严重时上位椎体前脱位：

Ⅰ度：单侧椎弓骨折；
Ⅱ度：双侧椎板骨折，无其他结构损伤；
Ⅲ度：双侧椎弓骨折伴单侧或双侧椎板、关节突骨折，椎体无移位；
Ⅳ度：Ⅲ＋椎体部分前脱位；
Ⅴ度：Ⅲ＋椎体完全脱位。

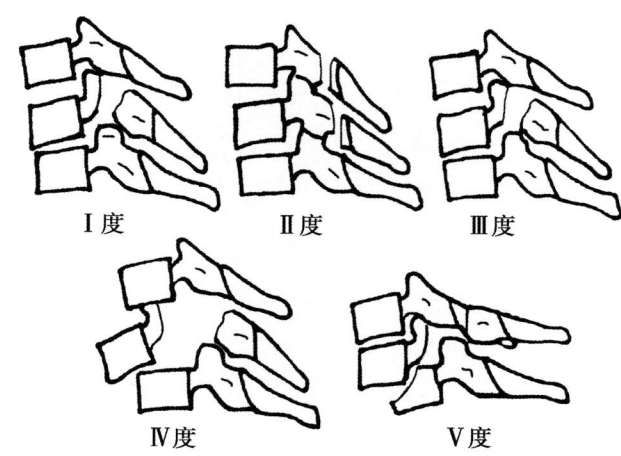

图 2-2-2 伸展压缩损伤

(3) 垂直压缩损伤（图 2-2-3）：主要表现为椎体爆散骨折：

Ⅰ度：上或下终板骨折。
Ⅱ度：上、下终板均骨折伴纵裂，无移位。
Ⅲ度：爆散骨折，向椎管内移位。

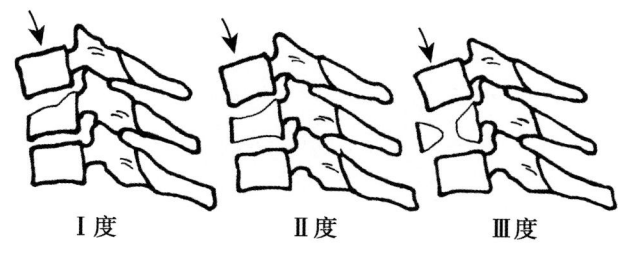

图 2-2-3 垂直压缩损伤

(4) 屈曲分离损伤（图 2-2-4）：主要表现为小关节脱位：

Ⅰ度：小关节半脱位，后方韧带结构损伤。
Ⅱ度：单侧小关节脱位，椎体脱位＜50%。
Ⅲ度：双侧小关节脱位，关节对顶，椎体脱位≈50%。
Ⅳ度：双侧小关节脱位，椎体完全脱位。

(5) 伸展分离损伤（图 2-2-5）：主要表现为上位椎体后脱位：

Ⅰ度：前方韧带结构损伤或椎体横骨折，椎间隙增宽。
Ⅱ度：后方韧带结构损伤，椎体向后脱位。

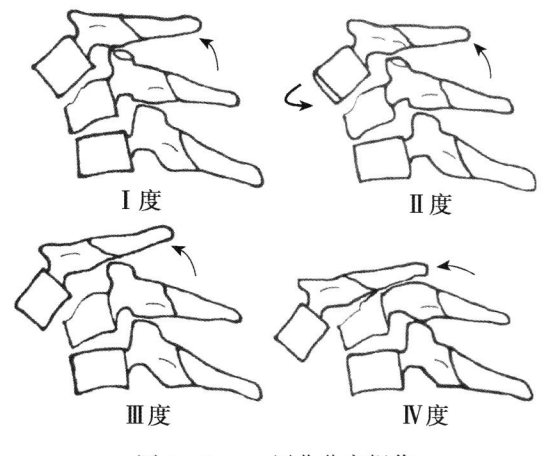

图2-2-4 屈曲分离损伤

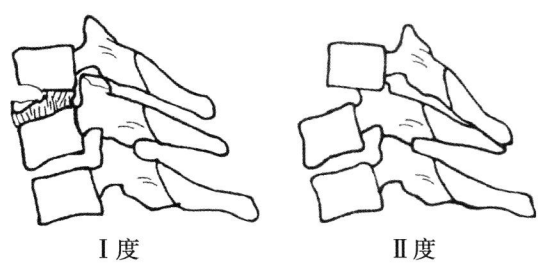

图2-2-5 伸展分离损伤

(6) 侧方屈曲型损伤（图2-2-6）：主要表现为椎体侧方结构损伤：

Ⅰ度：单侧椎体压缩骨折伴同侧椎弓骨折无移位；

Ⅱ度：单侧椎体压缩骨折伴同侧椎弓骨折有移位，或对侧韧带断裂及关节突分离。

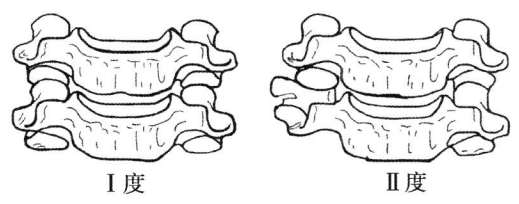

图2-2-6 侧方屈曲型损伤

(二) AO分类

主要用于胸腰椎骨折脱位的分类，也可用于下颈椎骨折脱位的分类，对于指导手术入路的选择有帮助。详见胸腰椎骨折。

六、术前治疗

正确、及时、有效的术前处理也是确保治疗成功的不可缺少的一步，主要包括：

(一) 吸氧 面罩吸氧，浓度维持在40%，保持PaO_2 100，$PaCO_2 < 45$，如果病人的PaO_2与$PaCO_2$比值<0.75应考虑行气管插管。

(二) 维持血压，不低于90/60mmHg，否则容易造成脊髓损伤加重。

(三) 脱水治疗 可减轻继发性脊髓损伤。

1. 甲基强的松龙 仅在伤后8小时内给药有效。首次剂量30mg/kg，15分钟内给入，如伤后少于3小时，用法为5.4mg/(kg·h)，持续24小时，如伤后超3小时但仍在8小时内，用法为5.4mg/(kg·h)，持续48小时。

2. GM-1 仅在伤后72小时内给药有效，用法为100mg/d持续18～32天。

(四) 复位

可以达到稳定脊柱和间接减压的目的。因此，对于颈椎骨折脱位的患者，在做CT及MRI或检查前必须有颈部支具保护或行颅骨牵引，对于爆散骨折或有脱位的病人早期必须进行牵引复位，应争取在伤后6小时内复位。

颈椎骨折脱位的复位方式有以下四种：

1. 全麻下颅骨牵引复位（图2-2-7～图2-2-9） 我们的经验证明，绝大部分骨折脱位可经此方法得到复位。其复位时间明显短于传统方式，平均23分钟，牵引重量轻，平均11kg，病人无痛苦，复位成功率高，达98%，且未出现牵引后神经损伤加重。需要在全麻下进行，必须有透视监测，最好有神经电生理监测。具体方式为：全麻后于双侧耳上1.5cm同时拧入Gardner-Well牵引弓螺钉（图2-2-8），患者头颈部屈曲30°，起始重量5kg，间隔5分钟增加2.5kg，每次增加重量后在透视下观察有无过度牵引，并用电生理仪监测脊髓传导功能有无损害，透视见交锁小关节出现"尖对尖"对顶后（图2-2-9）将颈部改为仰伸位，使之完全复位后总量减为5kg维持牵引。

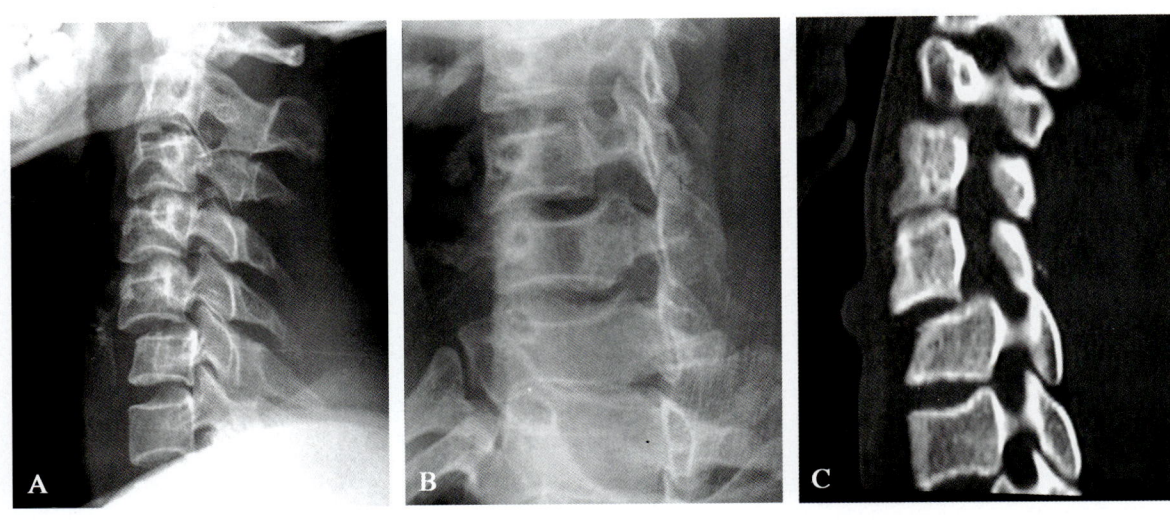

图2-2-7 C₅~₆单侧关节交锁，Ⅱ度屈曲分离损伤
A. 侧位片可见C₅~₆半脱位，小关节交锁未显示　　B. 斜位片　　C. CT断层可见明显关节交锁

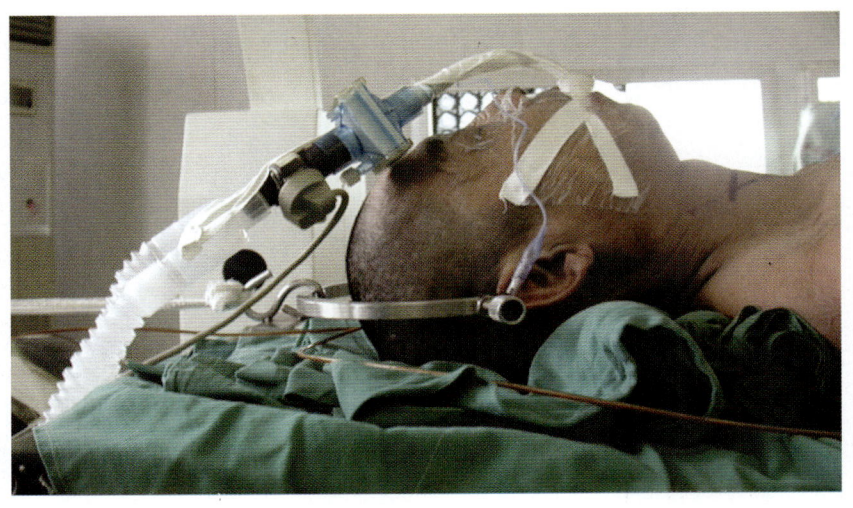

图2-2-8 全麻下Gardner-Well颅骨牵引

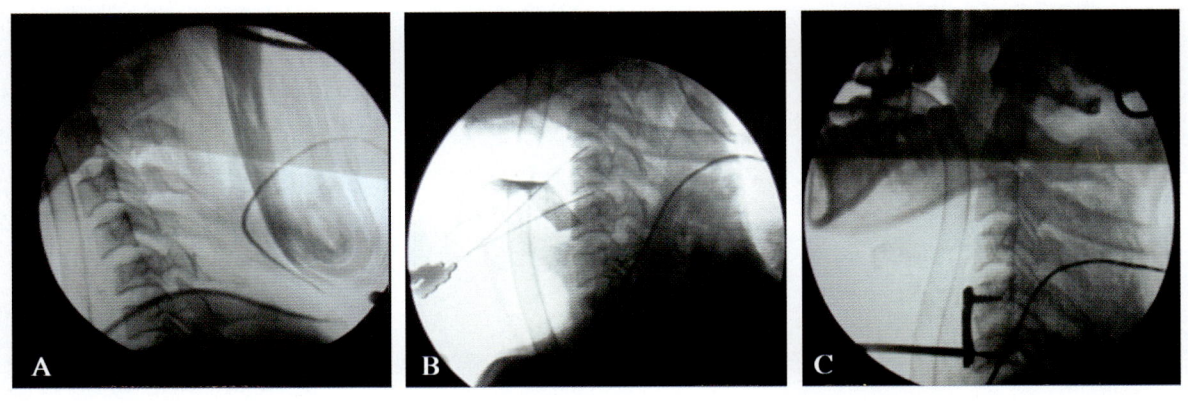

图2-2-9 全麻下牵引复位
A. 屈曲牵引至交锁小关节出现"尖对尖"　　B. 仰伸后复位　　C. 前路钛板固定

2. 床旁牵引复位 此法复位成功率较低，在我院为47%。所用牵引重量较大，由于是在病人清醒状态下实施，病人较为痛苦和恐惧。具体方式为抬高床头，先在局麻下安放 Gardner-Wells 牵引弓，病人颈部屈曲30°，起始牵引重量为5kg，C_1 以下每增加一节段加 2.5kg，即 C_2 脱位加 2.5kg，C_3 脱位加 5kg，C_4 脱位加 7.5kg，以此类推。以后每30分钟增加 2.5kg 并拍床旁片直至交锁小关节出现"尖对尖"对顶后将颈部改为仰伸位，使之完全复位后总量减为 5kg 维持牵引。最大重量可加至体重的50%并持续一小时，如仍不能复位或在牵引过程中神经损伤程度加重则将重量减少到 5kg 维持，改为手术复位。

3. 手术切开复位（图2-2-10） 如果闭合复位失败，可以采用手术切开复位。复位方式可依手术方式选择前路或后路切开复位。我院多采用前路，先切除脱位椎体间的椎间盘，用 Caspar 椎体牵开器或椎板撑开器复位，在术中透视的监控下逐渐撑开椎间隙至小关节突对顶，此时将上位椎体向后推移至复位。后路切开复位相对直观简单，可用两把鼠齿钳分别夹持上下两个脱位脊椎的棘突，向头尾两端牵开棘突，在肉眼直视下观察小关节，直至复位，有时脱位时间较长复位困难时则需要切除部分下位椎体的上关节突以达到复位目的。

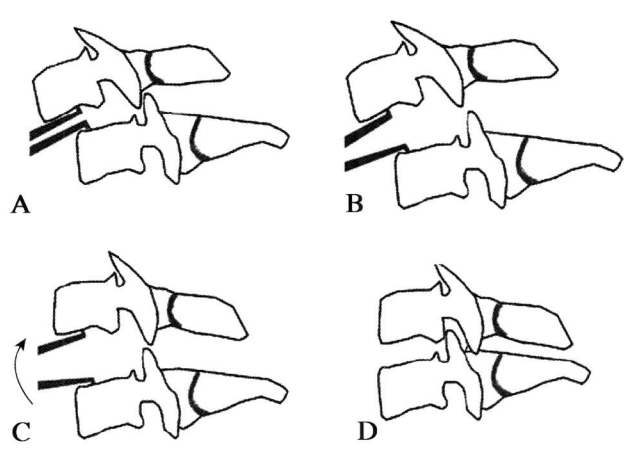

图2-2-10 前路切开复位示意图
A. 椎体间放入撑开器 B. 透视下逐渐撑开椎间隙至小关节突对顶
C. 将上位椎体向后推移至复位 D. 复位后移除撑开器

4. 手法复位，较为危险，不推荐使用。

七、治疗原则

颈椎外伤后如果出现不稳定骨折脱位和（或）脊髓神经根功能损害均应进行手术治疗，保守仅适应于稳定性骨折及无脊髓损伤患者。根据文献及我院的经验，我们认为下颈椎外伤的手术指征为：
- 脊髓损伤
- 椎体滑移≥3.5mm
- 后突成角≥11°
- 椎体高度丢失≥25%
- 椎间盘损伤
- 任何形式的脱位
- 双侧关节突、椎板、椎弓骨折
- 后方韧带结构损伤伴前方或后方骨性结构损伤

八、手术时机

早期复位及减压固定不但可以减轻由创伤导致继发的脊髓损伤的程度，还可以达到稳定脊柱，便于护理及翻身，防止肺部感染、肺栓塞等致命并发症。脊髓不完全损伤的患者应力争在24小时内进行，完全损伤的患者也应力争在72小时内手术治疗。

九、手术入路

根据骨折脱位的类型,采用不同的手术入路,主要为3种手术入路:前路、后路及前后联合入路。一般均在全麻下进行,术中全程颅骨牵引。其选择的适应证如下:

(一) 前路

前路是目前治疗下颈椎骨折脱位的最常用术式,也是我们常用的术式。可用于大部分骨折类型,包括单纯前方结构损伤,椎体骨折椎间盘损伤;前方结构损伤合并后方单侧骨折(椎板、椎弓、关节突)或单一韧带结构损伤(棘间韧带、棘突);小关节脱位。其优点为:仰卧位易于麻醉管理和术中观察,创伤小、失血少,能直接清除损伤的椎间盘,椎间植骨融合率高,一般只需做一个运动单元的固定,术后并发症少;缺点是前方解剖结构复杂,有时复位较困难,前路固定较后路固定抗旋转力弱。手术方式包括:

1. 前路椎间盘切除、植骨融合内固定　用于没有骨性结构损伤的脱位及间盘损伤,植骨材料可采用自体髂骨、椎间融合器(Cage),用自锁钛板内固定。

【病例1】(图2-2-11~图2-2-14)

男性,42岁。车祸致颈部外伤,ASIA脊髓损伤分级为C。单侧小关节脱位,椎体脱位<50%,为Ⅱ度屈曲分离损伤,AO分型为C2.1型损伤。前方损伤为主,选择全麻下牵引复位,前路椎间盘切除、Cage植入植骨钛板内固定。

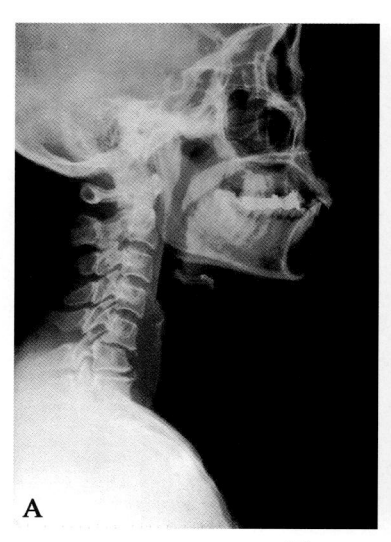 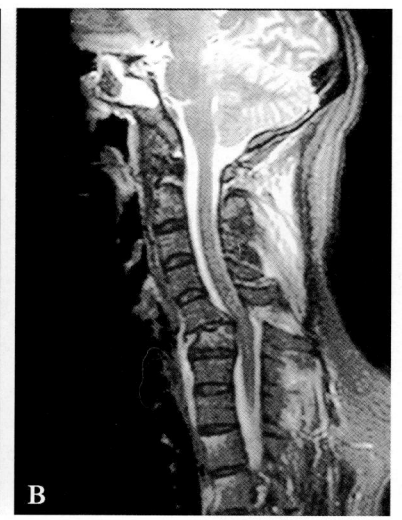

图2-2-11　病例1
A. 侧位片示C_5半脱位　　B. MRI示$C_{5\sim6}$间盘损伤,向后突出压迫脊髓

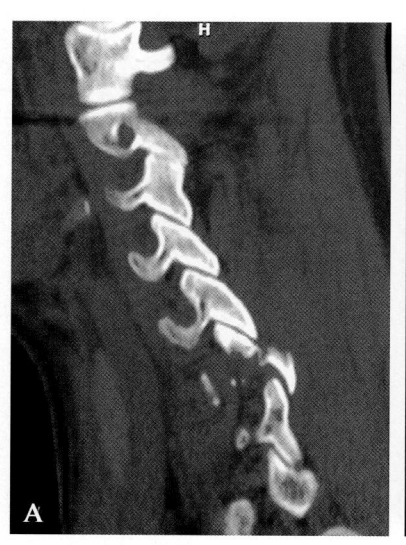 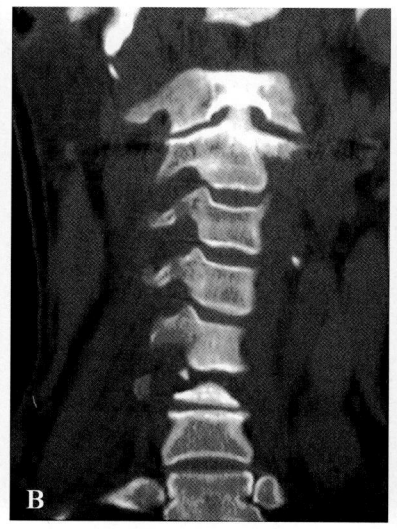 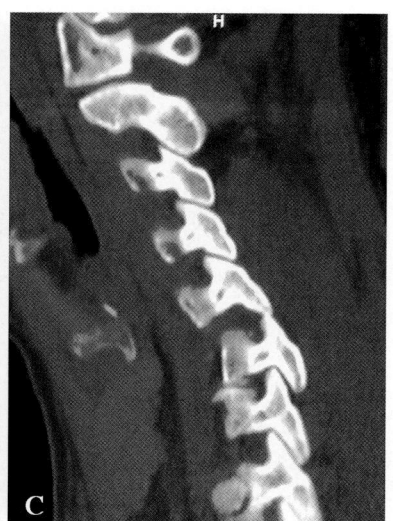

图2-2-12　病例1　CT断层
A. 右侧关节突骨折　B. 左侧关节突交锁　C. 椎体有旋转

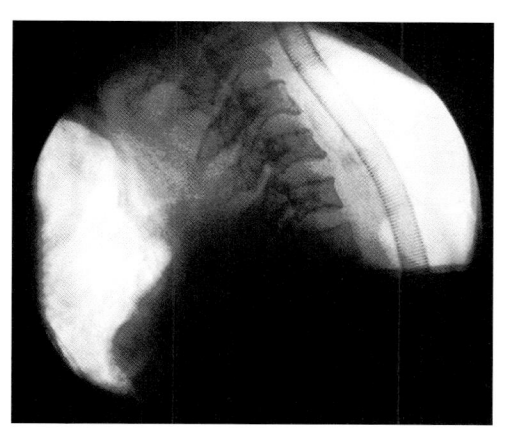

图 2-2-13 全麻下牵引复位

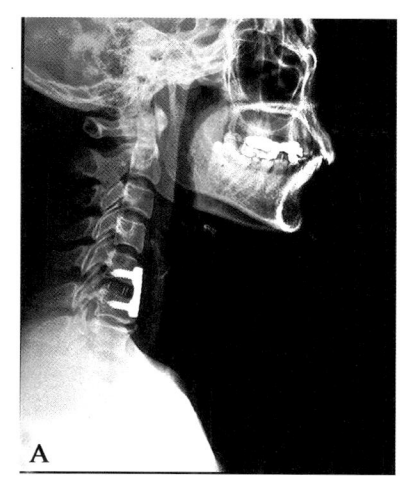
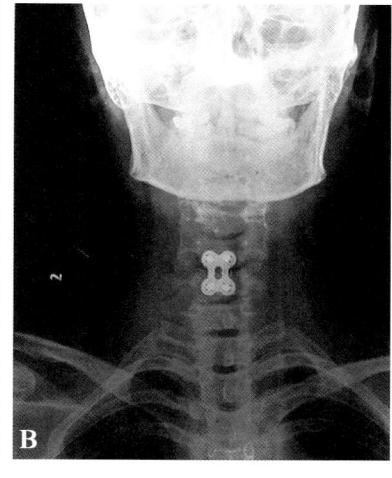

图 2-2-14 术后正位及侧位 X 线平片

【病例 2】（图 2-2-15）

男性，18 岁。车祸致颈部外伤。仅有神经根刺激症状。Ⅱ度屈曲压缩损伤，AO 分型为 A1 型损伤。因病人年轻，椎体楔型变造成明显后突，选择前路手术恢复椎体高度，钛板支撑，待骨折愈合后取出内固定。

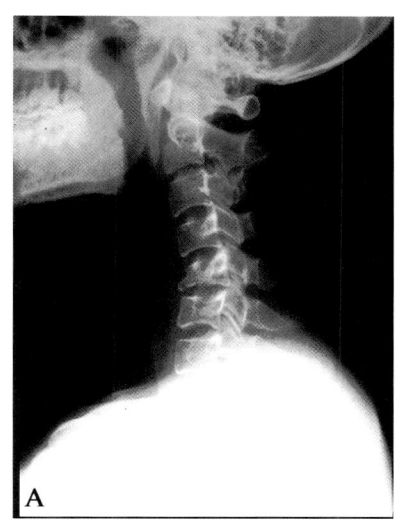
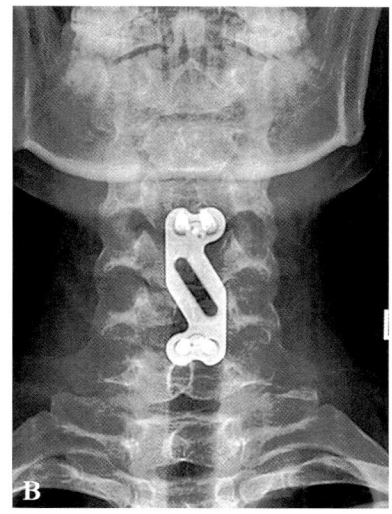
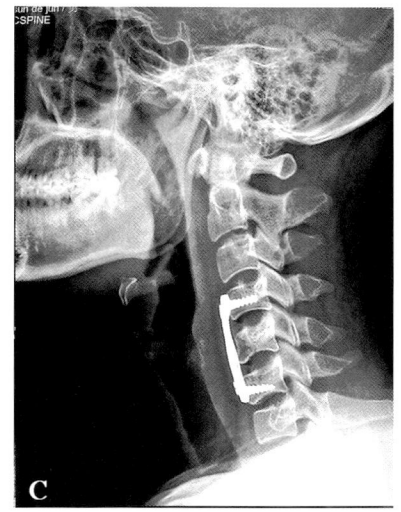

图 2-2-15 病例 2
A. 侧位 X 线示Ⅱ度屈曲压缩损伤
B. 前路手术恢复椎体高度，钛板支撑，术后正位片 C. 术后侧位片

2. 椎体次全切除植骨融合内固定术　用于有不稳定椎体骨折的颈椎损伤，植骨材料可采用自体髂骨、钛网、人工椎体，用自锁钛板内固定。

【病例 3】（图 2-2-16～图 2-2-17）

男性，35 岁。车祸致颈部外伤，ASIA 脊髓损伤分级为 A。X 线显示：C_5 椎体压缩骨折并向后移位＞3mm，为Ⅴ度屈曲压缩型损伤，AO 分类为 A3 型损伤，前方结构损伤，选择前路椎体次全切除，人工椎体植入，钛板内固定术。

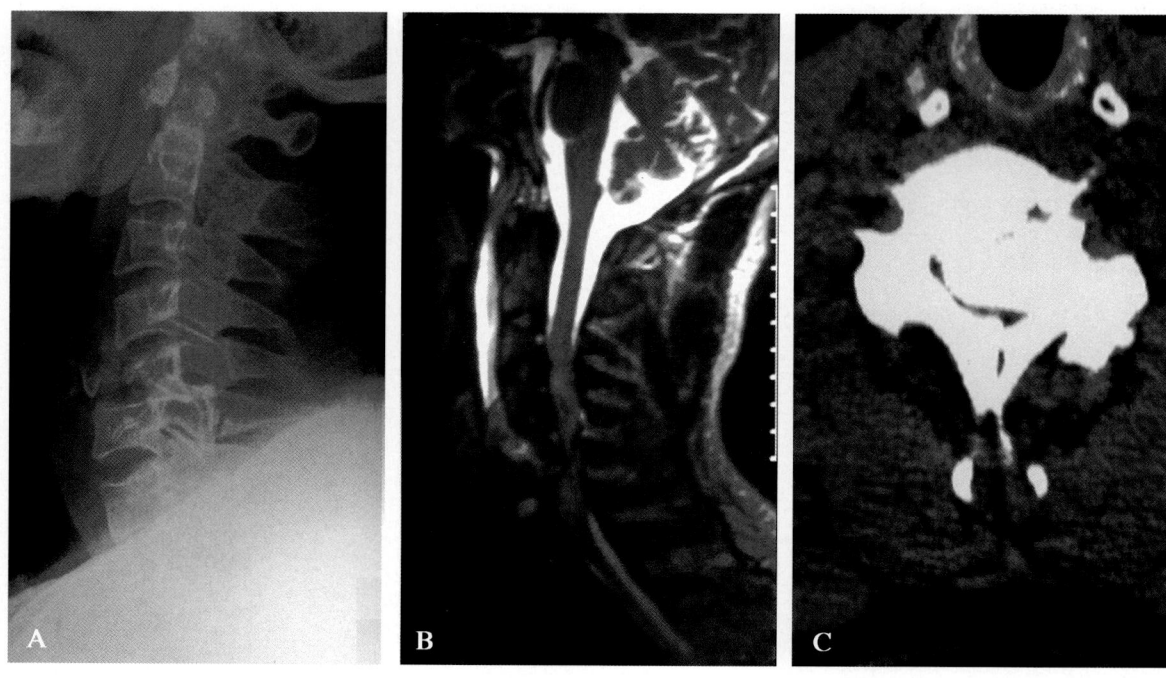

图 2-2-16 病例 3
A. 侧位 X 线示 C_5 椎体压缩骨折并向后移位>3mm
B. MRI 示脊髓不连续　C. CT 示椎管内侵占>90%，后方无骨折

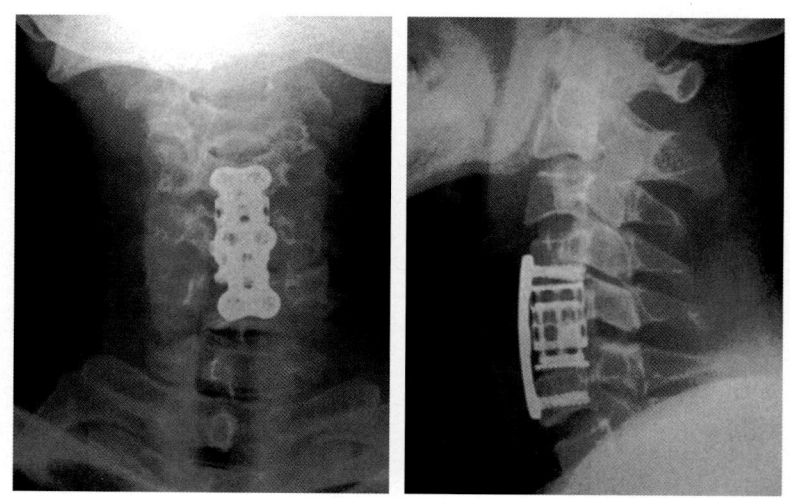

图 2-2-17　术后正侧位片示颈椎生理前凸恢复

【病例 4】（图 2-2-18～图 2-2-19）

女性，18 岁。车祸致颈部外伤，四肢不全瘫，ASIA 脊髓损伤分级为 C。MRI 及 CT 显示：C_3 椎体压缩骨折并向后移位<3mm，为 IV 度屈曲压缩型损伤，AO 分类为 A3 型损伤，前方结构损伤，选择前路椎体次全切除，钛网植入，钛板内固定术。

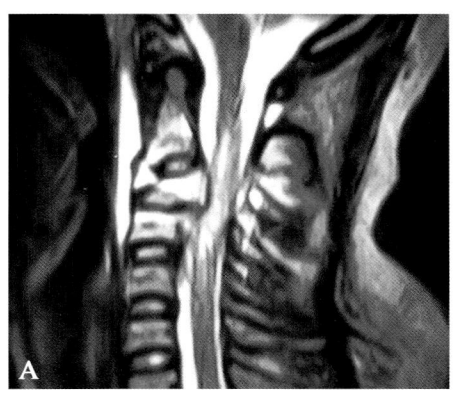
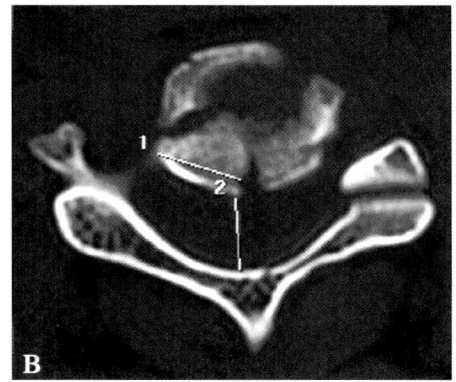

图 2-2-18 病例 4
A. MRI 示 C_3 椎体压缩骨折并向后移位压迫脊髓，髓内出血、水肿
B. CT 显示 C_3 椎体骨折爆散，后方无骨折

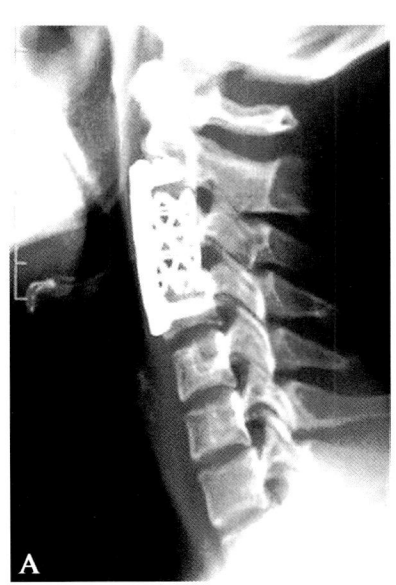
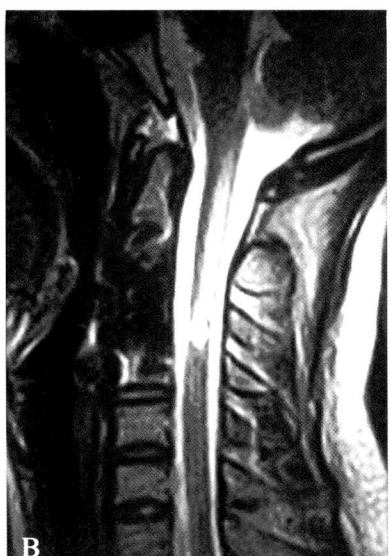
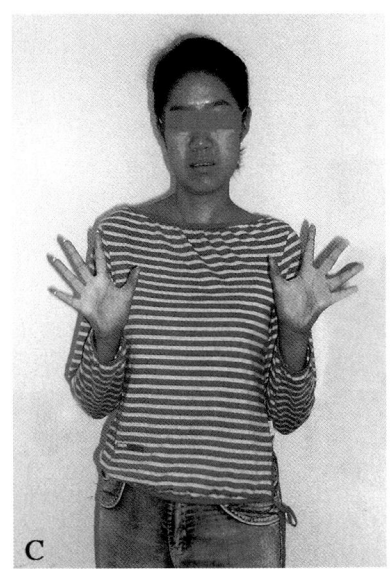

图 2-2-19 病例 4 前路椎体次全切除，钛网植入，钛板内固定术后
A. 术后侧位片示颈椎生理前凸恢复　　B. 术后 MRI 示减压充分　　C. 术后一年复查脊髓功能完全恢复正常

3. 手术技巧及注意事项

（1）切口的选择：左侧或右侧：在显露深层的过程中喉返神经和迷走神经的分支均有可能受到伤及。左侧入路损伤神经的危险相对较小，因为在左侧神经走行更容易被探察。右侧入路可能更易于右势手医生的操作，我们习惯选择右侧入路。

横切口或纵切口：横切口可以用于大部分颈椎骨折前路手术，从美观角度也更符合患者要求。皮肤切口常沿皮肤皱纹从中线斜向胸锁乳突肌的中部。如果需要减压三个椎体以上节段，宜采用沿胸锁乳突肌前缘的纵行切口。切口位置的选择可以通过体表解剖标记进行定位（表 2-2-1）。

表 2-2-1 颈前路切口的体表标志

硬腭	寰椎椎弓
上颚下界	$C_{2\sim3}$
舌骨	C_3
甲状软骨	$C_{4\sim5}$
环状软骨	C_6
颈动脉结节（横突前结节）	C_7

(2) 手术入路：无论皮肤切口高低，均是采用标准的前外侧入路（Smith-Robinson 入路）来达到 C_3 至 T_1 椎体前缘、椎间隙以及钩突关节的显露。

(3) 手术显露技巧

- 体位的摆放：在病人的肩胛间区垫一个毛巾卷。然后让病人的颈部向对侧旋转 15°。轻度后伸位往往也有一定帮助。在麻醉和肌松弛状态下，椎管狭窄的病人极易出现脊髓过伸损伤，摆放体位时要格外当心，此时常需采用纤维气管镜辅助气管插管。

- 为了提高术中透视检查的可视性，尤其对于低位颈椎，应将双臂放在两侧（裹住双手并保护好腕管），然后用胶布固定，维持双肩向下的位置，但不要用过大的力量，以防止臂丛损伤的发生。也可用布圈套在两个手腕上，在需透视时施行牵引。

- 在显露中，做深层剥离前要用手指触摸血管搏动，仔细辨清颈动脉鞘。事先留置鼻饲胃管有助于认清食管结构并防止食管损伤。

- 在进行深层剥离时，应避免损伤相邻节段的椎间盘。另外过度牵拉颈长肌会导致颈交感链的损伤并出现术后 Horner 征。

- 在整个手术过程中确认中线非常重要。偏向一侧操作可损伤椎动脉。在椎间盘切除过程中可将钩椎关节作为确定椎间盘过界的标志。此外，也可用神经剥离子或小探子探查椎体外缘。

- 当手术减压需较长时间时，应每间隔一定时间将拉钩取下一小会儿，使受牵拉的软组织结构得到放松。

- 前路钢板的放置：根据以下原则选择钢板：钢板的长度既要使螺钉（最好是可以变换角度的）能够拧入椎体，又不能遮盖相邻的椎间隙。将钢板放在准备拧入螺钉的位置，X 线透视观察钢板的位置和长度。拧入第一枚螺钉但是暂时不要完全拧紧。重新观察钢板的位置，并在对角线（上方或下方）拧入螺钉，将钢板固定在最后的位置上，拧入其他的螺钉。X 线检查确定螺钉的位置，确认螺钉不在植骨块上或者椎间隙内。

(二) 后路

主要用于后方结构损伤，包括小关节脱位、后方双侧骨性结构损伤（椎板、椎弓、关节突）。包括椎板切除术、椎板成形术、侧块螺钉钢板内固定及椎弓根内固定术。其优点是后方解剖结构简单，复位较容易，内固定抗旋转力较强。缺点是无法探查可能损伤的椎间盘，术后发生颈痛的可能性大，通常要做至少两个运动单元的固定，融合率低。该入路单独使用较少，有时与前路联合使用治疗复杂的下颈椎骨折脱位。

【病例 5】（图 2-2-20～图 2-2-22）

男性，44 岁。颈部重物砸伤，四肢不全瘫，ASIA 脊髓损伤分级为 C。X 线未显示骨折及脱位，MRI 显示脊髓后方受压，CT 显示 C_4、C_5 左侧椎板骨折，为 I 度伸展压缩型损伤，AO 分类为 B2 型损伤，单纯后方骨性结构损伤。选择后路椎板成形、侧块螺钉钢板内固定术。

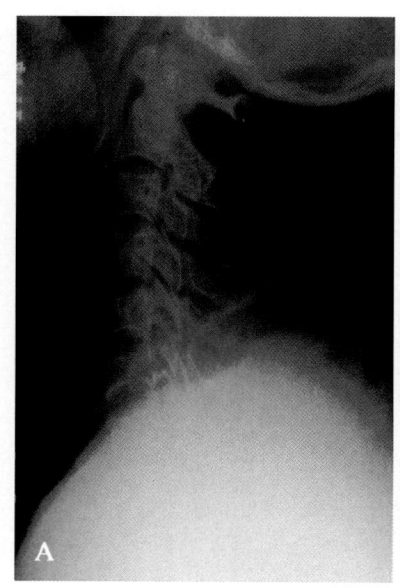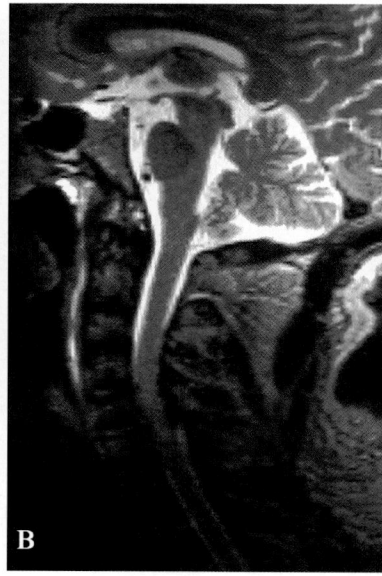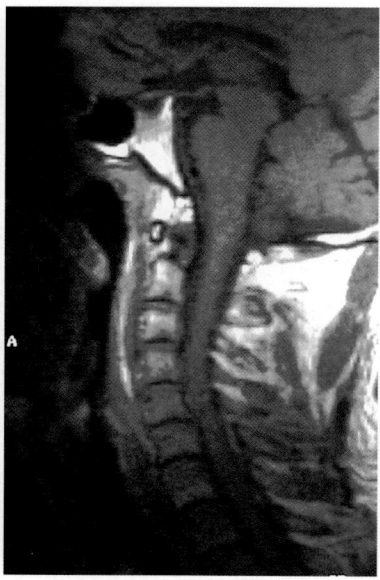

图 2-2-20　病例 5

A. X 线未显示骨折及脱位　B. MRI 显示脊髓后方受压

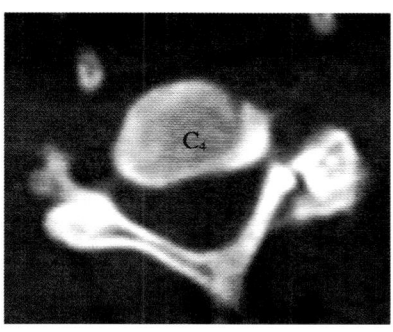 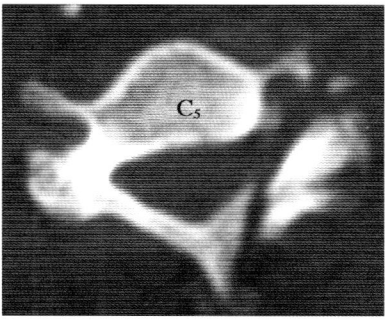

图 2-2-21　CT 显示 C_4、C_5 左侧椎板骨折

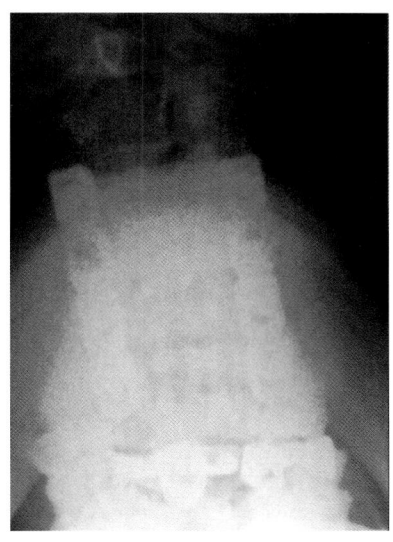 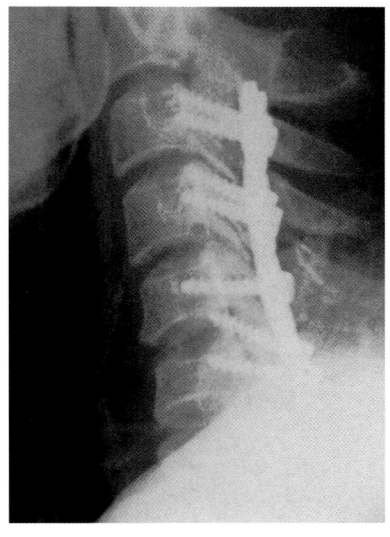

图 2-2-22　后路椎板成形、侧块螺钉钢板内固定术后正、侧位 X 线片

手术技巧及注意事项

1. 患者的准备和体位　在气管插管和翻身至俯卧位过程中必须保持颈部的稳定。使用 Mayfield 头架，一枚钉置于耳廓上方 2.5cm 处。在头架的另一侧有两枚钉置于耳廓上方 2.5cm 处。框架置于前额的前方并与手术台固定。也可以使用马蹄形的头架，注意要避免眼部受压以免发生视网膜缺血，此并发症一旦出现病人有可能终生失明。头高脚低体位可以减少出血和降低脑脊液的压力。对于肥胖或颈部短粗的病人可用胶布贴在肩部向尾侧牵引以利于显露。

2. 切口　沿着棘突行正中切口。确认项韧带并从正中切开。C_3 至 C_6 的棘突常呈分叉状。C_2 和 C_7 棘突更加突出。通常以 C_2 棘突进行定位。行骨膜下剥离椎旁肌至椎板。在 C_1 水平不应当超过中线旁 1.5cm，因为椎动脉正好位于这个区域。

3. 内固定　无论选择钉板还是钉棒固定均应先进行预弯以维持或恢复颈椎前凸。在拧入螺钉之前应当确认内固定平贴各个小关节。如果棘突和椎板完整，可以将其背侧皮质粗糙化，以便安入内固定后植骨。如果这些结构已经被切除，例如椎板切除术，可以将小关节面皮质粗糙化，植入小骨条后再安放钢板。内固定上的螺孔应当正对拟融合节段各个侧块的中点。钻第一个孔时不带内固定，这样可以避免钻孔时内固定滑动。安放内固定后拧入螺钉，但是不要完全拧紧，以免内固定扭转和翘起。对于 C_3 至 C_7 节段的螺钉固定，确定关节突的中点，螺钉钻入点依据不同的技术和钢板上的螺孔位置而不同。根据解剖学研究，An 技术最不容易损伤神经根。使用 An 技术时，用尖锥或小磨钻在侧块中点内侧 1mm 处开出一个钻入点，这一步骤对于防止钻头滑移非常重要。使用限深钻头以向头侧 15°、向外侧 30°方向钻孔。根据所选用的螺钉不同，可以选择钻透单侧皮质或双侧皮质。使用 3.5mm 丝锥攻丝，拧入 3.5mm 的皮质骨螺钉。4mm 的螺钉用于翻修。螺钉的平均长度是 10~12mm。如果钻入点偏下和偏内，建议使用 Magerl 技术（图 2-2-23）。如果钻入点位于正中，建议使用 Roy-Camille 技术。

如果融合节段上至 C_1，可以经侧块钢板拧入 Magerl 螺钉。采用上述方法显露 C_2 小关节，螺钉的钻入点为 C_2 下关节突下缘、侧块中线内侧 1mm 处。在正、侧位 X 线透视监视下钻孔。钻头从上关节突后缘穿出，穿过小关节并进入 C_1 侧块。使用 3.5mm 丝锥攻丝，拧入 3.5mm 的皮质骨螺钉。

有些内固定系统限制了钢板上螺钉的位置。必须注意在钻孔之前应当确认钢板适合所有融合节段上的钻入点。解决的方法是根据钢板的方向和局部的解剖选择最适合的螺钉固定技术（Roy-Camille、Magerl 或 An，图 2-2-24）。

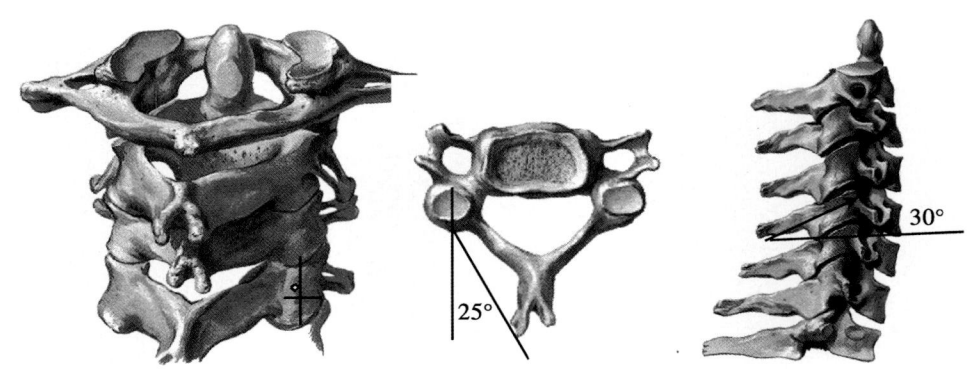

侧块中心点内、上1mm
外侧20°~25°，向前30°

图 2-2-23 Magerl 技术之侧块螺钉进钉点

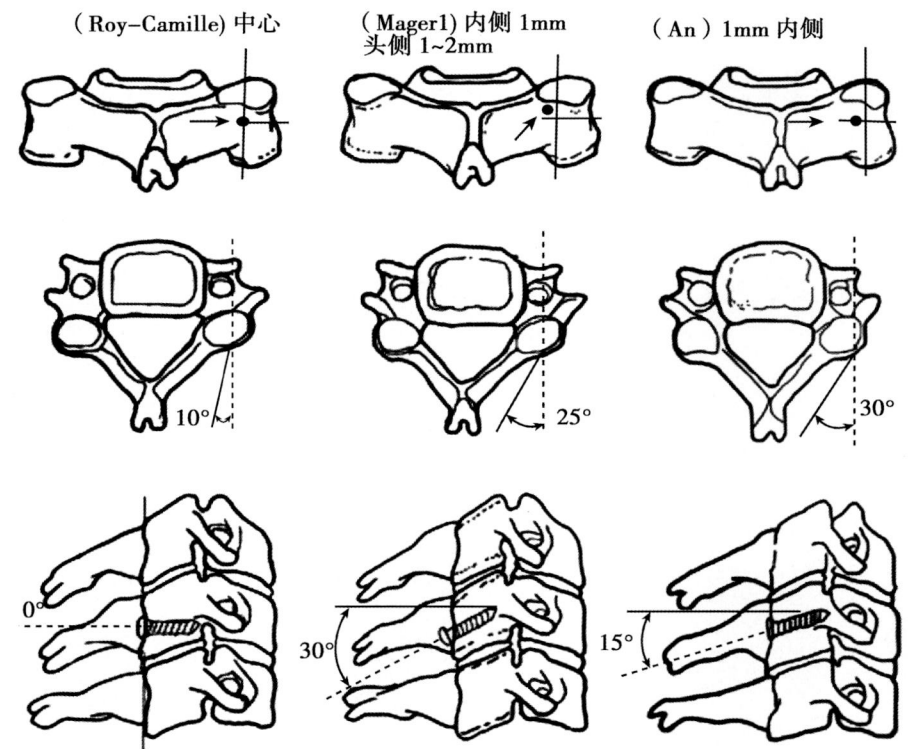

图 2-2-24 三种不同技术的侧块螺钉进钉点位置与方向

(三)前后联合入路

用于前方结构损伤合并后方双侧骨性结构损伤,一般先行前路手术复位及固定骨折脱位,再行后路减压固定。强直性脊柱炎的骨折脱位也应行前后固定。

【病例6】(图2-2-25～图2-2-29)

男性,45岁。车祸致颈部外伤,四肢不全瘫,ASIA脊髓损伤分级为C。X线显示$C_{5\sim6}$双侧小关节脱位,C_5棘突骨折,椎体脱位≈50%,为Ⅲ度屈曲分离型损伤,AO分类B2.2型即后方骨性结构损伤合并间盘损伤。因前后结构均有严重损伤,选择前后联合入路。

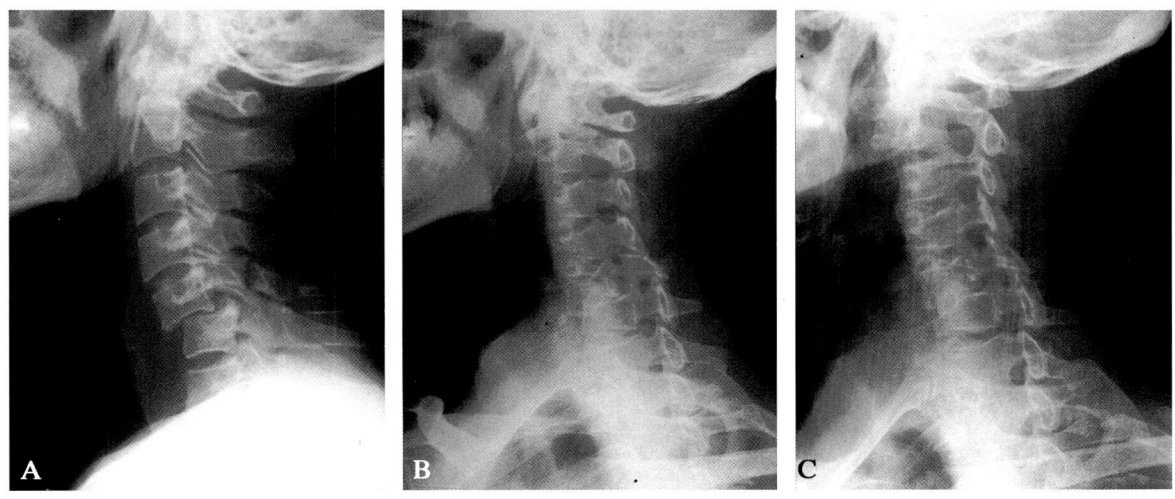

图2-2-25 病例6 Ⅲ度屈曲分离型损伤
A. 侧位片示C_5椎体脱位,棘突骨折   B、C. 斜位片示$C_{5\sim6}$双侧小关节脱位

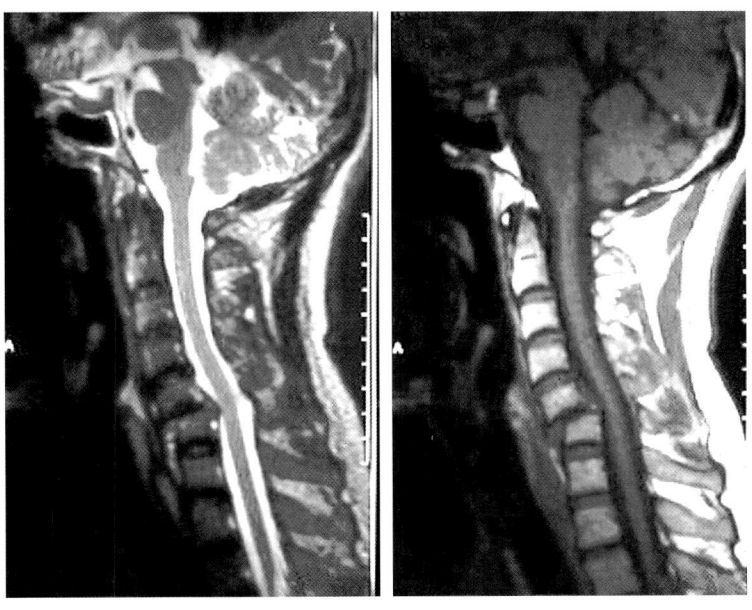

图2-2-26 MRI示$C_{5\sim6}$间盘损伤,向后突出压迫脊髓

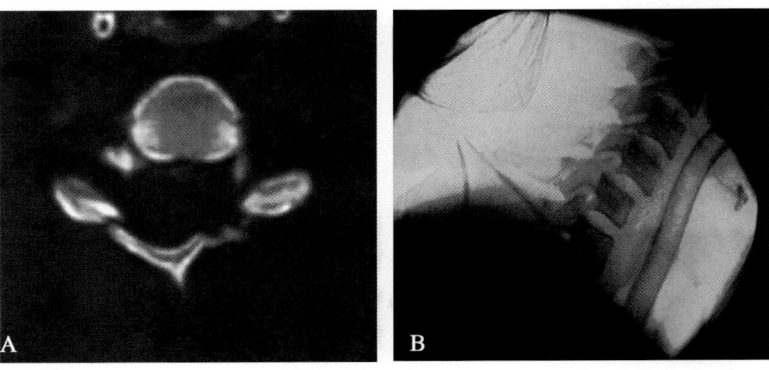

图 2-2-27
A. CT 示椎板骨折　　B. 全麻下牵引复位

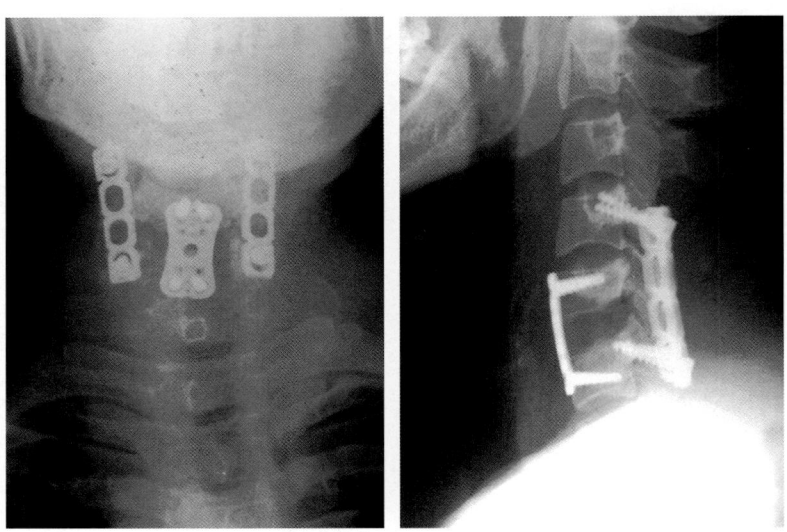

图 2-2-28　前路椎间盘切除、植骨融合内固定及后路椎板切除术侧块螺钉钢板内固定术后正、侧位片

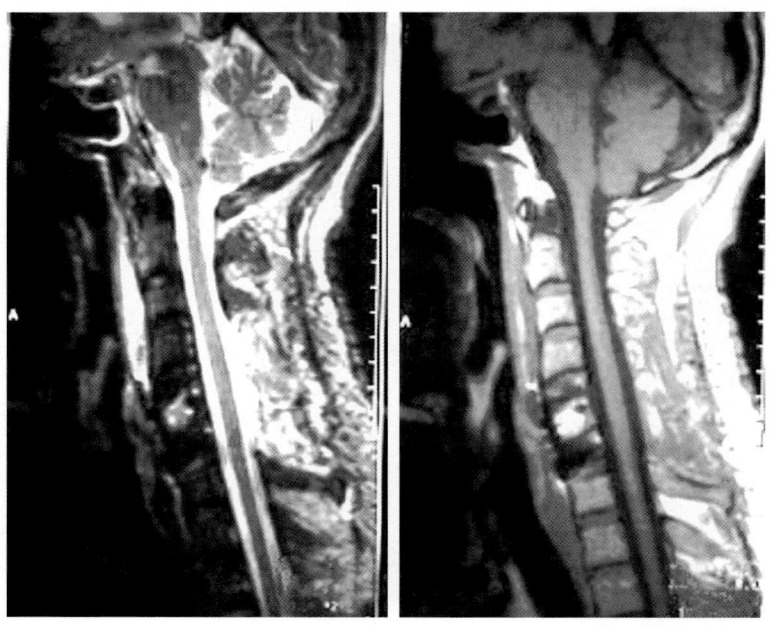

图 2-2-29　术后 MRI 显示减压充分

【病例7】 （图2-2-30～图2-2-36）

女性，21岁。车祸致颈、腰部外伤，四肢不全瘫，ASIA脊髓损伤分级为C，运动评分32/100。CT显示$C_{5\sim6}$双侧椎板骨折，C_6、C_7、L_1椎体压缩骨折。因多发伤，颈椎前后结构均有严重损伤且为多节段，选择颈椎前后联合入路，腰椎后路椎弓根内固定。

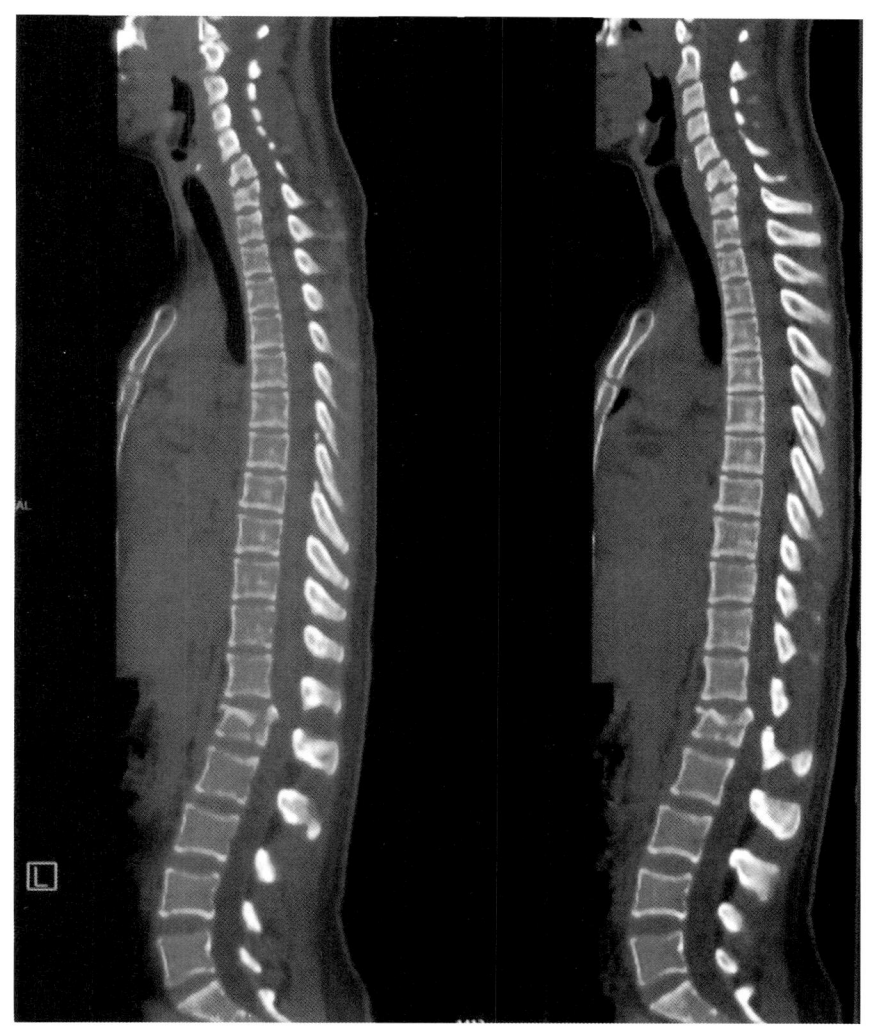

图2-2-30 病例7
CT断层示C_6、C_7、L_1椎体压缩骨折

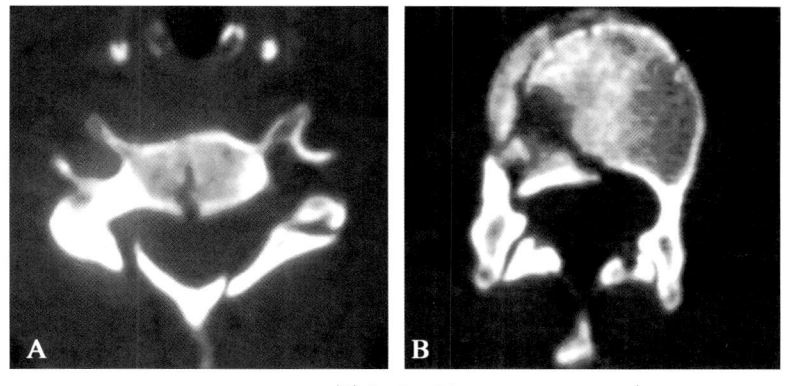

图2-2-31
A. C_6椎体及椎板骨折　　B. L_1椎体爆散骨折

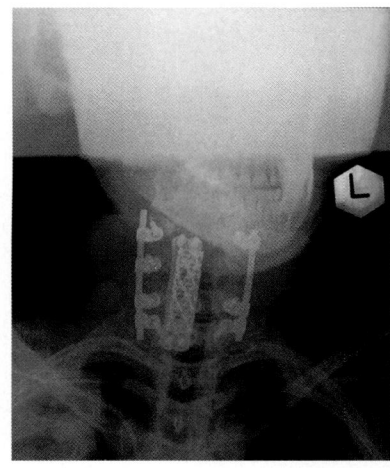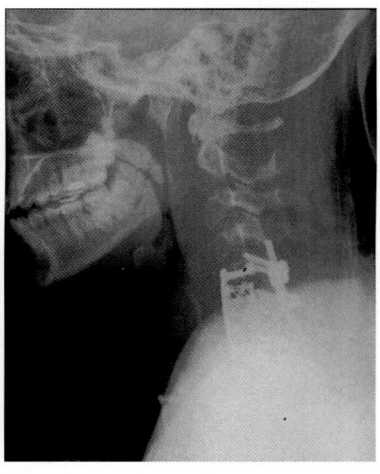

图 2-2-32 颈椎前后联合入路术后正侧位片

前路采用 C_6、C_7 椎体次全切除，钛网植入，$C_5 \sim T_1$ 钛板内固定，后路采用 C_5、C_6 椎板切除，$C_1 \sim T_1$ 侧块及椎弓根内固定

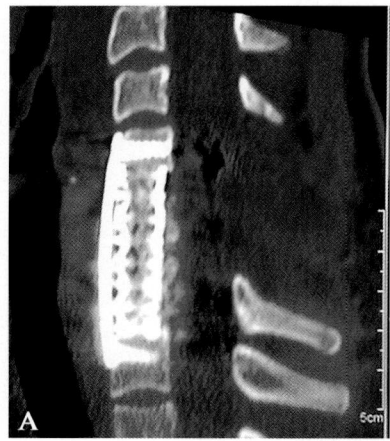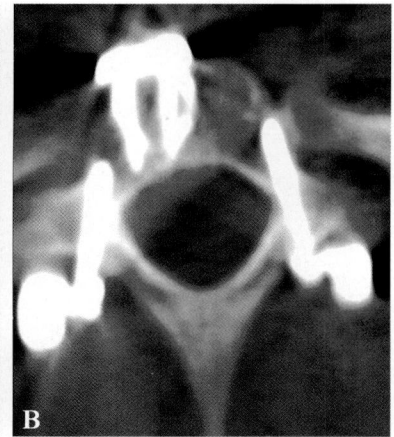

图 2-2-33 术后颈椎 CT
A. 矢状面断层示椎管通畅，无骨性侵占
B. 横断面示前方钛板及后方椎弓根钉位置良好

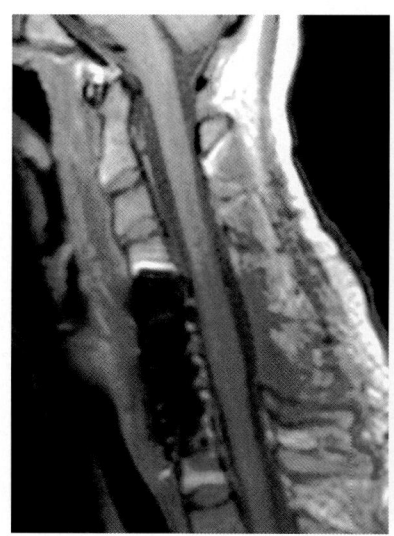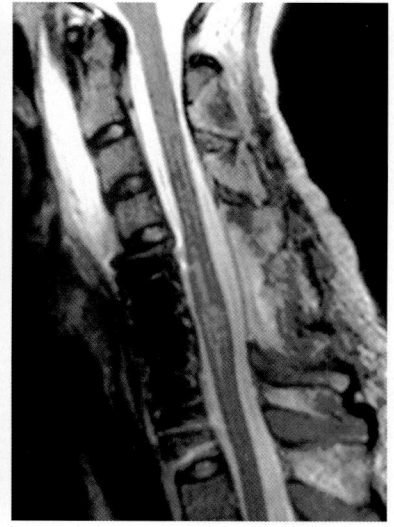

图 2-2-34 术后颈椎 MRI 示减压充分

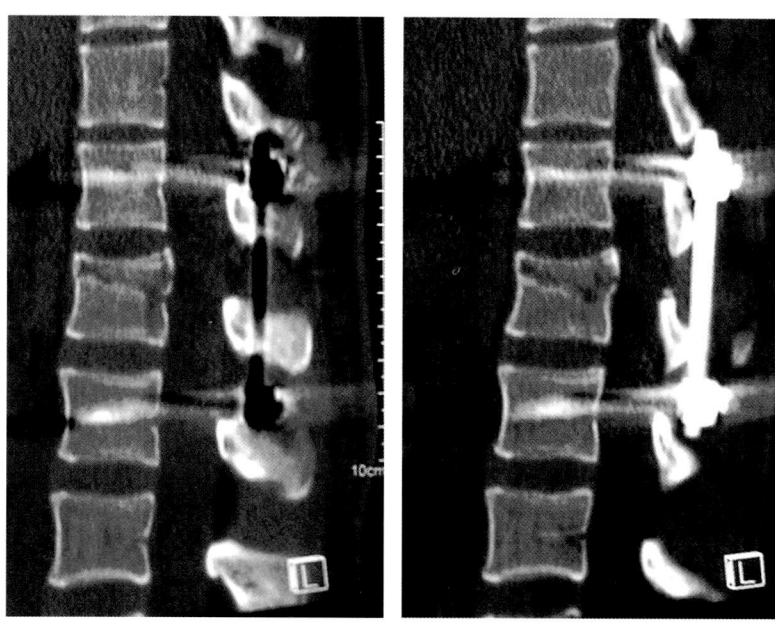

图 2-2-35　术后腰椎 CT 示 L_1 椎体骨折解剖复位

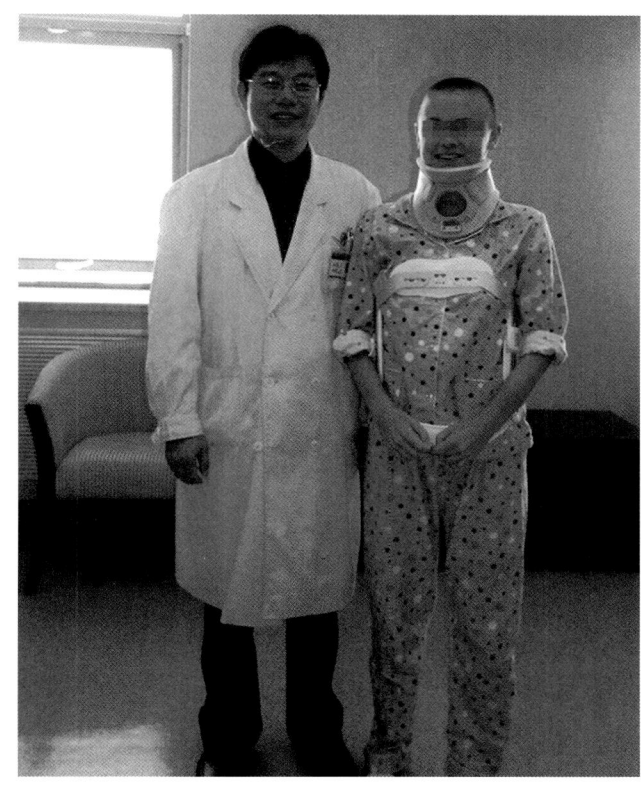

图 2-2-36　术后 10 天 ASIA 运动评分恢复至 78/100，患者可以独立行走

【病例8】（图2-2-37～图2-2-43）

男性，41岁，强直性脊柱炎。车祸致颈、胸椎外伤，四肢不全瘫，ASIA脊髓损伤分级为B。CT显示C_7～T_1骨折脱位，T_{10}横贯性骨折。选择一期颈胸段椎前后联合入路，胸椎后路椎弓根内固定。

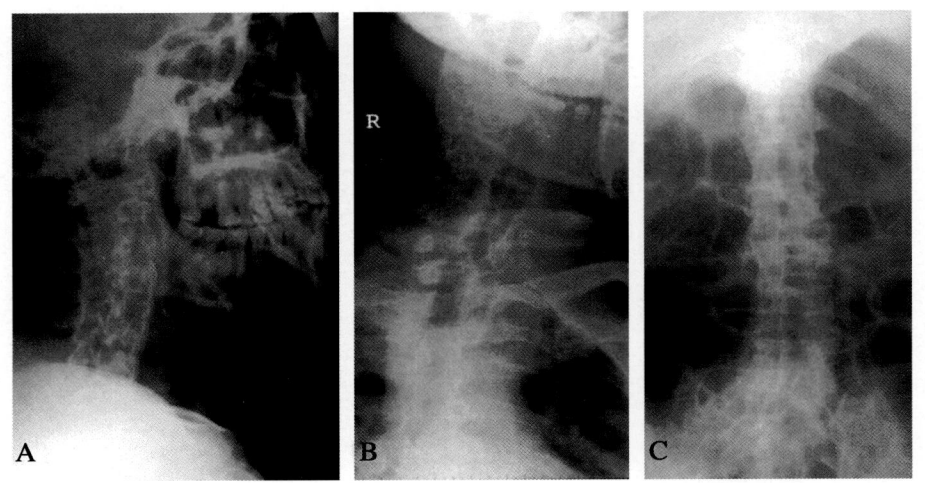

图2-2-37 病例8
A. 颈椎侧位片显示颈椎竹节样改变，未能显示出颈胸段
B. 正位片显示颈椎向左侧移位
C. 胸椎侧位片显示胸椎竹节样改变

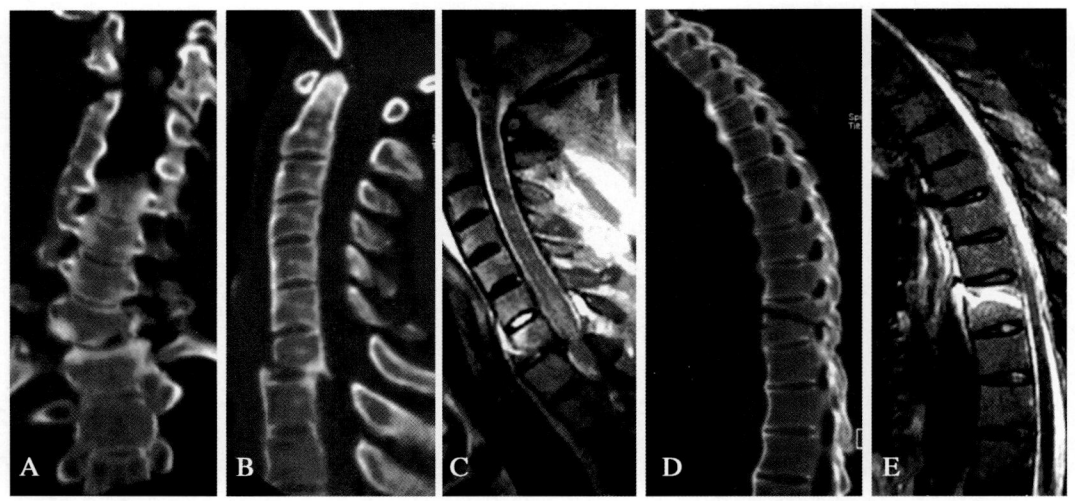

图2-2-38 术前CT及MRI
A. CT冠状位显示C_7向右侧移位
B. CT矢状位显示C_7向后脱位
C. MRI显示C_7向后脱位C_7～T_1间盘破裂，脊髓前后受压
D、E. 胸椎CT及MRI显示T_{10}横贯性骨折

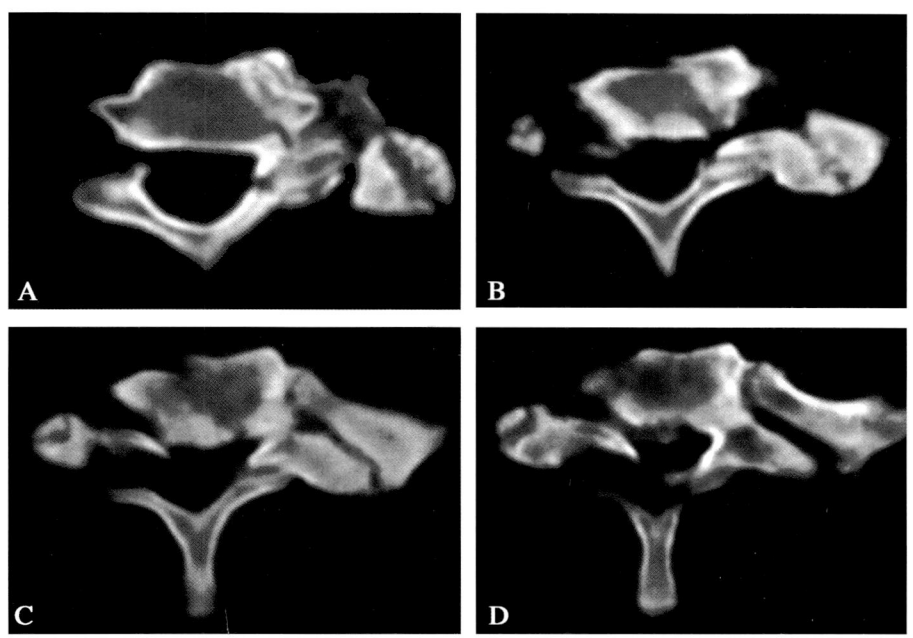

图 2-2-39 术前颈椎 CT 轴位片显示前后方骨折及椎管变形

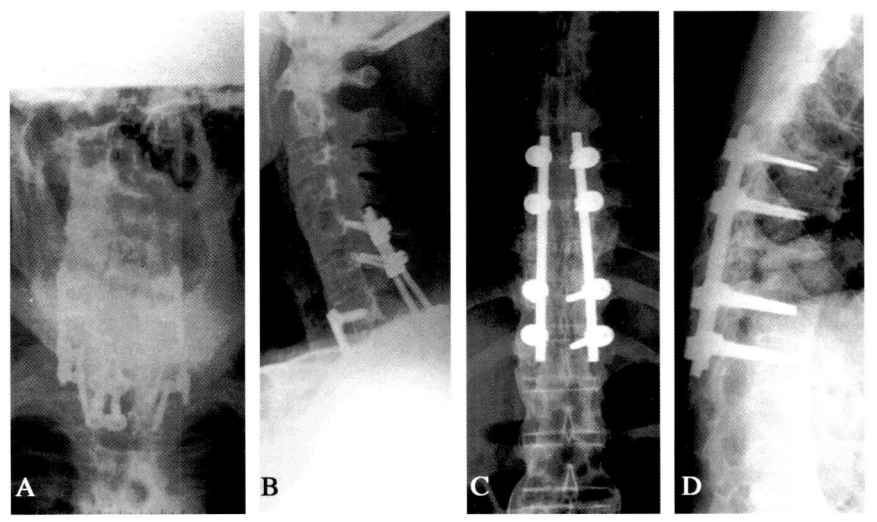

图 2-2-40 颈椎前后联合入路及胸椎椎弓根内固定术后正侧位片

A、B. 颈椎前路采用 $C_7 \sim T_1$ 椎间盘切除，Cage 植入，$C_7 \sim T_1$ 钛板内固定，后路采用 C_7 椎板切除，$C_5 \sim T_2$ 侧块及椎弓根内固定

C、D. $T_{8\sim12}$ 椎弓根内固定及后外侧植骨术后正侧位片

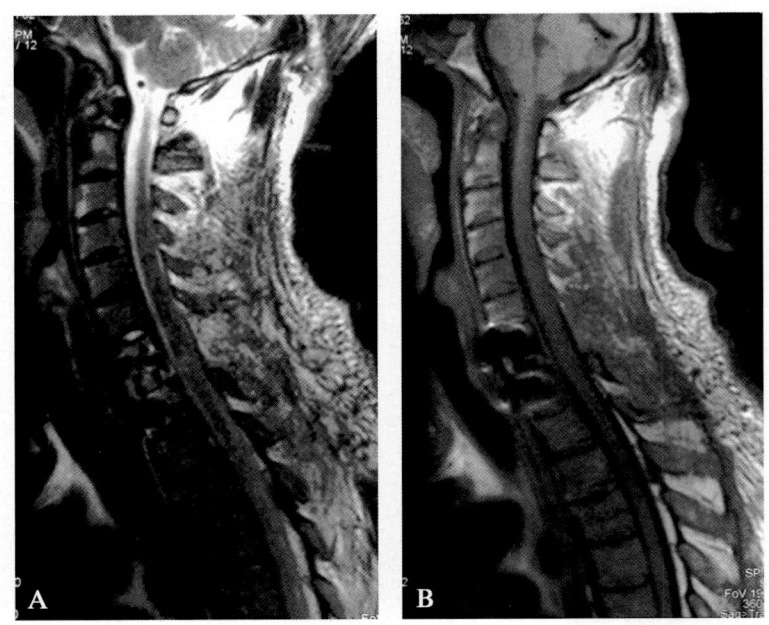

图2-2-41 术后颈椎MRI示减压充分,颈椎恢复正常序列

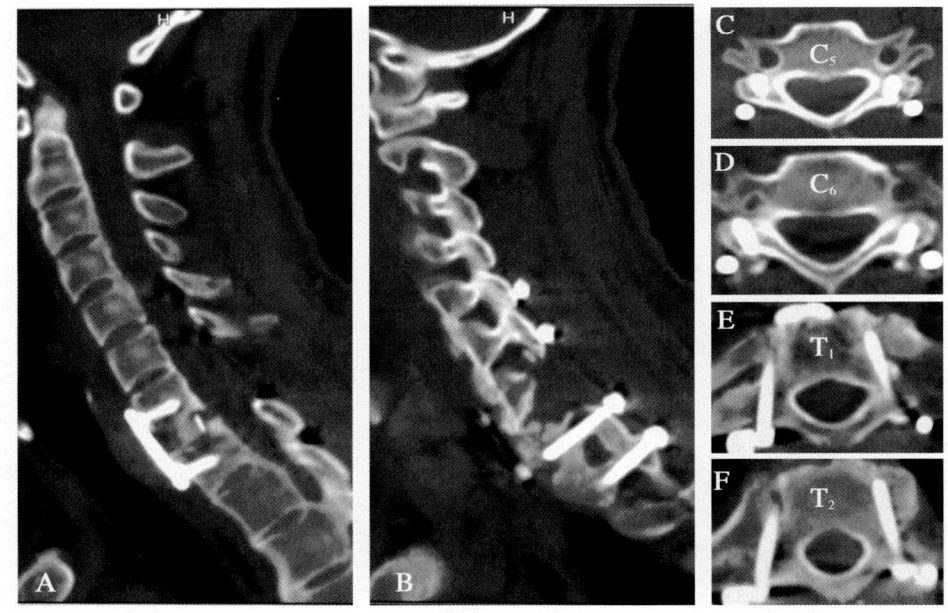

图2-2-42 术后颈胸段CT
A. 矢状面断层示椎管通畅,无骨性侵占,内固定位置良好
B. 矢状面断层示T_1及T_2椎弓根钉位置良好
C~F. 横断面示C_5~T_2侧块螺钉及椎弓根钉位置良好

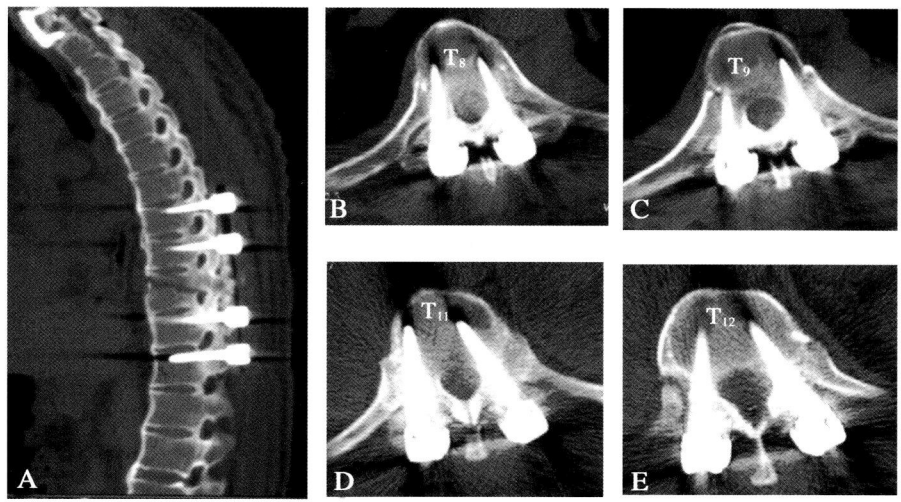

图 2-2-43　术后胸椎 CT
矢状面及横断面均显示椎弓根钉位置良好

十、常见并发症及处理

（一）多尿及低钠、低钾

颈脊髓损伤后多尿低钠、低钾血症于伤后 4.5 ± 1.2 天开始出现，伤后 14 ± 3 天达到高峰，伤后 39 ± 10 天恢复，尿量最多可达 14000ml/d，在严重颈脊髓损伤（ASIA A 级）患者中的发生率几乎为 100%。治疗主要应给予高张含钠液及补钾，应用肾上腺皮质激素（氢化可的松），而过度限水可能会加重病情。

（二）中枢性高热

体温升高时间多为伤后 2~7 日，平均为 3.8 天体温为 38.5~41.2℃，持续 2~3 周，平均为 18.2 天。严重颈脊髓损伤（ASIA A 级）患者发生中枢性高热比例占 76%，临床特点为高热、无汗、面部潮红、鼻塞、惊厥、抽搐、呼吸困难等症状，药物降温效果不佳，受外界环境温度影响而变化。血象检查白细胞无显著升高。对此类高热要严密观察体温变化，积极行颈椎牵引制动，早期应用脱水剂、肾上腺皮质腺激素以减轻脊髓损伤和水肿，早期减压固定，不能因高热而延误手术时机。采取物理降温措施，冰袋冷敷或冰水灌肠或酒精擦浴，并调节室温在 18~20℃。鼓励病人多饮水。在高热时，持续中流量吸氧，提高脊髓的耐受性有利于其康复，并给予足够的电解质、体液、糖、氨基酸，以补充能量消耗。

（三）前路

1. 最常见的并发症是取骨区的不适，包括疼痛、感染、髂骨骨折及股外侧皮神经麻痹。其次的并发症是咽喉疼痛或吞咽困难，主要为过度牵拉气管所致。

2. 血肿压迫气管　由于伤口出血量较大而引流不畅造成。如患者出现缺氧、窒息症状，颈部明显肿胀增粗而引流量少或无，应立即切开伤口清理血肿、止血，否则会出现植物人甚至死亡的灾难性后果。

3. 食道和气管的损伤少见，食管损伤的漏诊会导致早期食管瘘。随即会出现纵隔炎，其发病率和死亡率均很高。可通过小心放置拉钩来避免。

4. 喉返神经损伤导致声带麻痹发生率可高达 11%，但常为单侧或一过性，多为过度牵拉所致。如术后 6 周症状无改善应进行喉镜检查。

5. 交感链的损伤可导致 Horner 综合征，常为过度牵拉颈长肌所致，表现为上睑下垂、瞳孔缩小和无汗症。

6. 神经损伤和脑脊液漏　据报道总的发生率约为 1%。一过性 C_5 神经根损伤最为常见。但灾难性的脊髓损伤也有报告。

7. 术后 10 年内 25% 的病例可见相邻节段退变。此种情况多见于老年患者，尤其是以前已有退变或手术融合水平达 C_5 及 C_6 者。

8. 血管损伤（包括颈血管鞘和鞘内的血管，其被胸锁乳突肌前缘所保护）的报道少见。自动撑开器放置不合适可伤及血管鞘。手持的牵开器如过度牵拉也可引起灾难性后果。减压范围过于偏外可损伤椎动脉，也可损伤左侧颈胸交界处的胸导管。

(四)后路

1. **眼部受压** 使用马蹄形的头架时未将前额放置在头架上而直接压迫了眼部或在术中头部位置移动造成。避免的方法是术前仔细检查眼部位置，使用Mayfield头架，如无此头架用颅骨牵引或宽胶布固定头部。此并发症一旦出现病人有可能终生失明。

2. **血肿压迫脊髓** 由于伤口出血量较大而引流不畅造成。主要特点是进行性加重脊髓损害症状及体征，引流量少或无。疑似病人应行B超或MRI确诊，确诊后应立即行手术清除血肿、止血重新放置引流，否则将造成永久性脊髓损害。

3. **C_5神经根麻痹** 多为一过性。术后出现肩部及上臂痛，三角肌和肱二头肌无力。主要由脊髓后移导致的神经根牵拉造成。非甾体抗炎药、颈部制动可缓解疼痛，肌无力在12个月内逐渐恢复。

4. **椎动脉损伤** 为椎弓根螺钉或侧块螺钉位置不当所导致。

5. **内固定松动、断裂** 最常见于最头端或尾端的螺钉，可以更换。如已经融合可以取出钢板。

十一、术后处理及康复

(一)常规放置负压引流，引流留置48小时或直至8小时内引流量小于10ml（前路）或30ml（后路）。

(二)术后48小时应用抗生素。

(三)引流拔除后拍摄术后片，内固定位置满意即可鼓励患者坐起或下床活动。术后当晚即可翻身，应鼓励早期活动。

(四)术后佩戴硬质颈椎围领6~12周。一般患者除洗浴时间而外，应持续佩戴围领。

(五)限制运动直至融合。避免提取重物、体力劳动、屈曲、扭转等。

(六)于术后1个月、3个月、6个月和12个月进行门诊随访及常规影像学检查，以了解神经功能恢复情况和植骨融合情况。

第三节　胸腰椎骨折

一、概述

胸腰椎骨折脱位是常见的脊柱损伤。在青壮年病人中，高能损伤是其主要致伤因素，占65%以上。老年病人的致伤因素约60%，为跌倒造成。15%~20%胸腰段骨折脱位病人合并神经功能损伤。而中上胸椎骨折虽然仅占脊柱骨折的9%左右，但因其致伤因素基本为高能损伤，其脊髓损伤严重，多发伤合并率高。

目前关于胸腰椎骨折的治疗上的争论主要在以下几个方面：①手术还是非手术治疗；②手术治疗的时机；③前路、后路还是前后联合入路；④后路手术是否需要植骨。本节将根据国内外文献及我院在治疗胸腰椎骨折方面的经验进行阐述。

二、相关解剖

(一)胸椎的后突角度18°~51°，胸腰段(T_{10}~L_2)正常的后突角度是0°~10°，腰椎的生理前突范围是42°~74°。

(二)圆锥通常起于T_{11}水平，在大多数男性，止于L_1~L_2间盘水平。女性的圆锥止点略高一些。在L_1~L_2间盘水平以下的神经结构通常是神经根。

(三)胸脊髓同颈椎、胸椎相比，血供较差且侧支循环少。

(四)中胸段椎管的直径明显窄于颈椎和腰椎。

(五)椎弓根峡部胸椎要比腰椎细得多。在横截面椎弓根的内倾角度自上胸椎的27°内倾（自前向后位），到T_{11}是1°，T_{12}是-4°。自腰椎L_1是11°，向下逐渐增加，到L_5是30°。

(六)Denis的三柱理论　前柱-前纵韧带和椎体、纤维环的前1/2；中柱-椎体、纤维环的1/2和后纵韧带；后柱-骨性结构（棘突、椎板、关节突和椎弓根）以及连接的韧带结构（棘上韧带、棘间韧带、黄韧带和关节囊）。Denis认为当两柱或以上的结构损伤时应当考虑脊柱不稳定的存在。

三、AO胸腰椎骨折分类（表2-3-1）。

该分类主要基于脊柱损伤的病理形态学特点及损伤的外力，损伤的类别取决于损伤的病理形态是否一致。损伤类型主要由几个易于识别的影像学特征来判定。因为这种损伤模式能够明确反应损伤的外力或及外力的效应，作为常见的损伤类型（用英文字母表示），三种简单的机制可被分为：

（一）压缩外力，它引起压缩性和爆散性损伤（A型损伤，图2-3-1）；

（二）牵张外力，它引起的损伤伴有横向结构的损伤（B型损伤，图2-3-2）；

（三）轴向扭转外力，它引起旋转性损伤（C型损伤，图2-3-3）。形态学的依据用来将每一主要类型进一步分为不同的亚型（用数字表示），利用更详细的形态学所见可再分为次亚型，甚至可以更进一步的划分，以达到对几乎所有创伤的精准描述。该分类可以用来判断骨折的严重程度及预后，并可以指导治疗方式的选择。

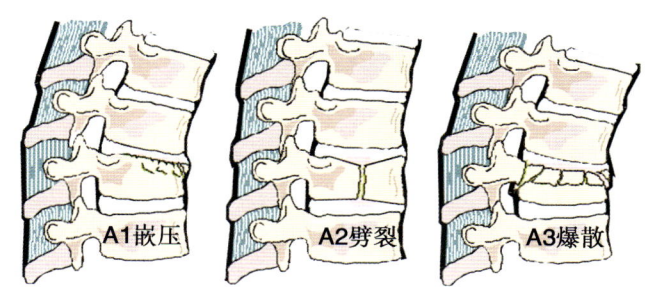

图2-3-1　AO A型损伤：由压缩和屈曲应力造成，椎体受累，后方结构完整

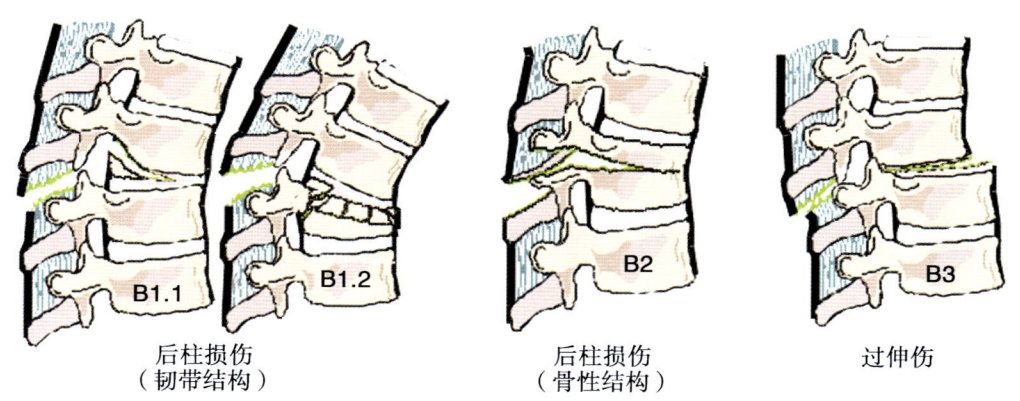

图2-3-2　AO B型损伤：单一或两个柱的分离性损伤

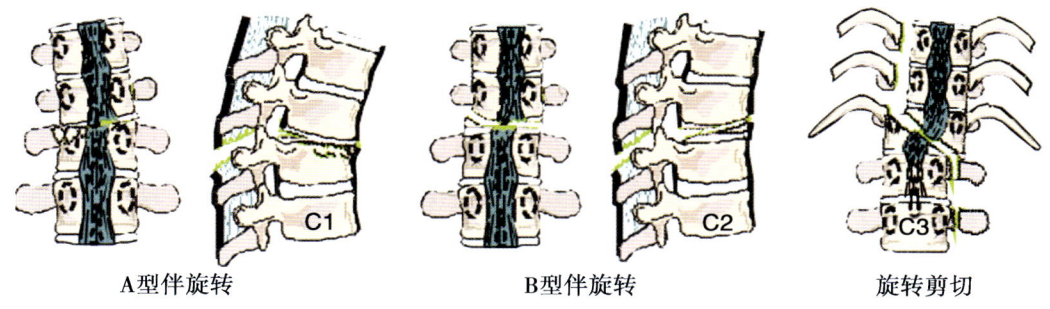

图2-3-3　AO C型损伤：双柱损伤伴旋转，所有韧带及间盘损伤

四、影像学检查

（一）X线片

怀疑胸腰椎骨折时，常规的正位和侧位平片是最基本的检查方法。胸腰段及腰椎的顺列可以在正侧位平片上很好的观察出来。许多胸腰椎骨折不仅存在椎体的骨折同时还存在损伤区域的后凸畸形。正位平片可以了解脊柱的顺列、侧凸的存在与否、棘突的位置。如果同一椎体、椎弓根间距离增宽，则提示椎体受到压缩外力，产生椎

体压缩或爆散骨折。如果正位片上出现椎体侧方移位，椎间隙变窄或消失，则提示经过椎间盘的损伤，侧方移位明显提示关节突脱位或骨折存在的可能，预示着损伤节段的不稳定。侧位平片可了解椎体的顺列、腰椎生理前凸的存在、椎体高度的丢失与否、有无脱位、局部的后凸角度。

（二）CT

胸腰椎骨折患者如有神经损害或怀疑有不稳定均应行 CT 检查。在区分胸腰椎椎体压缩骨折与爆散骨折方面，CT 比平片更具有明显的优势，CT 可以显示出椎板骨折、关节突骨折、椎弓根的损伤，这些在普通平片上是难以确诊的。轴位平面上，CT 可以用来评估椎体骨折块对椎管的侵占情况，三维重建 CT 可以帮助我们观察脊柱的序列情况，从各个平面了解脊柱的结构及损伤情况。

（三）MRI

胸腰椎骨折患者如有神经损害或怀疑有间盘损伤或后方韧带结构损伤时应行 MRI 检查。MRI 可以清楚的显示脊髓和软组织图像，MRI 检查可以帮助我们辨别椎间盘损伤、硬膜外血肿、脊髓水肿、软组织损伤情况，这是其他影像学检查不能替代的。通常 T1 像了解基本的解剖结构，T2 像反映病理过程和韧带结构；矢状位了解血肿的存在状况及区分骨块与脊髓的关系及间盘与韧带有无损伤；轴位 T1 像评估硬膜外空间、脊髓和椎间孔等结构。

五、治疗原则

（一）保守治疗

仅限于 A1 及 A2 型骨折，其指征为
1. 无神经病损者；
2. 脊柱三柱中至少两柱未受损；
3. 后凸角度小于 20°；
4. 椎管侵占小于 30%；
5. 椎体压缩不超过 50%。

（二）手术指征为

1. 有神经损伤；
2. 所有 C 型骨折；
3. A3 型及 B 型中成角超过 30°、椎体压缩超过 50%、椎管侵占超过 30%；
4. MRI 证实有椎间盘损伤。

（三）手术目的

1. 为脊髓恢复创造最佳条件；
2. 恢复和维持脊柱的高度和曲线；
3. 减少脊柱活动度的丢失；
4. 保持脊柱的稳定性；
5. 坚强固定以利早期护理和康复；
6. 防止创伤后后凸畸形及神经病损。

六、手术治疗方式

由于胸椎、胸腰段腰椎的解剖结构和损伤特点有所不同，其手术入路、内固定方式及减压方式也有所不同。

（一）胸腰段骨折

胸腰段骨折是脊柱骨折中的常见骨折，胸腰段是脊柱活动度的转换区域，由相对固定的胸椎到活动度较大的腰椎过渡，胸腰段的转换特点使得其比胸椎或腰椎更容易发生骨折。约有 50% 的椎体骨折和 40% 的脊髓损伤发生于 $T_{11} \sim L_2$ 节段。此节段易受伤害的原因可能是肋骨限制的减少，屈曲和旋转活动的改变所致。

1. 手术入路　胸腰段骨折的手术入路主要有侧前方入路及后侧入路。文献报道及我们的经验都未证实哪种手术入路更有优势。前路减压固定的绝对指征是椎体爆散骨折致后壁骨块翻转向前，其特点是在 CT 横断面可见椎体后壁骨皮质位于椎体内并指向前方（见典型病例 2）。而其他类型骨折的手术入路的选择除了根据术者的经验外主要取决于前柱的结构是否稳定。大部分胸腰椎骨折脱位可通过后方入路达到减压、复位及固定的目的；但如果出现根椎管侵占超过 50%，椎体高度丢失超过 70%，应选择前方入路（见典型病例 1）。如何判断前柱的稳定性目前还存在争议，可以参考 Gaines 评分（图 2-3-4）来指导入路的选择。如果小于 6 分可选择选择后路手术，如果大于等于 6 分可选择前路手术，而对于 B2、B3 及 C 型骨折同时 Gaines 评分大于等于 6 分者可以选择前后联合入路。

2. 胸腰段侧前方减压技术要点　侧前方入路包括经胸入路（显露 $T_4 \sim T_9$）、胸腹联合入路（显露 $T_{10} \sim L_1$）和腹膜后入路（显露 $T_{12} \sim L_5$），是暴露前外侧椎体的最常用的方法。为了直视方便，最初的手术入路和切除肋骨的部位应在损伤椎体水平或往上一到两个椎体。

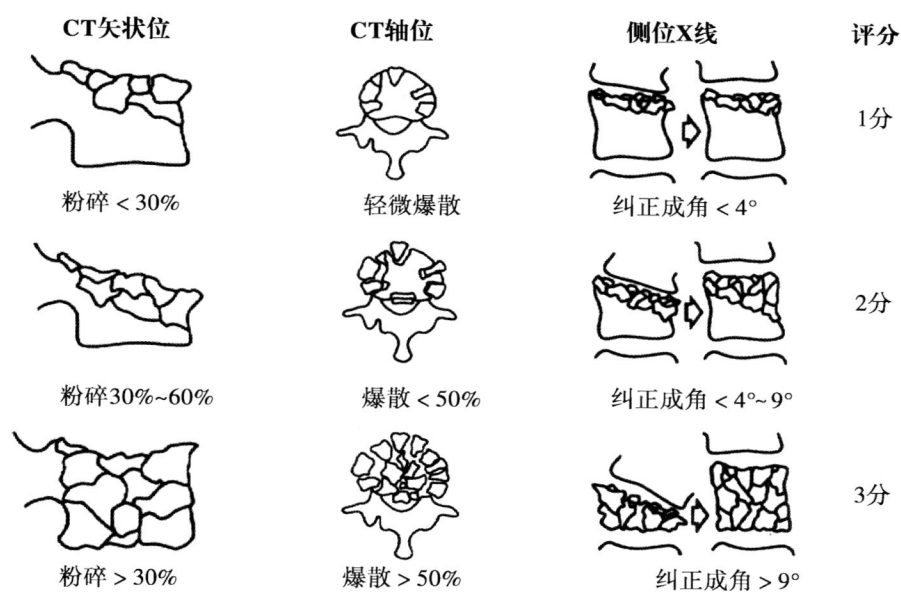

图 2-3-4　Gaines 前柱稳定性评分

（1）经胸入路（显露 $T_4 \sim T_9$）：全麻，选择双腔插管以便于需要时使一侧肺萎陷。患者侧卧位于手术台腰桥的折曲点处，选择躯体左侧在上的侧卧位，以便于必要时处理主动脉及其分支。所有的骨性突起都要软垫保护。腋部垫软圈，穿弹力袜，消毒铺无菌巾的范围从前正中线到后正中线，从乳头耻骨联合。以肋骨为标志确定需手术节段（例如，$T_{7\sim 8}$ 的显露则切除第 7 肋）。我们习惯作切口前用透视确定位置，如不能确认，则摄 X 光片。切口起始于椎旁肌边，斜行沿肋骨切 7～8cm，必要时有些肌肉可横断，沿肋骨切开骨膜并游离肋骨，注意沿肋骨上缘操作，以保护肋间神经血管，用肋骨剥离子游离肋骨骨膜，注意保护胸膜，然后切下这一段肋骨并保留做椎间融合用。肋骨断端应修整平滑。用手指自仍保留的肋骨和椎体上钝行剥离胸膜，如果胸膜破损则立即缝合。用骨膜起子游离去除肋骨头显露椎间盘的后侧角。

暴露壁层胸膜，在神经孔与大血管之间将其切开。暴露并确认椎体后，行 X 线检查以确认合适的脊柱水平。识别受损椎体表面上的节段血管，此处不要用电凝将节段血管结扎切断。用电刀和骨膜起子将胸膜、节段血管和骨膜提起，在椎体前缘与主动脉之间放入一个钝性 Homan 牵开器。从神经孔内放入一个窄的 Homan 牵开器或 4 号神经剥离子至椎管的外侧缘，以方便牵开软组织。用刮匙、咬骨钳和髓核钳将邻近的椎间盘一小块一小块地切开、去除。接下来暴露椎弓根的上下缘，如有必要可用枪式咬骨钳和磨钻去除椎弓根，此时可暴露出神经根及神经根出硬膜囊处。在胸椎上，肋骨头与相应脊椎的椎体相关节，用咬骨钳将该关节去除后可以暴露底下的椎弓根。椎弓根去除后，可以暴露椎体的后缘，以方便椎体的去除。开始的时候可以用骨刀去除椎体的前三分之二，保留椎体前壁以防止随后放置的移植骨移位。随后可以用骨刀和刮匙去除后纵韧带下的剩余的椎体，一直到暴露对侧椎弓根的内侧缘为止，减压手术才完成。

（2）胸腹联合入路（显露 $T_{10}\sim L_1$）和腹膜后入路（显露 $T_{12}\sim L_5$）：患者右侧卧位，右侧腹跨过手术台腰桥处。切口沿肋骨（T_{10}、T_{11} 或 T_{12}），从肋横突关节直到腹直肌外侧缘。腹膜后分离可以在不影响胸膜腔的同时切除肋骨。在肋横突关节处或近端切断肋骨。注意保留横膈和腹壁肌肉止点；找到腹膜外脂肪后，钝性分离定位腹膜后间隙。

用"花生米"钝性分离腹膜，将外斜肌和内斜肌分开来。用"花生米"分离腹膜后脂肪和腹膜，辨认腰大肌。确定并没有进入胸膜腔；如果已进入，在最后需用胸管置入胸膜腔。辨认椎间盘（注意，椎间盘是突出来的部分而不是凹进去的部分）；男性患者的腰大肌常常跨过中线完全覆盖脊柱，这时，用"花生米"钝性分离直至看到椎间盘，然后拍片确认手术节段。在 L_1 和 L_2 节段，为充分暴露要切断横膈脚并在最后修复。

侧前方椎体切除术减压的关键在处理椎间盘，要将切除的椎体上下的椎间盘在减压之前清除掉。干净地切除了椎体上下的椎间盘后，失血量将被控制在最少，而且术者可看到后纵韧带。下一步要去除一小部分后纵韧带以辨认硬脊膜。一旦硬脊膜显露清楚了，就可应用高速磨钻或咬骨钳进行椎体切除了，将椎体切除直至仅剩一薄壳附于后纵韧带上。

当从前外侧入路进行椎体切除时，用宽骨刀从椎弓根基部开始。薄壳和后纵韧带沿整个椎体长度一并切除。切除宽度是一侧椎弓根到另一侧椎弓根，要使椎管和神经根彻底减压。

自体的髂骨、肋骨、腓骨及钛网、人工椎体都是椎体切除术后的植骨替代材料。但独立应用的稳定性差，应联合应用后方椎弓根固定或前外侧钉板或钉棒固定。

3. 胸腰段后路减压及椎弓根螺丝钉内固定术的技术要点

（1）全麻，患者俯卧于支架或枕垫上，腹部不施加压力，双臂置于头侧，双肩前倾。术前应确定C形臂透视是否能够在正、侧位方向均能拍摄到骨折固定节段。一般先放置椎弓根钉，再行减压、固定及植骨。

（2）椎弓根钉向内侧偏移是最危险并发症，可以伤及脊髓，正确的放置椎弓根螺钉应该遵循以下原则：

1）选择正确的椎弓根进钉点：腰椎椎弓根进钉点各节段基本相同，目前我们主要采用的定位方法有：

• "人字嵴顶点法"，人字嵴出现率在腰椎为94.5%，其位置恒定，变异较少，其顶点为附突与椎板峡部的交界（图2-3-5）。操作时将人字嵴顶点稍咬平后，可用手锥缓缓进入椎弓根。优点是不必暴露横突，创伤小。

• Magerl法（图2-3-6）：上关节突外缘垂线与横突水平中轴线的交点，此法容易掌握，但需要暴露横突，创伤较大。

2）选择正确的进钉方向：椎弓根钉的方向取决于椎弓根的内倾角和下斜角。内倾角为椎弓根轴线在椎体横断面上的投影与椎体冠状面垂线的夹角，在胸腰段及腰椎为5°~15°，下斜角为椎弓根轴线在矢状面上的投影与椎体水平面之成角，在胸腰段及腰椎一般0°，但应参考侧位片。

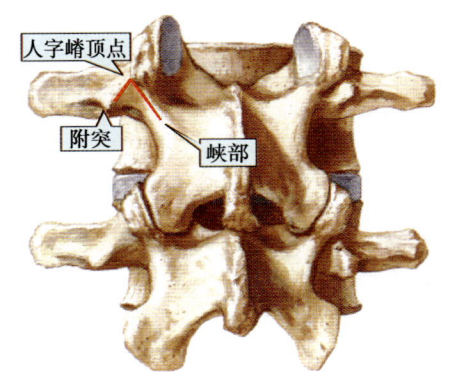

图2-3-5 腰椎"人字嵴"示意图
黑线标记为"人字嵴"

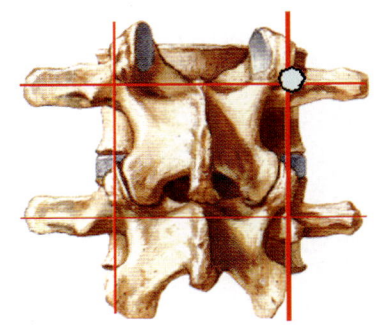

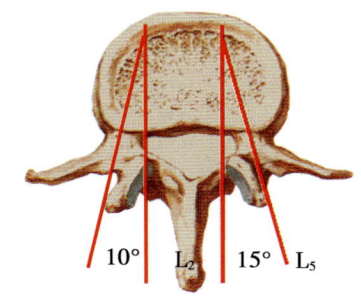

横突连线与上关节突纵向切线的交点，
胸腰段内倾5°，L₂ 10°，L₅ 15°

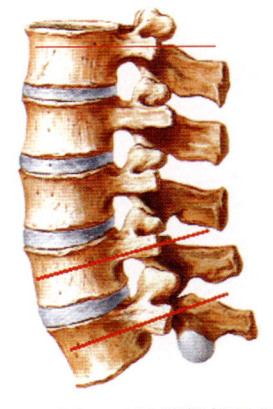

图2-3-6 Magerl法腰椎椎弓根进钉点及方向

3）进钉深度。一般认为深度达到椎弓根轴线长度的80%已获得足够的生物力学强度。但进钉越深，固定越牢固，最佳深度为进入椎体前侧但不穿透皮质，否则易损伤血管。

4）术中透视判断椎弓根螺钉位置。侧位片螺钉应于椎弓根内，钉尖不超过椎体前缘皮质，正位片顶尖向内不能超过棘突中线，否则可能进入椎管内。

确定进钉点后，先咬除进钉点处皮质骨，短骨锥开口，持稳长骨锥缓慢进入，如在松质骨内应阻力不大且均匀，如有大的阻力，可能遇到骨皮质，应拔出长骨锥，改变方向后再次进入，避免滑入原钉道。进钉前一定要用探针探测钉道四壁有明显骨性感，证实钉道在椎弓根内，方可缓慢拧入螺钉。

对于椎体有楔型变及椎体高度有丢失的骨折，术中要恢复椎体的形态及高度，主要依靠椎弓根钉对椎体间撑开，通过紧张后纵韧带将骨折推向前方，恢复椎体后壁的高度，再通过拉近椎弓根钉的延长杆或Schanz钉的尾端使前方展开达到恢复椎体前方高度的目的（图2-3-7）。

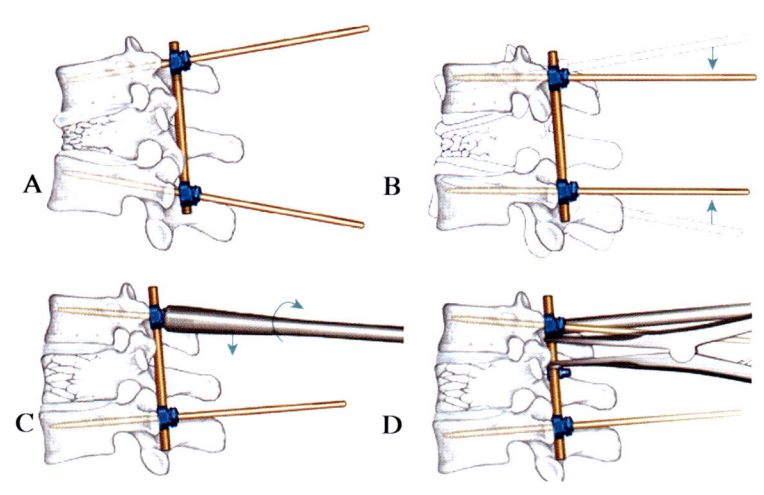

图2-3-7　USS系统Schanz钉复位骨折步骤
A. 平行上终板置入Schanz钉　B. 拉近Schanz钉的尾端
C. 前方张开，椎体前方高度恢复
D. 后方撑开通过紧张后纵韧带将骨折推向前方，并恢复椎体后壁的高度

新鲜的胸腰椎骨折脱位复位并不困难，通过提拉复位装置均可达到满意复位。陈旧的脱位或难复性的脱位需要切除部分交锁的关节及瘢痕组织才能达到复位。

腰椎骨折和胸腰段骨折的手术方式略有不同。由于L_2以下没有脊髓结构而且椎管宽大，所以可以安全的采用后路减压方式，而L_2以下腰大肌的覆盖造成侧前方入路显露困难，因此后路减压固定的方式在腰椎骨折脱位的治疗上应用较多。

4. 骶骨钉置入技术要点（图2-3-8）

通常进钉点为S_1关节突外缘纵线与下缘水平切线交点，指向中线或平行于骶髂关节。椎弓根螺钉可以从标准的往前内侧方指向骶骨体或岬部，或者是向前外方进入骶骨翼。骶骨螺钉在S_1处的植入角度在前内侧25°，或者在骶骨翼外侧成角35°具有最大的抗拔出力量。S_1螺钉放置时易损伤腰骶神经干、髂内静脉和骶髂关节，S_1螺钉放置有2个安全区域，其中前内侧最为安全。

5. 胸椎后路减压及椎弓根螺钉内固定术的技术要点

胸椎骨折的特点是损伤外力强大，损伤部位多在中胸段，多个节段受累常见，脊柱、脊髓损伤常常很严重严重，多发伤合并率也较高。因此要优先处理危及生命的损伤，争取早期手术减压并稳定脊柱。对于新鲜骨折一般以后方入路为主，固定须多节段，但如果脊髓压迫明显来自前方，椎体压缩超过50%，椎管侵占＞50%则应考虑前路手术，如前后结构均有严重有损伤则应考虑前后联合入路（见典型病例7、8）。

胸椎骨折后路手术的步骤和胸腰段相同，也

应先放置椎弓根钉,再行减压、固定及植骨。不同节段的胸椎其进钉点略有不同,可参考(图2-3-9)。椎弓根的内倾角在T_1最大,约35.8°,由上向下随椎序递减,T_8为8°,T_{10}以上为正值,T_{11}~T_{12}可达0°甚至负角。下斜角T_1 14°,向下随椎序略减,约为7~10°(图2-3-10)。

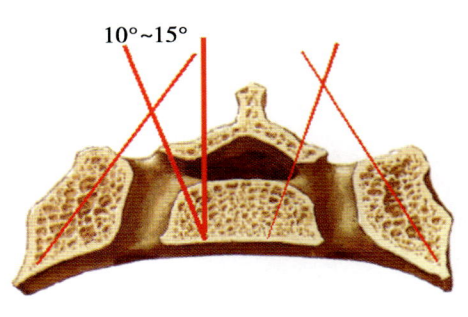

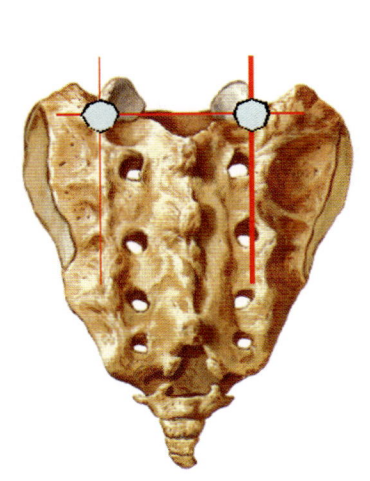

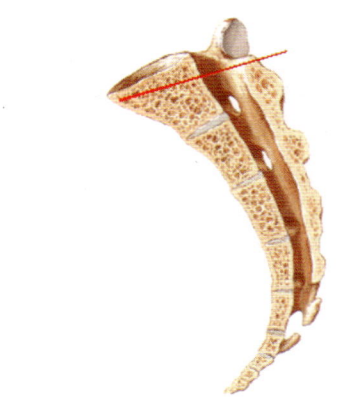

关节突外缘纵向连线与关节突下缘水平切线的交点,向中线倾斜,指向骶骨角

图2-3-8 骶骨钉进钉点及方向

胸椎椎弓螺进钉点

$T_{1~3}$　横突中点　横突椎板交界

$T_{4~6}$　横突上1/3　横突椎板交界

$T_{7~10}$　横突上缘　关节突中点

$T_{11~12}$　横突上1/3　峡部外侧缘

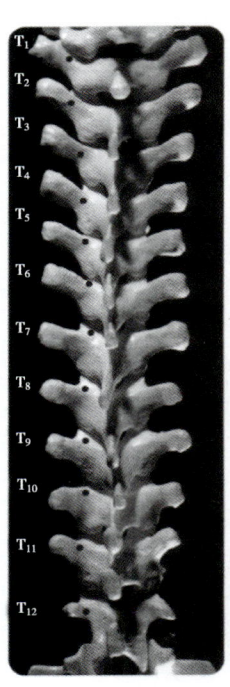

图2-3-9 胸椎椎弓根进钉点位置及示意图

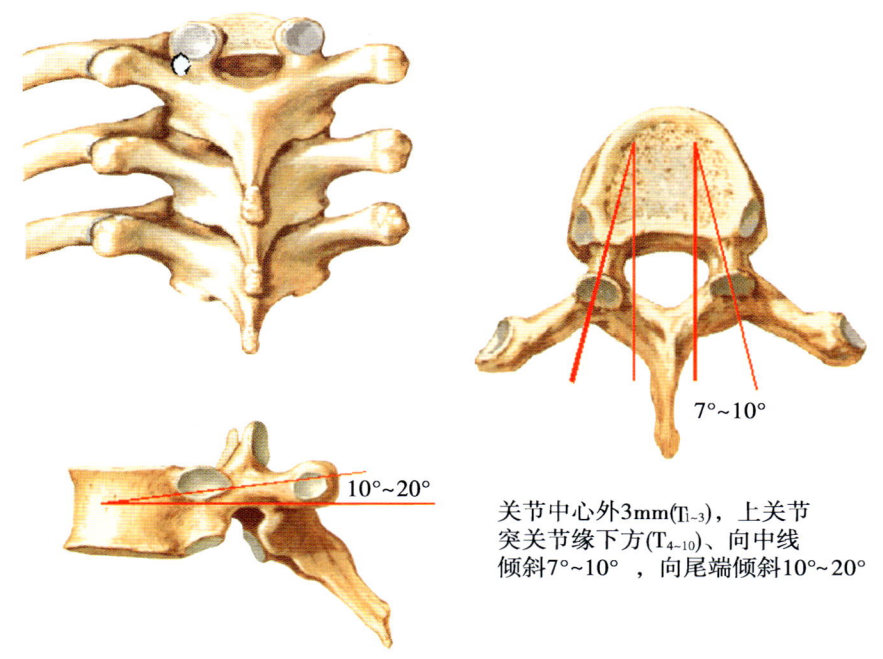

图 2-3-10　胸椎椎弓根钉进钉点及方向

关节中心外3mm(T_{1-3})，上关节突关节缘下方(T_{4-10})、向中线倾斜7°~10°，向尾端倾斜10°~20°

如果在正位 X 线片上椎弓根看上去过于细小（椎弓根大小受横径所限），那么应在拟操作层面进行 CT 扫描以确定所用螺钉直径。在上胸椎建议使用直径 3~4mm、中胸椎 4~5mm、下胸椎 5~6mm 的椎弓螺钉。如果解剖条件不容许或椎弓根钉规格不齐而不能植入椎弓根钉，建议使用椎板钩、横突钩及椎弓根钩等固定脊柱。

胸椎椎弓根相对细小，先用较粗的骨锥扩开的钉道如有偏差就再无可能改变钉道方向，从而使椎弓根钉无法正确打入。我们的经验是预先在要打入椎弓根螺钉的位置打入 2.0mm 克氏针，透视后根据克氏针的位置进行调整，满意后再用骨锥扩开钉道，这样就能保证每个椎弓根钉都能正确的打入（典型病例 11，图 2-3-43~图 2-3-49）。

由于小关节突构成胸椎椎管的后壁的一部分，因此胸椎的后路减压除了切除椎板以外还应切除部分小关节约 1/2 左右才能达到充分减压。

七、后路术后植骨与否的探讨

绝大多数医生认为胸腰椎骨折内固定术都应当结合植骨，因为最终的稳定需要通过植骨融合来实现，而内固定的作用只是暂时的。但植骨后可能带来的问题是融合的相邻节段继发退变，手术时间延长及供骨区并发症。根据我们的经验，一些稳定性相对较好的骨折可以不做植骨，仅做固定，骨折愈合后取出内固定，即可防止由植骨融合所带来的相邻节段退变等并发症（见典型病例 4、9、10）。其指证为：

- 无椎间盘损伤
- 无后方骨型结构损伤
- 后凸角度小于 20°
- 椎体压缩不超过 50%
- Chance 骨折

八、并发症

（一）前路

1. 损伤胸导管　胸导管行经的路径变异很大，但通常伴行于主动脉右侧。并发症主要发生在左侧胸廓切开术，可导致乳糜胸。治疗通常采取保守方法——胸腔闭式引流，但对于个别无脂饮食的患者，大量淋巴液的丢失需要手术治疗结扎胸导管。

2. 损伤奇静脉和半奇静脉　切断肋间血管时过于偏向中间，或是准备时没有靠近前纵韧带或骨膜下，都有可能损伤到奇静脉和半奇静脉，一旦损伤，应手术缝合或结扎。

3. 损伤大血管　损伤大血管是很严重的并发症。患者短时间内丢失大量血液，手术野很快被血液充满。这时应用事先准备好的血管圈套器止血,没有圈套器应手动止血。钳夹血管需要将血管前移,静脉的撕裂通常发生在底面,操作比较困难,应将血管充分翻转,使得缝合不受限制。

4. 损伤输尿管　输尿管由于其圆柱形的外形及其可蠕动的特点比较容易识别。对于完全或是不完全的断裂,首先应使两断端保持足够长度,平行长轴切开输尿管,置入导管进入膀胱并固定,用可吸收线作单排全层间断缝合。

5. 腹膜穿孔　穿孔主要发生在膈下。手术中应尽可能地将腹膜推至旁边。可以行连续缝合修补穿孔。

6. 腹壁神经支配异常　躯干前侧的肌肉受胸神经前支的感觉和运动神经支配,应根据神经的分布情况决定必要的切口,避免腹壁疝的形成。

7. 下腹部神经丛损伤　在处理大血管时可能会损伤这些神经丛,可以导致逆行射精。

8. 错误估计病变节段　由于解剖上的个体差异,错误估计节段的情况时有发生,所以术中透视及术后影像学的复查是绝对必要的。

9. 神经损伤　在脊髓和脊髓圆锥水平发生神经损伤的风险要大于马尾水平。损伤的原因大多是技术上的错误,但有少数病例的病因不清,有可能是血管的原因。通常,术后出现的神经功能减退应该尽可能进行完整的检查。神经损伤的风险可以通过以下的方法避免:

(1) 用磨钻和刮匙谨慎的处理椎体的后壁;
(2) 入路应选择在狭窄程度相对较轻的节段;
(3) 操作时应尽可能远离椎管,避免神经结构受压。

10. 硬脊膜撕裂　可以行连续缝合修补。当撕裂的范围较长时,应考虑是否需要行椎板切除术使撕裂完全暴露。如果裂口不能完全缝合,应把肌肉组织缝合到该区域,并使用生物蛋白胶。胸椎节段的持续性脑脊液瘘需要引流数日。

(二) 后路

1. 椎弓根螺钉位置不佳　螺钉位置不佳发生率可达20%~40%、5%~7%的病例可能出现术后神经功能损伤的表现。为尽量减少并发症的发生,术前应行CT检查评估椎弓根情况,明确胸椎存在的解剖变异。

椎弓根螺钉向头侧错位会导致内固定的稳定性下降,并有可能损伤到相邻节段的椎间盘。在正位或调整后的侧位片上,螺钉尖部与椎体终板间存在至少3mm距离的时候,螺钉通常不会穿破终板。螺钉向尾侧穿破椎弓根皮质的情况下有可能会损伤到神经根。内侧,由于脊髓被脑脊液环绕相对较安全,Roy-Camille等人认为在腰椎可允许的偏差为2mm,文献报道螺钉向内错位小于4mm的患者都没有术后神经功能损害的表现,但左右两颗椎弓根螺钉不应相交,一旦发生这种情况,或是螺钉越过中线说明螺钉至少部分地进入了椎管内。椎弓根外侧皮质穿破也会导致稳定性下降,螺钉的汇聚力不足,同时穿透外侧皮质在胸椎区域有可能损伤到:肺、节段血管、交感干和动脉。在处理右侧椎弓根的时候,有可能损伤食管、奇静脉和胸导管;处理左侧时可能损伤主动脉。

2. 椎弓根螺钉孔脑脊液漏　通常情况下,不需要暴露瘘口,但更换螺钉是必要的,有时甚至需要换到相邻的上一个或下一个椎体上。但对于持续性的脑脊液漏,应打开椎管,暴露并关闭瘘口。

3. 复位不完全　对于较长的多个节段的损伤,现有的器械和技术不足以达到理想复位,或是术中对于复位的结果出现了错误的估计,术后发现复位不完全,再次手术修正是唯一的选择。

4. 忽略了骨质疏松　忽略了骨质疏松可以导致内固定物松动,矫正度的丢失。众所周知,内固定螺钉的稳定性很大程度上依赖于骨质密度。当患者为老年人或是对于稳定性没有十分的把握时,内固定的范围应更大。

5. 螺钉断裂　螺钉断裂最直接的相关因素是螺钉的直径和设计,其他因素还包括骨折的类型、前方支撑物的质量、是否存在骨折不愈合以及拆除内固定物的时间。

6. 假关节形成　可能原因包括:植骨床准备不足,没有很好的处理终板,以及后路内固定物失败。较小的矫正度丢失是可以接受的,若内固定失败造成矫正度丢失严重,必须再次手术。

九、后处理

(一) 常规放置负压引流,引流留置48小时或直至8小时内引流量小于30ml。

(二) 术后48小时应用抗生素。

(三) 术中如对神经刺激过多或修补硬膜,应于术后给予皮质激素(地塞米松最初50mg,术后第一天每4小时8mg,术后第二天每8小时4mg)。

(四) 可用肋间神经封闭以减轻术后疼痛。

（五）引流拔除后拍摄术后片，内固定位置满意即可鼓励患者坐起或下床活动。术后当晚即可翻身，应鼓励早期活动。

（六）两节段的融合或 T_{10} 以下的单节段融合，需要胸部支具 3 个月。其余的患者为了舒适也可用胸部支具。

（七）术后 3 个月内要限制体育活动，术后 1 年活动无限制。

（八）于术后 1 个月、3 个月、6 个月和 12 个月进行门诊随访及常规影像学检查，以了解神经功能恢复情况和植骨融合情况。

十、典型病例

【病例 1】（图 2-3-11～图 2-3-14）

男性，29 岁，坠落伤。ASIA 脊髓损伤分级为 A。AO 骨折分型为 B2.3 型。Gaines 评分总分 7 分，选择侧前方入路，T_{12} 椎体次全切，钛网置入，T_{11}～L_1 Ventrofix 内固定。

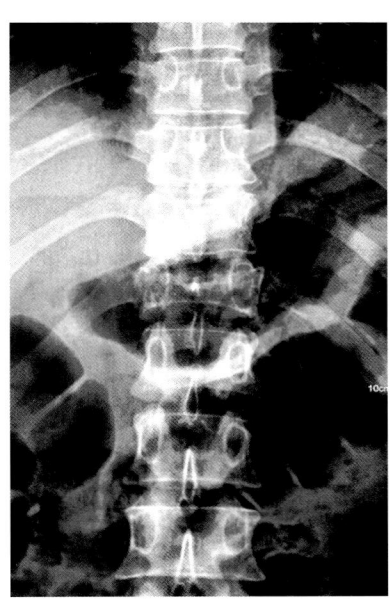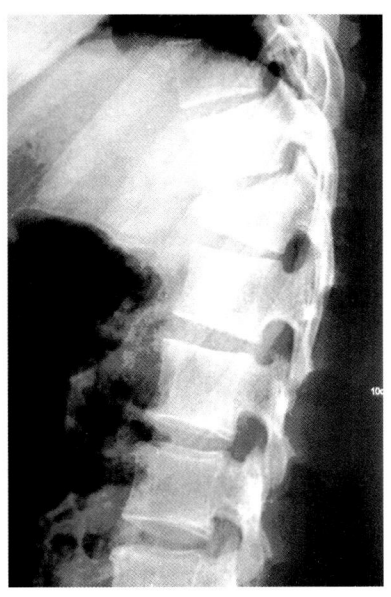

图 2-3-11　X 线片示 T_{12} 椎体高度丢失＞50%，纠正角度＞9°，Gaines 评分 3 分

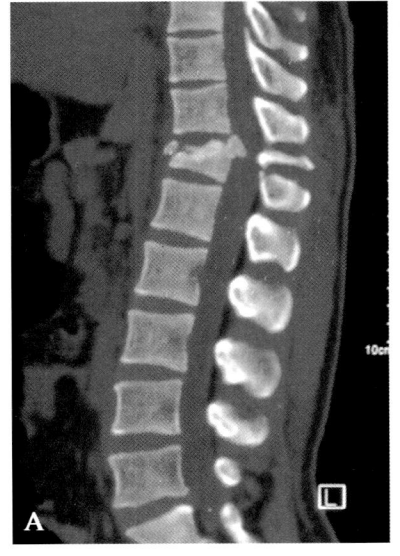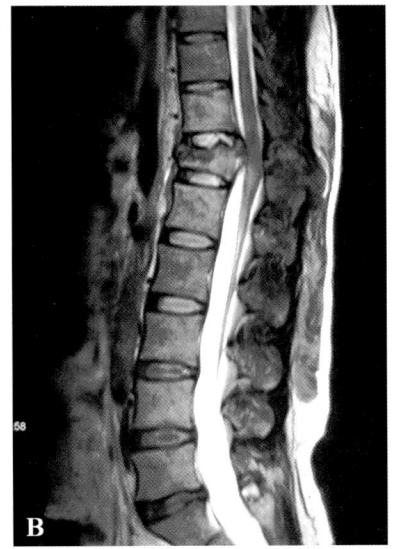

图 2-3-12
A. CT 矢状位示椎体粉碎＜60%，棘突骨折，Gaines 评分 2 分
B. MRI 示脊髓受压，椎间盘信号改变

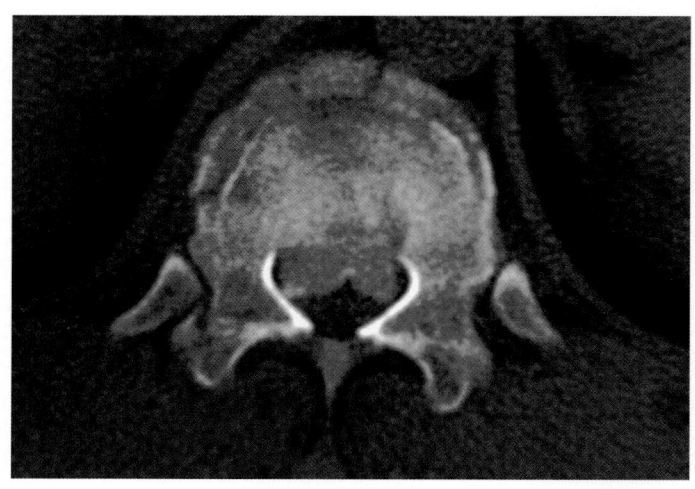

图 2-3-13　CT 轴位示骨折侵占椎管＞50%，椎体爆散＜50%，Gaines 评分 2 分

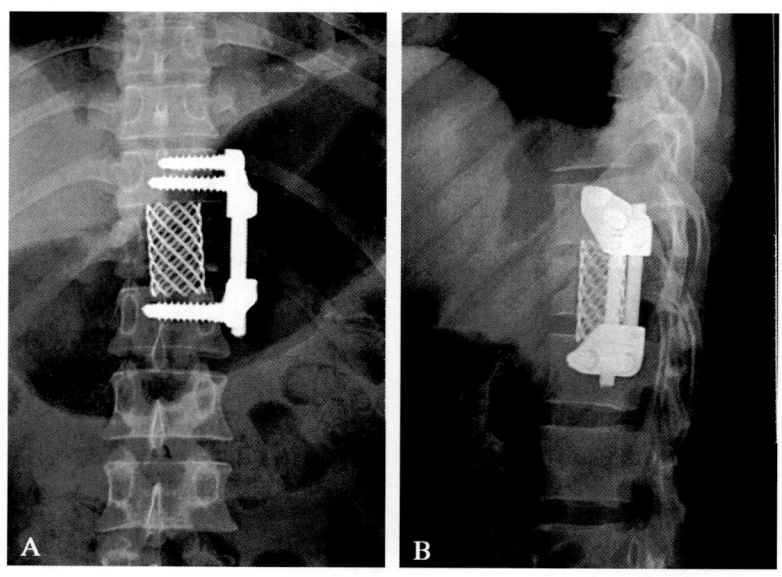

图 2-3-14　术后正侧位 X 线片示内固定及钛网位置满意，后凸纠正

【病例 2】（图 2-3-15～图 2-3-18）

女性，20 岁，车祸伤。ASIA 脊髓损伤分级为 B，AO 骨折分型为 B2.3 型。因椎体后壁骨折块向前翻转，为前路手术绝对适应证，行 L_2 椎体次全切，人工椎体置入，$L_1 \sim L_3$ 单棒 Ventrofix 内固定。

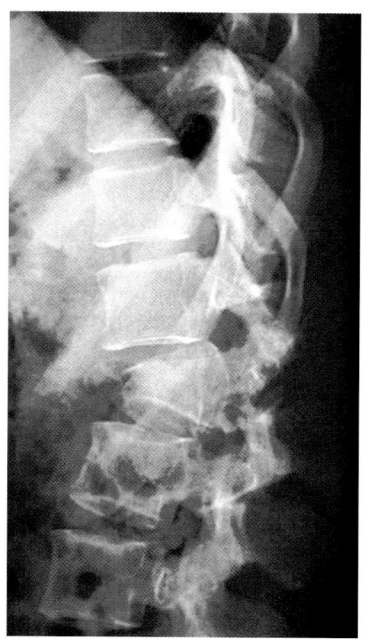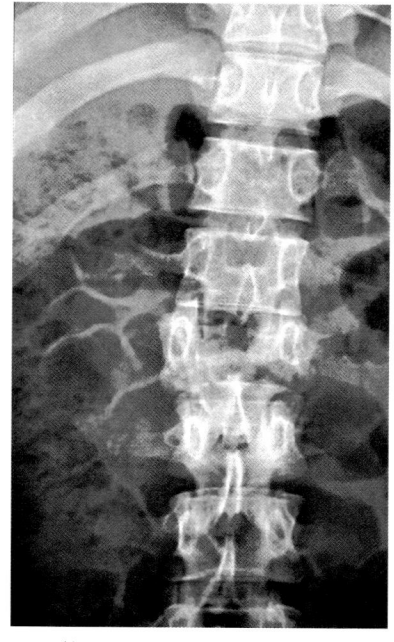

图 2-3-15　X 线片示 L_2 椎体楔形变，脊柱后凸

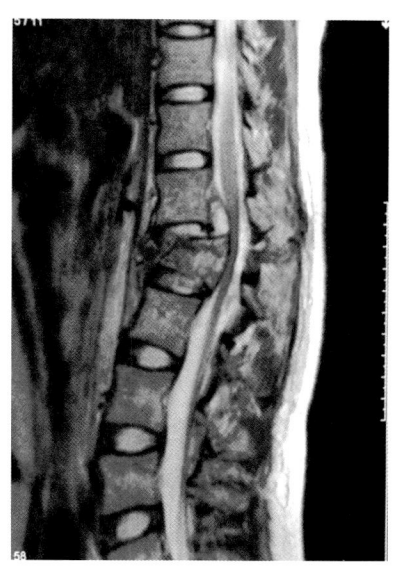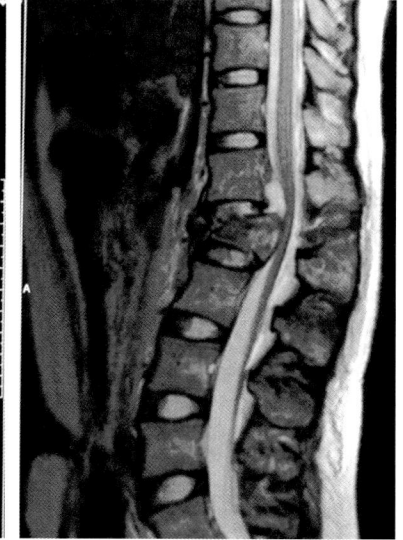

图 2-3-16　MRI 示脊髓明显受压，后方软组织高信号

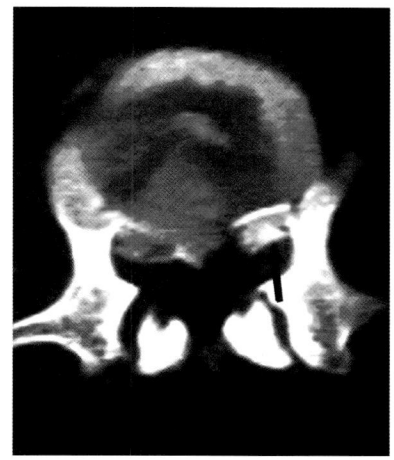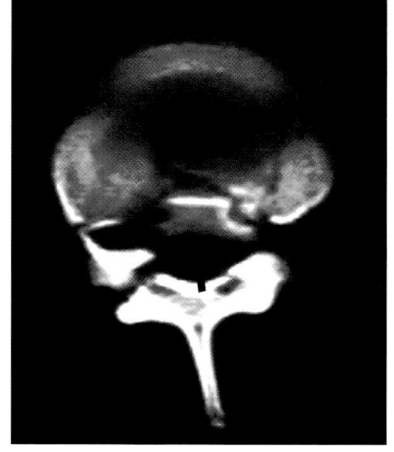

图 2-3-17　CT 轴位示椎体后壁骨折块向前翻转（黑色箭头所指）

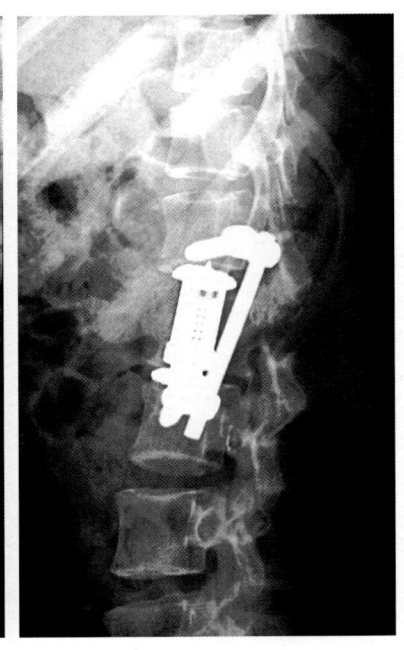

图 2-3-18　术后正侧位 X 线片

【病例 3】（图 2-3-19）

男性，27 岁，坠落伤致 T_{12} 爆散骨折。ASIA 神经损伤分级为 C。AO 骨折分类为 B1.2.1 型。椎体高度丢失＜50％，后凸明显，选择后路复位骨折，纠正后凸，Schanz 钉内固定。

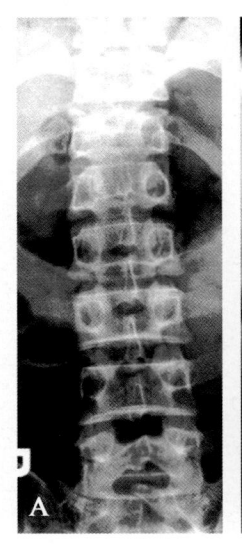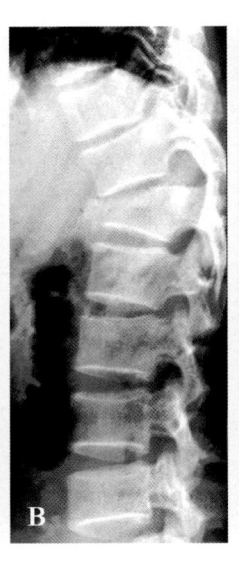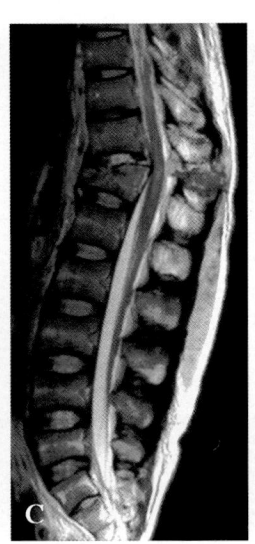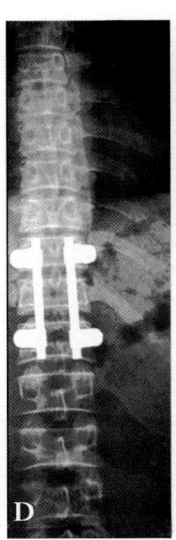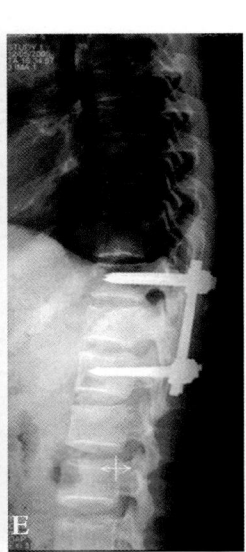

图 2-3-19　病例 3
A. 术前正位片　　B. 侧位片示椎体楔形变伴有后凸
C. MRI 示骨块突入椎管压迫脊髓　　D. E. 术后片示椎体高度恢复正常

【病例 4】（图 2-3-20～图 2-3-22）

男性，40 岁，坠落伤致 L_3 爆散骨折。马尾神经损伤。AO 骨折分型为 A3.2.1 型。虽然骨块侵占椎管＞50％，但因损伤节段无脊髓结构，选择简单安全的后路 L_3 半椎板切除减压，Schanz 钉复位固定，因骨折相对较稳定，复位位置良好未予植骨。

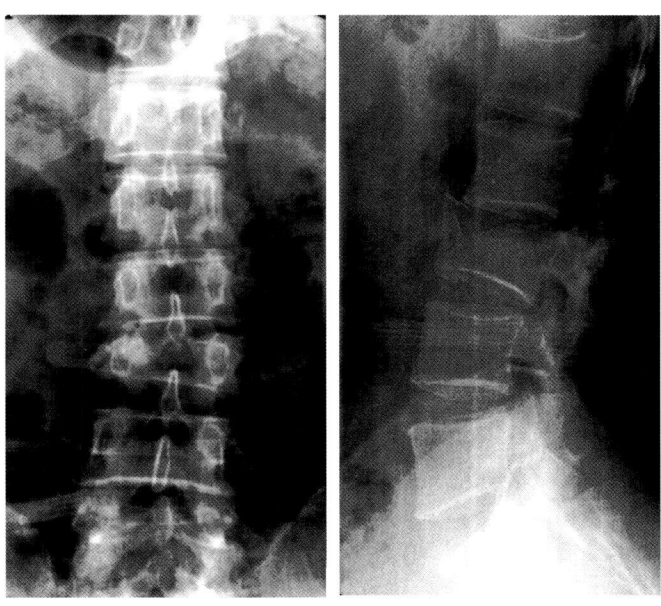

图 2-3-20　术前 X 线平片

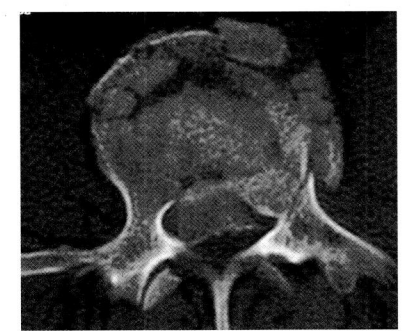

图 2-3-21　CT 示椎体爆散骨折，骨块侵占椎管＞50%

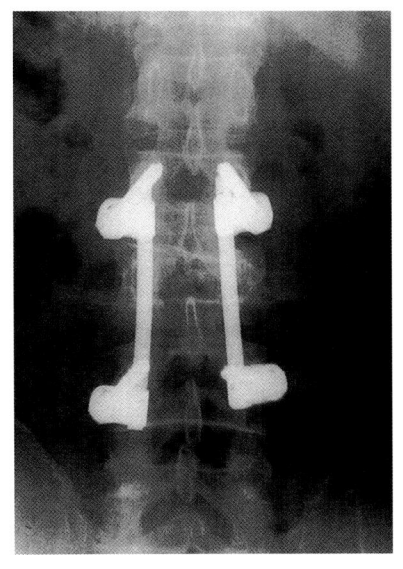

图 2-3-22　术后 20 个月复查。椎体高度无丢失，无后突

【病例5】（图 2-3-23～图 2-3-25）

女性，37岁，坠楼伤，多发骨折。ASIA 脊髓损伤分级为 A。AO 骨折分类为 C2.2 型。Gaines 评分总分＞6 分，后柱也有明显不稳，计划行一期前后联合入路稳定骨折，同时固定骨盆骨折。因术中生命体征不稳定未完成脊柱前路手术。

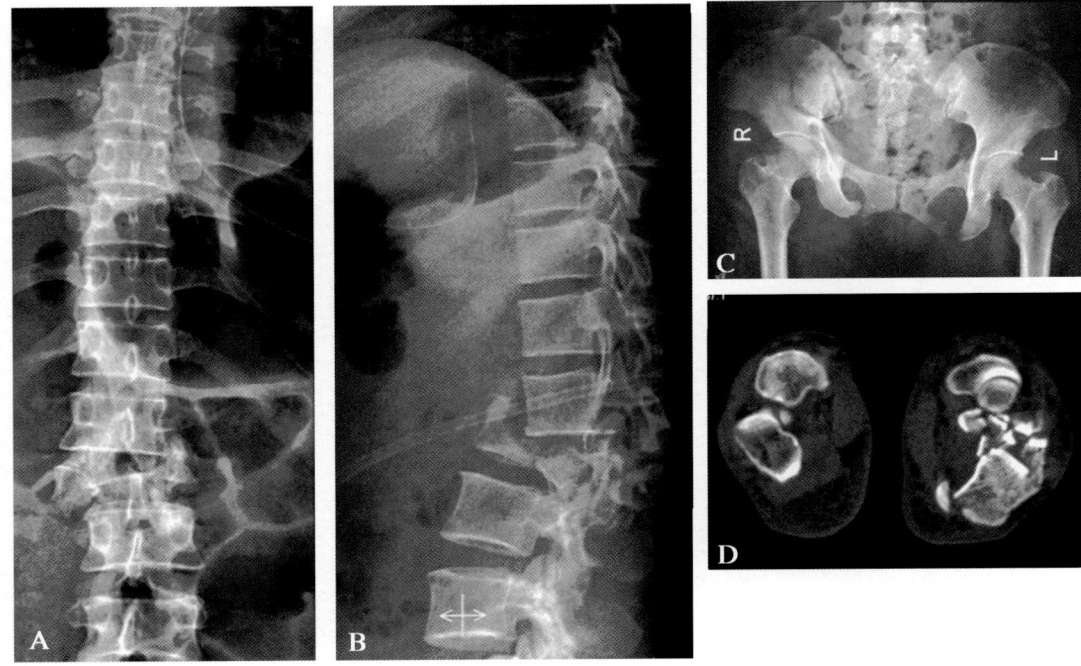

图 2-3-23 病例 5
A. 术前正位 X 线片示 L_2 骨折向侧方移位　　B. 侧位 X 线片示骨折后方移位，后凸伴脱位
C. 骨盆正位片示骨盆多处骨折　　D. CT 示跟骨粉碎骨折

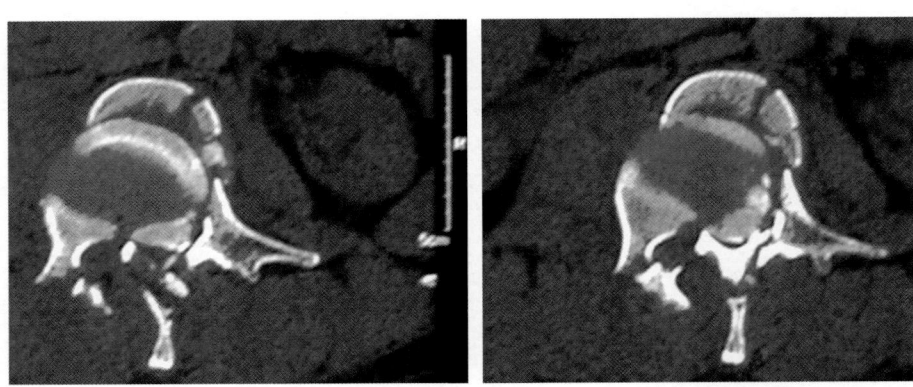

图 2-3-24　CT 轴位片示严重骨折脱位，前后柱均有明显不稳定骨折

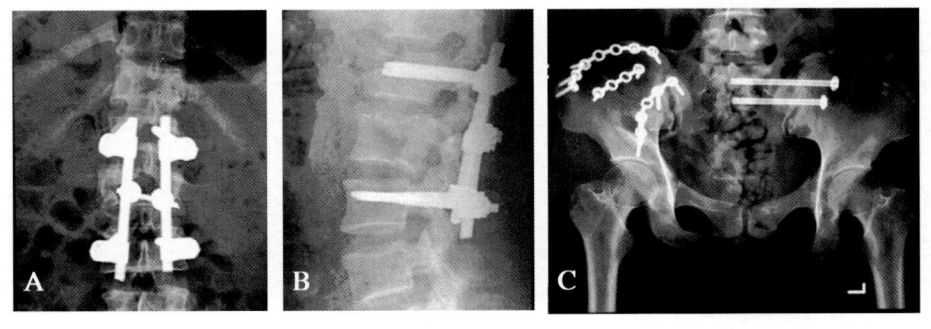

图 2-3-25　术后 X 线片
A. 正位示侧方移位纠正　　B. 侧位示椎体高度完全恢复，后凸及脱位完全纠正
C. 骨盆内固定术后片

【病例6】 (图2-3-26～图2-3-28)

男性，46岁，重物砸伤。T_{12}骨折，AO骨折分类为B2.2型，ASIA脊髓损伤分级为B。Gaines评分总分=6分，双侧椎板骨折，一期行前后联合入路减压固定。

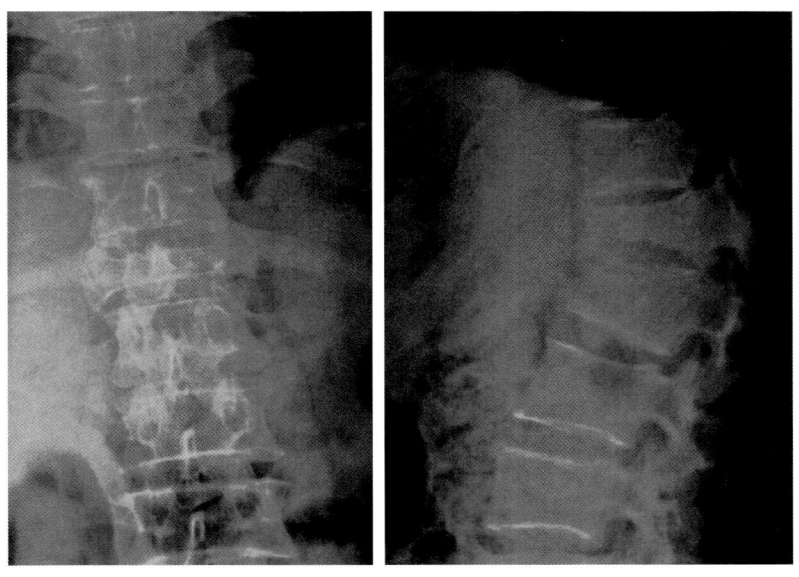

图2-3-26 病例6
术前X线正侧位片

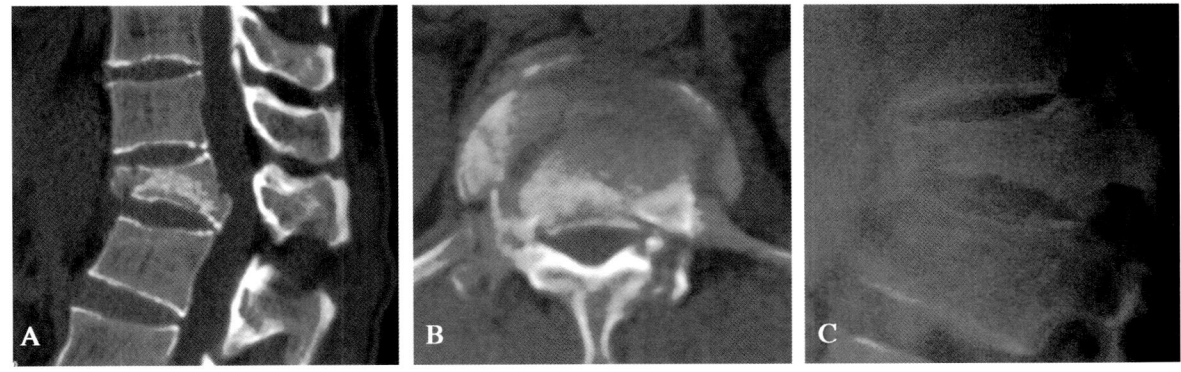

图2-3-27 Gaines评分
A. CT矢状位示椎体粉碎<60%，评分2分
B. CT轴位示椎体爆散<50%，评分2分；骨块突入椎管，椎板骨折
C. X线侧位片示纠正角度4°～9°，评分2分。共6分

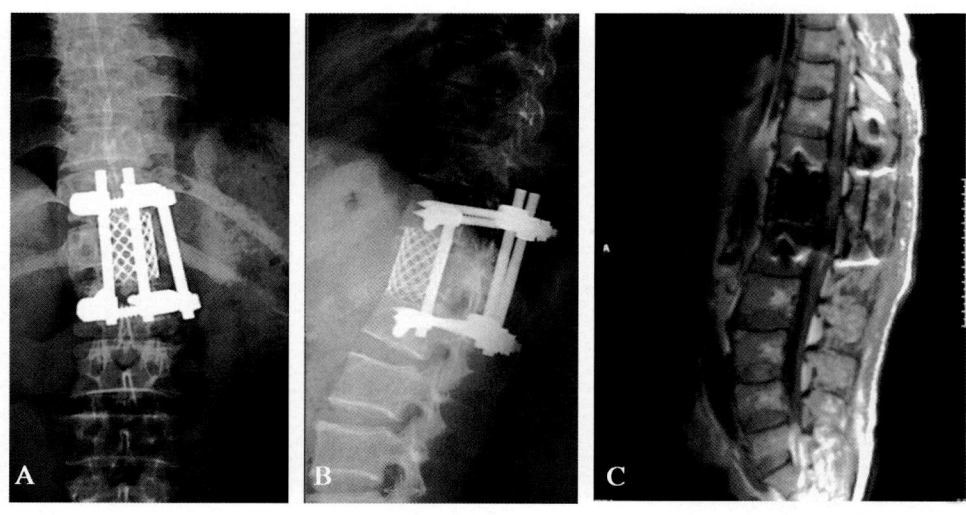

图 2-3-28 前后联合术后
A. X线正位片　　B. X线侧位片　　C. MRI示脊髓减压充分

【病例 7】（图 2-3-29～图 2-3-31）

男性，26 岁，摩托车车祸伤。$T_{5～6}$ 骨折脱位，AO 骨折分类为 C2.2 型，ASIA 脊髓损伤分级为 A。行后路复位减压，T_4～T_7 椎弓根多节段内固定术。

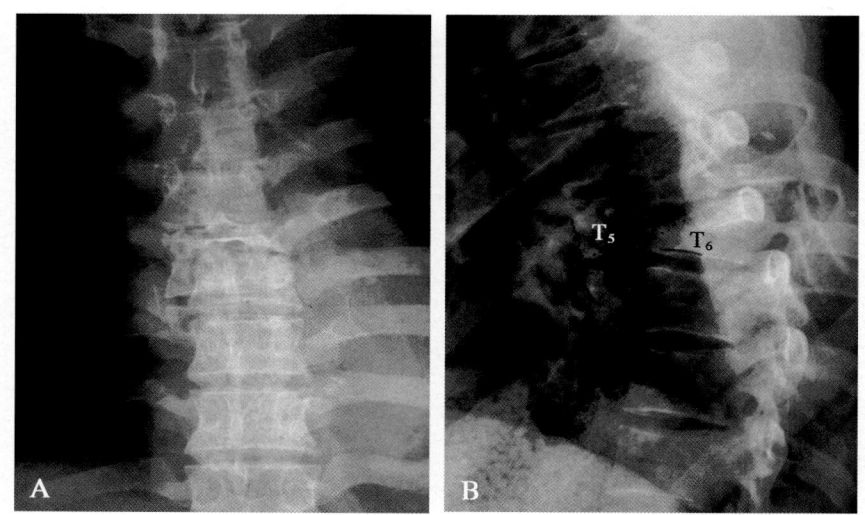

图 2-3-29　病例 7
A. 术前正位 X 线片示椎体向侧方移位　　B. 侧位 X 线片示 T_5 脱位至 T_6 前方

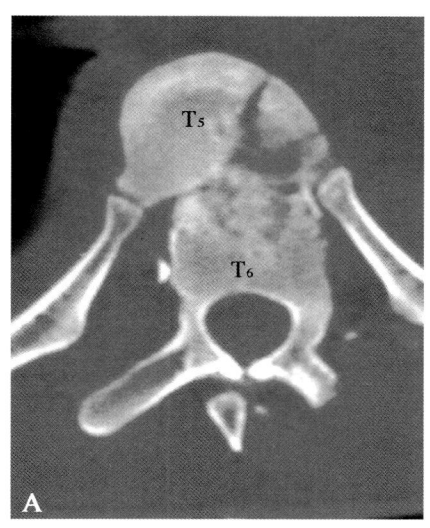 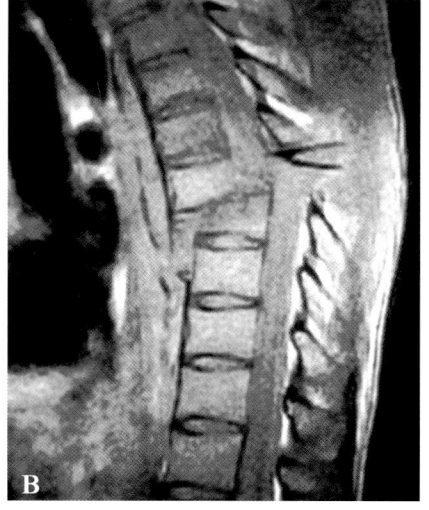

图 2-3-30
A. CT 示 $T_{5\sim6}$ 完全脱位   B. MR 示脊髓横断

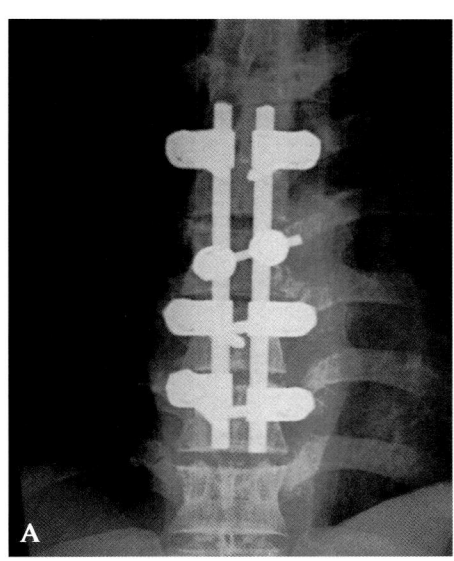 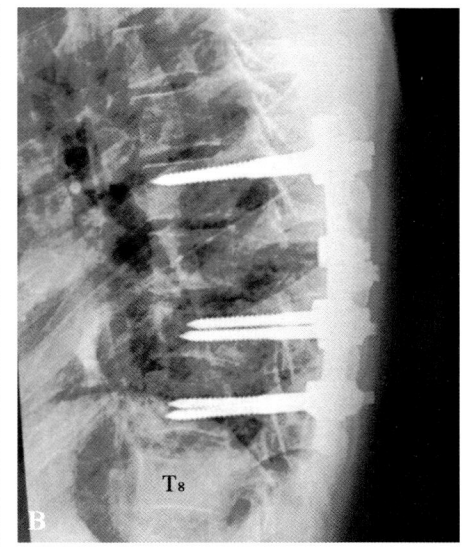

图 2-3-31　术后 X 线片示解剖复位

【病例 8】（图 2-3-32～图 2-3-34）

男性，25 岁，坠落伤。$T_{8\sim9}$ 脱位，T_8、T_9、T_{11} 骨折 AO 骨折分类为 C2.2 型，ASIA 脊髓损伤分级为 D。行后路复位减压，$T_6\sim T_{11}$ 椎弓根多节段内固定术。

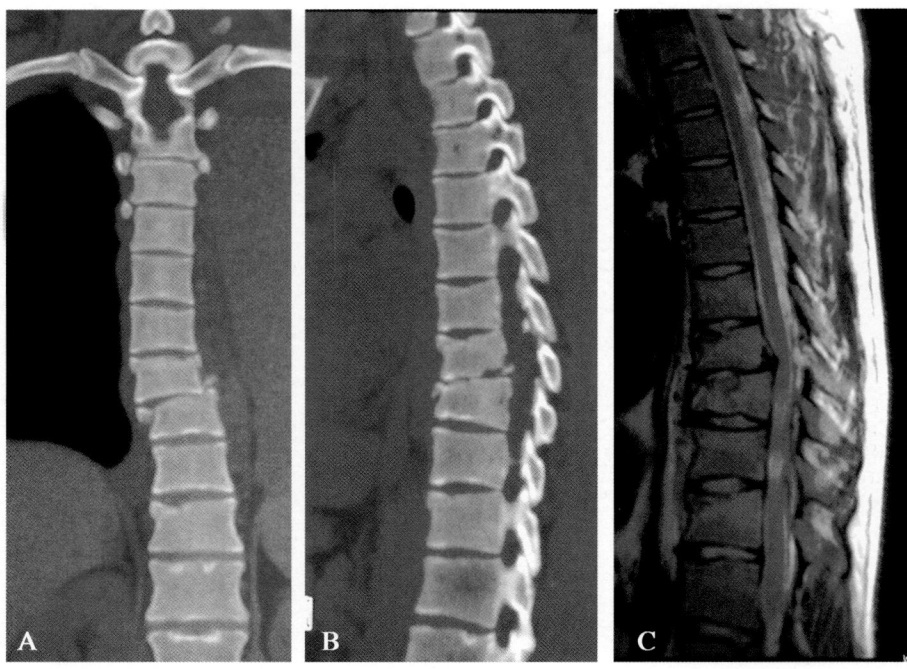

图 2-3-32 病例 8
A. CT 示椎体向侧方移位
B. 矢状位 CT 示 T_8、T_9 椎体楔形变
C. MRI $T_{8\sim9}$ 间盘损伤，向后突出压迫脊髓

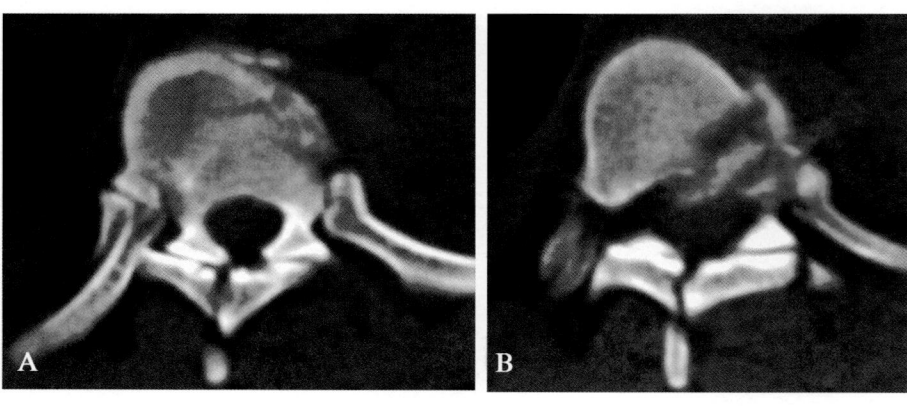

图 2-3-33
A. CT 轴位示椎体旋转移位，椎体及椎板骨折　　B. 椎弓根及椎板骨折

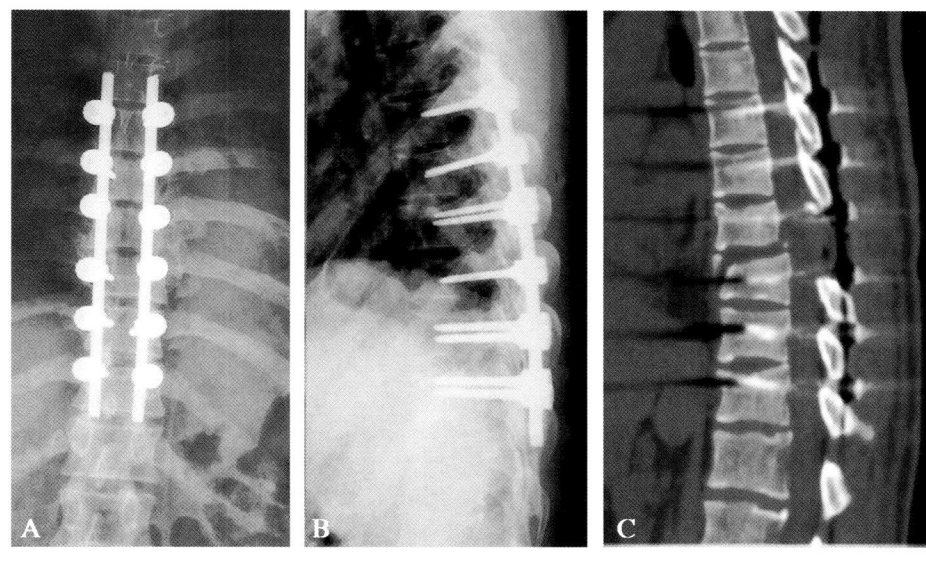

图 2-3-34 术后解剖复位
A. 正位 X 线片 B. 侧位 X 线片 C. 矢状面 CT

【病例9】（图 2-3-35～图 2-3-38）

女性，51 岁，骑车跌倒致 L_2 骨折，AO 骨折分类为 A3.1 型，ASIA 脊髓损伤分级为 D。行后路复位，L_1～L_3 椎弓根定。因骨折相对较稳定，未予植骨。术后 30 个月取出内固定，椎体高度无丢失，无后突。

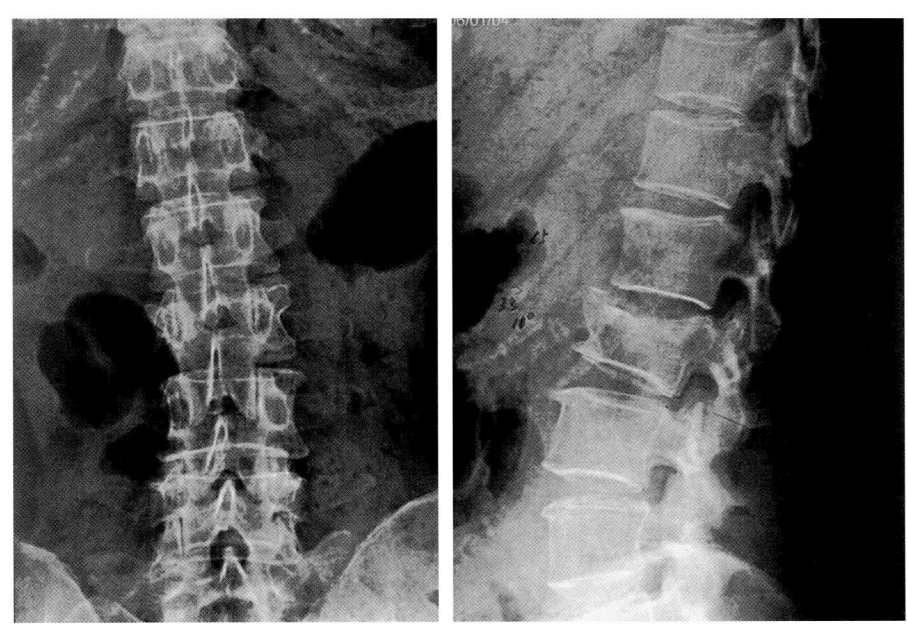

图 2-3-35 病例9 X 线片示 L_2 椎体上终板骨折

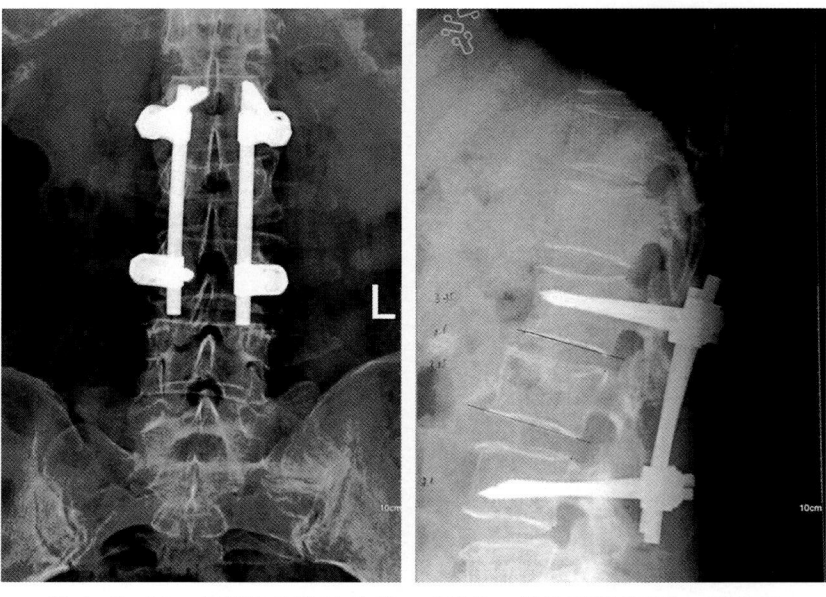

图 2-3-36　内固定术后 30 个月　未植骨，椎体高度无丢失，无后突

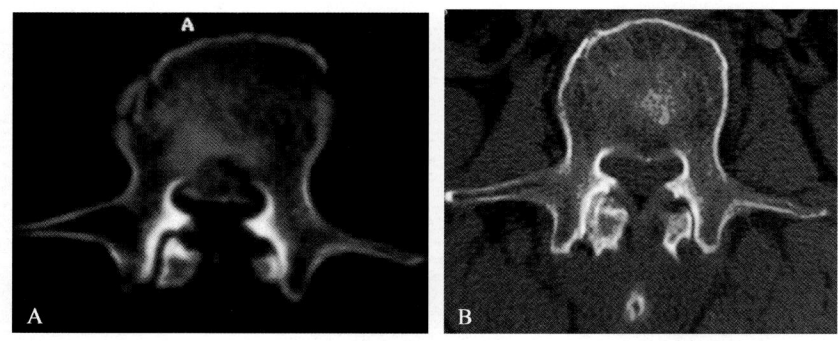

图 2-3-37
A. 术前 CT 示骨块突入椎管　B. 术后 30 个月复查椎管内骨块复位并已愈合

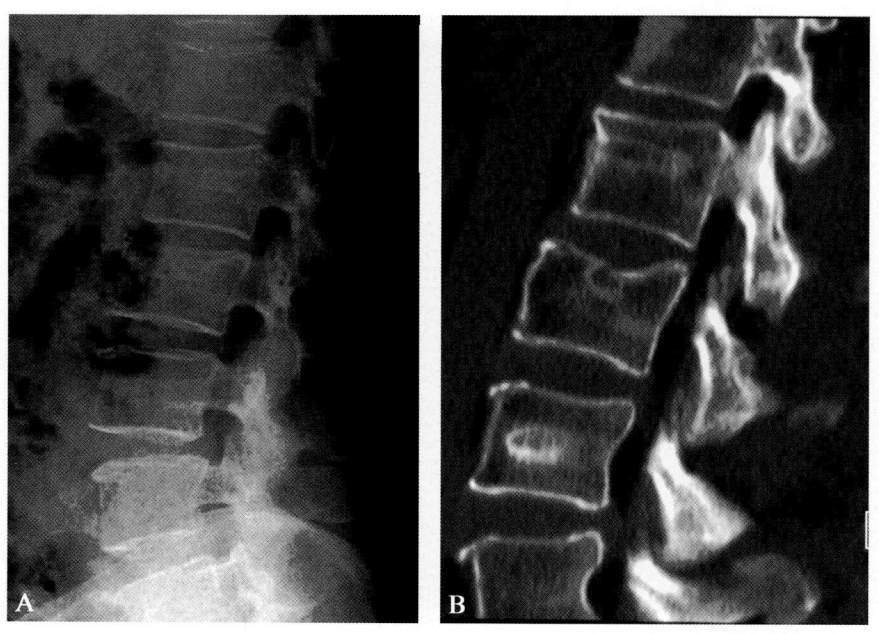

图 2-3-38　术后 30 个月取出内固定，椎体高度无丢失，无后突
A. 取钉后侧位 X 线片　B. CT 矢状位片

【病例 10】 (图 2-3-39～图 2-3-42)

男性，9 岁。重物砸伤致 L_5 骨折脱位，马尾神经损伤，双侧股四头肌以下肌力 0 级，二便失禁。AO 骨折分型为 C2.3 型，为横贯型前后柱损伤，骨性结构为主，类似于 Chance 骨折。选择儿童椎弓根钉复位，多节段固定，未予植骨。

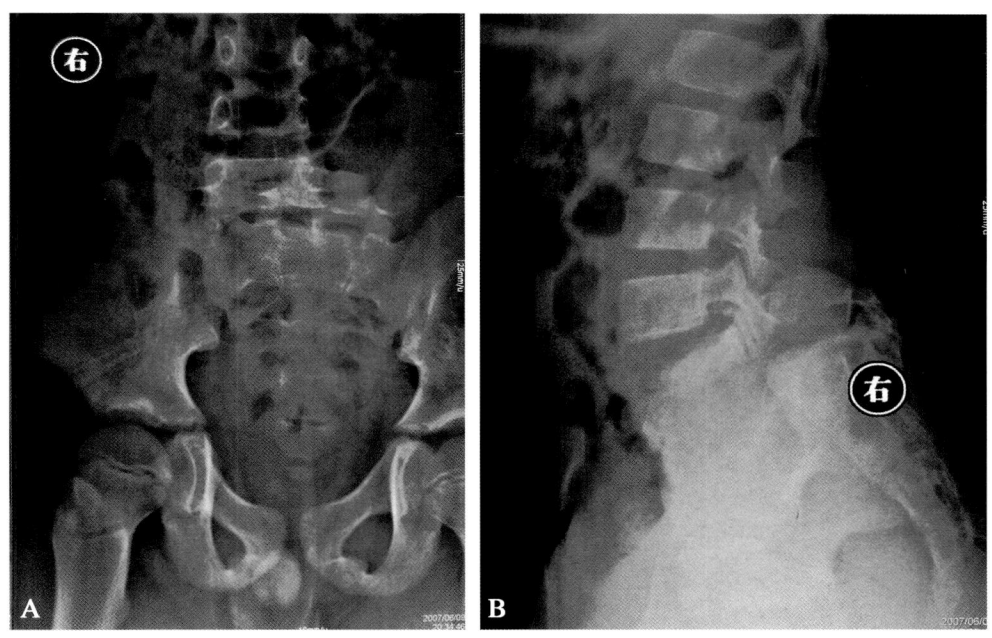

图 2-3-39　病例 10
A. 术前正位 X 线片示椎体向侧方移位
B. 侧位 X 线片示 L_5 椎体上 1/3 完全脱位至 S_1 前方

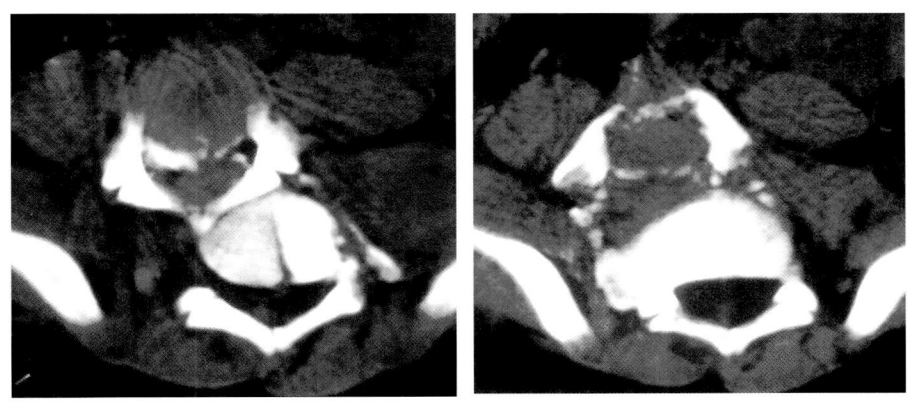

图 2-3-40　CT 示 L_5～S_1 完全脱位伴旋转

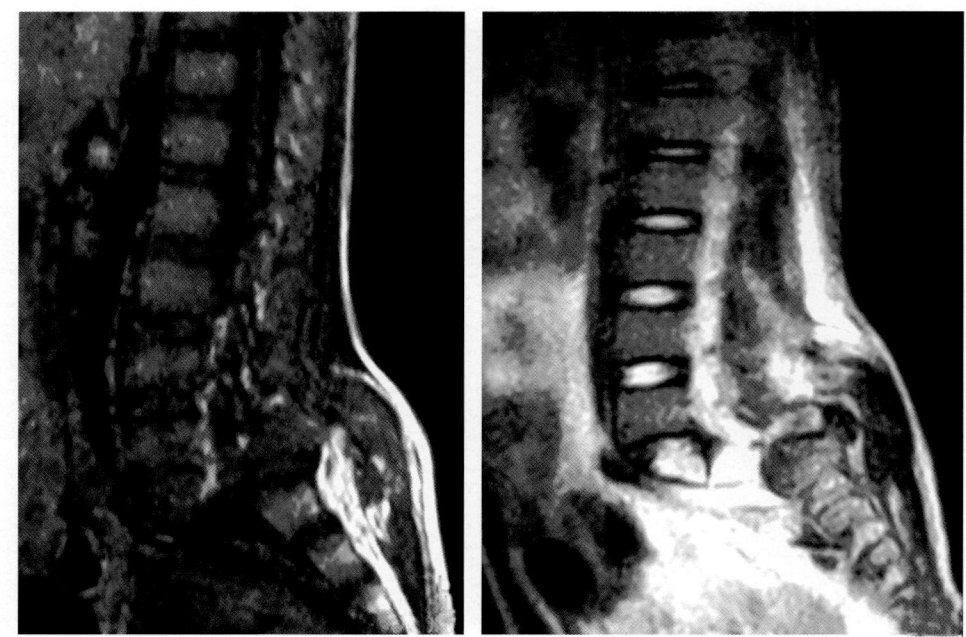

图 2-3-41 MRI 示马尾神经严重损伤

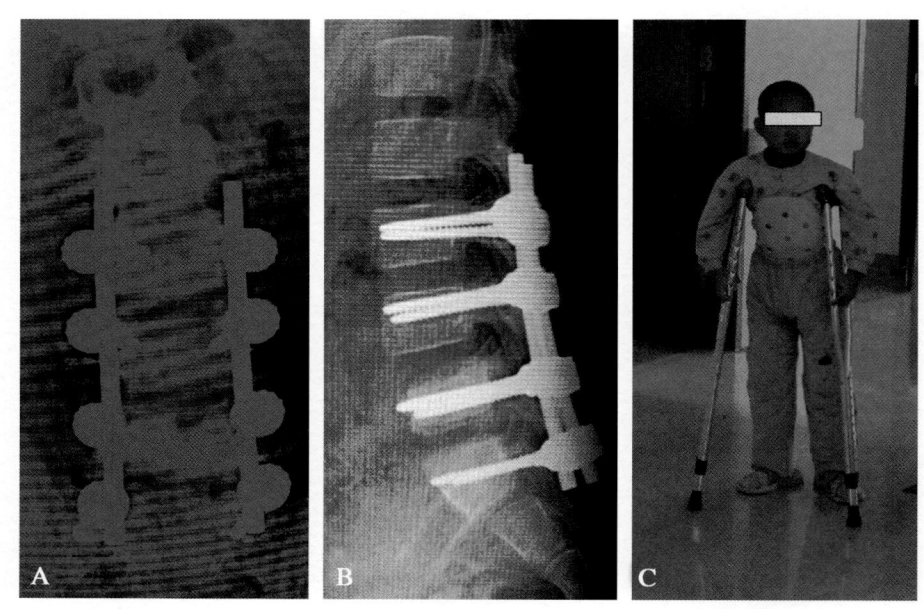

图 2-3-42 术后 3 个月复查
A、B. X 线片示解剖复位,骨折愈合 C. 患儿扶拐行走

【病例 11】(图 2-3-43~图 2-3-49)

女性,35 岁。车祸致 T_4 骨折脱位,双侧下肢肌力 0 级,二便失禁,仅肛周感觉存在,ASIA B 级脊髓损伤。AO 骨折分型为 C_2 型,行后路 T_4 骨折脱位复位,T_2~T_6 椎弓根螺钉内固定,T_4 椎板切除术减压。

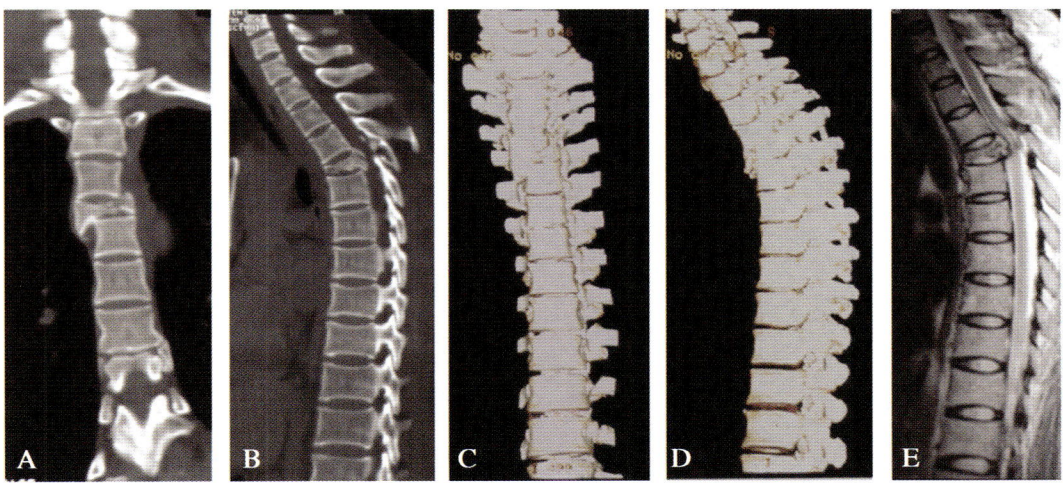

图 2-3-43 病例 11
A. 前后位 CT 断层示 T_4 压缩,侧方脱位　　B. 侧位 CT 断层示压缩及后凸
C、D. CT 重建显示骨折脱位情况　　E. MRI 示骨折后突,压迫脊髓

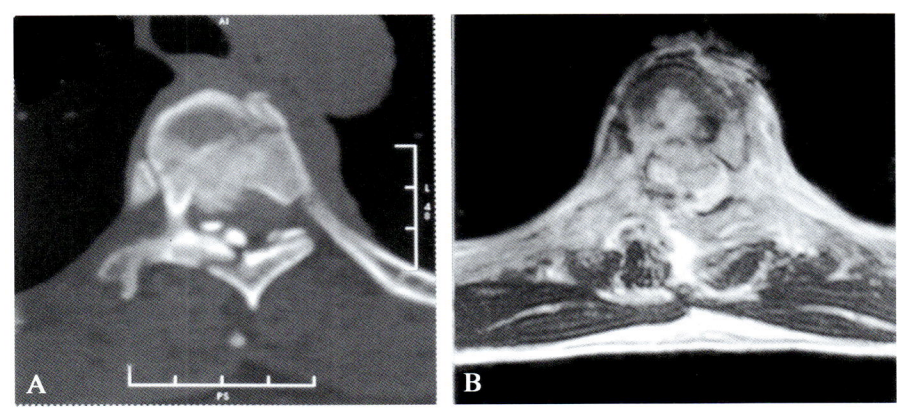

图 2-3-44
A. 轴位 CT 显示骨块突入椎管及椎管变形　　B. 轴位 MRI 示脊髓受压变形

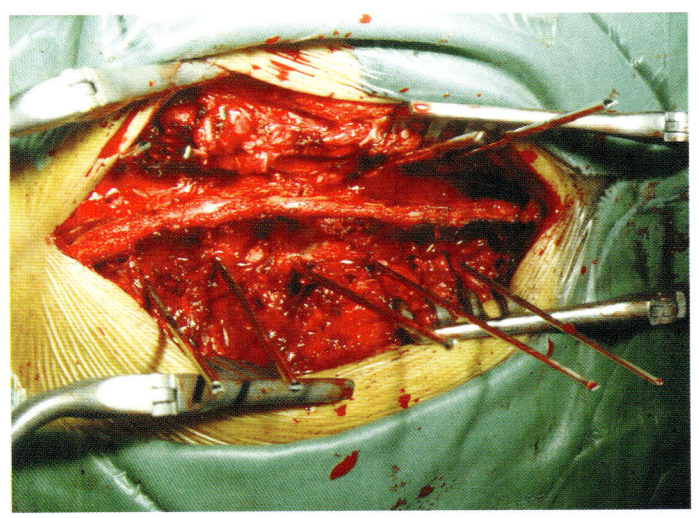

图 2-3-45　术中克氏针临时定位

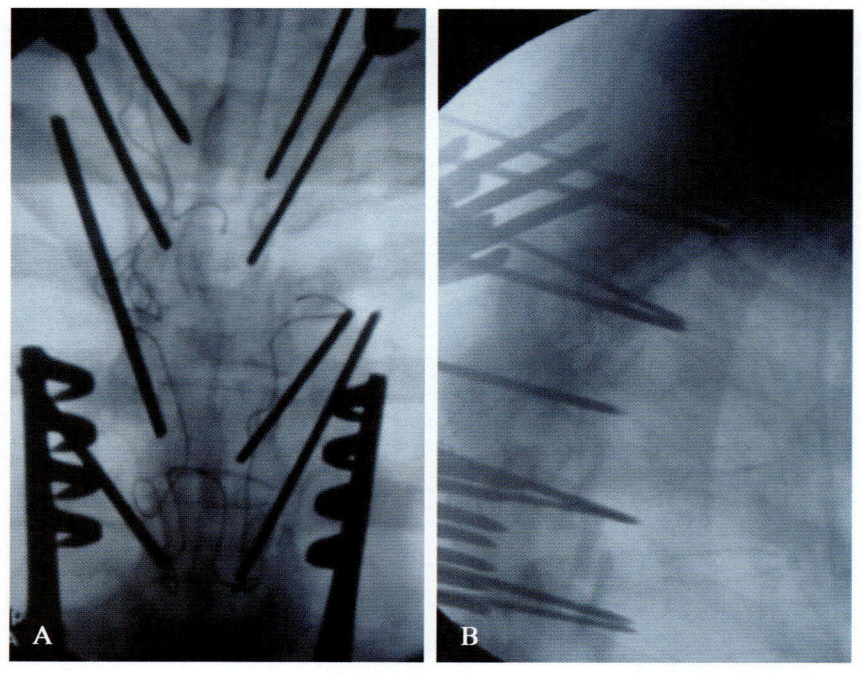

图 2-3-46 术中透视观察临时定位克氏针的位置
A. 正位 B. 侧位

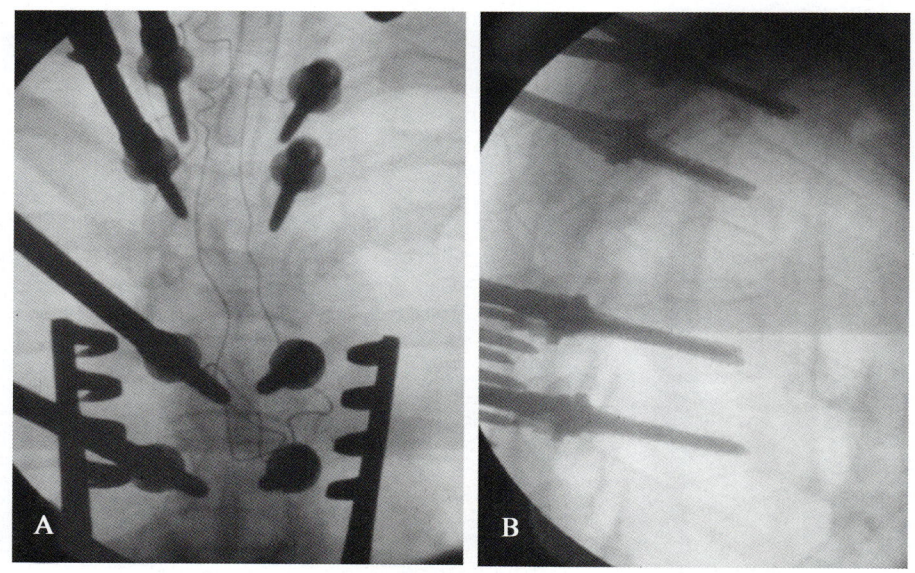

图 2-3-47 术中透视观察椎弓根螺钉位置
A. 正位 B. 侧位

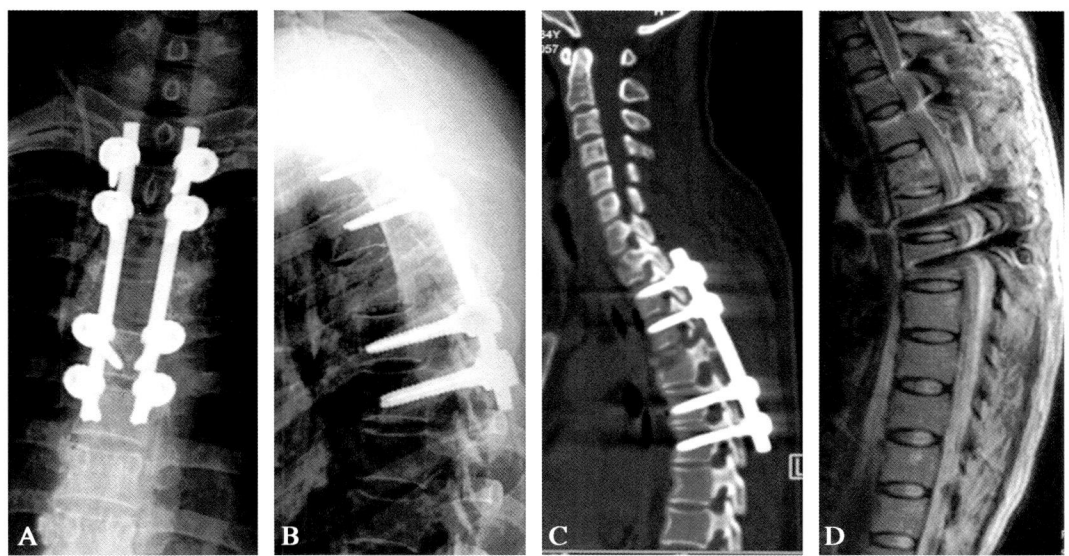

图 2-3-48 术后影像学检查
A. 正位片示侧方脱位纠正
B. 侧位片示椎体高度恢复,椎弓根螺钉位置满意
C. CT 矢状位断层示椎体高度恢复,椎弓根螺钉位置满意
D. MRI 示减压充分,脊髓压迫解除

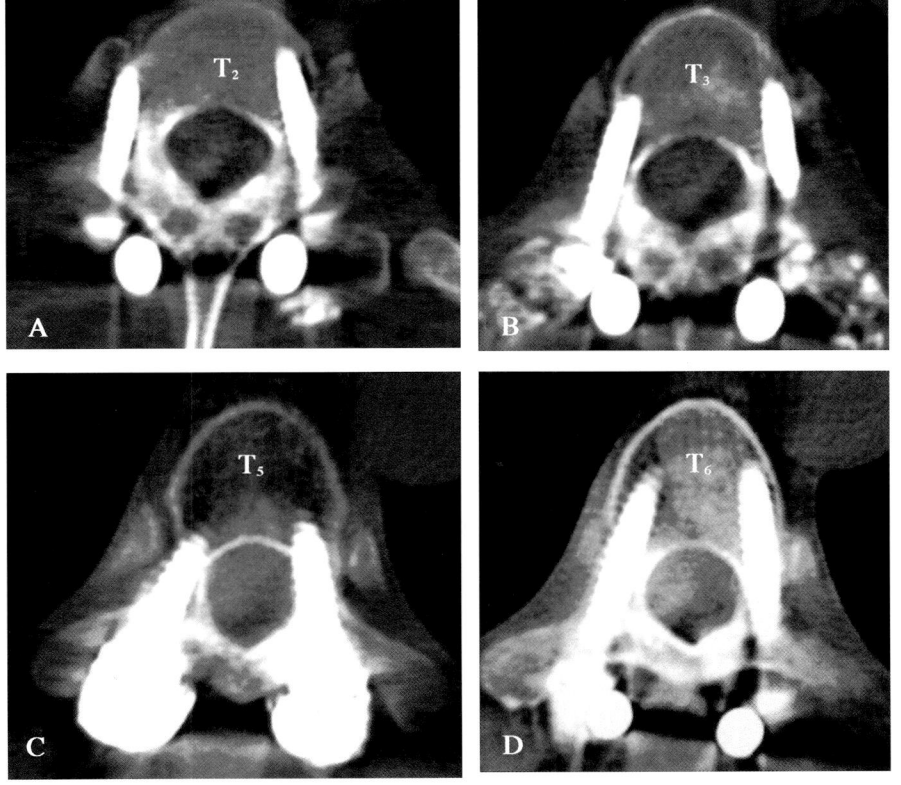

图 2-3-49 CT 轴位断层示各节段椎弓根钉位置均满意,未进入椎管

表 2-3-1　AO 胸腰椎损伤分型

A 型：椎体压缩
　A1 嵌压骨折
　　A1.1 终板嵌压
　　A1.2 楔型嵌压
　　　1. 上缘楔型嵌压骨折
　　　2. 侧方楔型嵌压骨折
　　　3. 下缘楔型嵌压骨折
　　A1.3 椎体塌陷
　A2 分离型骨折
　　A2.1 矢状面分离骨折
　　A2.2 冠状面分离骨折
　　A2.3 钳夹样（pincer）骨折
　A3 爆散型骨折
　　A3.1 不完全爆散骨折
　　　1. 上缘不完全爆散骨折
　　　2. 侧方不完全爆散骨折
　　　3. 下缘不完全爆散骨折
　　A3.2 爆散分离骨折
　　　1. 上缘爆散分离骨折
　　　2. 侧方爆散分离骨折
　　　3. 下缘爆散分离骨折
　　A3.3 完全分离骨折
　　　1. 钳夹分离骨折
　　　2. 完全屈曲爆散骨折
　　　3. 完全纵轴向爆散骨折
B 型：前方及后方结构牵张损伤
　B1 后方韧带结构损伤（屈曲牵张型损伤）
　　B1.1 伴有间盘的横贯损伤
　　　1. 屈曲半脱位
　　　2. 前方脱位
　　　3. 屈曲半脱位/前方脱位伴关节突骨折
　　B1.2 伴有 A 型椎体骨折
　　　1. 屈曲半脱位＋A 型椎体骨折
　　　2. 前方脱位＋A 型椎体骨折
　　　3. 屈曲半脱位/前方脱位伴关节突骨折＋A 型椎体骨折
　B2 后方骨性结构损伤（屈曲牵张型损伤）
　　B2.1 两柱横贯性骨折
　　B2.2 伴有间盘损伤
　　　1. 损伤通过间盘及椎弓根
　　　2. 损伤通过间盘及峡部（屈曲-峡部裂）
　　B2.3 伴有 A 型椎体骨折
　　　1. 损伤通过间盘及椎弓根＋A 型椎体骨折
　　　2. 损伤通过间盘及峡部（屈曲性峡部裂）＋A 型椎体骨折
　B3 经间盘前方损伤（过伸剪切损伤）
　　B3.1 过伸半脱位
　　　1. 不伴有后柱损伤
　　　2. 伴有后柱损伤
　　B3.2 过伸-峡部裂
　　B3.3 后方脱位
C 型：前方及后方结构旋转性损伤
　C1 A 型损伤伴有旋转（压缩损伤伴有旋转）
　　C1.1 楔形旋转骨折
　　C1.2 分离旋转骨折
　　　1. 矢状面分离旋转骨折
　　　2. 冠状面分离旋转骨折
　　　3. 钳夹样分离旋转骨折
　　　4. 椎体分离
　C2 B 型损伤伴有旋转
　　C2.1 B1 损伤伴有旋转（屈曲牵张型损伤伴有旋转）
　　　1. 屈曲旋转半脱位
　　　2. 屈曲旋转半脱位伴有单侧关节突骨折
　　　3. 单侧脱位
　　　4. 向前旋转脱位伴或不伴有关节突骨折
　　　5. 屈曲旋转半脱位伴或不伴有单侧关节突骨折＋A 型骨折
　　　6. 单侧脱位＋A 型骨折
　　　7. 向前旋转脱位伴或不伴有关节突骨折＋A 型骨折
　　C2.2 B2 损伤伴有旋转（屈曲牵张型损伤伴有旋转）
　　　1. 两柱横贯性旋转骨折
　　　2. 单侧屈曲峡部裂伴有间盘损伤
　　　3. 单侧屈曲峡部裂＋A 型骨折
　　C2.3 B2 损伤伴有旋转（过伸剪切损伤伴有旋转）
　　　1. 旋转过伸半脱位伴或不伴有椎体后方结构的骨折
　　　2. 单侧过伸峡部裂
　　　3. 向后旋转脱位
　C3 剪切旋转样骨折
　　C3.1 切片样骨折
　　C3.2 斜骨折

骨盆与髋臼骨折

第一节 骨盆骨折

骨盆骨折是一种严重外伤，占骨折总数的1%～3%，多由高能外伤所致，半数以上伴有并发症或多发伤，致残率高达50%～60%。最严重的是创伤性失血性休克及盆腔脏器合并伤，救治不当有很高的死亡率，可达10.2%。据统计，骨盆骨折中50%～60%由汽车车祸造成，10%～20%是由于行人被撞，10%～20%为摩托车外伤，8%～10%为高处坠落伤，3%～6%为严重挤压伤。

一、相关解剖

骨盆是一完整的闭合骨环，由骶尾骨和两侧髋骨（耻骨、坐骨和髂骨）构成，其前半部（耻、坐骨支）称为前环，后半部（骶骨、髂骨、髋臼和坐骨结节）称为后环（图3-1-1，A）。两侧髂骨与骶骨构成骶髂关节，并借腰骶关节与脊柱相连；两侧髋臼与股骨头构成髋关节，与双下肢相连。骨盆的两侧耻骨在前方由纤维软骨连接构成耻骨联合（有4～6mm间隙）；骶髂关节间隙为3mm，关节韧带撕裂时此间隙增宽。骨盆负重时的支持作用在后环部，故后环骨折较前环骨折更不稳定；但前环系骨盆结构最薄弱处，故前环骨折较后环骨折为多。

骨盆的完整性和稳定性主要靠后方结构的完整（骶髂关节及其韧带）及盆底肌肉、筋膜来维持，所以韧带结构的完整更为重要。骨盆的韧带结构主要有五组（图3-1-1，B）：①骶髂前、后韧带——稳定骶髂关节及骨盆环的最主要韧带；②骶结节韧带——维持骨盆的纵向稳定性；③骶棘韧带——维持骨盆的旋转稳定性；④髂腰韧带——维持腰椎与骨盆间的稳定性；⑤横韧带——稳定耻骨联合。

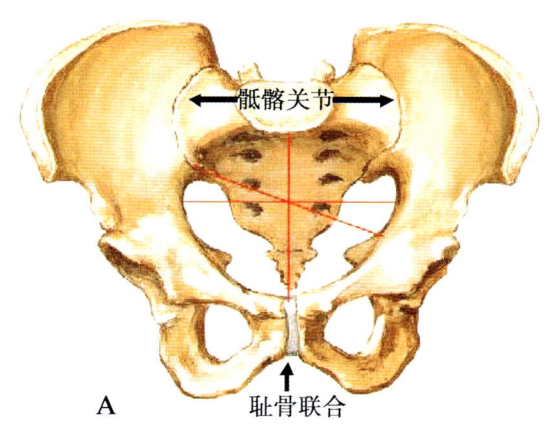
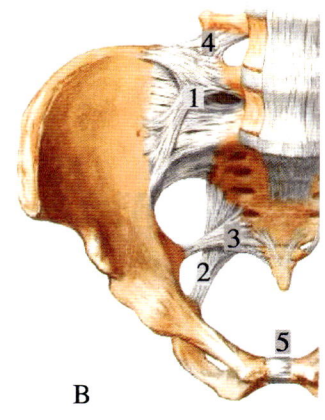

图3-1-1 骨盆的解剖
A. 骨盆环 B. 骨盆的五组韧带结构
（引自：Interactive atlas of human anatomy. 1995 DxR Development Group Inc.）

骨盆是连接脊柱和下肢的桥梁，具有将躯干重力传达到下肢，将下肢的震荡向上传到脊柱的重要作用，同时也是血管、神经和肌肉的通道。骨盆对盆腔内脏器、神经、血管等有重要的保护作用，当骨折发生时，这些器官也容易受损伤。盆腔内脏器男女虽有所不同，但其排列次序基本一致，由前至后为泌尿、生殖和消化三个系统的器官。位于前方的膀胱、尿道和位于后方的直肠极易损伤（图3-1-2）。

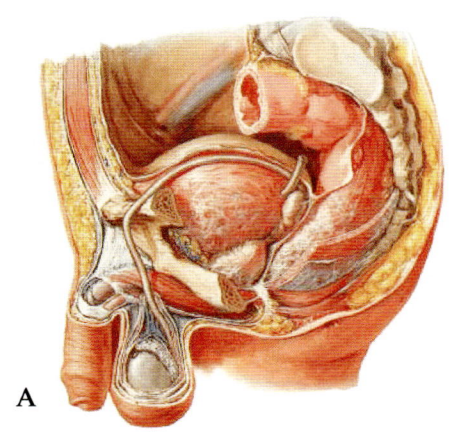 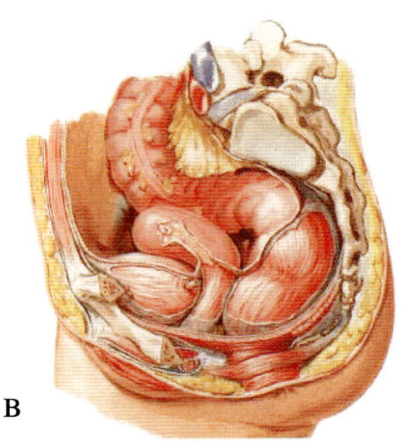

图3-1-2 骨盆脏器
A. 男性盆腔脏器　B. 女性盆腔脏器
（引自：Interactive atlas of human anatomy. 1995 DxR Development Group Inc.）

盆腔内有骶神经丛，来源于第4～5腰神经和第1～3骶神经前支，位于骶骨的前外侧，发出坐骨神经、阴部神经和臀上、下神经（图3-1-3，A）。盆腔的血管主要是髂内动脉，在骶髂关节前方由髂总动脉发出后，很快即分为前后支；后支主要供应盆壁，也称壁支，分有闭孔动脉、臀上、下动脉、阴部内动脉；前支除供应盆壁外，还供应盆腔内各脏器和外生殖器，也称脏支，分有膀胱上、下动脉、直肠下动脉和子宫动脉。静脉分为壁静脉和脏静脉，前者与同名动脉伴行，后者构成静脉丛，最后都注入髂内静脉（图3-1-3，B）。由于盆腔内血管丰富，骨盆本身亦为血循丰富的松质骨，因而骨盆骨折时，常常出血很严重。

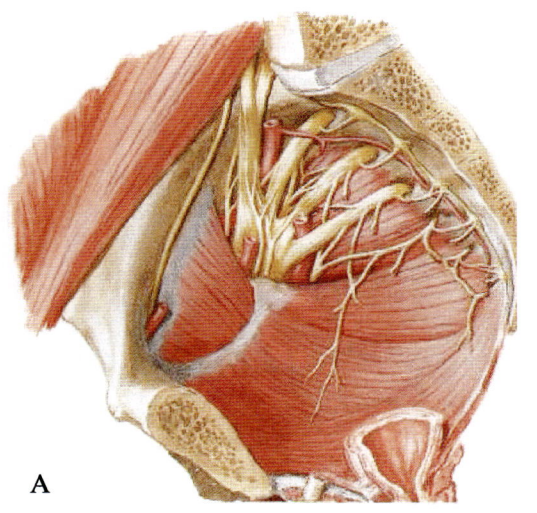 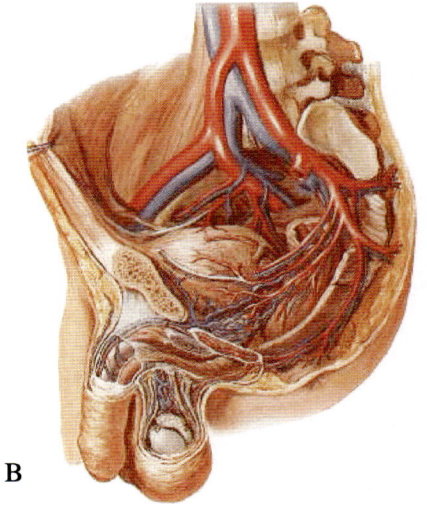

图3-1-3 骨盆的神经、血管分布
A. 盆腔内神经分布　B. 盆腔内血管分布
（引自：Interactive atlas of human anatomy. 1995 DxR Development Group Inc.）

二、骨折分类

低能创伤所造成的骨盆骨折多为稳定性骨折，多发生于老年人跌倒及低速车祸，或未成年人及运动员髂前上棘或坐骨结节撕脱骨折，前者因缝匠肌，后者因腘绳肌猛力收缩所致，而高能外力所造成的骨折多为不稳定骨折。目前国际上常用的骨盆骨折分类为：

（一）Young & Burgess 分类　共四种类型（图 3-1-4）

1. 分离型（APC）　由前后挤压伤所致，常见耻骨联合分离，严重时造成骶髂前后韧带损伤，占骨盆骨折的 21%；根据骨折严重程度不同又分为Ⅰ、Ⅱ、Ⅲ三个亚型。

2. 压缩型（LC）　由侧方挤压伤所致，常造成骶骨骨折（侧后方挤压）及半侧骨盆内旋（侧前方挤压），占骨盆骨折的 49%；也根据骨折严重程度不同又分为Ⅰ、Ⅱ、Ⅲ三个亚型。

3. 垂直型（VS）　剪切外力损伤，由垂直或斜行外力所致，常导致垂直或旋转方向不稳定占骨盆骨折的 6%；

4. 混合外力（CM）　侧方挤压伤及剪切外力损伤，导致骨盆前环及前后韧带的损伤占骨盆骨折的 14%。

该分类的优点是有助于损伤程度的判断及对合并损伤的估计，可以指导抢救，判断预后。根据文献统计，分离型骨折合并损伤最严重，死亡率也最高，压缩型次之，垂直型较低；而在出血量上的排序依次是分离型、垂直型、混合型、压缩型。

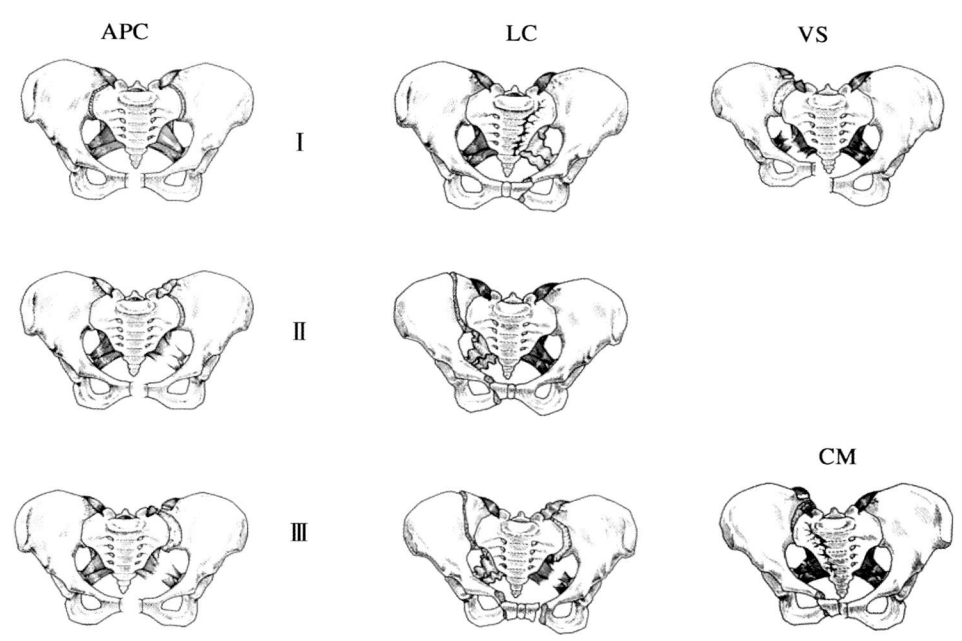

图 3-1-4　Young & Burgess 骨盆骨折分类

（二）Tile's/AO 分类

A 型（图 3-1-5）：稳定，轻度移位，占 50%~70%

B 型（图 3-1-6）：纵向稳定，旋转不稳定，后方及盆底结构完整，占 20%~30%

B1 前后挤压伤，外旋，耻骨联合>2.5cm-骶髂前韧带+骶棘韧带损伤

B2. 侧方挤压伤，内旋

B2.1 侧方挤压伤，同侧型

B2.2 侧方挤压伤，对侧型

B3 双侧 B 型损伤

C 型（图 3-1-7）：旋转及纵向均不稳定（纵向剪力伤），占 10%~20%

C1. 单侧骨盆

C1.1 髂骨骨折

C1.2 骶髂关节脱位

C1.3 骶骨骨折

C2. 双侧骨盆骨折

C3. 合并髋臼骨折

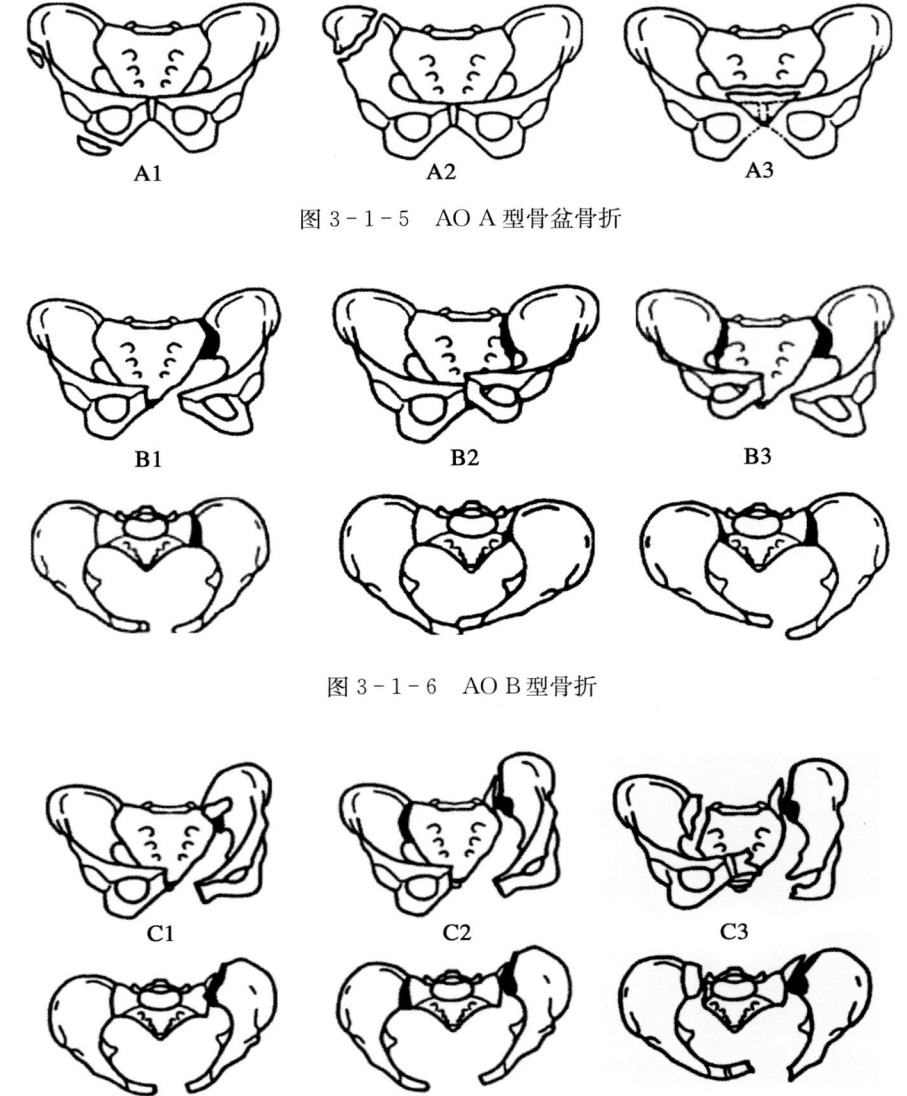

图 3-1-5　AO A 型骨盆骨折

图 3-1-6　AO B 型骨折

图 3-1-7　AO C 型骨折

三、并发症

（一）出血性休克

骨折断端的出血及后方结构损伤造成骶前静脉丛破裂为休克的主要原因，大血管破裂较少，仅占10%~15%，其他原因为开放伤口、血气胸、腹腔内出血、长骨骨折等。

（二）腹膜后血肿

骨盆各骨主要为松质骨，盆壁肌肉多，邻近又有许多动脉丛和静脉丛，血液供应丰富，盆腔与后腹膜的间隙又系疏松结缔组织构成，有巨大空隙可容纳出血，因此骨折后可引起广泛出血。巨大腹膜后血肿可蔓延到肾区、膈下或肠系膜。病人常有休克，并可有腹痛、腹胀、肠鸣减弱及腹肌紧张等腹膜刺激的症状。为了与腹腔内出血鉴别，可进行腹腔诊断性穿刺，但穿刺不宜过深，以免进入腹膜后血肿内，误认为是腹腔内出血。故必需严密细致观察，反复检查。

（三）尿道或膀胱损伤

对骨盆骨折的病人应经常考虑下尿路损伤的可能性，尿道损伤远较膀胱损伤为多见。患者可出现排尿困难、尿道口溢血现象。双侧耻骨支骨折及耻骨联合分离时，尿道膜部损伤的发生率较高。

（四）直肠损伤

除非骨盆骨折伴有会阴部开放性损伤时，直肠损伤并不是常见的并发症，直肠破裂如发生在腹膜反折以上，可引起弥漫性腹膜炎；如发生在反折以下，则可发生直肠周围感染，常为厌氧菌感染。

(五) 神经损伤

多在骶骨骨折时发生,组成腰骶神经干的 S_1 及 S_2 最易受损伤,可出现臀肌、腘绳肌和小腿腓肠肌群的肌力减弱,小腿后方及足外侧部分感觉丧失。骶神经损伤严重时可出现跟腱反射消失,但很少出现括约肌功能障碍,预后与神经损伤程度有关,轻度损伤预后好,一般一年内可望恢复。

四、临床表现

(一) 患者有严重外伤史,尤其是骨盆受挤压的外伤史。

(二) 疼痛广泛,活动下肢或坐位时加重。局部压痛、淤血,下肢旋转、短缩畸形,可见尿道口出血,会阴部肿胀。

(三) 脐棘距可见增大 (分离型骨折) 或减小 (压缩型骨折);髂后上棘可有增高 (压缩型骨折)、降低 (分离型骨折)、上移 (垂直型骨折)。

(四) 骨盆分离挤压试验、4字征、扭转试验为阳性,但禁用于检查严重骨折病人。

五、影像学检查

对于大多数骨盆骨折来说,通过正位 X 线片就可以判断骨折的损伤机制,决定最初的急救方案,其他的影像学检查则有助于骨折分类及指导最终的治疗方式。

(一) X 线检查

1. 骨盆正位片　常规、必须的基本检查,90% 的骨盆骨折可经正位片检查发现。

2. 骨盆入口位片　拍摄时球管向头端倾斜 40°,可以更好地观察骶骨翼骨折、骶髂关节脱位、骨盆前后及旋转移位、耻骨支骨折、耻骨联合分离等。

3. 骨盆出口位片　拍摄时球管向尾端倾斜 40°,可以观察骶骨、骶孔是否有骨折,骨盆是否有垂直移位。

(二) CT

CT 是对于骨盆骨折最准确的检查方法。一旦患者的病情平稳,应尽早行 CT 检查。对于骨盆后方的损伤尤其是骶骨骨折及骶髂关节损伤,CT 检查更为准确,伴有髋臼骨折时也应行 CT 检查,CT 三维重建可以更真实的显示骨盆的解剖结构及骨折之间的位置关系,形成清晰逼真的三维立体图像,对于判断骨盆骨折的类型和决定治疗方案均有较高价值。CT 还可以同时显示腹膜后及腹腔内出血的情况。

(三) 血管造影

用于诊断和治疗大血管出血,可以通过造影发现破裂的大血管并通过栓塞血管来控制出血。

六、治疗

(一) 急救

主要是对休克及各种危及生命的并发症进行处理。骨盆骨折常合并多发伤的占 33%~72.7%,休克的发生率高达 30%~60%。严重骨盆骨折的死亡率为 25%~39%,都是由直接或间接骨盆骨折出血引起。因此骨盆骨折的早期处理一定要的遵循高级创伤生命支持 (ATLS,参见第一章) 的基本原则,首先抢救生命,稳定生命体征后再对骨盆骨折进行相应的检查及处理。一旦确定休克是骨盆骨折出血所导致,就应根据骨盆骨折的抢救流程来进行救治 (图 3-1-8)。早期外固定对骨盆骨折引起的失血性休克的抢救十分有意义,有效的外固定方式有外固定架——固定前环,C 形钳 (C-clamp) ——固定后环,如果缺乏固定器械,简单地用床单、胸腹带等包裹及固定骨盆也能起到一定的稳定骨盆及止血的作用,如仍不能维持血压,则应采用开腹填塞压迫止血或血管造影行动脉栓塞。

(二) 治疗

1. 手术时机　最好在伤后 7 天以内进行,最晚不超过 14 天,否则复位难度将大大增加,畸形愈合及不愈合的发生率也明显增高。

2. 根据骨折分类选择治疗方式　AO 分类中的 A 型骨盆骨折属于稳定性骨折,一般予以保守治疗,卧床休息 4~6 周,早期下地行走锻炼;B 型骨折为前环损伤,仅须行前方固定;C 型骨折为后环或前后联合损伤,需要行骨盆环前后联合固定。

3. 手术指征　①闭合复位失败;②外固定术后残存移位;③耻骨联合分离大于 2.5cm 或耻骨联合交锁;④垂直不稳定骨折;⑤合并髋臼骨折;⑥骨盆严重旋转畸形导致下肢旋转功能障碍;⑦骨盆后环结构损伤移位>1cm,或耻骨移位合并骨盆后方不稳,患肢短缩>1.5cm;⑧无会阴污染的开放性后方损伤;⑨耻骨支骨折合并股神经、血管损伤;⑩开放骨折。

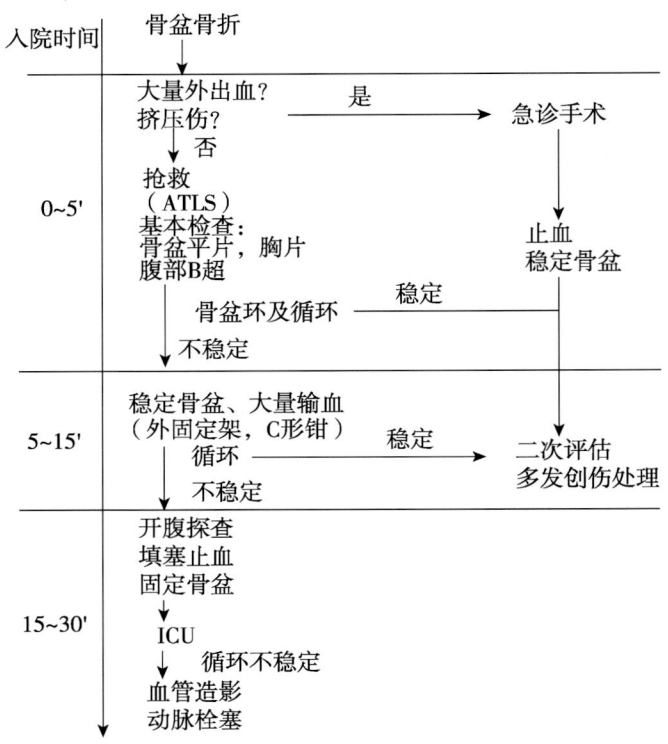

图 3-1-8　骨盆骨折急救流程图

4. 手术方式

（1）前方固定：用于固定前环不稳定，常用于耻骨联合分离及耻骨支骨折，手术指征为：a. 耻骨联合分离大于 2.5cm；b. 耻骨联合交锁；c. 耻骨支骨折合并股神经、血管损伤；d. 开放耻骨支骨折；e. 合并骨盆后方不稳。

主要固定方式为外固定架、耻骨重建钢板、空心拉力螺钉。

（2）后方固定：用于固定后环不稳定，常用于骶髂关节分离、骶骨骨折等。手术指征为：a. 垂直不稳定骨折；b. 骨盆后环结构损伤移位＞1cm；c. 无会阴污染的开放性后方损伤；d. 合并髋臼骨折。

主要固定方式为：C 形钳（C-clamp），骶前钢板固定；骶后骶骨螺栓、骶骨钢板、骶骨拉力螺钉固定。

5. 手术入路及固定方式

（1）外固定架——前方固定：外固定架多数情况下是用于不稳定骨盆骨折的临时固定，或与其他固定方式联合应用固定严重不稳定骨盆骨折，不作为常规的最终固定选择。常用的固定方法是双钉法（图 3-1-9，A），即在两侧髂嵴各打入两枚螺纹钉；当病情危急时也可各打入一枚螺纹钉（图 3-1-9，B），如考虑长期固定可选择在髂前下棘上方（髋臼上缘）打入螺纹钉（图 3-1-9，C、D）。置钉前可先用床单等类似物兜紧骨盆。

手术要点（图 3-1-10）：①髂前上棘后方 2cm 小切口；②沿髂骨翼方向由前向后钻孔，仅钻透外侧皮质；③置入第一枚 5mm 螺纹钉；④置入第二枚螺纹钉，位于第一枚后方 2～3cm；⑤重复 1～4 步在对侧髂嵴置入螺纹钉；⑥用短杆连接螺纹钉；⑦用长杆连接短杆；⑧调整外固定架复位骨折。

髋臼上缘置钉应向后并指向骶髂关节方向，应在透视下操作以免打入髋臼。

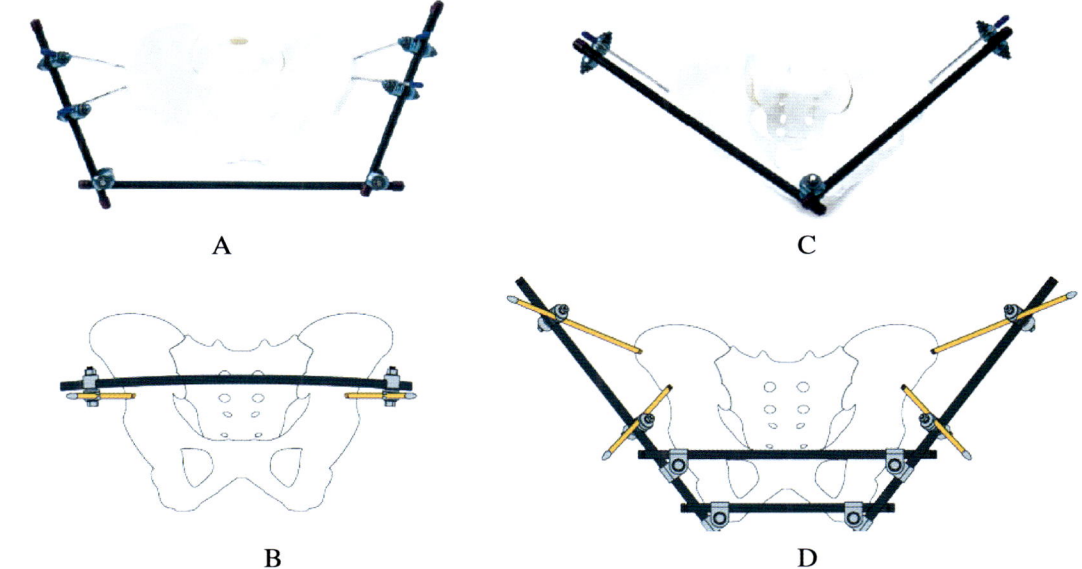

图 3-1-9　不同形式的骨盆外固定架螺纹钉置入法
A. 双钉髂嵴固定　B. 单钉髂嵴固定　C. 单钉髋臼上缘固定　D. 混合双钉固定

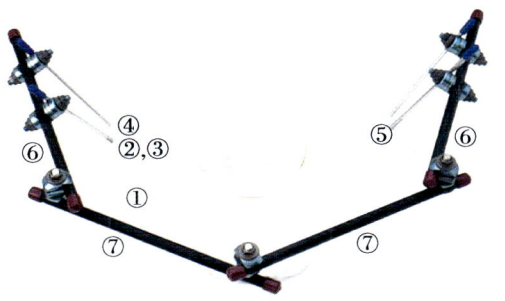

图 3-1-10　骨盆外固定架放置步骤

（2）C 形钳（C-clamp）（图 3-1-11）：后方固定直接对骶髂关节加压，用于后方不稳定骨折的临时固定，操作简便可在急诊室进行。骨折有移位应在牵引及下肢内旋状态下放置固定架。

手术要点：a. 进钉点位于髂前上棘垂线与股骨干纵轴线交点；b. 锤击固定钉使之进入髂骨；c. 用扳手紧固固定钉并加压。

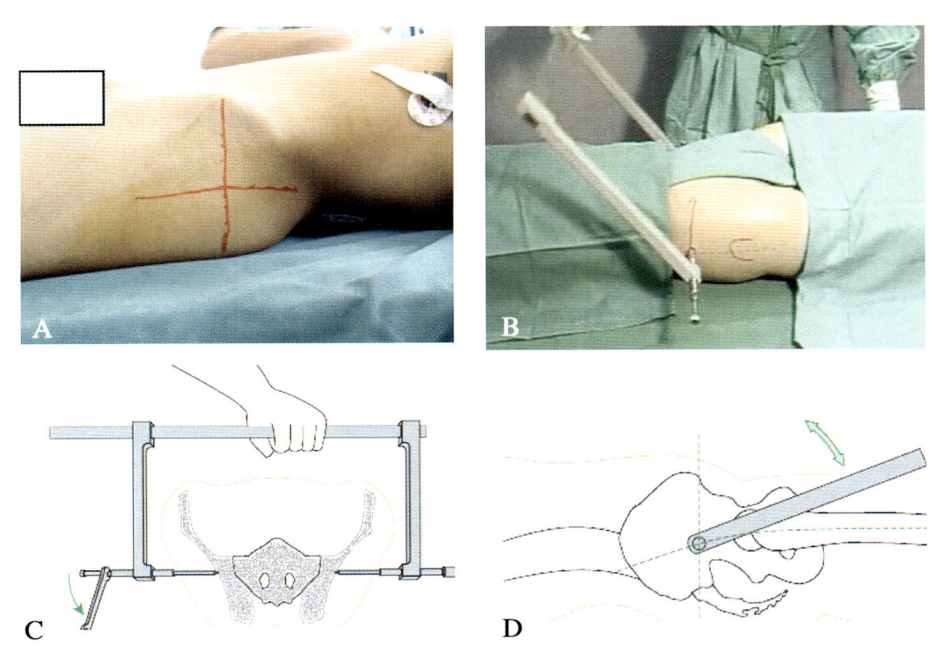

图 3-1-11　C 形钳放置步骤
A. 进钉点　B. 打入固定钉　C. 横断面固定钉位置　D. 侧位固定钉位置

（3）耻骨重建钢板：用于耻骨联合分离及耻骨支骨折

手术步骤及要点（图 3-1-12～图 3-1-15）：体表解剖标志为脐、髂前上棘、耻骨联合，切口位于髂前上棘上方两横指，可延长至髂嵴，固定合并的髂骨翼骨折或骶髂关节分离。显露腹外斜肌和腹直肌筋膜，向上下锐性分离腹外斜肌和腹直肌筋膜表面脂肪组织，显露腹白线。一侧腹直肌从耻骨联合撕脱较常见，有时可见腹直肌筋膜撕裂。钝性分离腹直肌，保护头端的腹膜及尾端的膀胱和膀胱颈。用电刀在指尖上分离腹直肌，分离腹直肌后用压肠板保护膀胱用 Hohmann 拉钩将腹直肌牵向外侧，电刀清理耻骨上支的软组织以便放置钢板。内旋双下肢可部分复位分离的耻骨联合。放置点状复位钳复位耻骨联合，复位钳置于腹直肌的表面，选用 5 孔重建钢板，在钢板两头做预弯，钢板也要做侧方预弯以适合耻骨的弧度。中间两枚螺钉置于耻骨联合体部，外侧螺钉置于耻骨支，偏心放置最靠近耻骨联合的螺钉以便加压，第一枚螺钉不拧紧，同样放置对侧第二枚螺钉，两枚螺钉同时拧紧进行加压，拧紧所有螺钉达到解剖复位。一般情况下一块钢板即可，如需用双钢板增强稳定性则一块置于耻骨联合顶部一块置于前方。置负压引流于耻骨联合后方，仅缝合腹直肌腱膜边缘而不是腹直肌全层，以免造成腹直肌部分坏死，连续缝合腹直肌筋膜，负压引流从腹直肌中引出。

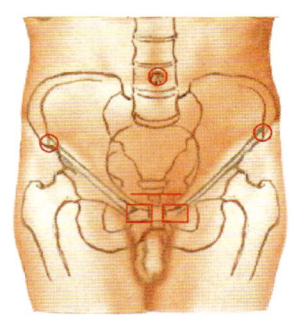

图 3-1-12 耻骨联合分离的手术切口及体表解剖标志（脐、髂前上棘、耻骨联合）

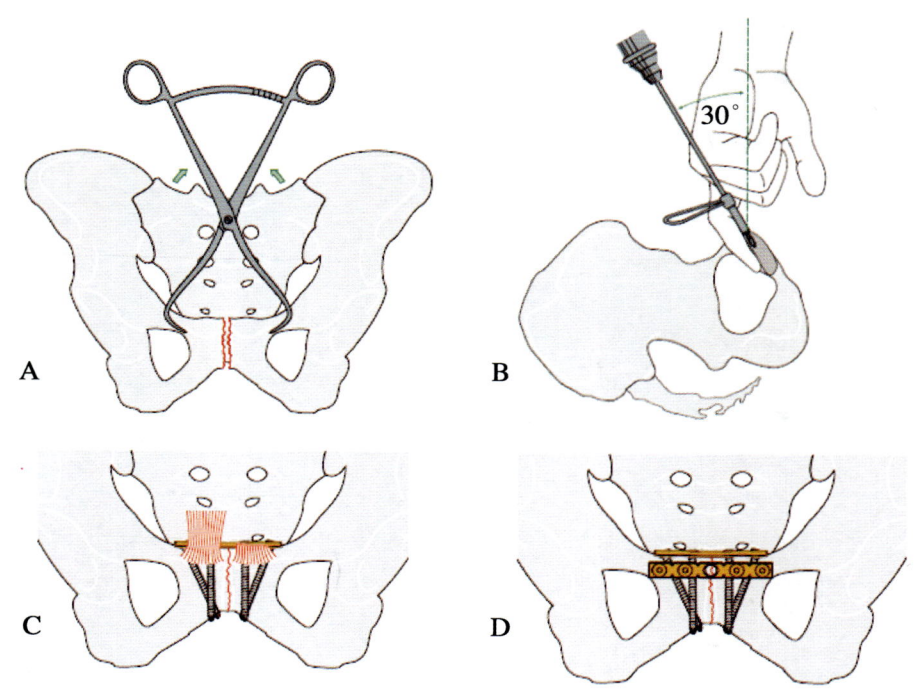

图 3-1-13 耻骨联合分离复位与固定要点
A. 点状复位钳复位耻骨联合　B. 用手指导向螺钉的打入方向
C. 置钢板与耻骨联合顶部　D. 双钢板一块置于顶部一块置于前方

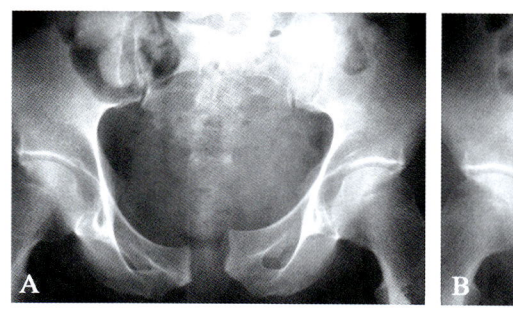
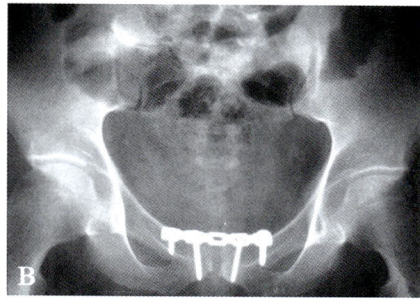

图 3-1-14　耻骨联合分离
A. 术前正位片示分离＞2.5cm　B. 术后正位片示复位满意

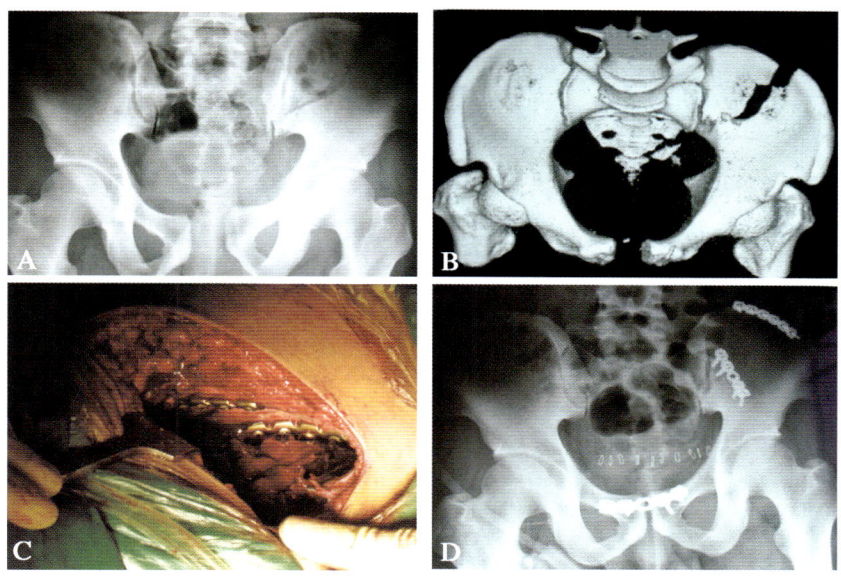

图 3-1-15　耻骨联合分离合并髂骨翼后部骨折
A. 正位片示耻骨联合分离＞2.5cm，但髂骨翼骨折移位不明显　B. 三维 CT 重现骨立体图像，髂骨翼骨折明显移位
C. 术中现用双钢板固定髂骨翼骨折　D. 术后正位片示耻骨联合分离及髂骨翼骨折均解剖复位

（4）骶前钢板固定：适应证为骶髂关节脱位及髂骨翼骨折。优点：显露简单，直视骶髂关节，易于麻醉监护，可延长切口固定合并的耻骨联合分离及髋臼前柱骨折（图 3-1-16），缺点是不能用于骶骨骨折，有时复位困难。

手术步骤及要点：①沿髂嵴做前外侧切口（图 3-1-17，A）；②显露骶髂关节时注意避免损伤位于骶髂关节内侧 1~1.5cm 的 L_5 神经根；③用手法挤压骨盆或用螺纹钉把持髂骨并行牵引复位，复位困难时可用复位钳帮助复位（图 3-1-17，B）；④注意骶骨侧钢板只容许有一孔，否则容易损伤 L_5 神经根（图 3-1-17，C）；⑤选用两块 3 孔 4.5mm 加压钢板，呈 90°夹角放置于髂嵴及骨盆缘皮质较厚处（图 3-1-17，D）；⑥直视下平行骶髂关节打入骶骨侧螺钉。

（5）骶骨后方固定：适应证为骶骨压缩骨折、骶髂关节脱位、骶骨骨折脱位等。优点为显露直接，可同时对骶神经进行减压，但该入路皮肤坏死、伤口感染、神经损伤发生率较高。

手术步骤及要点：①俯卧位，髂后上棘外侧或内侧纵切口（图 3-1-18，A；3-1-19，B）；②将臀大肌从髂后脊的起点剥离；③显露髂骨翼及臀中肌；④臀肌血管及神经出坐骨大切迹，显露时谨防损伤；⑤双侧骶骨骨折或严重粉碎不稳定骨折可选用骶骨钢板固定（图 3-1-18，B；3-1-19，C），螺钉可以直接固定在骨质坚固的髂后脊上，也可选用骶骨螺栓（图 3-1-18，C），但固定强度稍差。

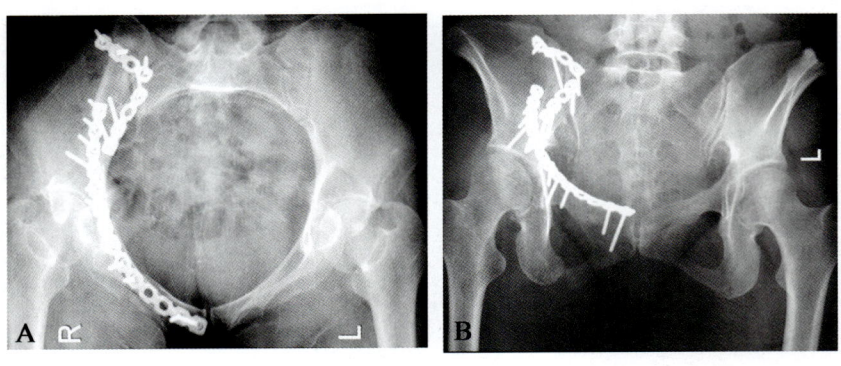

图 3-1-16　骶髂关节脱位髋臼前柱骨折术后
A. 骨盆入口位片　B. 骨盆出口位片

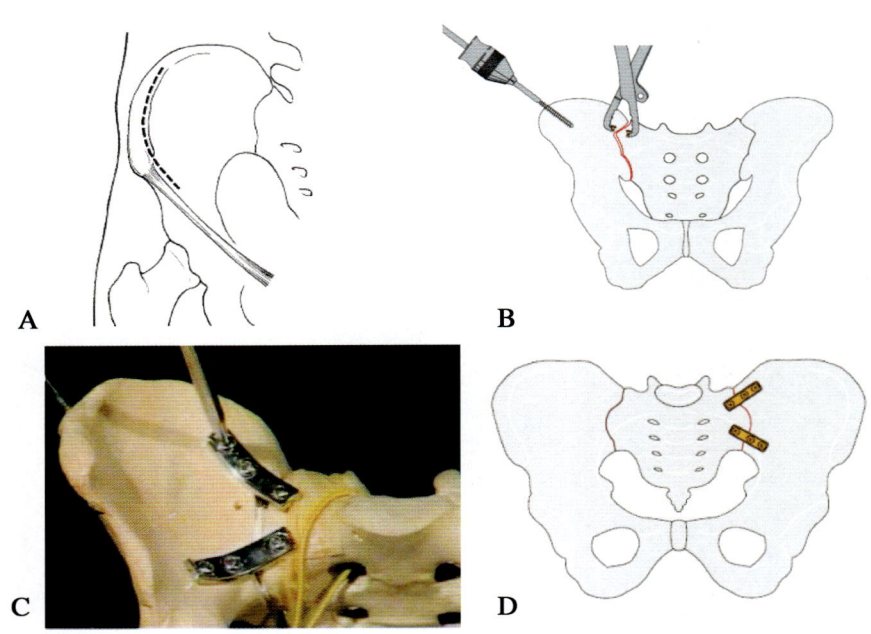

图 3-1-17　骶前钢板手术步骤及要点
A. 沿髂嵴前外侧切口　B. 复位骨折
C. 钢板与 L_5 神经根的关系　D. 钢板放置的位置

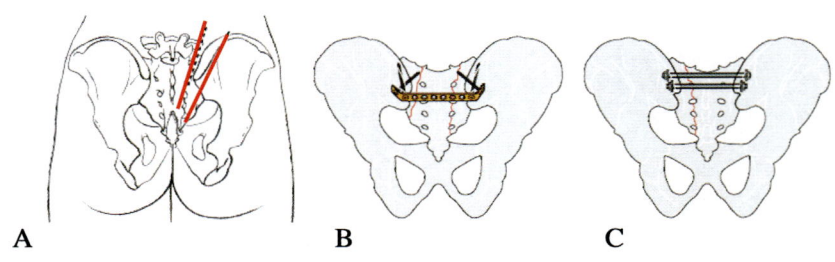

图 3-1-18　骶骨后方固定
A. 手术切口　B. 骶骨钢板　C. 骶骨螺栓

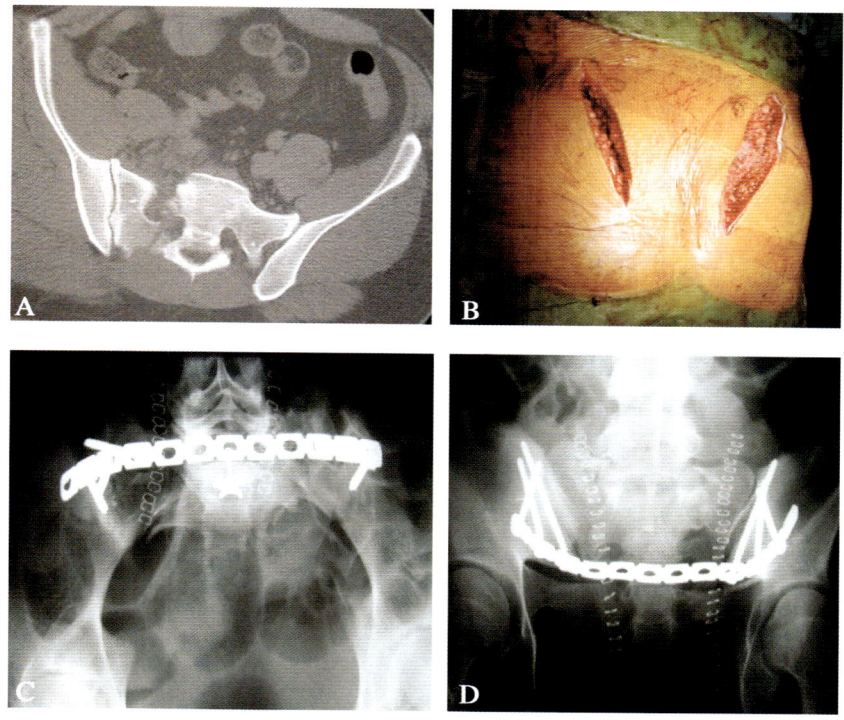

图 3-1-19 骶骨骨折骶后重建钢板固定
A. 术前 CT 示经骶孔骨折　B. 手术切口
C. 术后骨盆入口位片　　　D. 术后骨盆出口位片

（6）经皮骶骨螺钉固定（见骨盆髋臼骨折的微创治疗）。

七、术后处理

（一）预防下肢深静脉血栓

骨盆骨折后下肢深静脉血栓发生率较高，为 35%～50%，肺栓塞发生率为 2%～10%，如患者无明显的出血倾向，可给予低分子肝素皮下注射，否则可用弹力袜、下肢血运仪防止血栓发生。

（二）预防伤口感染

常规应用静脉广谱抗生素，使用 48～72 小时。骶后切开固定的伤口较易发生感染及皮肤坏死，应注意观察。

（三）术后拍片

常规正位、入口位及出口位 X 线平片，骶骨钉固定则需要行 CT 检查以了解螺钉是否进入骶管。

（四）功能锻炼

术后应尽早开始肺部通气和换气的功能训练及患肢不负重的功能锻炼。

（五）负重锻炼

健侧肢体 3 天后开始负重锻炼；B 型骨折术后 6 周开始部分负重，C 型骨折术后 8～10 周开始部分负重，完全负重一般在术后 12 周以后。双侧骨盆不稳定损伤患者术后 12 周于损伤较轻的一侧开始部分负重。

（六）内固定拆除

耻骨联合及骶髂关节的内固定可于 6～12 个月拆除，但不是必须。其他部位内固定一般不需拆除。

（七）复查

术后 1 个月、3 个月、6 个月、12 个月复查，了解骨折愈合情况及功能恢复情况。

八、手术相关并发症

（一）术后感染

发生率在 0～25%。剪切外力作用在皮肤上导致骨盆周围皮肤的潜行剥脱（Morel Lavelle Lesions），使术后感染率明显增加，骶后切开复位内固定手术也可增加感染的危险因素。

（二）深静脉血栓

盆腔静脉的损伤及制动是导致血栓发生的主要危险因素。国外报道的发生率为 35%～50%。可发生在骨盆或下肢，严重可导致肺栓塞。症状性肺栓塞的发生率为 2%～10%；其死亡率为 0.5%～2%。

(三) 神经损伤

神经损伤可以发生在骶髂关节脱位时的骶神经受到牵拉和骶骨骨折时的嵌压损伤所致。手法复位、手术入路、内固定物等造成的医源性损伤也可发生。骨盆骨折造成的神经损伤约10%～15%。

(四) 畸形愈合

早期治疗不当造成。表现为慢性疼痛、下肢不等长和坐姿不正、跛行、腰痛等，垂直移位大于2.5cm需要手术治疗。

(五) 不愈合

发生率3%左右，多发生在35岁以下的年轻患者，需要重新固定并植骨。

第二节 髋臼骨折

髋臼骨折虽然不是常见骨折，但由于累及到了人体最重要负重关节，其治疗有着非常重要的临床意义。髋臼骨折多为高能量损伤，常见于青壮年，可为单纯的髋臼骨折，亦可为骨盆骨折的一部分，常伴有其他脏器或肢体损伤，致残率高。髋臼骨折因属关节内骨折，治疗上应达到关节内骨折解剖复位、早期功能锻炼的要求。但由于髋臼周围解剖关系复杂、位置深、骨性结构不规则，造成手术入路的选择及手术暴露难度大。髋臼骨折需要三维复位，内固定技术要求也较高，某些复杂的骨折，即使切开复位也很难达到完全解剖复位，因此，治疗髋臼骨折是对骨科医师的严峻挑战。过去对髋臼骨折多采用传统的保守治疗，其结果是严重创伤性关节炎和较高致残率。近30年来，由于Judet和Letournel等学者的贡献，以及影像学和内固定技术技术的发展，使髋臼骨折治疗效果有了显著的提高。

一、相关解剖

Judet和Letournel对髋臼骨折治疗的巨大贡献是提出了髋臼的双柱理论，即将髋臼看作一个倒置的"Y"形的结构，由较长的前柱（髂耻柱）及较短的后柱（髂坐柱）构成，前后柱通过坐骨支撑柱和骶骨连接（图3-2-1）。双柱概念的形成对髋臼骨折的分型与手术入路的选择提供了解剖学的依据。

髋臼前柱（髂耻柱）包括髂骨翼前部、骨盆缘、髋臼前壁、耻骨上支，范围是髂骨翼的前1/3，髋臼的前1/2以及耻骨支；后柱（髂坐柱）

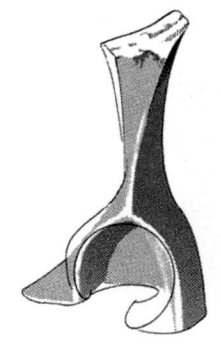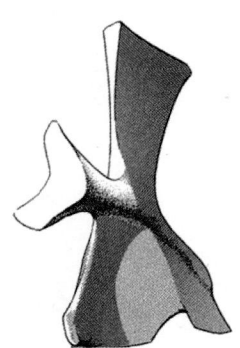

图3-2-1 双柱示意图

包括坐骨结节，大、小坐骨切迹，髋臼后壁，范围是坐骨大切迹，髋臼后1/2以及坐骨支。后柱的内侧面由坐骨体内翻的四边形区域构成，称四边体。髋臼前后两柱呈60°相交，形成一拱形结构，是髋臼主要负重区，称臼顶（图3-2-2）。

血管神经结构（图3-2-3）：坐骨神经位于坐骨大切迹处，髋关节后脱位及后壁骨折的骨块均可以造成坐骨神经损伤，后柱骨折或横骨折时坐骨神经也可因嵌入大切迹的骨折处造成损伤。坐骨神经也可因术中牵拉损伤。

臀上动脉也位于大切迹处，是臀肌的主要血供来源，手术分离时容易损伤，造成臀肌外展肌瓣坏死。

Corona Mortis（图3-2-4），称为"死亡之冠"，是髂外血管或腹壁下髂外动脉和闭孔动脉之间的异常吻合支，其解剖的发生率高达83%，位于距耻骨联合约6cm处，损伤该动脉后残端容易回缩到耻骨后，造成难以控制的出血。

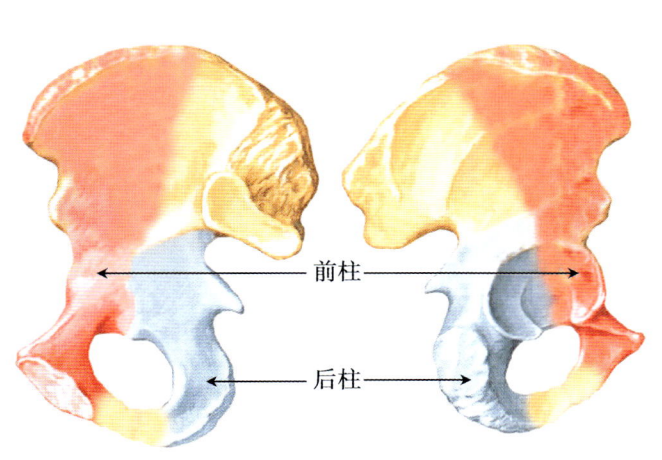

图 3-2-2 前柱（红色）及后柱（蓝色）

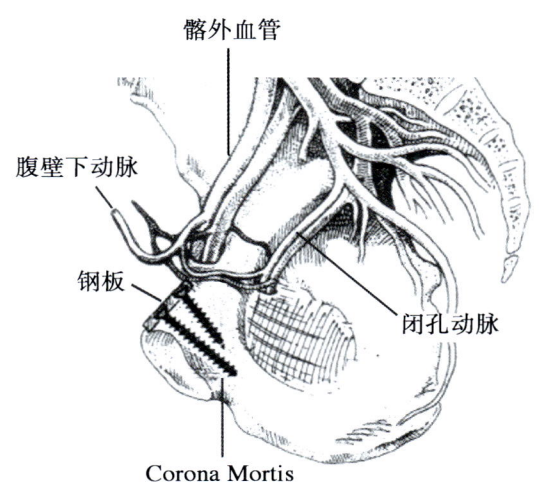

图 3-2-4 Corona Mortis 与腹股沟区血管的关系

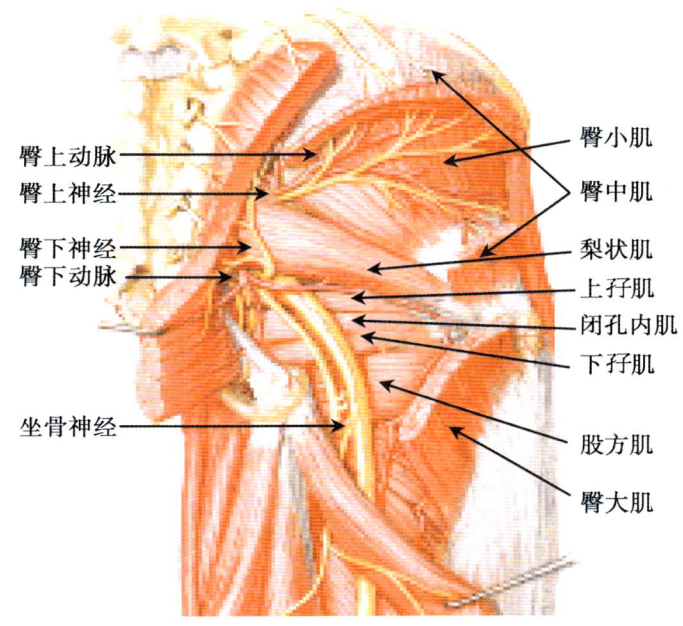

图 3-2-3 臀部解剖

（引自：Interactive atlas of human anatomy. 1995 DxR Development Group Inc.）

二、受伤机制

髋臼骨折一般为高能钝性外力所致，以坠落伤及车祸多见，为股骨头直接撞击所致，髋臼骨折的类型与股骨头的作用方向和作用力大小有关。常见损伤机制有两种：间接暴力损伤，常见于汽车挡板型损伤。受伤时髋关节屈曲内旋，膝关节屈曲与车内挡板撞击，造成髋关节后脱位、后壁骨折或后柱骨折；直接暴力损伤则因外力直接作用在大粗隆处，常造成横骨折、T/Y 形骨折、前壁及前柱骨折。一般情况下，受伤时髋关节外旋导致前柱骨折，内旋导致后柱骨折；外展导致低位横骨折，内收导致高位横骨折。

三、骨折分类

髋臼解剖结构与受伤机制的复杂性决定了髋臼骨折的多样性。目前，国际上常用的分类有 Judet-Letournel 分类、AO 分类、Watson-Jones 分类、Tile 分类等，但尚无一种分类方法能够包括所有类型的髋臼骨折。最常用的分类方法还是基于双柱理论的 Judet-Letournel 分类。

(一) Judet-Letournel 分类

该分类将髋臼骨折分为五种简单骨折及五种复杂骨折。简单骨折包括：后壁、后柱、前柱、前壁及横形骨折；复杂骨折包括：后柱伴后壁骨折、横行伴后壁骨折、T型骨折、前柱或壁伴后半的横行骨折、双柱骨折。

1. 简单髋臼骨折（图 3-2-5）

（1）后壁骨折：可发生于后壁任何部位，常伴有髋关节后脱位，有时有坐骨神经损伤。最佳观察位置是闭孔斜位片，可观察到骨折块，缘线断裂。CT 可以判断后壁的压缩情况、骨折块大小及粉碎程度、关节内是否有游离骨及股骨头与髋臼的关系，三维 CT 能更直接地立体显示骨折情况。

（2）后柱骨折：特点是后柱完全骨折分离，骨折线通常在坐骨大切迹上方，向下延伸通过髋臼顶部或负重区直至闭孔。有时伴有股骨头中心脱位。X 线显示股骨头内移，髂坐线断裂。

（3）前壁骨折：骨折线经关节面结束在髋臼顶与耻骨上支连接处，由髂前下棘分离向下通过髋臼窝很少累及顶部。常伴有股骨头位于前壁及四边体之间的脱位。X 线可见髂耻线不连续，泪滴向内测移位，闭孔斜位片可观察到骨折块。

（4）前柱骨折：骨折线可从耻骨下支中部到髂骨嵴的任何一点，特点是骨块分离。X 线可见髂耻线不连续，CT 有助于判断骨折累及髋臼的程度。

（5）横骨折：骨折线在臼顶下方经过前柱和后柱，但顶部及负重区仍附着于髂骨上，这与双柱骨折正好相反。

根据骨折线的水平又分为三种：高位骨折，骨折线通过负重区；经关节骨折，骨折线在髋臼窝之上，顶部完整；低位骨折，骨折线低于负重区。骨折线越高臼顶移位越明显。X 线示髂耻、髂坐线断裂，闭孔环完整，区别于复杂型内的"T"形骨折。髂骨斜位显示横行的骨折线通过后柱，闭孔斜位可见骨折线通过前柱，顶部与髂骨的关系正常，区别于复杂型的双柱骨折。CT 有助于在区别"T"形与横骨折。

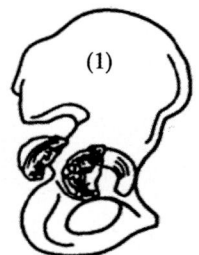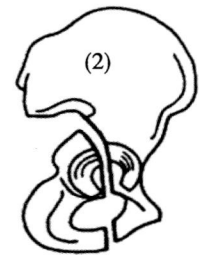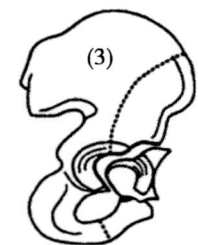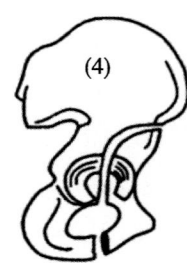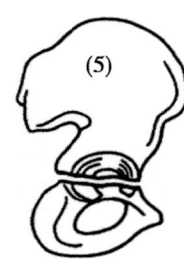

图 3-2-5 Judet-Letournel 分类之简单髋臼骨折

2. 复杂髋臼骨折（图 3-2-6）

（1）后柱加后壁骨折：骨折累及后柱及后壁，后柱的骨折线从坐骨大切迹延伸至髋臼窝，常表现为后柱骨折无明显移位而后壁骨折块明显移位。常伴有坐骨神经损伤。正位 X 线片显示髂坐线不连续，闭孔斜位显示后壁骨折块。

（2）横形加后壁骨折：在横骨折的同时出现后壁骨折，需与"T"形骨折区分。最佳观察位置是闭孔斜位，显示后壁缺如及骨块后移，并可见横行骨折线。此类骨折 2/3 伴有股骨头后脱位，1/3 伴有股骨头中心性脱位。

CT 有助于髋臼边缘压缩骨折的判断。

（3）"T"形骨折：是在任何横形骨折（高位骨折、经关节骨折、低位骨折）的基础上又出现一个垂直的骨折线，通过髋臼窝，因此后柱为一游离骨块。最佳观察位置是闭孔斜位，诊断的标志是垂直骨折线通过闭孔环。

（4）后半横骨折加前柱或前壁骨折：少见，骨折线由髂前下棘向下穿过髋臼窝终止于耻骨上支连接处，后柱的下半部分为横行骨折，常无移位。与双柱骨折不同的是此型总有部分髋臼关节面与髂骨翼相连，是术中复位其他骨折块的关键标记。正位 X 线可见后柱骨折无移位，髂耻线不连续。髂骨斜位示骨折通过四边体，闭孔斜位可观察前壁或前柱的骨折块大小。CT 有助于区分 T 形或双柱骨折。

（5）双柱骨折：最复杂的髋臼骨折，双柱在髂骨的轴线上彼此分离，表现为关节面与髂骨翼或骶髂关节分离，所有髋臼关节与髂骨翼之间的联系均丧失，即所谓的漂浮髋臼。诊断的标志是X线闭孔斜位可见髋臼上方出现"刺样"征，区别于横形与"T"形骨折。

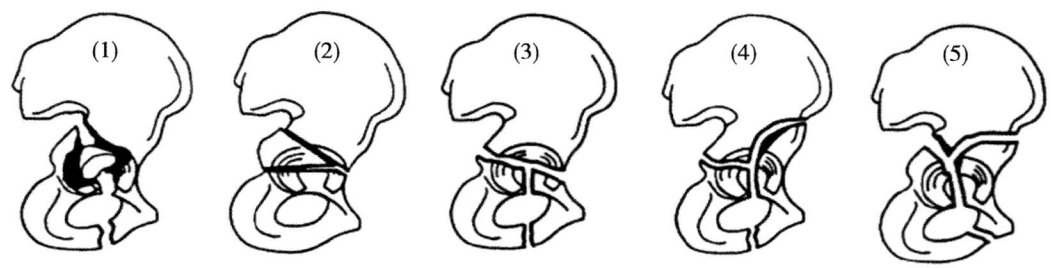

图3-2-6 Judet-Letournel分类之复杂髋臼骨折

（二）AO分类

AO组织在双柱理论的的基础上，根据骨折的解剖位置、移位的方向股骨头的脱位及对关节面的损伤，提出字母与数字分型系统，将髋臼骨折分为：

A型：骨折累及单柱（图3-2-7）
　　A1：后壁骨折；A2：后柱骨折；A3：前壁和前柱骨折。

B型：骨折累及双柱，髋臼顶部仍与中轴骨相连（图3-2-8）
　　B1：横行骨折及横行伴后壁骨折；B2："T"形骨折；B3：前壁或前柱骨折伴后柱横行骨折。

C型：骨折累及双柱，髋臼顶部与完整的髂骨不相连（图3-2-9）
　　C1：前柱骨折线延伸到髂嵴；C2：前柱骨折线延伸到髂骨前缘；C3：骨折线累及骶髂关节。

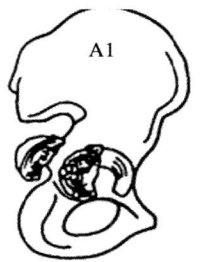 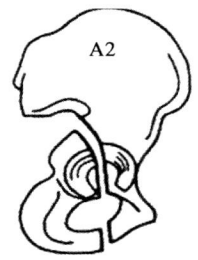 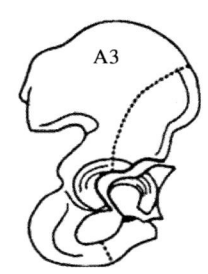

图3-2-7 AO A型髋臼骨折

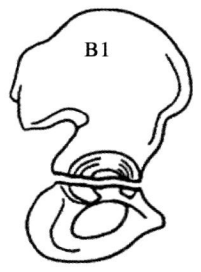 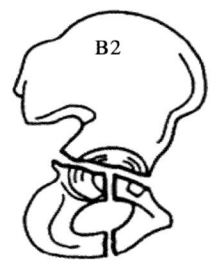 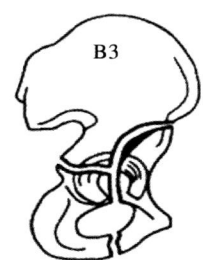

图3-2-8 AO B型髋臼骨折

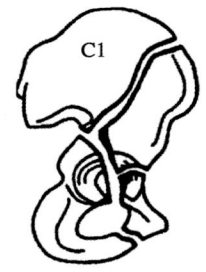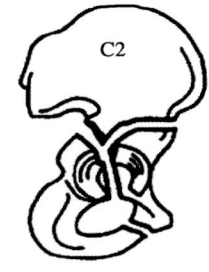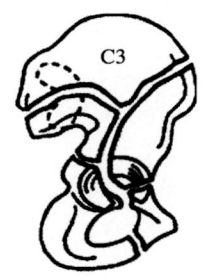

图 3-2-9 AO C 型髋臼骨折

四、并发损伤

髋臼骨折大多为高能量撞击伤创所致，除了可能合并与骨盆骨折相同的严重伤危及生命的并发损伤外（见本章第一节骨盆骨折）还可以出现以下损伤：

1. 坐骨神经损伤，发生率 10%～13%；
2. 骨盆周围皮肤潜行剥脱伤（Morel Lavelle Lesions），发生率为 8%～10%，大粗隆周围皮肤感觉消失，皮下血肿，此种损伤可使感染率增加，影响手术切口的愈合；
3. 骨盆骨折，发生率 16%；
4. 髋部骨折，1.1%；
5. 其他部位骨折占 45%，其中合并下肢骨折最常见；
6. 脑外伤 20%。

五、影像学检查

影像学检查在髋臼骨折诊断中占有重要地位，在诊断、骨折分类及手术入路的选择上都必不可少。

（一）X 线检查

常用的 Judet 像应包括 3 张平片：骨盆正位片，髂骨斜位及闭孔斜位片。

1. 正位骨盆平片：应观察以下 6 条解剖标志线（图 3-2-10）：

（1）髂耻线：前柱内缘线，该线中断或移位，提示前柱或前壁骨折。

（2）髂坐线：后柱外缘线，该线中断或移位，提示后柱骨折。

（3）泪点线：髋臼负重区的终点，用来判断髂坐线是否内移。

（4）臼顶线：为髋臼负重区，该线中断提示骨折累及负重区。

（5）前唇线：代表髋臼前缘，该线中断提示前壁骨折。

（6）后唇线：代表髋臼后缘，该线中断提示后壁骨折。

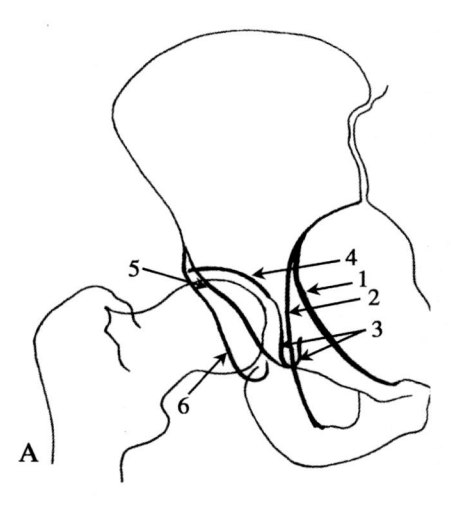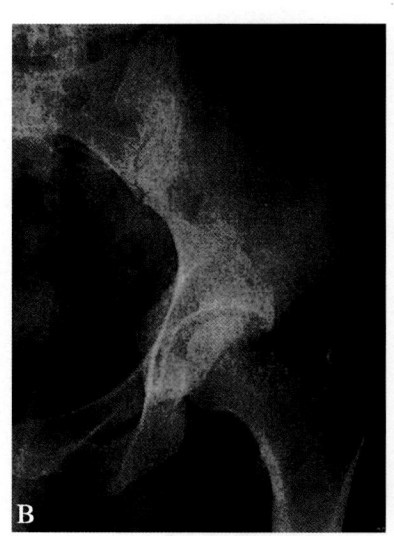

图 3-2-10 正位骨盆平片的 6 条解剖标志线
A. 示意图 B. 镜像 X 线片

2. 髂骨斜位片（图3-2-11），拍片时骨盆向患侧倾斜45°，其特点是髂骨大而闭孔消失。髂骨斜位也可显示髂骨翼和嵴的前缘、髂骨翼、四边体以及髂骨的后缘。主要观察两个解剖学标志：（1）髂坐线；（2）前唇线。主要显示后柱和前壁骨折。

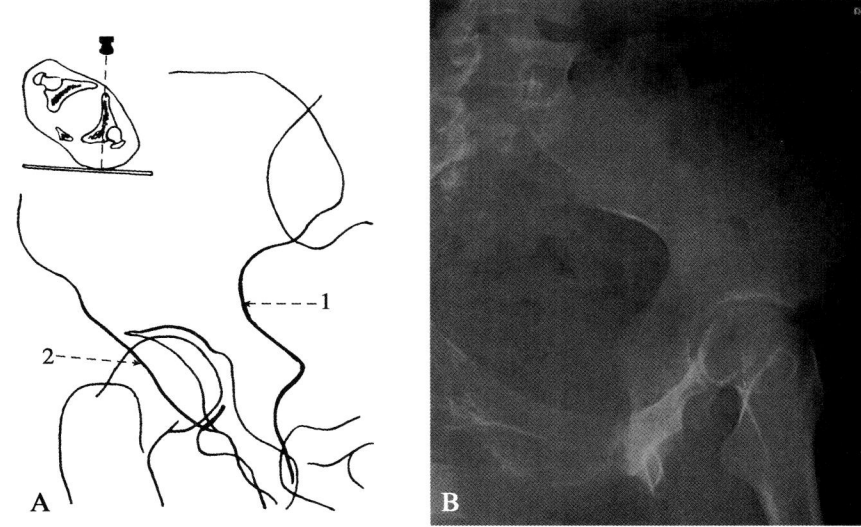

图3-2-11 髂骨斜位片
A. 投照位置及解剖标志线示意图　B. 镜像X线片

3. 闭孔斜位片（图3-2-12）：拍片时骨盆向健侧倾斜45°，其特点是闭孔大，髂骨翼变小。闭孔斜位可显示真骨盆缘、闭孔环前面、髋臼后缘与闭孔。主要观察两个解剖学标志：（1）髂耻线；（2）后唇线。主要显示前柱和后壁骨折。

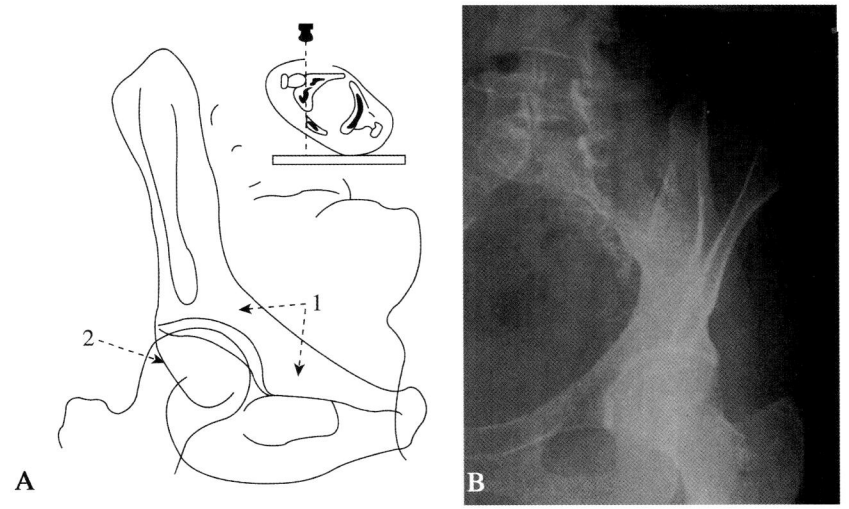

图3-2-12 闭孔斜位片
A. 投照位置及解剖标志线示意图　B. 镜像X线片

4. 骨盆出、入口位：用于排除合并的骨盆骨折

5. 顶弧角测量：用于判断髋臼骨折的移位程度，为髋臼中心的垂线与骨折线至髋臼中心连线的夹角，分为内顶弧角、前顶弧角、后顶弧角，分别相应在正位、闭孔斜位及髂骨斜位片上测量角度，移位明显者小于45°，但不适用于对双柱骨折及后壁骨折的判断。

（二）CT 检查

CT 检查可弥补 X 线平片的局限性，显示 X 线平片不能显示出的某些骨折细节，如骨折线的走行，关节内的游离体及边缘压缩骨折，骨折的移位程度以及后壁骨折块的大小等，对骨折的分类、诊断及治疗带来极大的帮助。螺旋三维重建技术不仅可对骨盆和髋臼完整、直观、立体地显示，而且还可以从不同角度和方向进行观察，更精确地对骨折进行分类和诊断，并正确地选择手术入路。

髋臼骨折影像学上分类可参照三个主要标志：闭孔环、髂耻线及髂坐线、后缘线是否完整来决定骨折类型（图 3-2-13）。

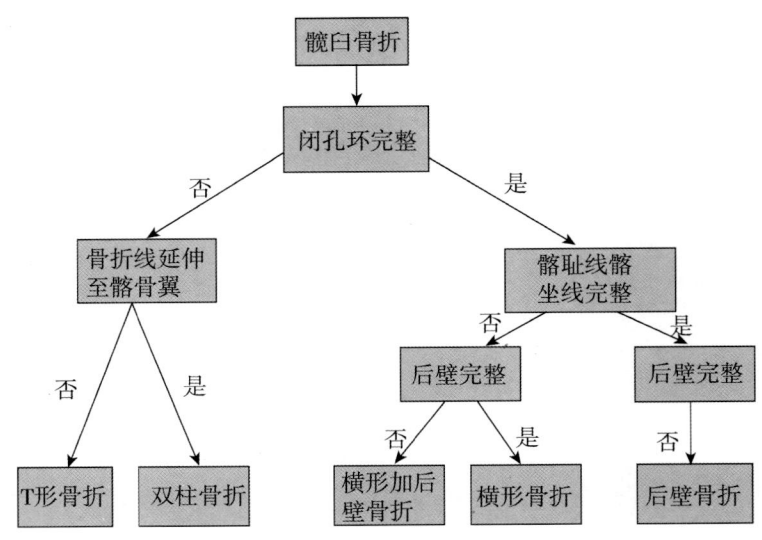

图 3-2-13 常见髋臼骨折分类流程图

六、治疗

髋臼骨折为关节内骨折，治疗原则为关节面解剖复位，恢复髋臼负重区与股骨头的正常对合关系，重建髋关节的稳定。可根据骨折的部位、分型、移位程度及病人的身体状况综合选择保守治疗或手术治疗。目前手术治疗已成为髋臼骨折的主要治疗方法，成功的外科手术取决于术者对髋臼解剖的熟悉、骨折的正确分类、正确的手术入路选择、骨折的解剖复位及有效的固定，以及后续的康复治疗。

但有以下指征者应考虑保守治疗：

1. 严重内科伴随疾病；
2. 严重骨质疏松；
3. 局部或全身感染；
4. 低位的前柱或低位的横行骨折；
5. 无移位或移位小于 2mm 的髋臼骨折；
6. 顶弧角测量显示前顶弧角、内顶弧角、后顶弧角均大于 45°。

保守治疗的方法主要是骨牵引。患者取平卧略屈髋屈膝位，采用股骨髁上骨牵引或胫骨结节骨牵引，牵引重量 6～12 kg，牵引时间 6～8 周，去除牵引后不负重练习髋关节功能，8～12 周开始负重行走。

（一）髋臼骨折的手术指征

1. 累及髋臼负重顶的骨折，移位大于 2mm 者。
2. 前、内、后顶弧角分别小于 25°、45°、70°。
3. 关节腔内有游离骨块，影响股骨头复位与稳定者。
4. 累及后壁 20% 以上的骨折或后柱骨折影响关节稳定者。
5. 合并坐骨神经、血管损伤需及时手术探查者。
6. 髋关节脱位复位失败需急诊手术。

（二）手术时机

髋臼骨折多为高能创伤所致，常伴有其他脏器或肢体损伤，治疗上应先处理危及生命或伤及重要脏器的复合伤，待生命体征稳定后，用手法或牵引复位股骨头，减少股骨头缺血性坏死的发生率。一般不主张立即急诊行髋臼骨折的手术治疗。单纯髋臼骨折可在伤后 3～6 天内手术，多发伤病人伤后 6～10 天为切开复位的最佳时机，仅在以下情况时，需考虑急诊手术：股骨头脱位闭合复位失败、进行性神经损害、合并重要血管损伤以及开放性骨折。

手术最迟不超过3周，否则骨折复位困难，增加手术难度，影响治疗效果。而3个月以上的陈旧性骨折，基本上已失去切开复位的机会，手术难度大，手术效果差，除少数病人外，以选择其他治疗如全髋置换更为简单有效。

（三）手术入路的选择

正确的手术入路对于完成髋臼骨折的解剖复位和减少并发症是至关重要的。而髂髋臼解剖结构的特殊性及骨折类型的多样性，决定髋臼骨折不可能用一个手术入路达到所有骨折类型的显露与复位固定，切口的选择要根据骨折的部位、移位程度及手术医生对各种入路的熟练程度综合考虑，目前手术入路种类很多，各种入路均有一定的显露范围，目前的调查显示临床医师较常用的手术方法是后外侧入路（Kocher Langenbeck，50%）、髂腹股沟入路（Ilioinguinal，20%）、扩展的髂股入路（Extended Iliofemoral Approach，12%）及髂腹股沟和K-L联合入路（12%）。

原则上根据骨折的类型选择手术入路，对于后柱后壁骨折可采取俯卧位K-L入路；前柱、前壁骨折采用仰卧位，髂腹股沟入路；横骨折多数情况下可采用俯卧位K-L入路，但如果骨折移位严重，骨折线前高后低，可采用仰卧位髂腹股沟入路；T形骨折多数情况下采用俯卧位K-L入路，也可用髂腹股沟入路，如复位困难采用半侧卧"漂浮"体位，髂腹股沟和K-L联合入路；横形伴后壁骨折采用俯卧位K-L入路；前柱或前壁伴后半横形骨折采用仰卧位，髂腹股沟入路；双柱骨折采用仰卧位，髂腹股沟入路。

1. 后外侧入路（Kocher Langenbeck） 可以显露髋臼的后柱、后壁和骨盆的外侧面，适用于髋臼后柱区域的骨折，包括后壁骨折、后柱骨折、后柱＋后壁骨折、横骨折、横骨折＋后壁骨折，T形骨折。此入路术中应注意坐骨神经的显露与保护，保持屈膝、伸髋位，以松弛坐骨神经，减少坐骨神经损伤。臀上动脉和神经紧贴坐骨大切迹顶缘穿出，沿骨盆外侧壁走行。显露髋臼大切迹或安放后柱钢板时，应注意勿损伤该结构，以免造成出血和髋外展肌群的麻痹。

手术步骤及要点：俯卧或侧卧于手术台上，屈膝以保持坐骨神经松弛，外侧正中切口，经大转子后方弧形向上，指向髂后上棘，止于距髂后上棘5cm处，切开阔筋膜及臀大肌筋膜显露臀大肌，用手指钝性分离臀大肌至横行神经结构，分离过多可造成臀上神经损伤。切开大转子滑囊显示深部肌肉结构，坐骨神经位于股方肌表面。将臀中肌牵向前方显露出梨状肌，在外旋短肌群后方分离显露闭孔内肌肌腱，该肌腱位于双孖肌之间，用缝线标记梨状肌和闭孔内肌，并在距其附着点1cm处切断。坐骨神经位于闭孔内肌和梨状肌后方，利用梨状肌和闭孔内肌保护坐骨神经，置Hohmann拉钩于坐骨小切迹处，显露髋臼后壁和后柱骨折，复位后用支撑钢板固定，透视确定骨折复位满意，螺钉未进入关节。再次探查坐骨神经，缝合所有离断的肌肉。

2. 髂腹股沟入路（Ilioinguinal） 可以显露髋臼的前柱、前壁和骨盆内侧面，适用于髋臼前柱区域的骨折，包括前壁骨折、前柱骨折、前柱/壁＋后半柱横骨折、横骨折、双柱骨折。该入路一定要注意髂血管和股神经及股外侧皮神经显露与保护，同时还应注意在闭孔动脉和腹壁下动脉或髂外动脉之间可能存在异常的吻合支，即"死亡之冠"，如不慎将次动脉损伤将引起难以控制的出血。

手术步骤及要点：仰卧于手术台上，患髋微屈，沿髂嵴经髂前上棘向耻骨联合做弧形切口，先切开髂嵴部分牵开皮肤切口显露髂肌和外展肌之交界，显露髂嵴。用电刀分离腹肌与髂嵴的附着部，用骨膜剥离子将髂肌推至骶髂关节，显露外侧窗（第一窗，髂骨翼及骶髂关节）纱布填塞后髂窝后再延长切口至前下方，显露腹外斜肌筋膜。沿皮肤切口线切开腹外斜肌筋膜并向下分离，切开腹外斜肌筋膜后可见腹股沟韧带（腹外斜肌筋膜的反折），精索及腹股沟神经（用橡皮条保护），在距离肌肉组织边缘1~2mm处切开腹股沟韧带，股外侧皮神经通常位于腹股沟韧带下方髂前上棘内、下1cm处，但有时有变异甚至有分支。显露髂耻梳筋膜，保护股动静脉和淋巴管，游离、切开髂耻梳筋膜，注意髂外与闭孔血管间的吻合支（corona mortis），距耻骨联合约6cm。髂耻梳筋膜外侧为假骨盆，内侧为真骨盆，髂耻梳筋膜切开后，即可打开通往真骨盆的通道，此为中间窗（第二窗，前壁，后柱），内侧窗可用于耻骨联合部位的固定。术中经常检查股动脉搏动，术毕紧密修复腹股沟韧带。

3. 髂腹股沟和K-L联合入路 采用半侧卧

"漂浮"体位，可应用于双柱骨折、T形骨折及超过3周以上陈旧髋臼骨折，此入路异位骨化发生较低，易于在术中控制骨块的旋转。

4. 扩展的髂股入路　侧卧位，几乎可以显露整个外侧骨盆，利于解剖复位，适用骨折类型同上。主要缺点是肌组织剥离范围广、损伤重、术后异位骨化发生率高，应慎重选用。

（四）手术相关技术要求

1. 助手　通常需要2～3名助手，助手的经验比助手的数量更为重要。

2. 特殊器械　包括点状复位钳、不同形状的球状复位钳、顶锥、加压复位钳等。

3. 特殊手术台　为偏柱设计，方便进行各种位置的骨盆及髋臼透视。

4. 沿股骨颈方向牵引，可复位向内侧移位的骨折并显露髋臼关节面，可通过骨钩或螺纹钉来实现。

5. 临时固定　使用多枚克氏针固定，透视见骨折复位满意再行最后的固定。

七、术后处理

（一）常规放置负压引流　引流留置48小时或直至8小时内引流量小于30ml。

（二）预防下肢深静脉血栓　髋臼骨折DVT发生率可达15%，如患者无明显的出血倾向，可给予低分子肝素皮下注射，否则可用弹力袜、下肢血运仪防止血栓发生。

（三）预防伤口感染　常规应用静脉广谱抗生素，使用48～72小时。

（四）预防异位骨化　Letournel报告新鲜髋臼骨折术后异位骨化的发生率为24.4%，多见于扩展的髂股入路及K-L入路，预防应术后口服吲哚美辛25mg 1天3次，使用4～6周。

（五）术后拍片　常规正位、髂骨斜位及闭孔斜位X线平片，必要时行CT检查以了解螺钉是否进入髋臼。

（六）功能锻炼　术后应尽早开始肺部通气和换气的功能训练及患肢不负重的功能锻炼。

（七）负重锻炼　健侧肢体3天后开始负重锻炼；患肢术后8～10周开始部分负重，完全负重一般在术后12周以后。

（八）复查　术后1个月、3个月、6个月、12个月复查，了解骨折愈合情况及功能恢复情况。

八、手术相关并发症

（一）神经损伤　坐骨神经损伤。常常由于手术中牵拉造成。K-L入路时应保持屈膝90°时，多数报道术后坐骨神经损伤率为2‰～6‰。胫神经损伤的预后要好于腓神经，神经恢复时间为3个月～3年。前入路可损伤股神经与股外侧皮神经，如臀大肌向内劈开太多可损伤臀下神经。广泛牵拉臀中肌可造成臀上神经损伤，损伤臀上与臀下神经可造成明显步态跛行。

（二）血管损伤　在髂腹股沟入路中，可发生股动脉栓塞，动静脉破裂发生率为0.8%～2%。损伤"死亡之冠"（Corona mortis）可造成大出血；固定前柱时，螺钉穿出耻骨可造成股浅动脉破裂。在坐骨大切迹处可损伤臀上动脉，扩展切口可造成臀肌缺血坏死。

（三）螺钉穿入关节　术中反复多次用不同位置透视检查螺钉位置相当重要。术后及时正位、髂骨斜位及闭孔斜位X线平片，如有怀疑时行CT检查了解螺钉是否进入髋臼。如发现螺钉在关节内应尽早取出。

（四）不愈合　少见，约1%，仅限于少数复杂髋臼骨折及复位不完全髋臼骨折。

（五）异位骨化　多见于扩展的髂股入路及K-L入路，多数不影响功能，手术切除术者较少。只有在明显影响关节活动时才需手术治疗。手术时机应在骨化成熟期进行，通常为术后6个月。

（六）骨坏死　股骨头坏死率约3%～4%，常常发生在股骨头后脱位的损伤中。大部分病例股骨头塌陷发生在2年内，预后较差。

（七）创伤性关节炎　由于复位不完全、软骨损伤、螺钉进入关节造成。软骨与股骨头损伤后发生创伤性关节炎的几率明显增加。

九、典型病例

【病例1】（图3-2-14～图3-2-23）

王某，男性，46岁，车祸至多发伤。右髋臼骨折脱位合并双侧多发肋骨骨折、右侧血气胸、右桡骨远端骨折，骨折类型为横骨折伴后壁骨折，伤后13天行后方K-L入路手术治疗。

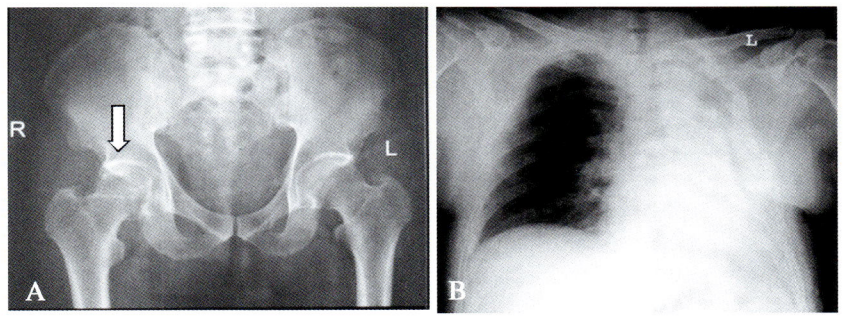

图 3-2-14 病例 1
A. 术前正位骨盆平片，箭头所指密度增高影为髋臼后壁骨折块，髂耻及髂坐线连续
B. 胸片示右侧血气胸

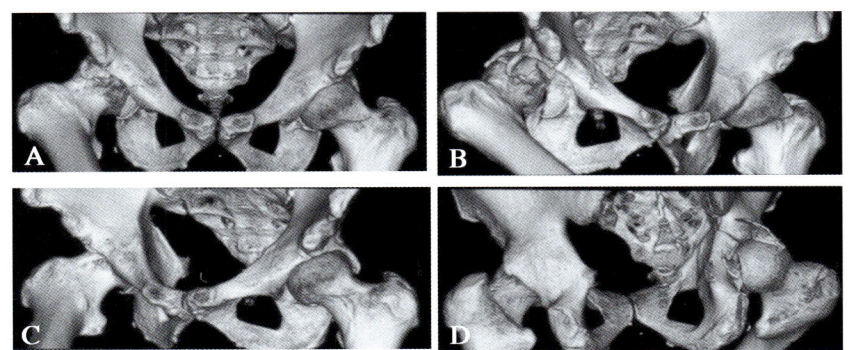

图 3-2-15 术前 3D CT
A. 正位　　B. 闭孔斜位示股骨头后脱位，髋臼后壁粉碎骨折
C. 髂骨斜位　D. 后位示后壁骨折块及后柱骨折线

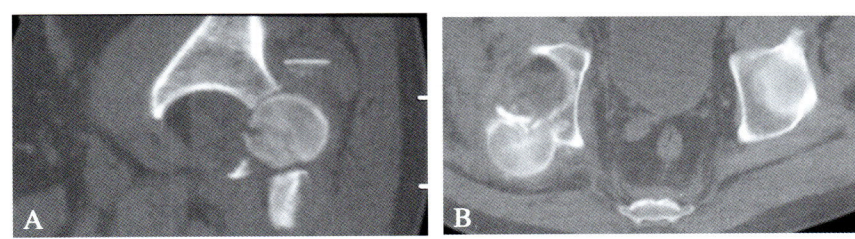

图 3-2-16 术前 CT 冠状面断层
A. 轴位断层　B. 示股骨头脱位及髋臼后壁骨折

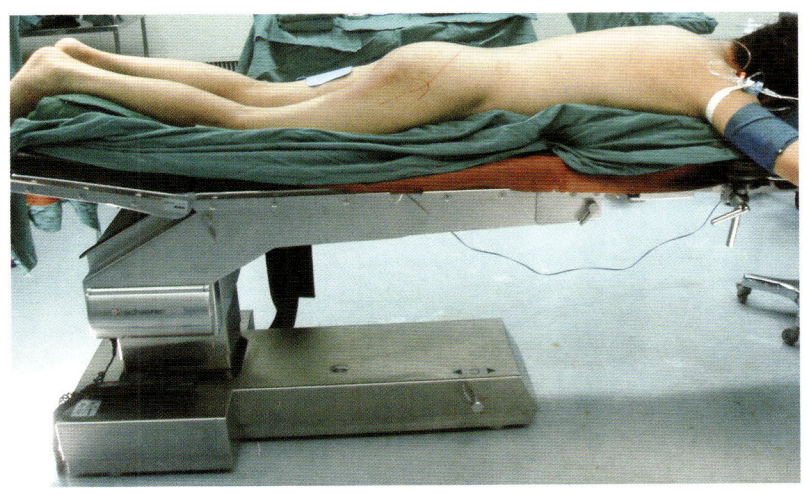

图 3-2-17 手术体位及偏柱手术台

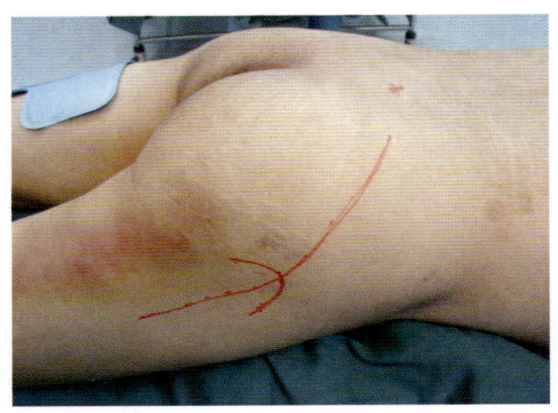
图3-2-18 手术入路及体位 俯卧位，后方K-L入路

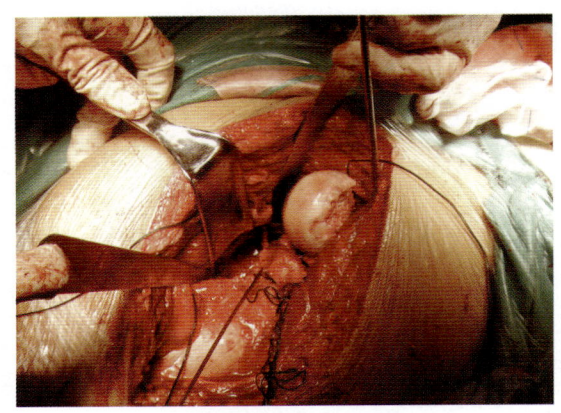
图3-2-19 术中照片 髋臼后下壁缺损严重，采用异体股骨头重建

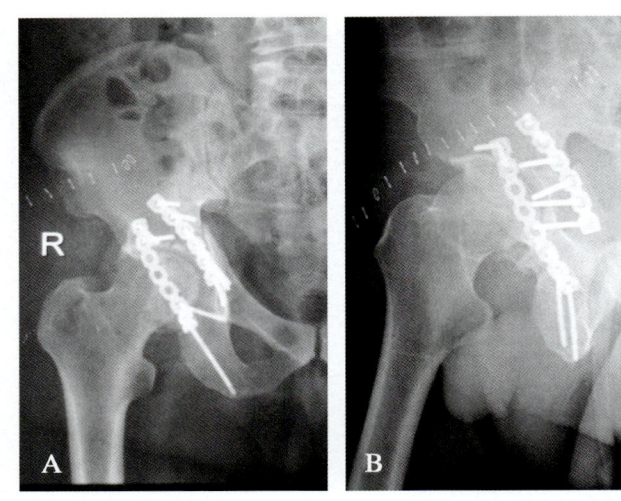
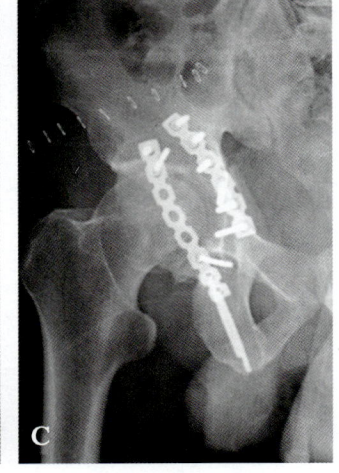

图3-2-20 术后X线片
A. 正位　　B. 髂骨斜位
C. 闭孔斜位示股骨头复位，头臼对合良好，内固定位置好

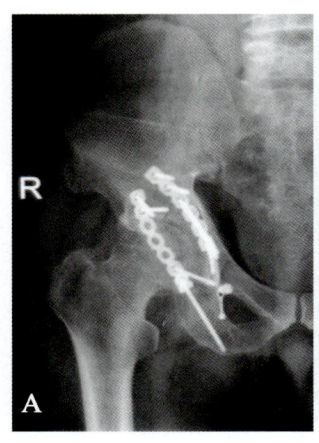
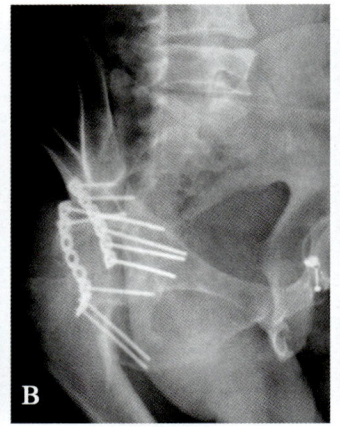
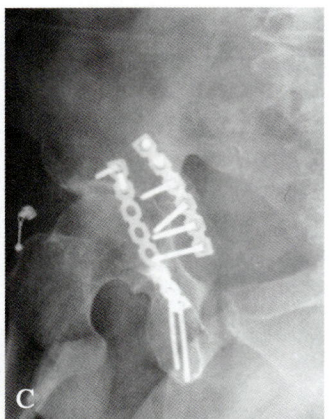

图3-2-21 术后半年复查X线片示骨折愈合

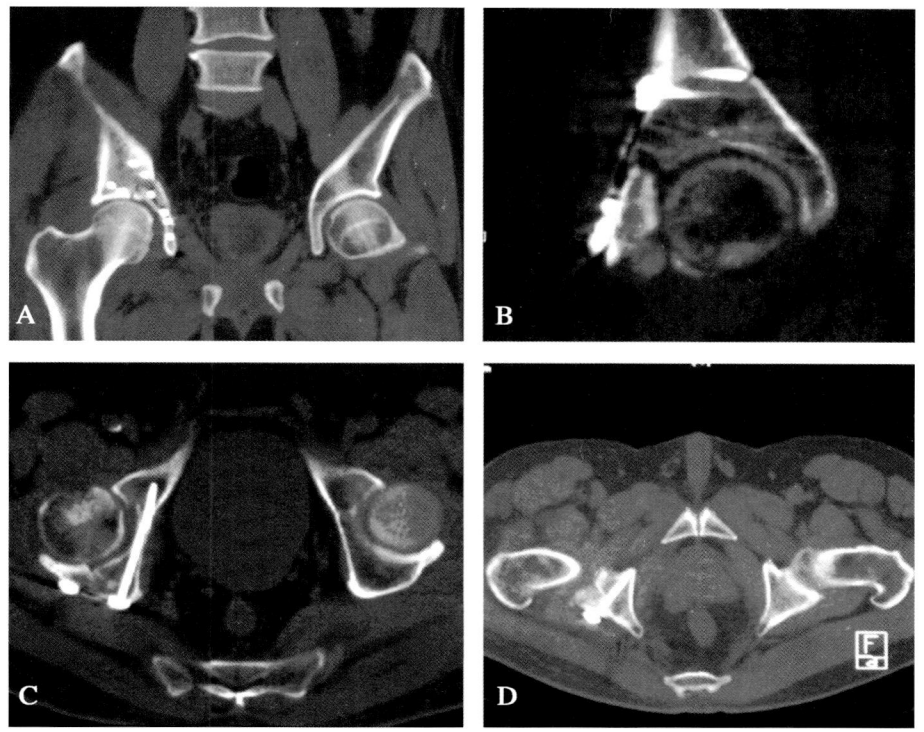

图3-2-22 术后半年复查CT 髋臼关节面光滑,骨折线模糊,螺钉未进入关节,位置良好
A. 冠状面断层示 B. 矢状位断层示
C、D. 轴位断层示固定异体骨的螺钉

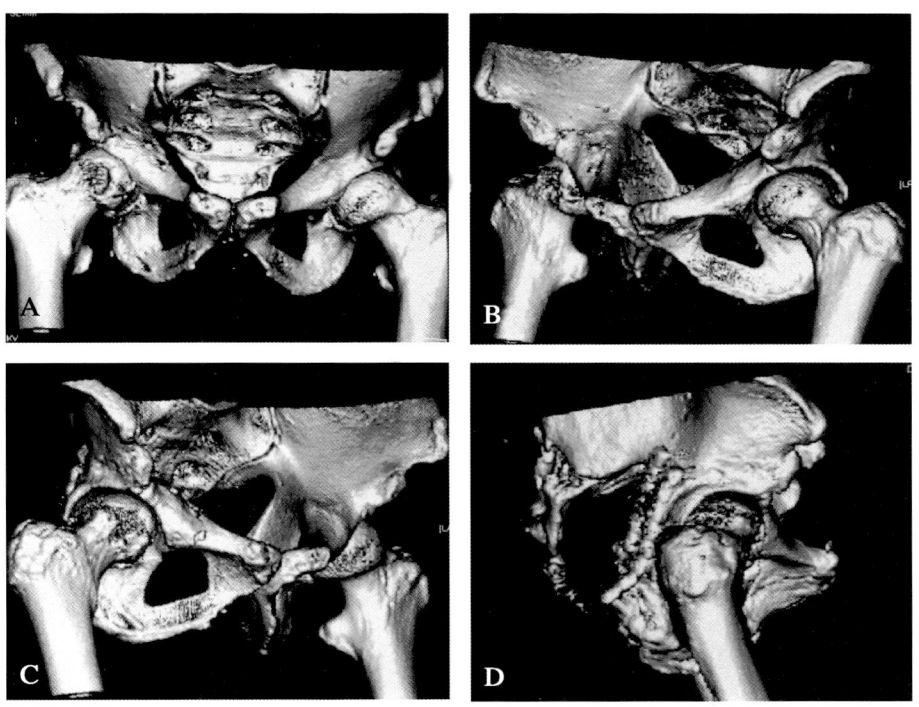

图3-2-23 术后半年复查3D CT示髋臼后壁解剖形态正常

【病例2】（图3-2-24～图3-2-31）

孙某，女，49岁。坠楼伤，左髋臼双柱骨折。伤后7天行髂腹股沟入路手术治疗。

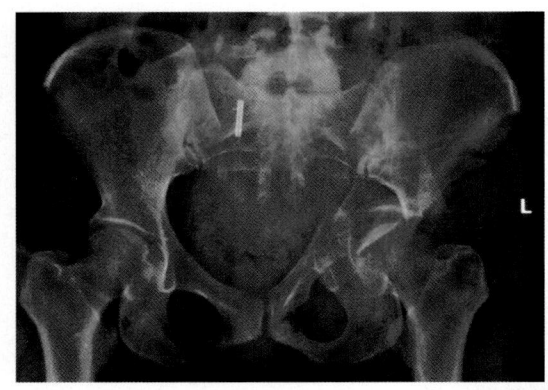

图3-2-24 病例2. 术前正位X线片可见髋臼与髂骨翼不连续，为双柱骨折之特点

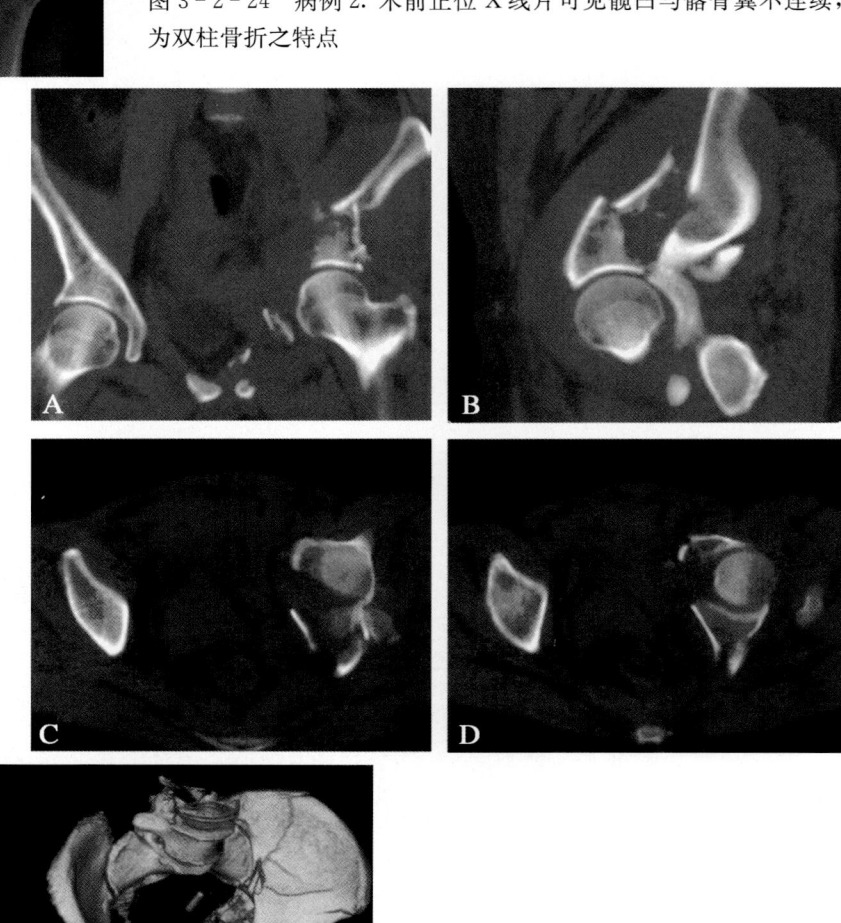

图3-2-25 术前CT
A. 冠状位CT可见髋臼与髂骨翼间骨折线
B. 矢状位断层可见前后骨折块和髂骨均无连续
C. 轴位断层可见前后柱骨折分离
D. 周围断层可见前壁骨折，后壁完整

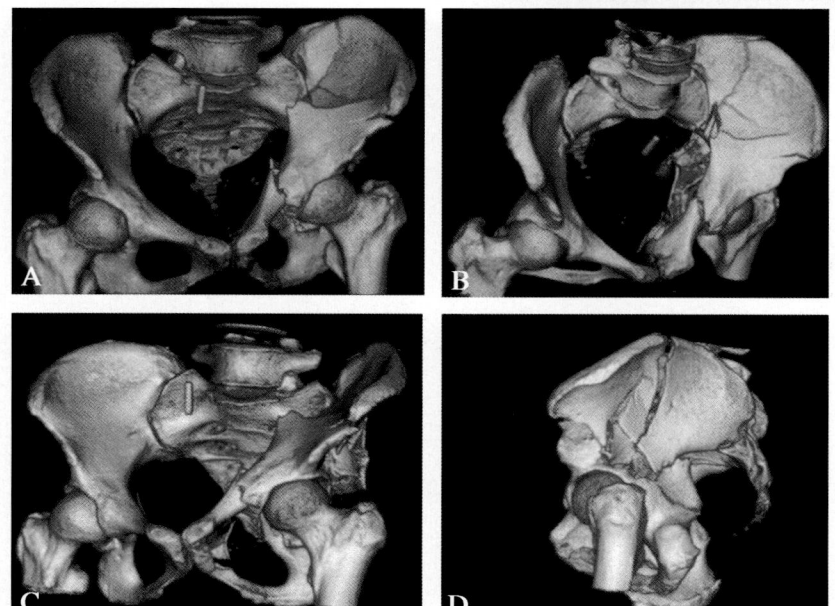

图3-2-26 术前3D CT
A. 正位观可见前柱及髂骨翼多处骨折线
B. 髂骨斜位观可见四边体向内侧移位
C. 闭孔斜位观可见骨折向内移位并外旋
D. 侧后位观可见髂骨翼及髋臼后上方的骨折线

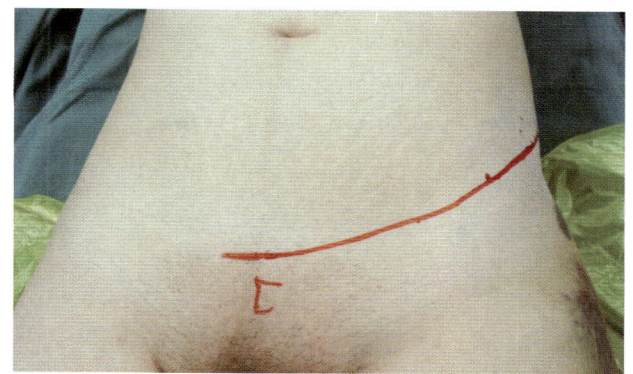

图 3-2-27　手术体位及入路　仰卧位髂腹股沟入路

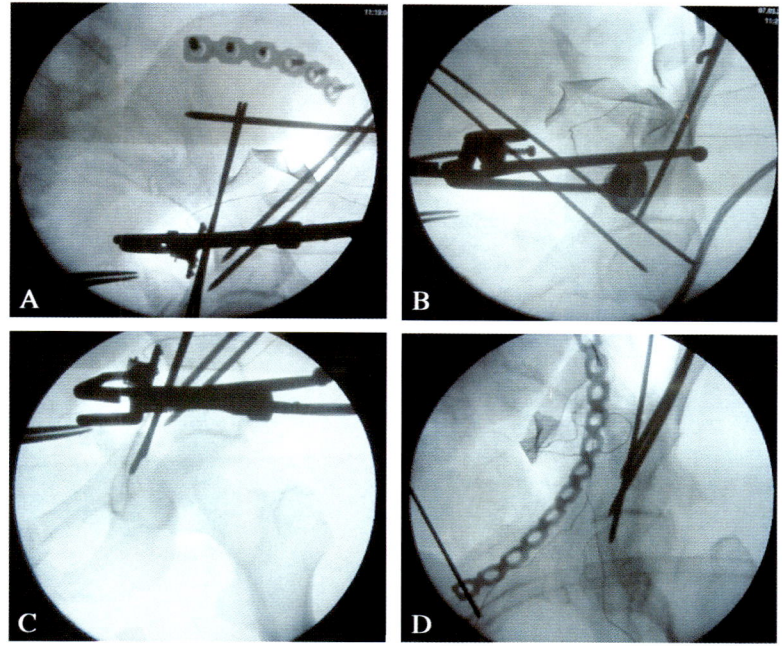

图 3-2-28　术中复位步骤
A. 首先固定髂骨翼骨折　　B. 复位钳复位前后柱骨折
C. 克氏针临时固定　　　　D. 预置钢板，透视确定骨折和钢板位置

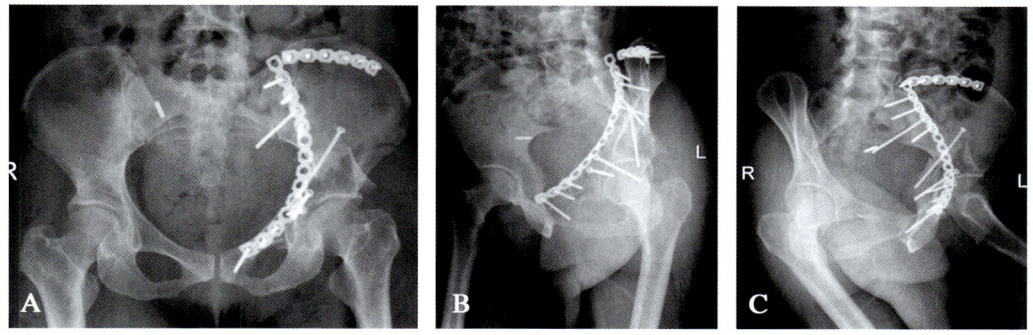

图 3-2-29　术后 X 线片
A. 正位片骨折复位满意，骨盆形态恢复正常　　B. 闭孔斜位示前柱骨折复位满意
C. 髂骨斜位可见有两枚螺钉从前先后打入四边体，固定前后柱

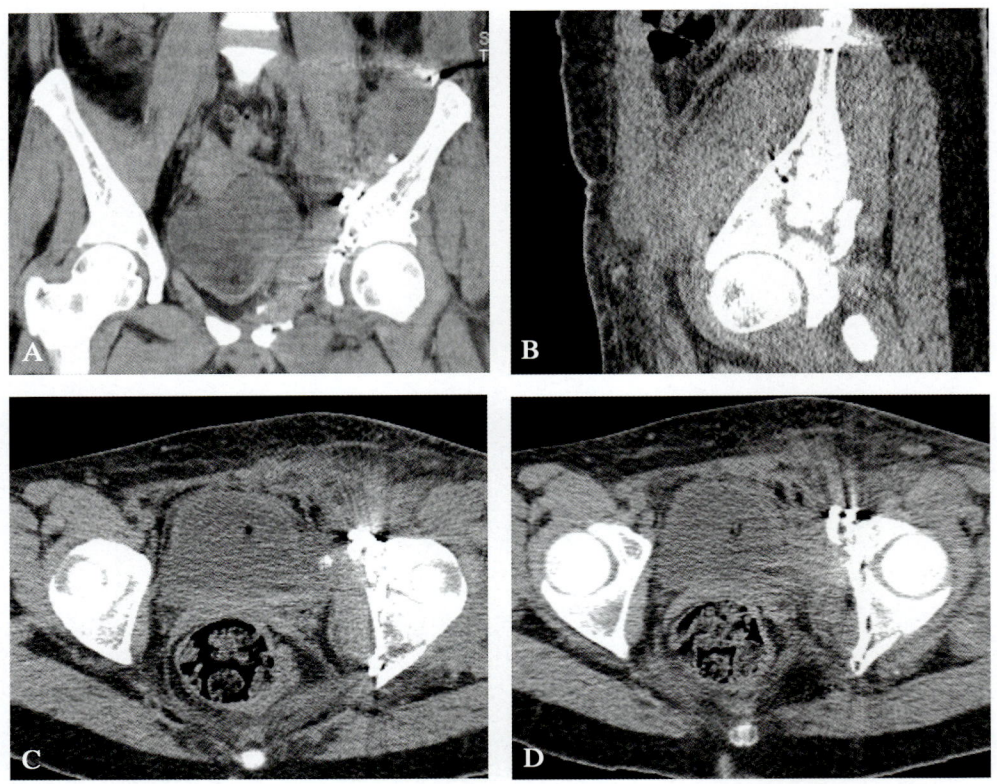

图 3-2-30 术后 CT 示髋臼形态恢复正常，螺钉均未进入髋臼
A. 冠状位断层　B. 矢状位断层　C、D. 轴位断层

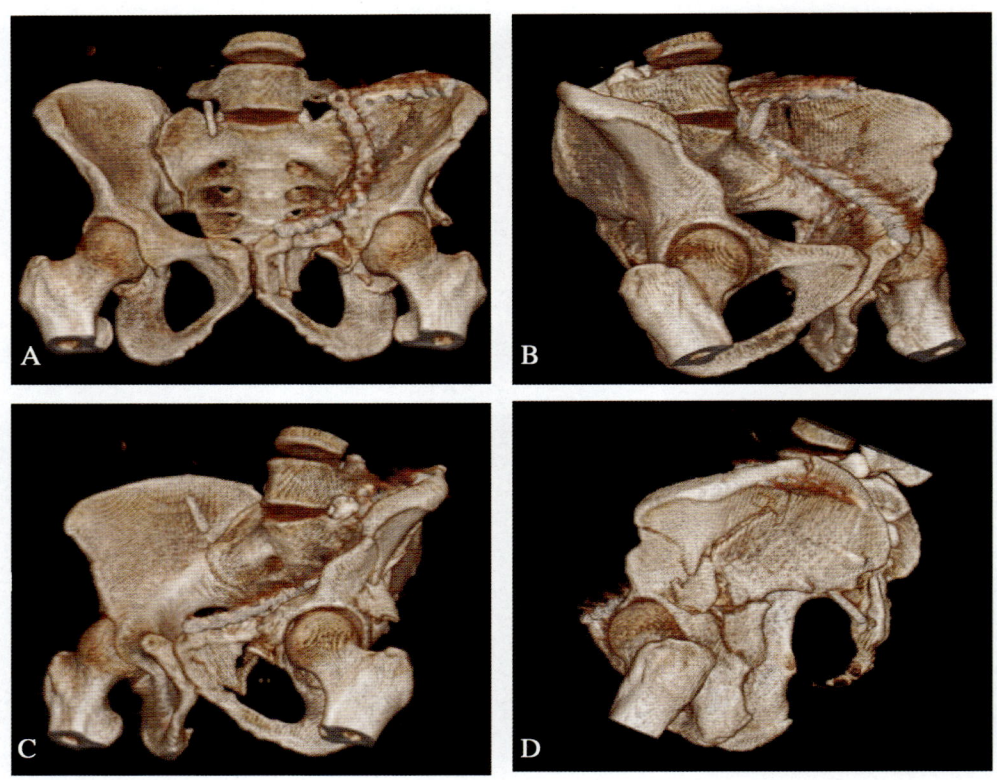

图 3-2-31　术后 3D CT

【病例3】（图3-2-32～图3-2-38）

丁某某，男，27。车祸至多发伤，脾破裂，多发肋骨骨折，左髋臼及股骨干骨折，髋臼骨折类型为横骨折加后壁粉碎骨折，伤后12天行前后联合入路手术治疗。

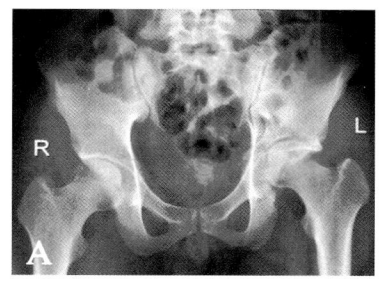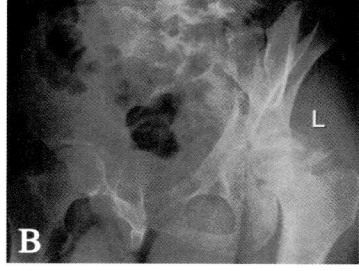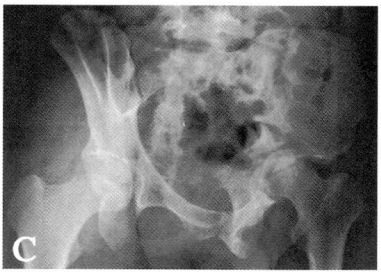

图3-2-32　病例3. 术前X线片
A. 正位片
B. 闭孔斜位可见髂耻线不连续，前柱骨折明显向内侧移位，并可见后壁粉碎分离的骨折块
C. 髂骨斜位可见四边体向内侧明显移位

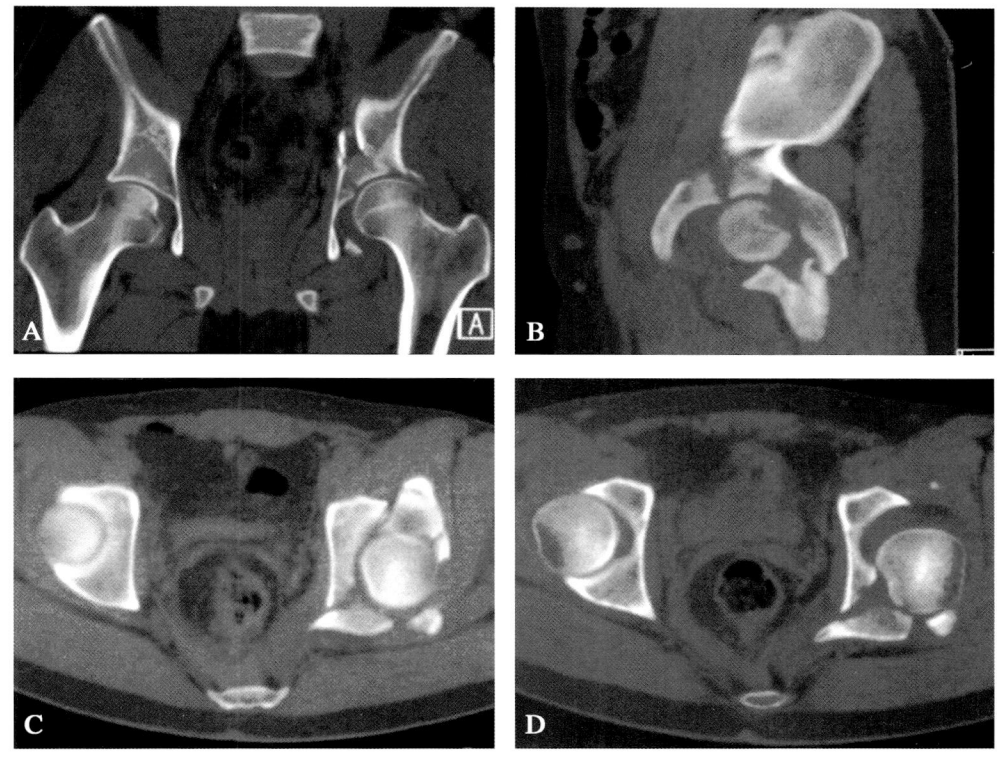

图3-2-33　术前CT
A. 冠状位断层示前柱及臼顶骨折块
B. 矢状位断层示粉碎的后壁骨折块
C. 轴位断层示前柱及后壁的粉碎骨折块
D. 轴位断层示后壁粉碎骨折块

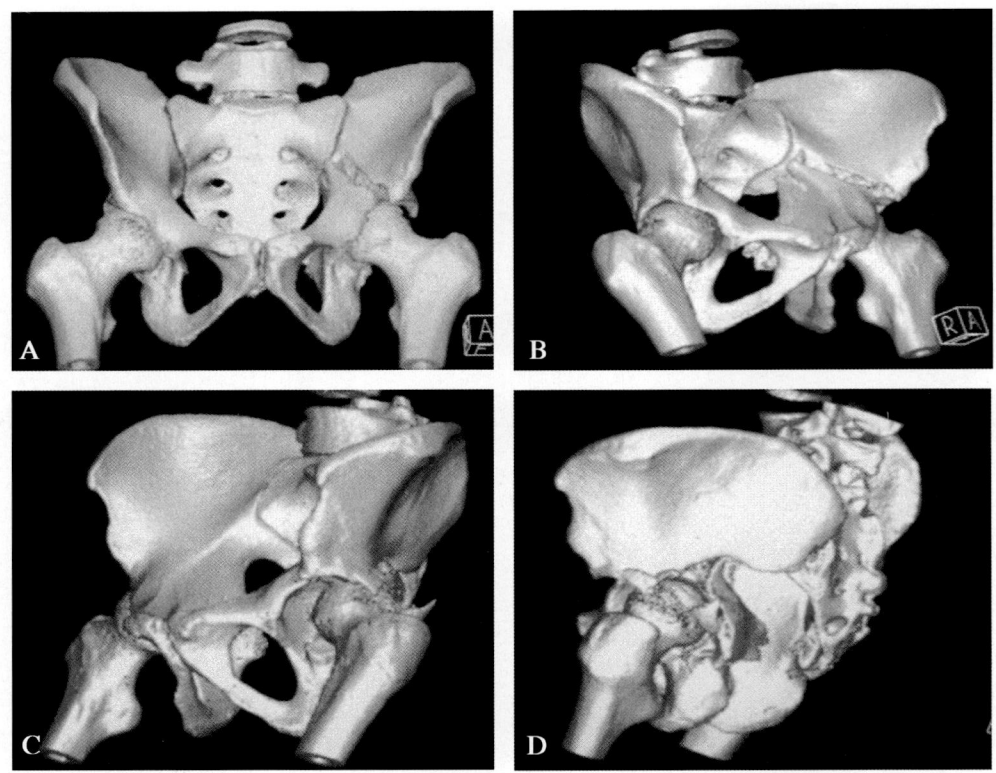

图 3-2-34　术前 3D CT

A. 正位观可见前柱骨折线　　B. 髂骨斜位观可见四边体向内侧移位
C. 闭孔斜位观可见股骨头脱位及髋臼后壁骨折块　　D. 侧后位观可见髋臼后壁骨折粉碎，股骨头脱出髋臼

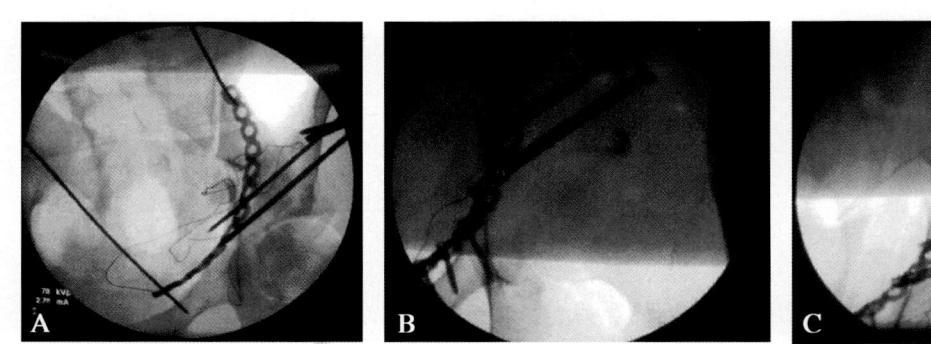

图 3-2-35　术中复位固定步骤

A. 先行髂腹股沟入路复位前柱，克氏针临时固定前后柱骨折
B. 经皮空心拉力螺钉固定前后柱骨折　　C. 后方 K-L 入路复位固定后壁骨折

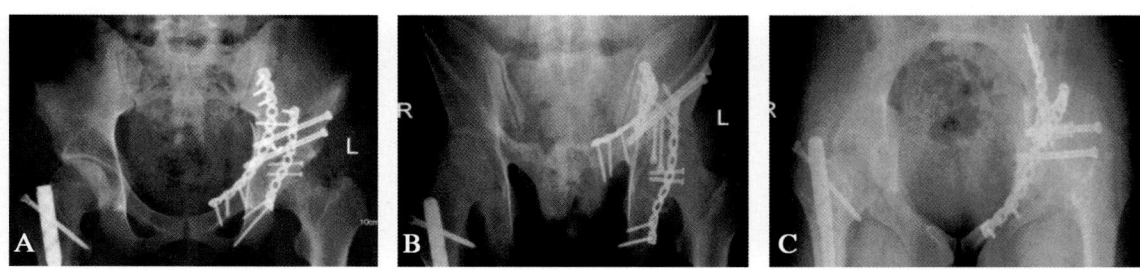

图 3-2-36　术后 X 线片

A. 正位片　B. 出口位片　C. 入口位片

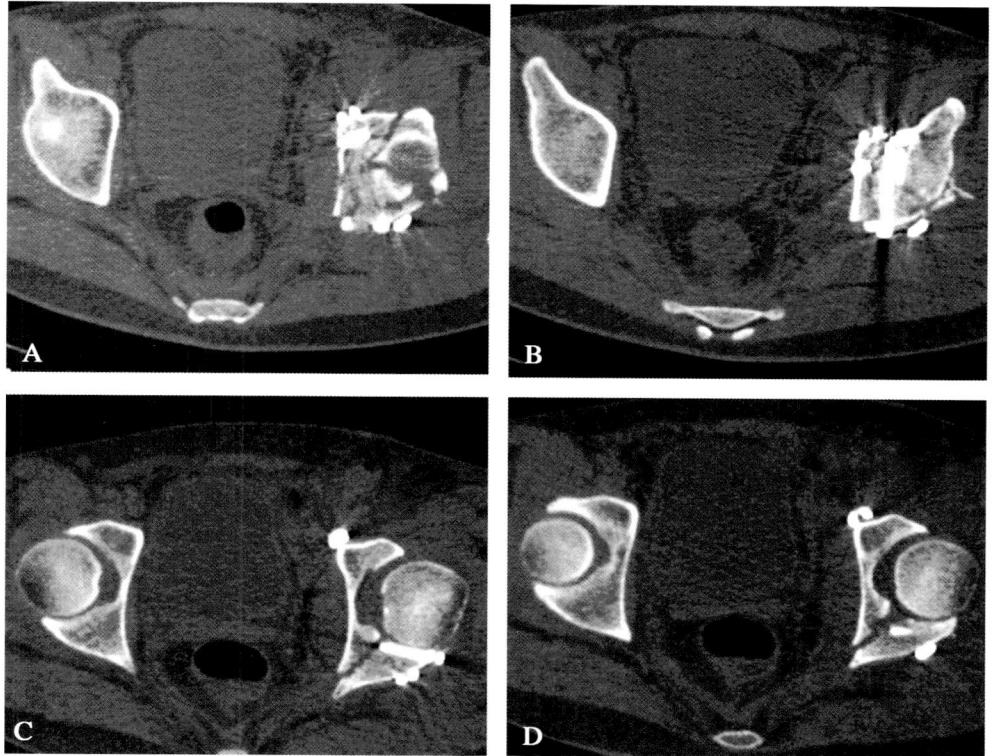

图 3-2-37 术后 CT 不同层面的轴位断层显示多枚螺钉固定髋臼后壁骨折螺钉位置良好，未进入髋臼

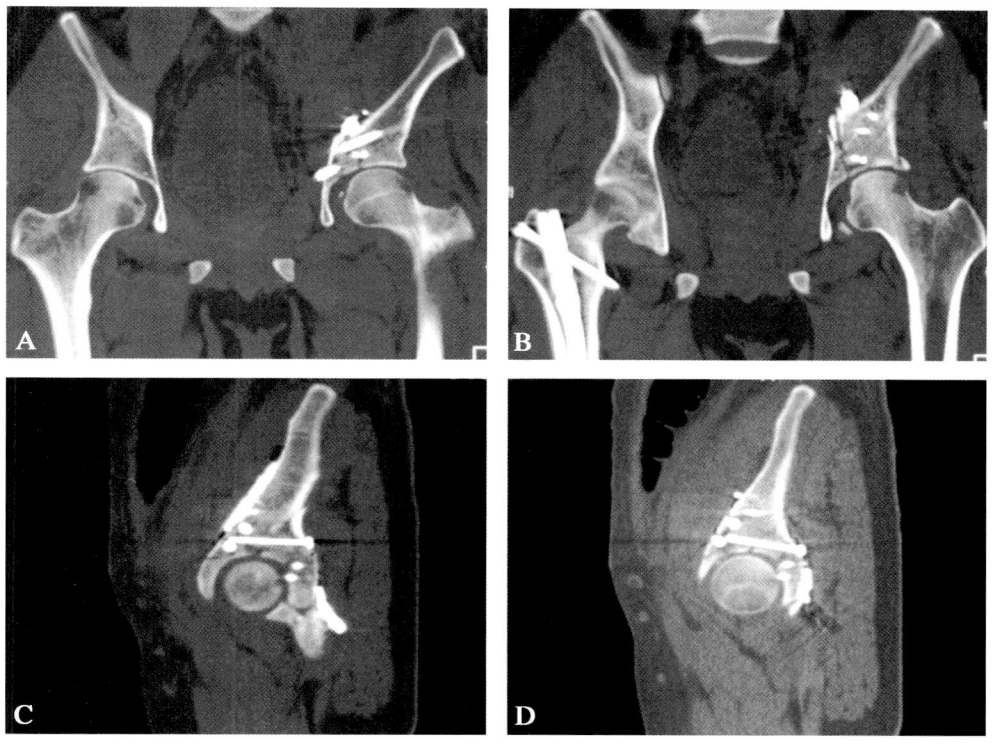

图 3-2-38 术后 CT 冠状位断层及矢状位断层显示髋臼形态恢复满意，头臼对应关系正常，螺钉位置满意

第三节 骶骨骨折

骶骨骨折的种类繁多但发病率低，导致骨科医生对该疾病的认识很有限，漏诊率高达30%。骶骨是躯干骨骼的力学中心，既是脊柱的基底，也是骨盆环的关键部分。虽然骶骨具有如此重要的作用，但由于其处在脊柱与骨盆的交界区，导致创伤医生和脊柱医生均容易漏诊骶骨骨折，原因是大家对该疾病的经验都不多。

骶骨骨折的漏诊和治疗不当会造成进一步的神经损伤和后期的脊柱畸形，其矫形手术困难，且疗效不如新鲜骨折，因此早期诊断治疗骶骨骨折非常重要。

一、相关解剖

骶骨是腰椎和骨盆的连接部分，一组骨与韧带复合体组成了该承重平台，并起到保护腰骶神经丛和髂血管的作用。躯体的重量通过第一节骶骨传递给髂翼，进而髋臼。后方坚强的腰骶及髂腰韧带稳定了该移行区域的骨骼，这些韧带也被叫做不活动的关节。骶骨为一后凸结构，其矢状面的后凸角从0°到90°不等。这种后凸结构是由于S_1上终板的倾角造成，并且该后凸也造成了腰椎的代偿性前凸。骶骨的后方是由多块肌肉和腰骶筋膜组成的，它可以阻挡钝器对骶骨的伤害，也可以耐受骶骨表面的突起内固定物。

骶管的容积相对较大，除容纳马尾外还有很多剩余空间。对于骶神经前支，S1只占据骶前孔容积的1/3。越向下，骶神经占据骶孔容积的比例越小，S_4只占据1/6。$S_2 \sim S_5$神经根前支分布于直肠和膀胱，可以控制性功能和二便功能。腹腔下神经丛的交感神经节从$L_5 \sim S_1$椎体的前外侧缘向下延伸至S_2、S_3、S_4骶前孔的内侧缘，具有纤细感觉纤维的骶神经后根分布于会阴部的皮肤。

二、损伤评估

任何主诉骨盆周围疼痛的患者都应该怀疑存在骶骨损伤。高能量的损伤需行全身的望诊和触诊，尤其是伴随有感觉异常的患者。骨盆周围皮肤挫伤、皮下淤血、肿胀、肌肉紧张和骨擦感都强烈提示潜在的损伤。特异的骶骨骨折征象为骶骨后方台阶感以及广泛的软组织脱套伤（Morel-Lavelle损伤）。

直肠指诊是骶骨骨折的标准检查，对怀疑骶骨骨折的患者要进行骶神经功能全面的评估，包括肛门括约肌的自发收缩和最大收缩力，肛门周围由$S_2 \sim S_5$根支配的轻触觉和针刺觉，球海绵体反射和肛门括约肌反射等。女性患者需行阴道检查，以排除隐性的骨盆开放性骨折。对于可以行走的患者，与姿势相关的下腰痛和臀部疼痛提示骶骨骨折的可能。

在评估骶骨骨折时，必须考虑以下5个因素：

（一）活动性出血　骶骨骨折可以合并致命性的髂血管、骶前静脉丛和臀上动脉出血。血流动力学的稳定是早期治疗的关键。

（二）开放性骨折　开放性骨折影响骨折的治疗方案和治疗后的疗效。大部分骶骨开放性骨折为Gastilo ⅢA型骨折。此外还存在更多的隐性开放性骨折，如骨折合并直肠或阴道、泌尿系统损伤。还有一种比较严重的开放性骨折即Morel-Lavelle综合征，它是腰骶筋膜广泛的脱套伤。表面上看该损伤为闭合性的，但是治疗时必须意识到其软组织损伤的严重程度以及术后伤口感染的危险性。

（三）神经损伤　神经功能损伤是决定患者长期预后的关键因素。骶骨骨折可能损伤马尾神经，腰骶丛，骶丛，交感神经和副交感神经。

（四）骨折的形式和稳定性　骨折的稳定性是决定骨折治疗方式的关键因素，由于骨盆环的稳定性大部分来源于后方坚强的韧带组织，故其损伤为不稳定因素之一。像其他骨折一样，骶骨或骨盆骨折移位大于1cm为不稳定骨折。

（五）全身多发损伤　患者外伤时外力的大小和作用时间决定了患者的预后，某些单发的骨折可行非手术治疗，但是如果合并全身其他系统的多发伤，则需考虑手术治疗。

三、影像学检查

怀疑骨盆、骶骨骨折患者应行骨盆正位X线检查。但是由于骶骨的后凸角，正位像可以观察的结构有限，应同时摄骨盆的入口位和出口位片。在入口位可以分辨出骶管和S_1的上终板，出口位像才是真正的骶骨前后位像。骶骨的侧位像对于判断骶骨骨折是一种既简单又有效的方法。某些X线表现可能提示骶骨骨折，如L_5横突骨折（61%合并骶骨骨折），X线片上显示骨盆入口骨质不连续（92%患者合并骶骨骨折），折梯征提示骶前孔损伤。

CT是诊断骨盆后环损伤的准确方法。窗宽2mm或更薄的CT扫描加上冠状面和矢状面的重建可以非常细致的观察骨盆的结构，对比较复杂的骨盆骨折诊断很有帮助。骶骨MRI可以用来检查创伤后骶神经功能不全患者。

四、骨折类型

（一）Denis分型（图3-3-1）

Denis认为骨折部位与中线的距离和损伤程度及神经功能损害发生率密切相关，并据此将骶骨骨折分为三个区：

Ⅰ区骨折：最常见，占50%，位于骶孔的侧方，主要累及骶骨翼，骨折可延伸至骶髂关节，6%存在神经损伤，其中较多见为L_4、L_5根损伤。

Ⅱ区骨折，占34%，为骶孔区的纵形骨折，但是未累及骶管，58%合并神经损伤，多数为L_5、S_1、S_2根损伤。该区骨折稳定性的判断非常重要，因为该区骨折不愈合时预后较差。

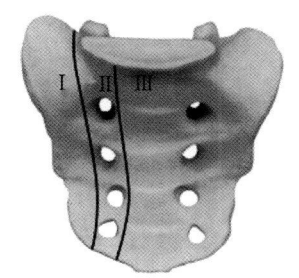

图3-3-1 Denis骶骨骨折分区

Ⅲ区骨折，16%，累及骶管，神经损伤率为81%。而神经损伤患者中又有76%存在膀胱和直肠功能障碍。

另外还有2个需要考虑的因素，即骨折是否累及双侧及骨折的平面（图3-3-2）。双侧Ⅰ、Ⅱ区骨折不常见，但常合并Ⅲ区骨折及横行骨折。S_1、S_2、S_3骶骨横行骨折患者较S_4、S_5患者更容易出现膀胱功能障碍。35%骶骨横行骨折合并神经横断，创伤性神经横断在DenisⅢ区Roy-Camille 3型骨折中最常见。腰骶神经撕脱伤与严重的Ⅱ区骨折相关，如垂直剪切骨折。

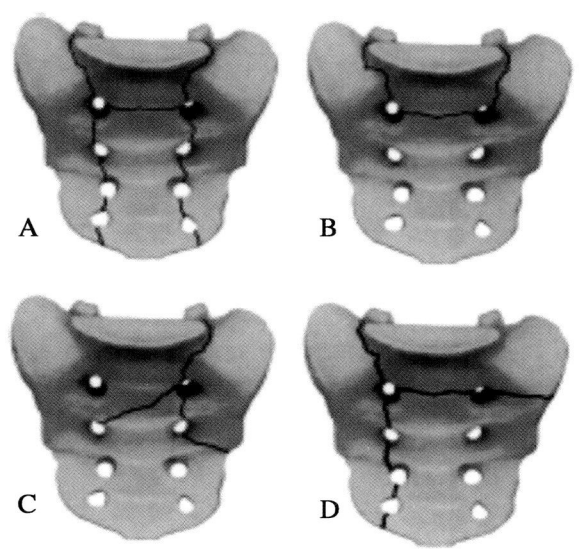

图3-3-2 复杂Ⅲ区骶骨骨折类型
A. H形骨折 B. U形骨折 C. 人形骨折 D. T形骨折

（二）Roy-Camille分型（图3-3-3）

Roy-Camille将Denis的Ⅲ区骨折进一步分型为：

1型：骶骨轻度成角但无移位；

2型：成角并部分的移位；

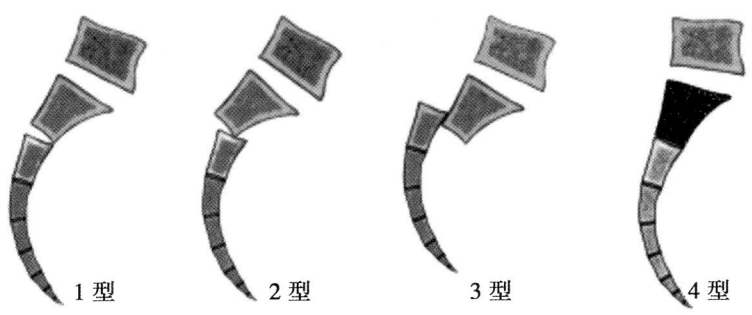

图3-3-3 Roy-Camille的Ⅲ区骶骨骨折分型

3型：完全移位；

4型：垂直暴力所致S_1椎体粉碎骨折。

（三）Isler分型（图3-3-4）

根据骶骨骨折部位与L_5/S_1后方小关节的关系，评价腰骶部损伤稳定性的分类。

A型：L_5/S_1小关节外侧的骨折，不影响腰骶部稳定性但影响骨盆环的稳定性；

B型：骨折延伸经过L_5/S_1小关节，常伴有不同程度的不稳定及神经损伤；

C型：骨折延伸至椎管，为不稳定骨折，需内固定。

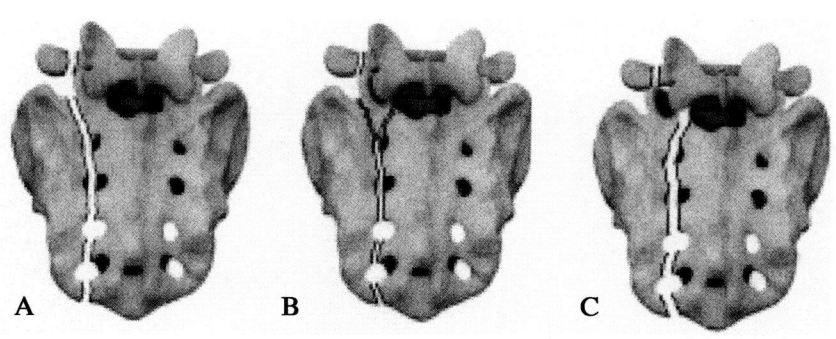

图3-3-4 Isler骶骨骨折分型

五、治疗

（一）早期治疗同骨盆骨折。

（二）非手术治疗包括，卧床休息、支具及石膏固定及单侧或双侧的人字石膏固定，支具制动或支具保护下早期锻炼。骨盆环骨折愈合时间为2~4个月，后1~2个月可在支具保护下负重活动。非手术治疗时间长，疗效差，对于不稳定骨折这种治疗已现被手术治疗所取代。

（三）手术治疗

骶骨骨折手术治疗复杂，故术前应该制定明确、实际的手术目标，如：稳定骨折与恢复腰骶关节的顺列，选择最有利神经功能恢复的手术时机，对开放性损伤彻底的清创，并且减少致残率等。

1. 手术时机　应该根据治疗的目标，病人的一般情况及手术创伤的大小而定，过早的手术会导致术中大量失血，软组织损伤及感染，但是过迟的手术如伤后2周，又会失去神经功能恢复的机会。对于无神经损伤的骨折可选择伤后7~10天内手术，有神经损伤的骨折争取在72小时内手术。

2. 减压技术　骶骨骨折造成神经损伤可以从单支神经根不全损伤到完全性马尾损伤，骶神经根由骨折成角、移位或直接卡压造成的挫伤、压迫及牵拉伤理论上是可以恢复的，神经根的横断和撕脱是无法恢复的。各种治疗的神经功能总改善率为80%左右，而手术减压的时间仍存在争议，从神经恢复的角度，减压需尽早，应在伤后24~72小时内完成，减压可以通过间接复位骨折完成，也可直接行椎板切除，但早期手术会使失血量增加，并且由于合并软组织损伤伤口不易愈合，也会增加脑脊液漏的可能，减压的同时必须行骨折固定。手术减压对于神经横断患者无效，神经撕脱伤的重建目前也是不可能的，如果能保留部分骶神经功能，哪怕仅仅为单侧也需行手术治疗。因为单侧神经功能即可使患者保留完整的直肠、膀胱括约肌功能。

3. 手术固定技术　手术固定主要目的是保持腰骶关节稳定。前方减压内固定术式并发症多，使用范围有限，大部分骶骨损伤可从后方手术治疗。

骶骨骨折较常见的治疗方法是早期微创治疗，骶髂螺钉技术可以用来治疗各种骶骨骨折（见本章第四节，骨盆及髋臼骨折的微创治疗）。如果固定已满意但仍存在骶孔或骶管压迫，可以在受伤后两周内附加一个小范围的减压手术。该技术的缺点是如未完全复位时即行内固定会造成畸形愈合。经皮置入骶髂螺钉的禁忌证包括腰骶移行区解剖结构异常或骨折无法行闭合复位，适应证为可以闭合复位的Denis Ⅰ、Ⅱ、Ⅲ区骨折。而Denis Ⅲ区Roy-Camille 2、3、4型损伤，由于很难通过闭合方法复位而不能行该治疗。同样，移位明显Ⅱ区骨折用此方法固定也较困难，而粉碎性的Ⅱ区骨折如置入骶髂螺钉可能造成继发骶孔压迫及骨折进一步压缩，故此类骨折应行双侧骶髂钉固定或髂腰固定。

在骶髂钉基础上辅助后方骶骨张力带钢板（图3-3-5）可以增加其强度，用来治疗开放性骨折，但该方法缺点是后方有两个切口，增加了伤口不愈合的危险。

如果患者损伤过重或骨折复位困难，无法行微创治疗，则可行后方减压固定手术。从生物力学角度来看，最稳定的固定是使用下腰椎椎弓根钉和髂骨钉棒系统外加横联的髂腰固定技术（图3-3-6），可以用于神经减压后的固定也可对移位的骶骨椎体进行复位。为了使复位的骨折更加稳定，骶髂螺钉也可作为该技术的补充。由于髂腰固定的巨大稳定性，大部分患者术后可不带支具负重下地活动。

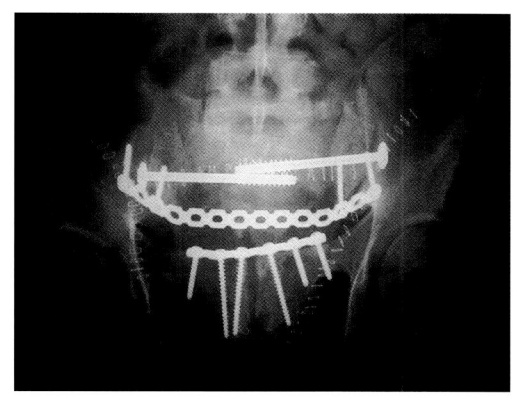

图3-3-5 骶髂钉加髂骨张力带钢板固定骶骨骨折

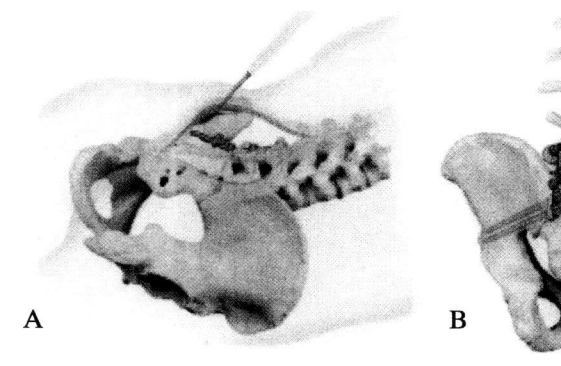

图3-3-6 髂腰固定示意图
A. 沿髂骨外板倾斜度打入髂骨螺钉　B. 螺钉位置图

【病例】（图3-3-7～图3-3-13）：李某某，男24岁，重物砸伤致骶骨骨折，右下肢疼痛、麻木无力40天。诊断为Denis III型骨折，骶神经麻痹，采用椎板切除后路减压及髂腰内固定术。

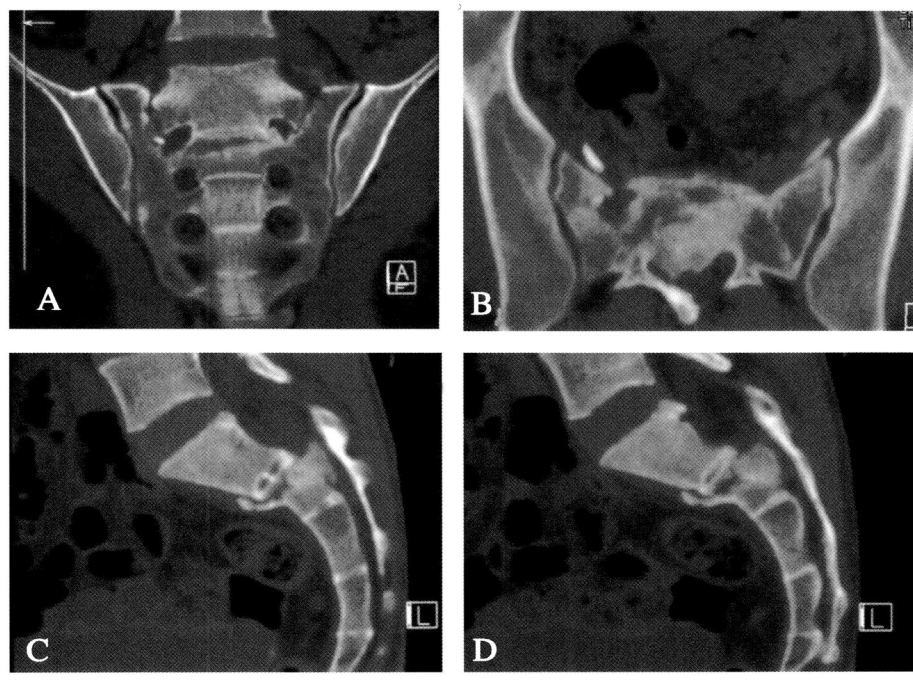

图3-3-7 术前CT
A. 冠状位断层示Denis III区U形骨折　B. 轴位断层示骨折块侵占右侧骶管
C、D. 矢状位断层示$S_{1\sim2}$骨折脱位，骨块进入骶管

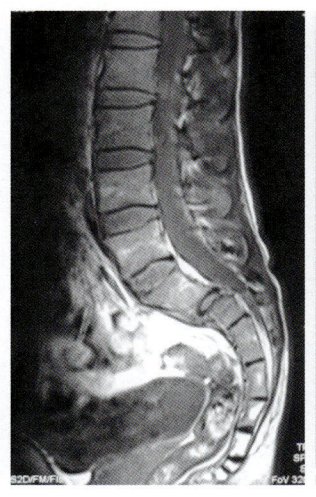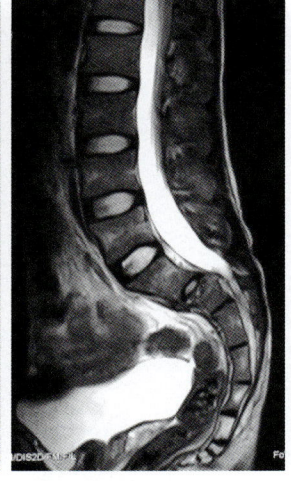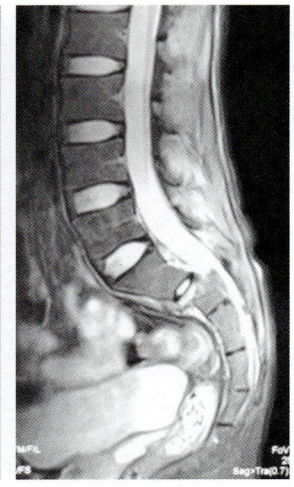

图 3-3-8　术前 MRI 示 $S_{1\sim2}$ 骨折脱位及骶神经受压

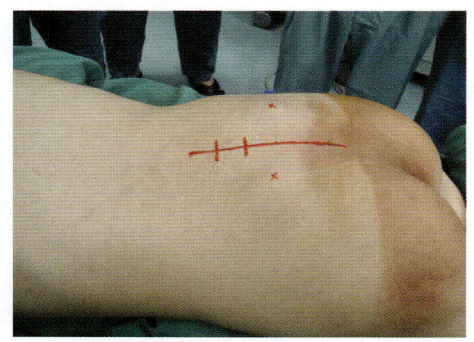

图 3-3-9　手术体位及切口，两侧的红十字为髂后棘

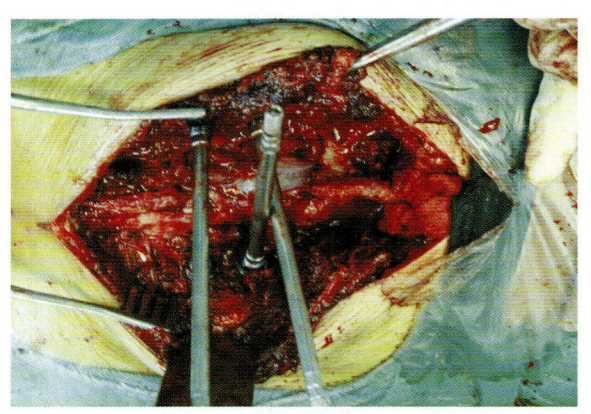

图 3-3-10　减压及打入髂骨螺钉　螺钉角度同髂骨板的倾斜角，位于髂骨内板和外板之间，进钉点于髂后棘内下方和坐骨大切迹上方 1cm

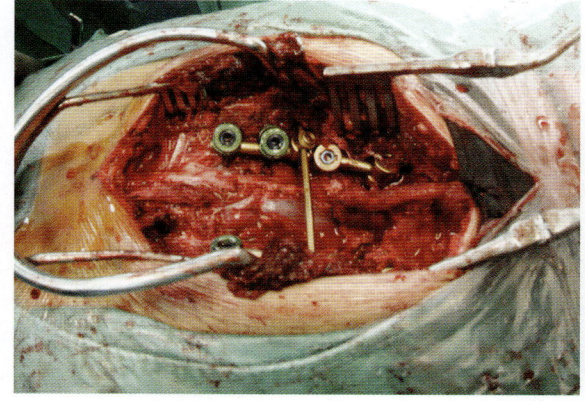

图 3-3-11　固定完成术中照片　绿色为髂骨螺钉，黄色为 L_5 及 S_1 椎弓根螺钉。用横连加固后方固定

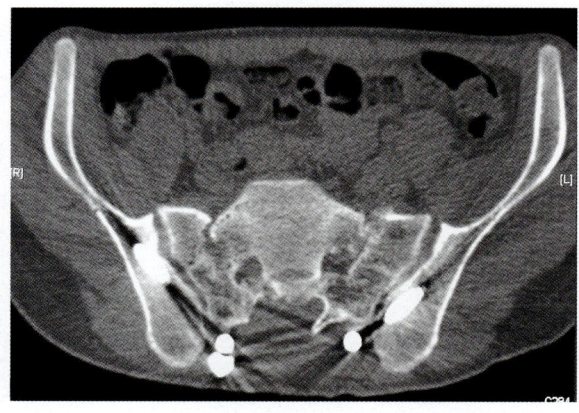

图 3-3-12　术后 CT 示骶管减压充分，骶管内骨块已被清除，髂骨钉位置良好

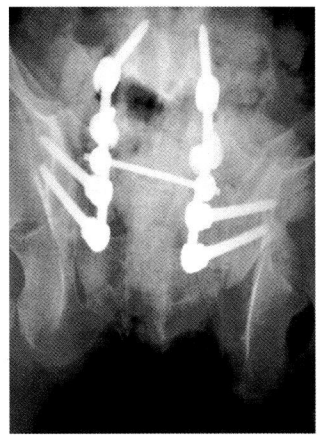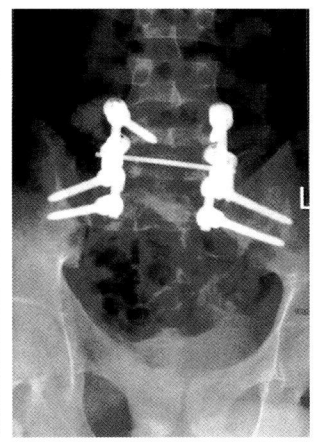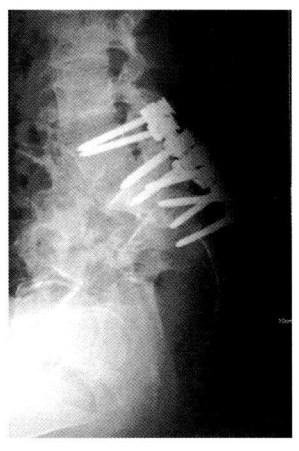

图 3-3-13　术后 X 线平片　左至右分别为出口位、正位、侧位

第四节　骨盆及髋臼骨折的微创治疗

目前微创手术已经逐渐开始成为长骨的关节、干骺端和骨干骨折治疗的首选方法，而骨盆及髋臼骨折由于其发病率低相对较低，多数医生的处理经验不足，骨盆及髋臼骨折常常损伤严重，骨盆的解剖结构复杂，手术入路不为多数骨科医生所熟悉，且手术呈高风险，并发症严重，加上对手术设备要求较高，这一系列因素导致骨盆及髋臼骨折的微创治疗困难，目前仍不能取代传统的手术方法。由于经典的切开入路损伤大、出血多、并发症严重，骨盆及髋臼骨折的位微创治疗近年来受到了广泛的关注，随着影像学和手术技术的发展，骨盆及髋臼骨折的微创治疗已成为可能，但其应用的适应证仍然较窄。本节将简要介绍其手术适应证及手术操作技巧。

一、适应证

- 老年体弱患者
- 多发伤，一般情况差
- 合并其他较重内科疾病
- 骨盆周围软组织损伤较重
- 开放手术联合微创治疗年轻患者的骨折

二、禁忌证

- 闭合或切开复位不满意
- 髋臼前、后壁骨折
- 解剖变异

三、手术必备条件

- 熟悉骨盆和髋臼的解剖结构
- 熟练解读各种位置的骨盆及髋臼 X 线平片
- 熟练掌握经典的骨盆及髋臼骨折手术入路
- 术中可透视或导航
- 可透线偏柱手术台
- 特殊复位器械
- 6.5mm 或 7.3mm 空心拉力螺钉
- 空心动力钻
- 铅衣

四、常用微创固定技术

（一）经皮骶骨钉

1. 适应证
- 单纯骶髂关节分离、脱位
- 骶髂关节骨折-脱位
- 骶骨骨折
- 经闭合或切开，骨折、脱位复位后

2. 操作技术（图 3-4-1～图 3-4-3）

术前可行大重量牵引复位或牵引床牵引复位，必须纠正骨折垂直移位。如闭合复位不满意需行切开复位。固定之前要先行切开或者闭合复位。复位越早就越容易获得理想的复位效果。如果在伤后两周以后行手术治疗，准确的闭合解剖复位几乎不可能，只能切开在直视下进行解剖复位。手术有前方入路和后方入路可选（见本章第一节骨盆骨折）。一旦解剖复位成功，就可以经皮打入螺钉进行固定。

术前置入螺钉前应透视正位、出口位、入口位并标记出透视机相应的位置与角度，以节省术中透视时摆放透视机的时间，仰卧位或俯卧位均可。

在整个钻孔过程中，导针的位置是由三个方向的透视监控的。只有这样，像骶管穿孔、神经根管穿孔或者髂血管破裂这样危险的并发症才有可能避免。当使用切开复位联合经皮螺钉固定时，骶髂关节复位所需的切口就会小一些。

进钉点：髂前上棘垂线与大转子尖水平延长线交点，侧位透视于骶骨中央，方向垂直于骶髂关节面，于S_1上1/3骶骨孔上方，向前倾斜30°~55°

术中透视角度及导针位置：

骶骨侧位：导针须在骶骨中央

骨盆入口位：导针须在S_1椎体中央

骨盆出口位：导针不能进入骶孔

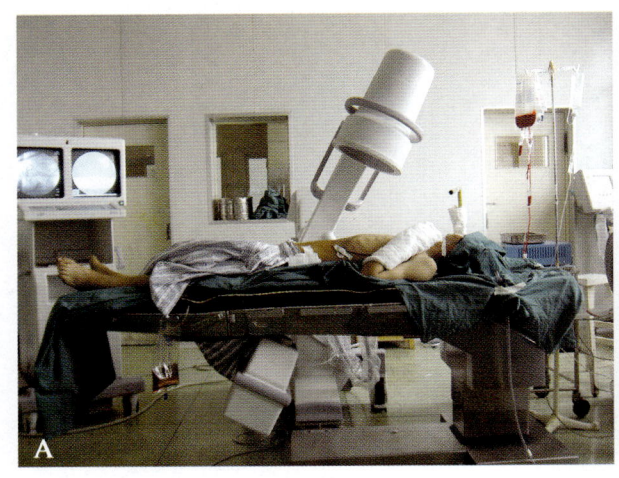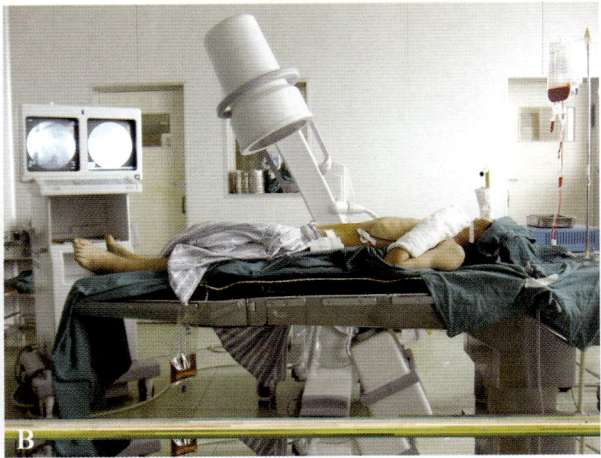

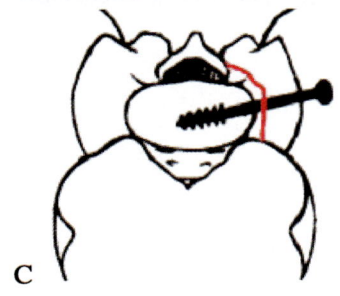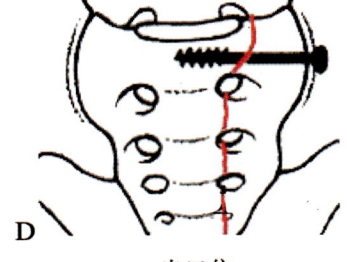

入口位　　　　　出口位

图3-4-1 经皮骶骨钉手术体位及透视角度
A. 入口位透视图
B. 出口位透视图
C. 入口位螺钉应在位置
D. 出口位螺钉应在位置

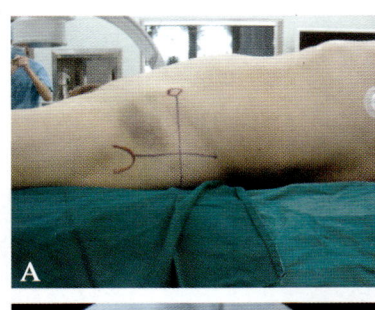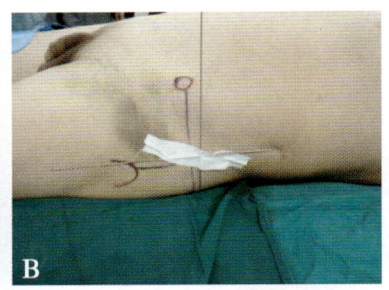

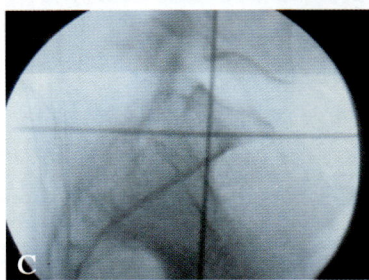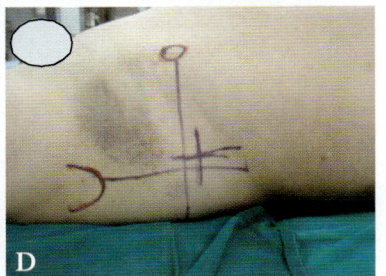

图3-4-2 经皮骶骨钉术前进针点定位步骤
A. 髂前上棘垂线与大转子尖水平延长线交点　　B. 克氏针皮肤标记
C. 侧位透视克氏针交叉点于骶骨中央　　D. 调整后的进针点（小十字）

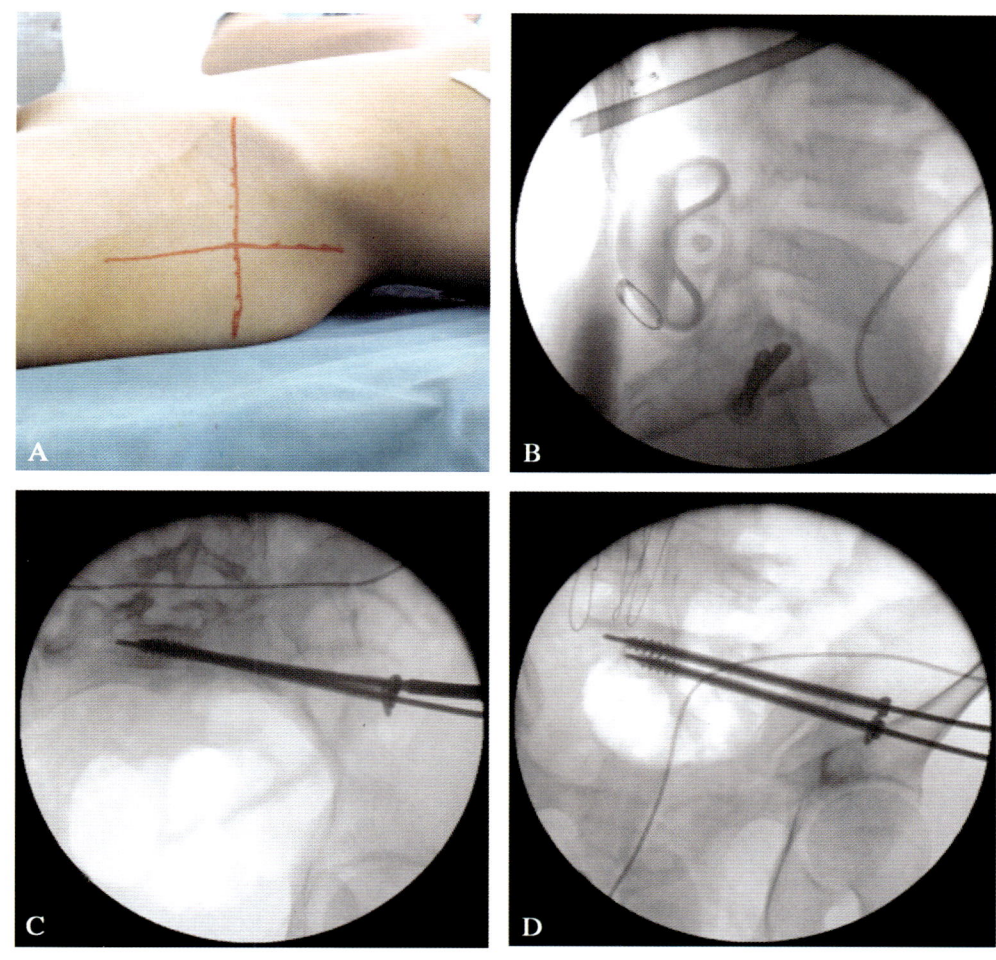

图3-4-3 经皮骶骨钉术中透视角度及螺钉位置
A. 体表定位线　　　　　　　　　B. 骶骨侧位：螺钉在骶骨中央
C. 骨盆入口位：螺钉在S_1椎体中央　D. 骨盆出口位：螺钉未进入骶孔

（二）逆行经皮耻骨螺钉（图3-4-4）

适应证：在取得骨盆后方的稳定以后，经皮固定是C型骨盆损伤合并单纯耻骨支骨折的首选治疗方法。

- 单纯耻骨支骨折或合并骨盆后环损伤
- 单纯前柱骨折或合并后柱骨折
- 经闭合或切开，骨折复位后

如果耻骨支骨折没有或者只有轻微的移位，可以行经皮螺钉内固定术。如果骨折有较大移位，可于耻骨上中线行小切口，纵向分离白线到耻骨后间隙，分离出能容纳一指的空间。通过指尖辅助，骨折得以复位，钻孔位置得到正确控制。这个操作具有一定的危险性，如进钉点错误或者螺钉安放位置错误会导致血管破裂、股神经损伤或髋臼穿孔。整个操作过程必须在两个角度的透视指导下完成，以避免以上所述并发症。

进钉点：耻骨结节下方，前侧皮质。

术中透视角度及导针位置：

骨盆出口位-闭孔位：螺钉是否进入髋臼
骨盆入口位：螺钉是否在耻骨支内

（三）经皮前柱螺钉（图3-4-5）

适应证

- 单纯前柱骨折
- 前柱骨折合并后柱骨折
- 经闭合或切开，骨折复位后

经皮前柱螺钉置入的特点是：从髂骨体置入直到耻骨联合穿过髋臼窝的内侧并在耻骨上支中走行，长度约100mm，位置与逆行耻骨螺钉相同，安放方向相反。

进钉点：大转子尖至髂嵴水平延长线的中点，髋臼上方两横指。

术中透视角度及导针位置：

骨盆出口位-闭孔位：螺钉是否进入髋臼
骨盆入口位：螺钉是否在耻骨支内

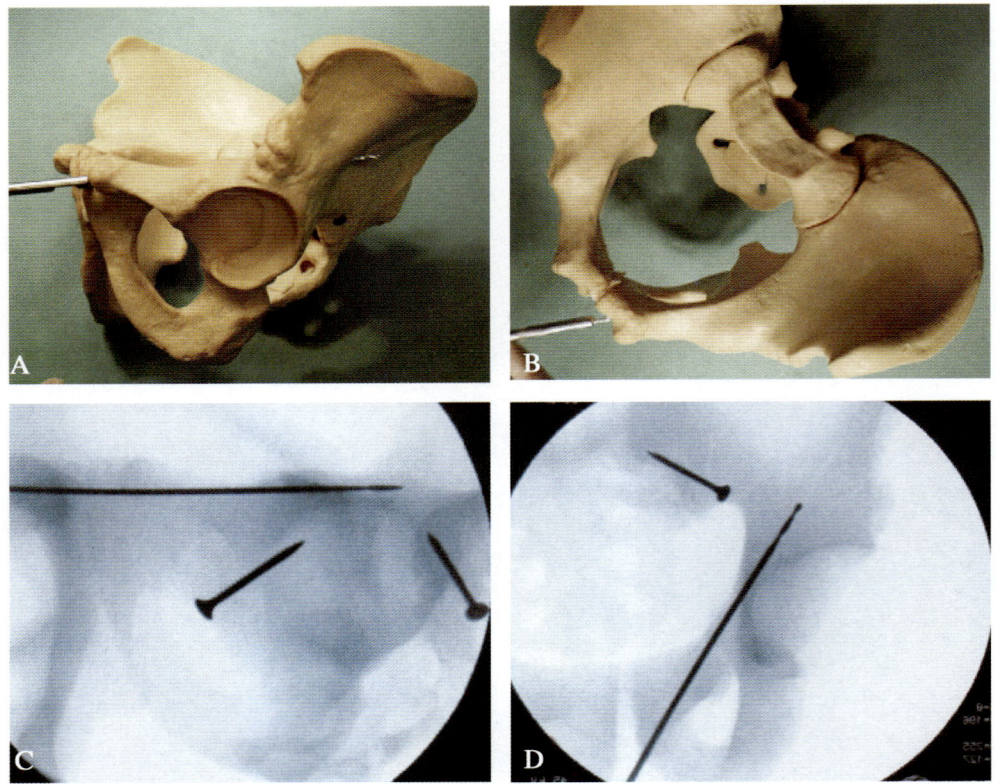

图 3-4-4 逆行经皮耻骨螺钉进针点及透视位置
A. 骨盆出口位-闭孔位观察进钉点：于耻骨结节下方，前侧皮质
B. 骨盆入口位观察进针点　　C. 骨盆出口位-闭孔位：螺钉是否进入髋臼
D. 骨盆入口位：螺钉是否在耻骨支内

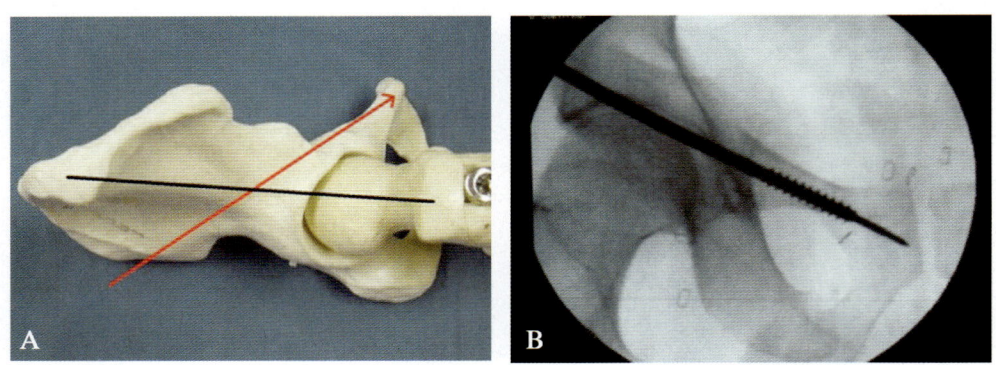

图 3-4-5 经皮前柱螺钉进钉点及位置
A. 进钉点：大转子尖至髂嵴水平延长线的中点，髋臼上方两横指
B. 方向：从髂骨体置入直到耻骨联合穿过髋臼窝的内侧并在耻骨上支中走行

（四）经皮后柱螺钉（图3-4-6）
适应证
- 单纯后柱骨折
- 后柱骨折合并前柱骨折
- 经闭合或切开，骨折复位后

进钉点：坐骨结节进针，方向向外向前。
术中透视角度及导针位置：
髂骨斜位：螺钉是否进入髋臼
闭孔斜位：螺钉是否在坐骨支内
侧位：螺钉是否在坐骨支后方

图 3-4-6 经皮后柱螺钉手术技术
A. 进钉点：坐骨结节进针，方向向外向前
B. 闭孔斜位：导针在坐骨支内
C. 髂骨斜位：螺钉未进入髋臼
D. 侧位：螺钉位于坐骨支内

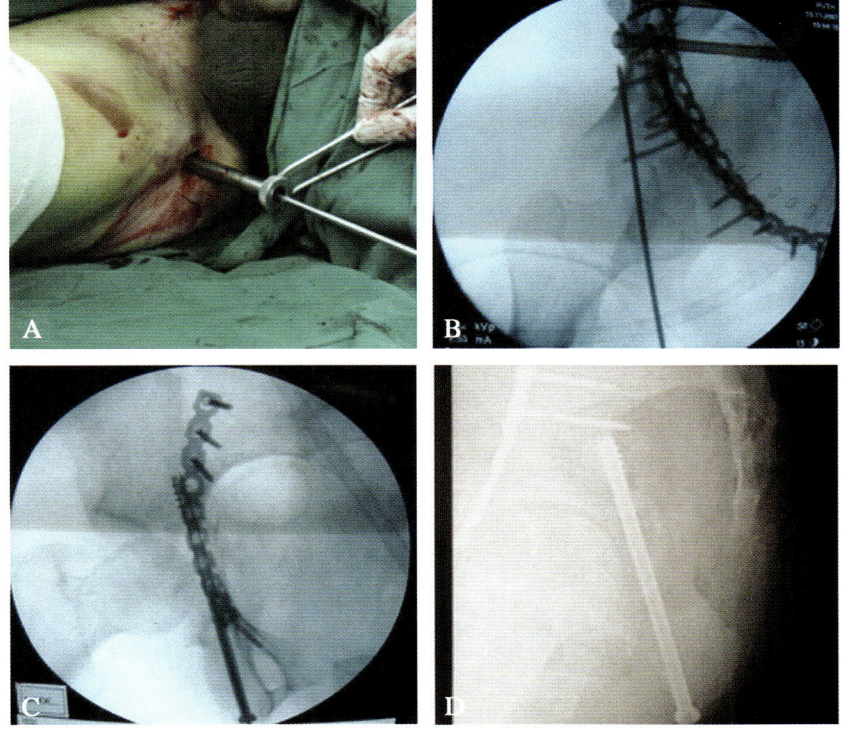

（五）经皮四边体螺钉（图 3-4-7）

适应证

- 四边体骨折
- 后柱骨折

进钉点：在髋臼上方由外向内放置。从髂骨体的外侧皮质进入，在哪些层面上穿透骨盆后柱的内侧皮质是由分开前柱和后柱的骨折线的位置决定的。如果骨的质量较好，螺钉可以防止骨折向内侧移位并使后柱复位。皮肤切口位于髂嵴的前下方，但更靠后一些。进钉点位于髋臼外上缘两横指处。螺钉的方向是水平的还是斜的取决于骨折的形态。螺钉的长度在 45~60mm。固定四边体时，导针向内指向坐骨棘。

术中透视角度及导针位置：同（四）经皮后柱螺钉。

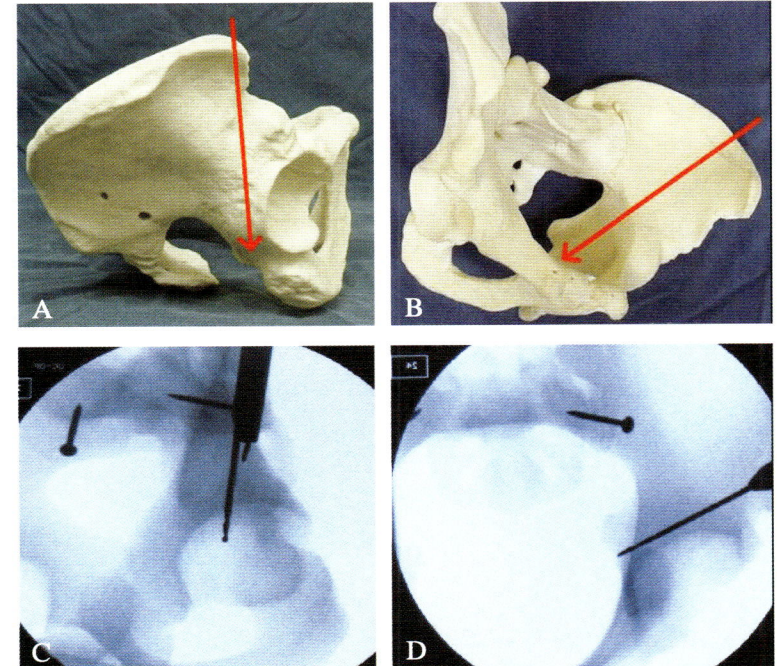

图 3-4-7 经皮四边体螺钉技术
A. 进钉点：位于髋臼外上缘两横指处
B. 导针向内指向坐骨棘
C. 闭孔斜位
D. 髂骨斜位示导针向内指向坐骨棘

(六) 经皮髂骨翼螺钉 (图 3-4-8)

适应证：髂骨翼骨折

进钉点：髂前下棘，导针向后并偏内至后脊。

术中透视角度及导针位置：

闭孔-出口位：导针垂直于髂骨翼

髂骨斜位：导针指向髂后嵴

五、典型病例

【病例 1】（图 3-4-9～图 3-4-10）：王某，女，49 岁。坠落伤致多发骨折，骨盆骨折为双侧骶骨骨折，伤后四天行闭合复位，双侧经皮骶骨螺钉固定。

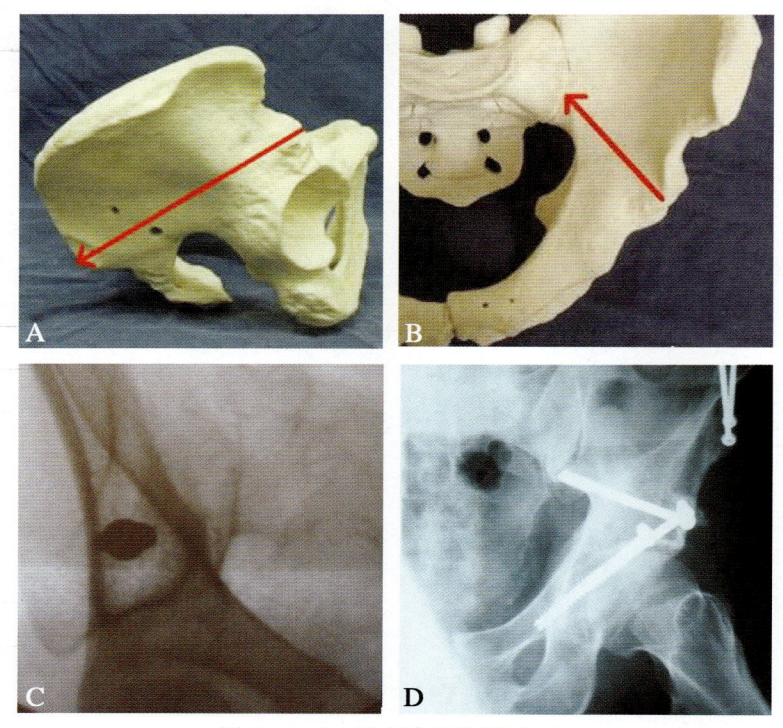

图 3-4-8　经皮髂骨翼螺钉技术
A. 进针点：髂前下棘，导针向后并偏内至后脊　　B. 俯视观察，导针指向骶髂关节
C. 闭孔-出口位：导针垂直于髂骨翼　　D. 髂骨斜位：螺钉指向骶髂关节

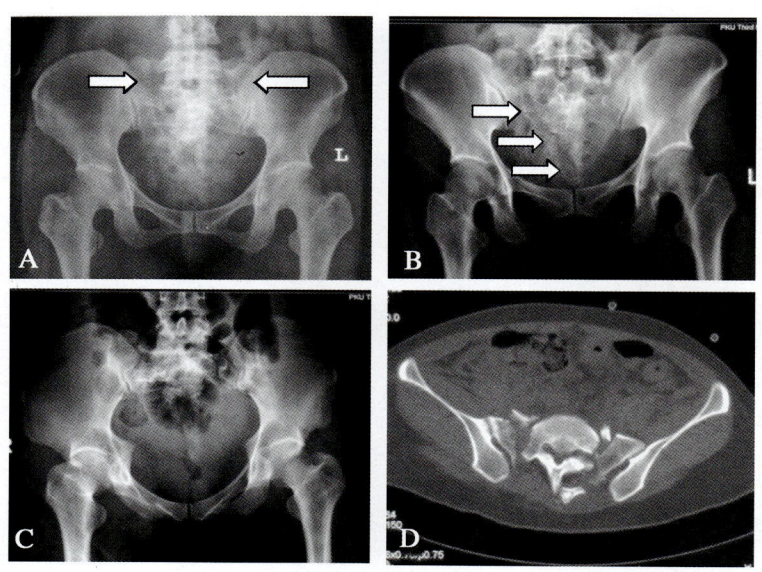

图 3-4-9　病例 1　术前影像学检查
A. 骨盆正位片可见双侧 L_5 横突及骶骨骨折　　B. 入口位片可见骶骨长斜形骨折线
C. 出口位　　D. CT 轴位断层可见双侧骶骨骨折

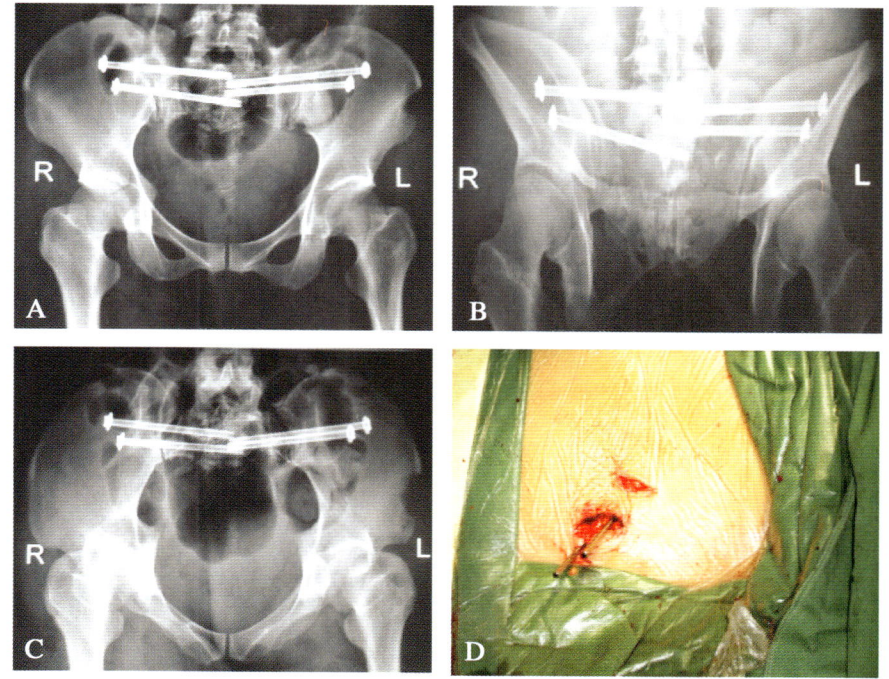

图3-4-10 术后X线片及手术切口
A. 正位片
B. 出口位片可见四枚螺钉均未进入骶孔
C. 入口位片可见四枚螺钉均在椎体中央
D. 经皮置钉手术切口

【病例2】（图3-4-11～图3-4-18）崔某某，男，53岁。车祸致骨盆及髋臼骨折，为双侧耻骨、坐骨支骨折，右髋臼T形骨折，左骶骨翼骨折，左髂关节分离。患顽固性高血压，主动脉夹层动脉瘤。伤后14天控制血压后，行闭合复位，经皮空心拉力螺钉内固定。

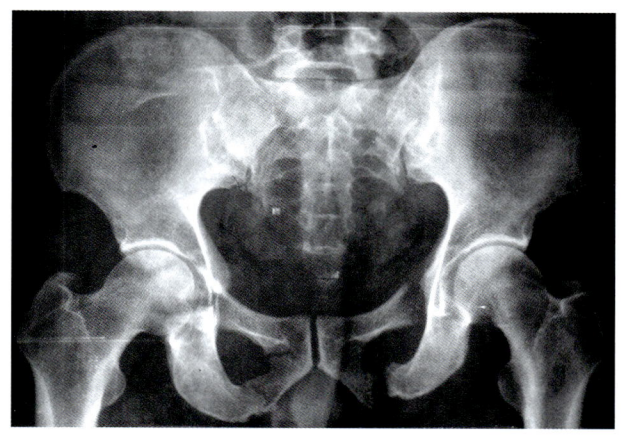

图3-4-11 病例2. 术前正位片可见右髋臼骨折，闭孔骨折线未延伸到髂骨翼，为T形骨折，轻度移位。左耻骨坐骨支骨折及左骶髂关节均轻度移位

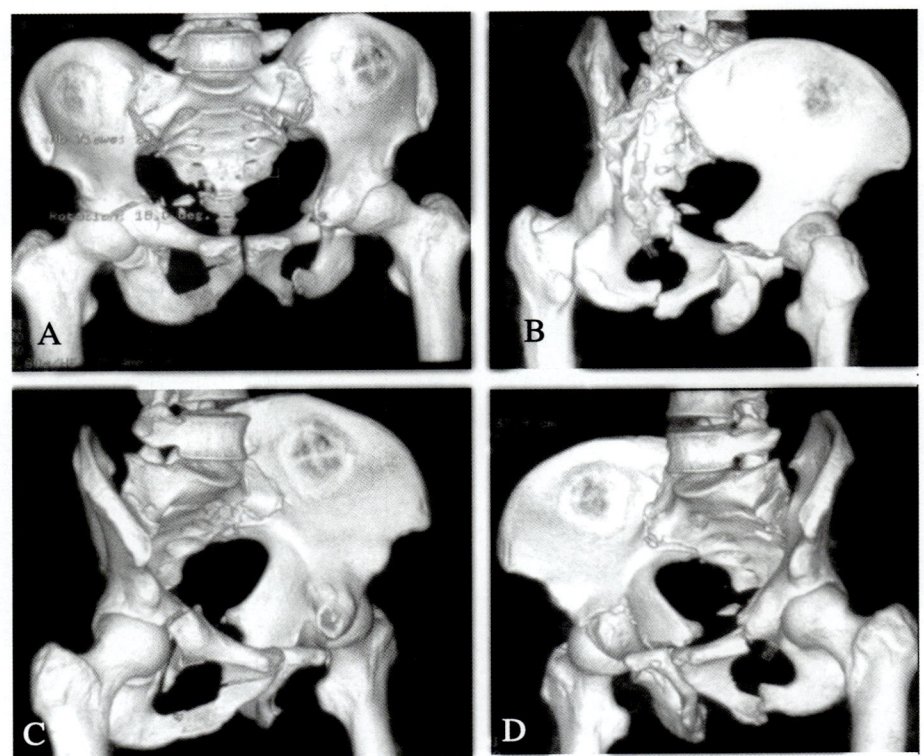

图 3-4-12 术前 3D CT
A. 正位可见右髋臼前柱骨折线及左骶骨翼骨折块　B. 后侧位可见右髋臼后柱骨折线及左骶髂关节分离
C. 右闭孔斜位　D. 右髂骨斜位示左骶髂关节分离

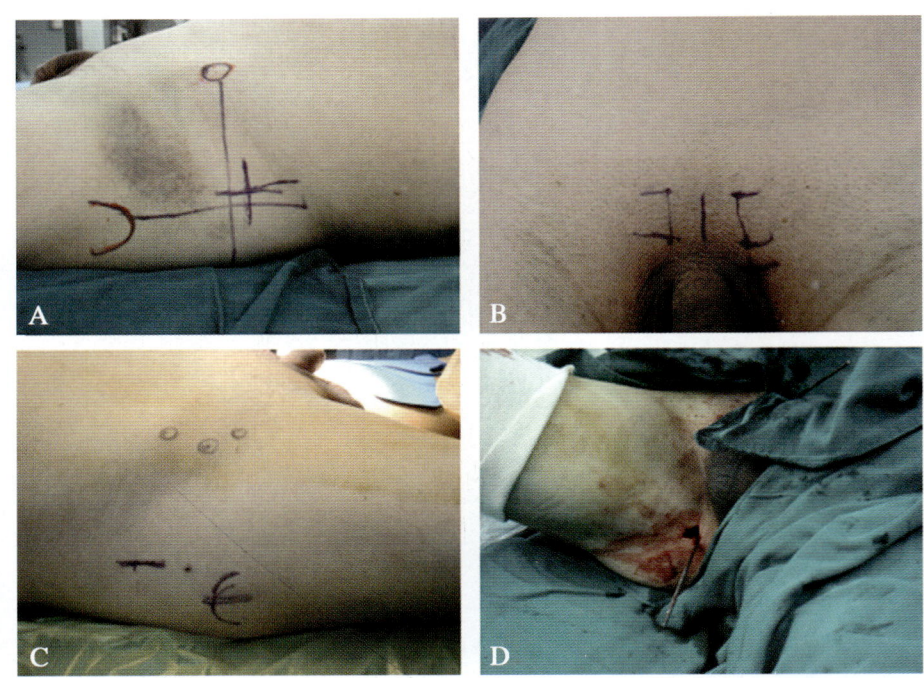

图 3-4-13 术中切口体表标志照片
A. 骶骨螺钉置钉位置　B. 耻骨支螺钉置钉位置
C. 前柱螺钉置钉位置　D. 后柱螺钉置钉位置

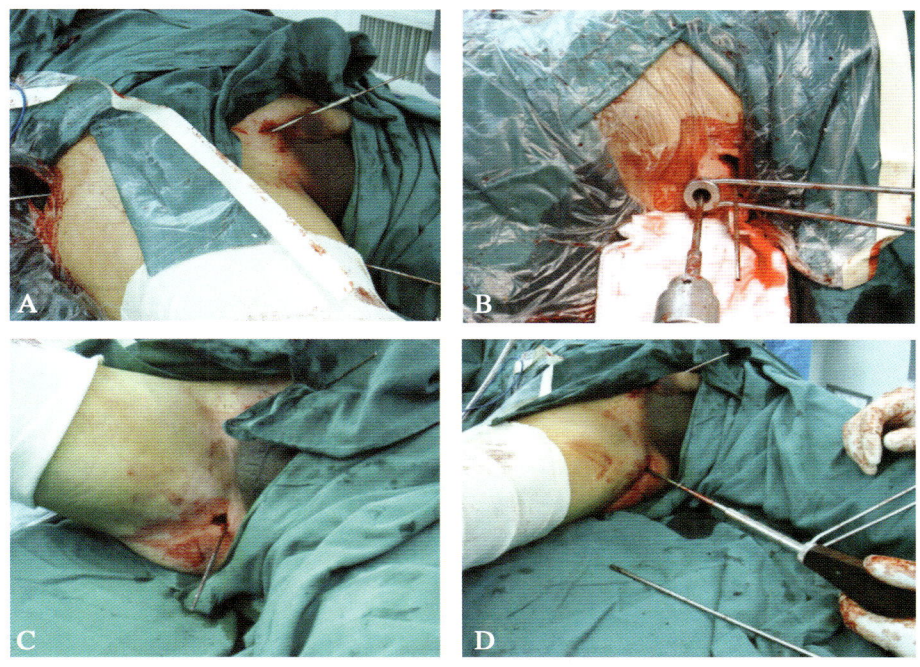

图 3-4-14 术中照片
A. 右侧前柱、后柱及耻骨支导针　　B. 骶骨钉导针及钻孔
C. 经坐骨结节置入后柱导针　　　　D. 拧入后柱螺钉

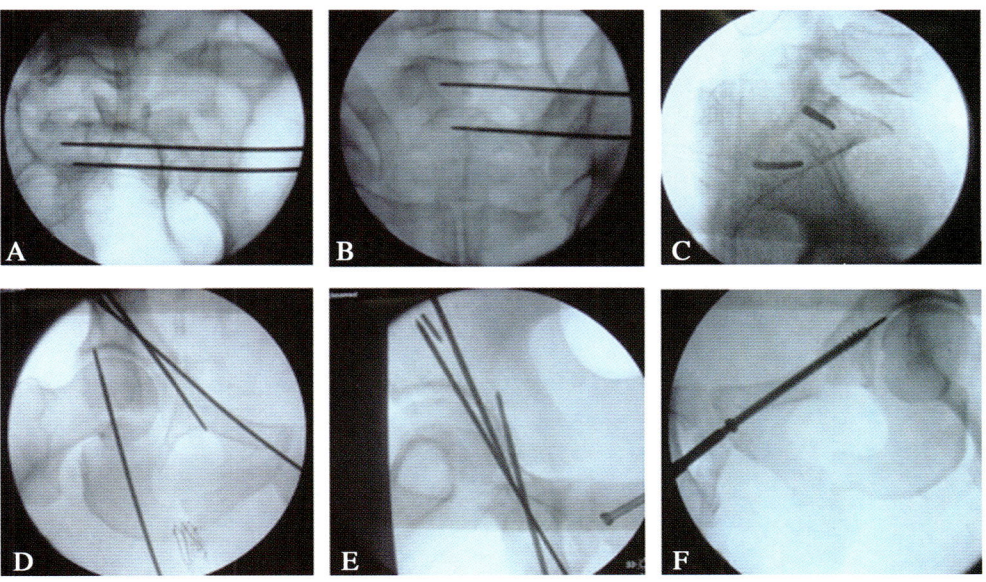

图 3-4-15 术中透视定位图像
A. 骨盆入口位可见两枚导针均在骶骨中央　　B. 出口位可见两枚导针均未进入骶孔
C. 骶骨侧位可见两枚导针均在骶骨中央
D. 闭孔斜位观察导针位置，耻骨支及前柱导针未进入髋臼，后柱导针在坐骨支内
E. 髂骨斜位观察导针位置，三枚导针均未进入髋臼　　F. 闭孔-入口位观察耻骨支螺钉，位置良好

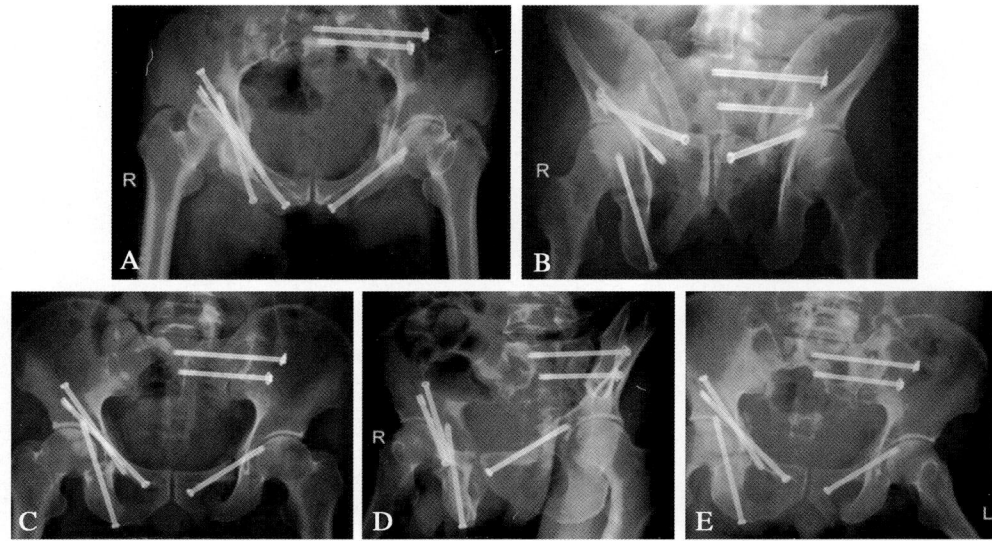

图 3-4-16　术后 X 线平片示所有螺钉位置良好
A. 入口位　　B. 出口位　　C. 正位　　D. 右髋髂骨斜位　　E. 右髋闭孔斜位

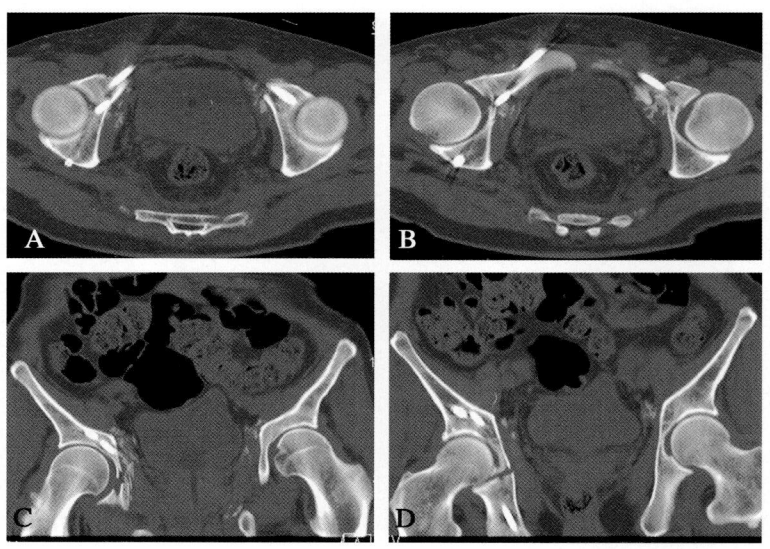

图 3-4-17　术后 CT 示髋臼形态正常，螺钉均未进入髋臼
A、B. 轴位断层　　C、D. 冠状位断层

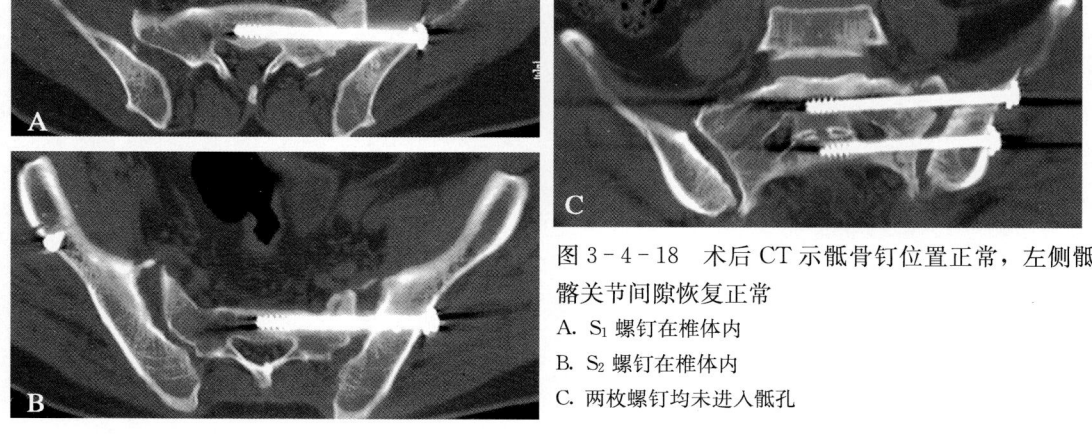

图 3-4-18　术后 CT 示骶骨钉位置正常，左侧骶髂关节间隙恢复正常
A. S_1 螺钉在椎体内
B. S_2 螺钉在椎体内
C. 两枚螺钉均未进入骶孔

【病例3】（图3-4-19～图3-4-23）刘某，女，21岁。坠落伤致多发伤，多发骨折，失血性休克。伤后10天行一期手术、一次体位（仰卧位）固定所有骨折，切开结合经皮骶骨螺钉及经皮后柱螺钉固定骨盆及髋臼骨折。

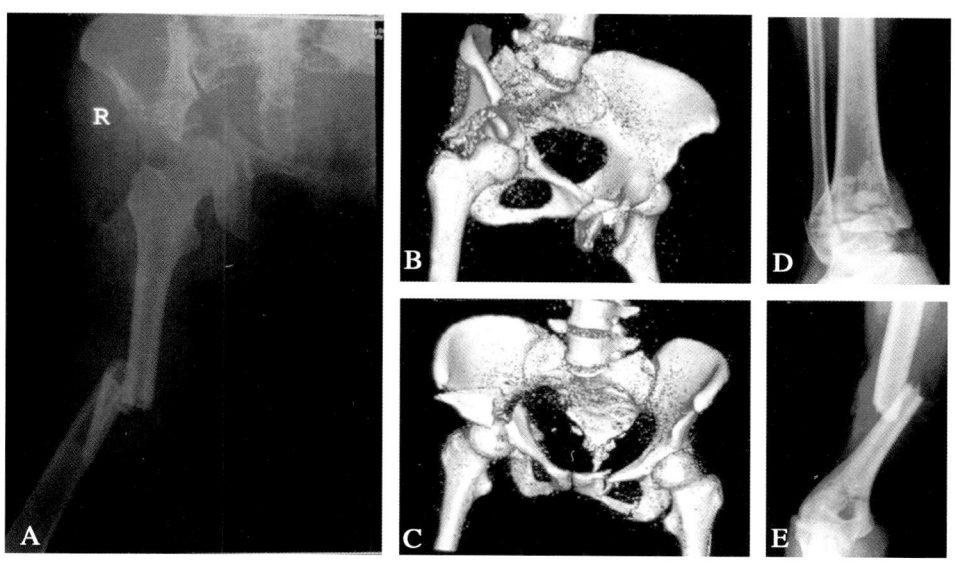

图3-4-19　术前影像学检查
A. X线平片示右股骨干骨折，股骨头中心脱位进入盆腔
B. 3D CT右髋闭孔斜位可见右髋臼和髂骨翼失去联系，右骶髂关节分离移位
C. 3D CT右髋髂骨斜位可见前柱骨折线及前壁游离骨块
D. X线平片示右侧Pilone骨折　　E. X线平片示右肱骨干骨折

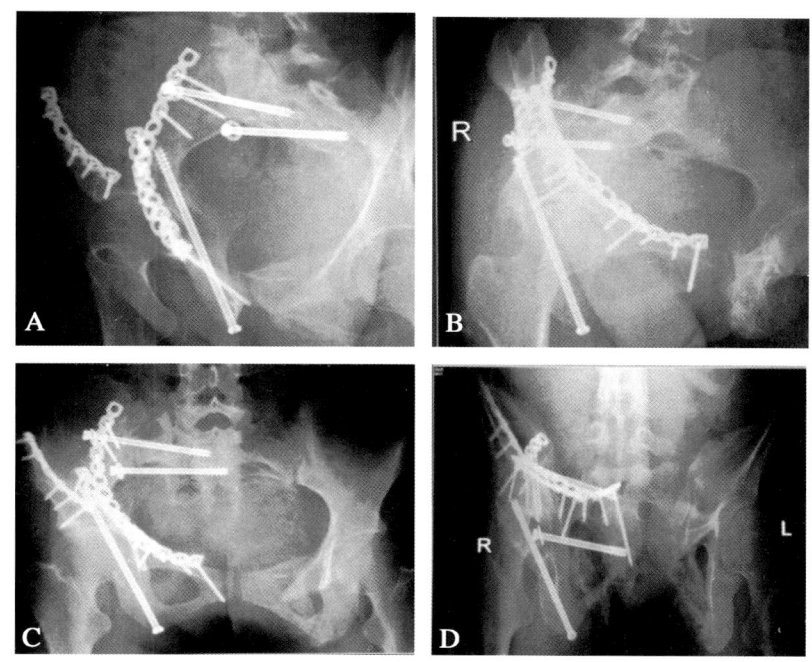

图3-4-20　术后6个月复查X线平片示头臼对位关系正常，螺钉位置良好，骨折愈合
A. 髂骨斜位可见后柱螺钉穿过坐骨、四边体达髂骨翼
B. 闭孔斜位可见髂耻线恢复正常走行，髋臼关节面光滑
C. 入口位片　　D. 出口位片

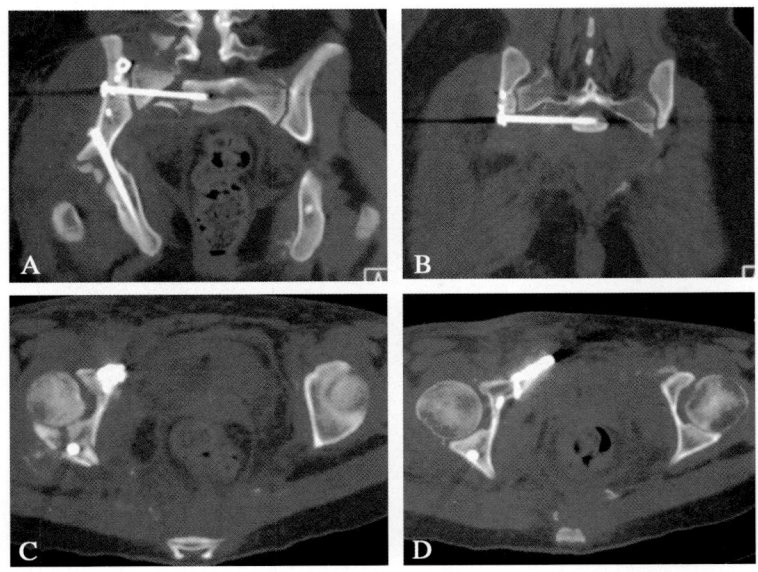

图3-4-21 术后CT

A. 冠状面断层可见后柱螺钉位置良好，S_1螺钉在椎体骶骨中央

B. CT轴位断层可见S_2螺钉在椎体中央

C、D. CT轴位断层可见髋臼关节面光滑完整，后柱螺钉及其他螺钉均未进入关节

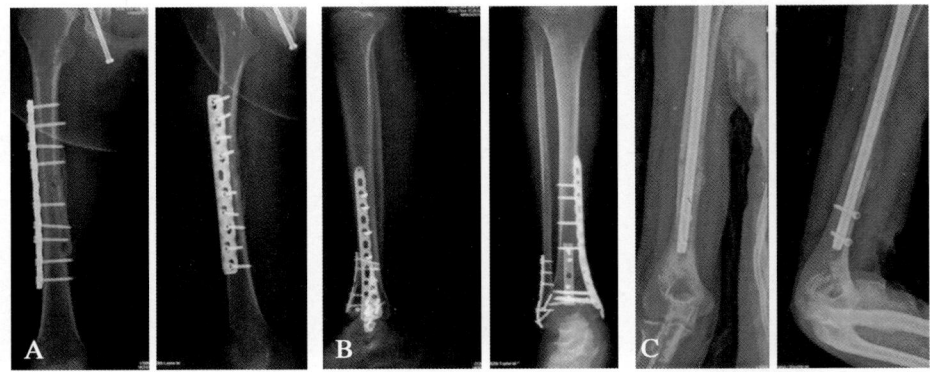

图3-4-22 术后6个月X线平片示其他部位骨折均达到骨性愈合，骨折及内固定位置良好

A. 股骨干骨折术后　B. Pilone骨折术后　C. 右肱骨干骨折术后

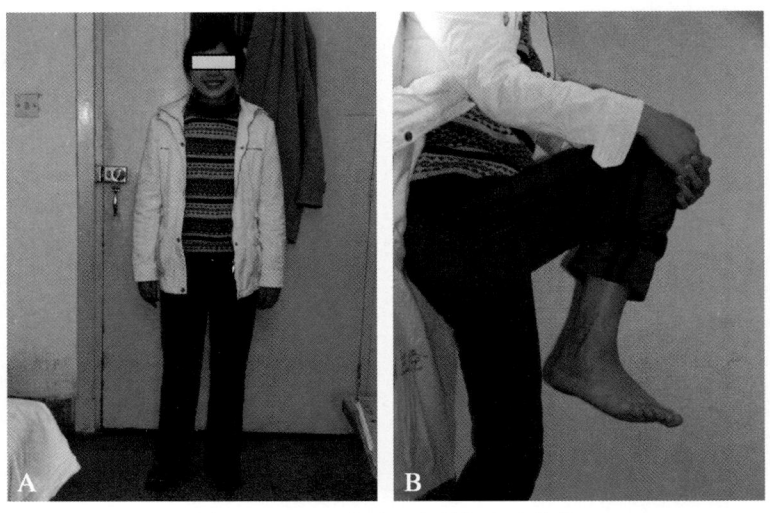

图3-4-23 术后6个月复查大体像

A. 正常站立与行走　B. 右髋关节活动基本恢复正常

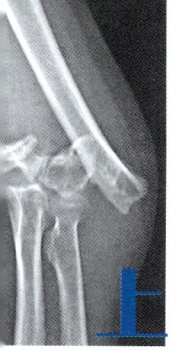

第四章 上肢骨折

第一节 锁骨骨折

一、概述

锁骨是上肢与躯干连接的唯一骨性结构，易遭受外力发生骨折，在儿童时期尤为多见，约50%发生于7岁以下。其为S形管状骨，呈致密的蜂窝状结构，没有明显的髓腔，外1/3截面呈扁平状，内1/3呈棱柱状，中1/3是应力薄弱点，容易出现骨折。

二、受伤机制

绝大多数由直接外力引起，如前方打击、撞击锁骨或摔倒肩部直接着地；伸展位摔倒，经传导外力所致骨折占少数。

三、临床表现

锁骨骨折处局部肿胀、畸形、压痛，应除外气胸、邻近骨与关节损伤（肩锁或胸锁关节脱位、肩胛骨骨折等）、臂丛神经损伤和血管损伤。

四、影像学检查

锁骨正位片和向头倾斜45°斜位片。若怀疑喙锁韧带损伤，可拍摄双肩应力位X线片。怀疑锁骨内1/3骨折有时需行CT检查。

五、骨折分类

（一）Robinson分类

1型：为锁骨内侧1/5（从锁骨内端至第一肋中心向上所做的垂直线之间的锁骨）骨折。每一种骨折根据主折段移位＜100%为A亚型，＞100%为B亚型。1A和1B型骨折再被细分为关节外骨折（1A1、1B1）和关节内骨折（1A2、1B2）（图4-1-1）。

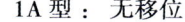

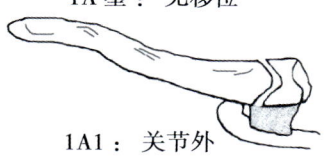

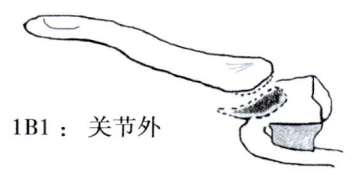

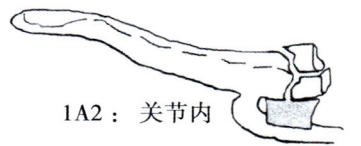

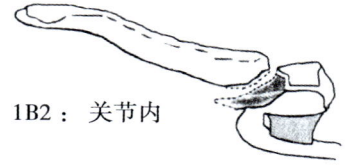

图4-1-1 Robinson分类1型

2型：为中部3/5的锁骨干骨折；2A型骨折均有残留的骨接触，分为2个亚型：无移位（2A1）和成角（2A2）；2B亚型主折段之间无残留的骨接触，均有明显的不同程度骨短缩，分为2个亚型：单纯或楔形粉碎性骨折（2B1）和孤立或粉碎性节段性骨折（2B2）（图4-1-2）。

2A 型：残留骨接触　　　　　　　　　2B 型：有移位，无骨接触

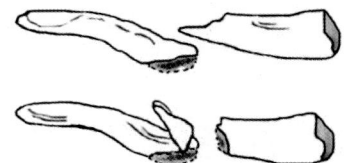

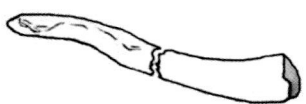

2A1：无移位　　　　　　　　　　　　2B1：单纯或楔形粉碎性骨折

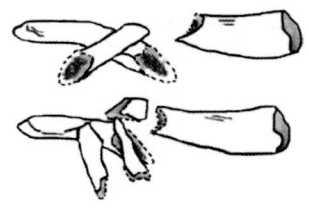

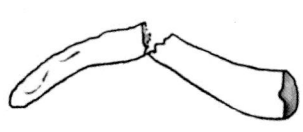

2A2：成角移位　　　　　　　　　　　2B2：孤立或节段性粉碎性骨折

图 4-1-2　Robinson 分类 2 型

3 型：为锁骨外侧 1/5（从锁骨外端至喙突基底中心向上所做的垂直线之间的锁骨，通常在锥状结节处）骨折。3A 和 3B 型骨折也可再被细分为关节外骨折（3A1、3B1）和关节内骨折（3A2、3B2），3B 型骨折的移位有特征性的模式：锁骨干部骨折段抬高向后移位，骨折线呈单纯斜行或伴有下方撕脱的骨折片（图 4-1-3）。

3A 型：有残留骨接触　　　　　　　　3B 型：骨折移位，无骨接触

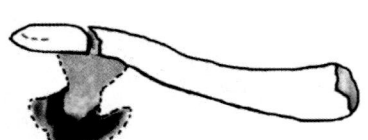

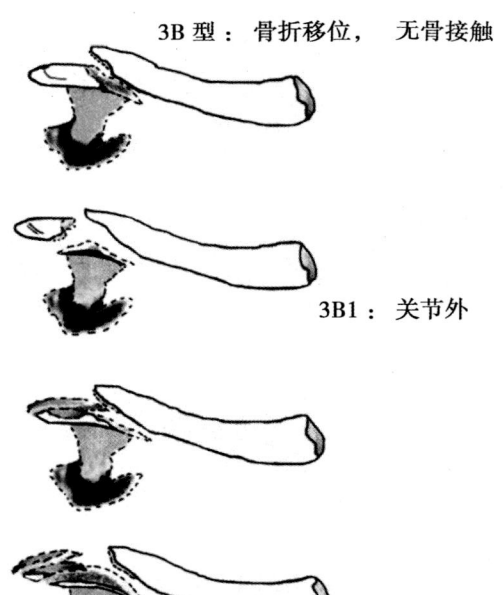

3A1：关节外

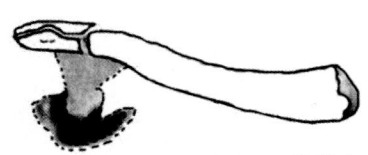

3A2：关节内

图 4-1-3　Robinson 分类 3 型

(二) AO 分类

1. 锁骨内侧端骨折

A 型：干骺端

A1：关节外，嵌入骨折（图 4-1-4）；

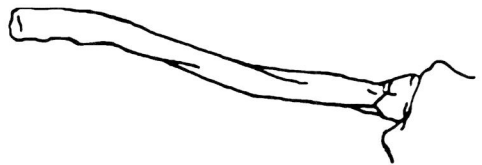

图 4-1-4　AO 分类 A 型 A1

A2：关节外，移位骨折（图 4-1-5）；

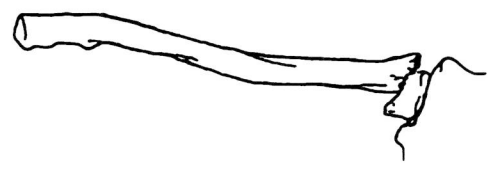

图 4-1-5　AO 分类 A 型 A2

A3：关节外，粉碎型（图 4-1-6）。

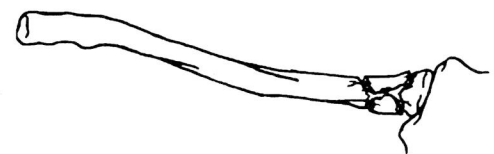

图 4-1-6　AO 分类 A 型 A3

2. 锁骨干骨折　（分类同其他 AO 长骨干分类）

　A 型：简单骨折
　　A1：螺旋形
　　A2：反斜形
　　A3：横行
　B 型：楔形骨折
　　B1：螺旋楔形
　　B2：屈曲楔形
　　B3：粉碎楔形
　C 型：复杂骨折
　　C1：螺旋形
　　C2：分段
　　C3：不规则

3. 锁骨外侧端骨折

A 型：关节外干骺端骨折

A1：嵌插骨折（图 4-1-7）；

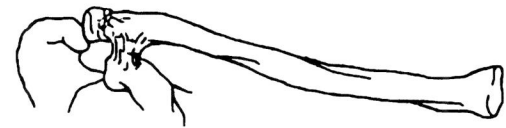

图 4-1-7　AO 分类 A 型 A1

A2：分离骨折（喙锁韧带完整）（图 4-1-8）；

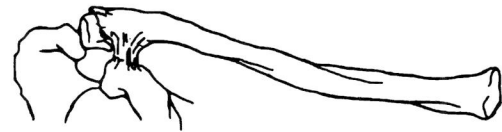

图 4-1-8　AO 分类 A 型 A2

A3：粉碎骨折（喙锁韧带完整）（图 4-1-9）；

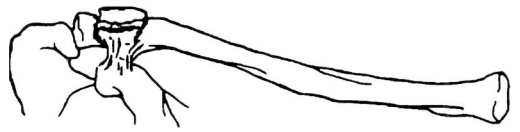

图 4-1-9　AO 分类 A 型 A3

B 型：关节内骨折

B1：轻微移位（无脱位）（图 4-1-10）；

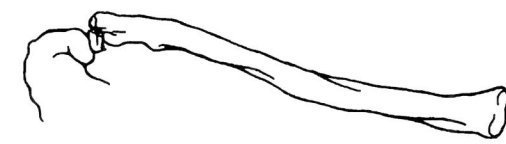

图 4-1-10　AO 分类 B 型 B1

B2：楔形骨折伴脱位（图 4-1-11）；

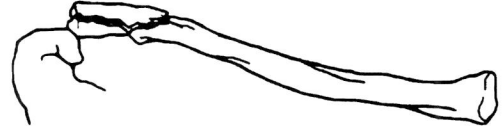

图 4-1-11　AO 分类 B 型 B2

B3：粉碎骨折伴脱位（图 4-1-12）。

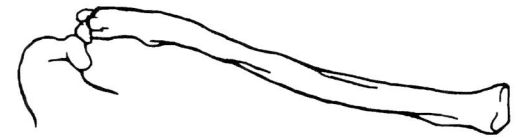

图 4-1-12　AO 分类 B 型 B3

六、治疗选择

(一)保守治疗

锁骨骨折以保守治疗为主。

1. 新生儿及婴儿锁骨骨折不需特殊固定,避免压迫、活动锁骨即可。

2. 6岁以下儿童移位的锁骨骨折,可用8字绷带固定3周,避免固定过紧。

3. 年龄较大的儿童需8字绷带固定4~6周,伤后3~4个月内避免剧烈运动。

4. 对于青枝骨折、无移位骨折以及儿童锁骨内外端骨折,只需吊带保护、限制患肢活动即可。

5. 成人中1/3骨折首选闭合复位,8字绷带固定6~8周,去除8字绷带后再用吊带保护3~4周;外1/3无移位骨折与内1/3骨折需吊带保护即可。

保守治疗的典型病例介绍:

【病例1】 男性,27岁,摔倒右肩部着地,右锁骨中段骨折(2A2型)(图4-1-13)。

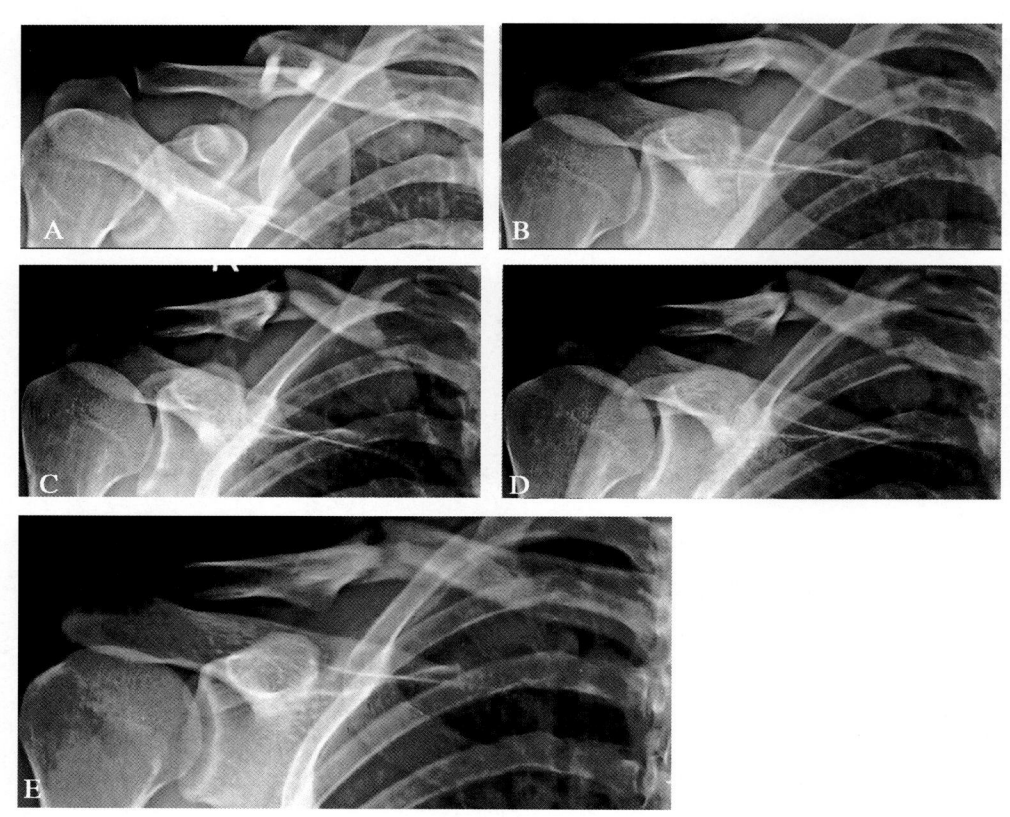

图4-1-13 锁骨骨折病例1
A. 伤后X线片
B. 8字绷带固定后拍片,骨折部分复位
C. 2周复查骨折端有轻度移位
D. 4周复查骨折端稳定,无压痛
E. 6周复查可见骨痂,去除外固定,开始肩部功能练习

【病例2】 男性，15岁，摔倒左上肢着地致左锁骨骨折（2B1型）（图4-1-14）。

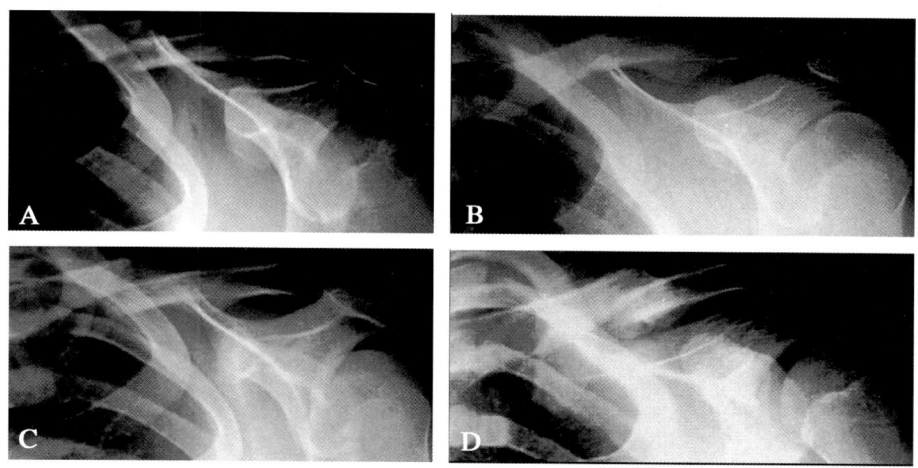

图4-1-14 病例2
A. 伤后X线片　　B. 8字绷带固定后拍片，骨折基本复位
C. 3天复查骨折移位　　D. 6周复查可见明显骨痂，开始肩部功能练习

（二）手术治疗指征

1. 合并神经、血管损伤。
2. 开放锁骨骨折。
3. 锁骨外1/3有移位骨折。
4. 锁骨骨折合并同侧肩胛颈骨折，形成浮动肩。
5. 锁骨粉碎骨折，骨块间夹有软组织影响骨愈合，或有潜在顶破皮肤的危险不能闭合复位时。
6. 多发损伤，肢体需早期开始功能锻炼时。
7. 少数病人不愿接受畸形愈合的外形，或者无法坚持长期制动者。

七、手术方法

（一）锁骨中段骨折

1. 麻醉　采用臂丛麻醉或全麻（病例：男性，43岁，骑车摔倒后左肩着地，Robinson 2B1型锁骨中段短斜形骨折，断端移位＞100%，无残留骨接触，图4-1-15）。
2. 手术体位：仰卧位，患肩垫高，使肩后伸，有利于复位，头偏向对侧，上半身抬高（同锁骨外1/3骨折体位）。

3. 以骨折端为中心向两侧沿锁骨切开皮肤、皮下、深筋膜，部分切开附着于骨折两端的胸大肌、三角肌、斜方肌，剥离骨折两断端上面少许骨膜约1cm，尽量保留骨块的骨膜，清除骨折端血肿。粉碎大骨折块和长斜形骨折先用螺钉固定，或用克氏针将较大碎骨块中央钻孔，用10号线穿孔结扎于钢板上，小碎骨块将其连的骨膜整复后缝合（图4-1-16）。

4. 复位后根据锁骨外形塑形钛板，置钛板于锁骨前上方，复位钳固定骨折端和钛板，根据锁骨上下厚度露出钻头长约10～16cm以控制钻头深度。固定后直视下见骨折端位置良好，冲洗切口，逐层缝合（图4-1-17）。

（二）锁骨外1/3骨折

1. 麻醉：采用臂丛麻醉或全麻（病例：男性，45岁，摔倒后右肩部着地，右锁骨外1/3骨折，Robinson 3B1型，断端移位＞100%，未累及关节面，喙锁韧带断裂）。
2. 手术体位：仰卧位，患肩垫高，使肩后伸，有利于复位，头偏向对侧，上半身抬高。
3. 手术步骤（图4-1-18）：

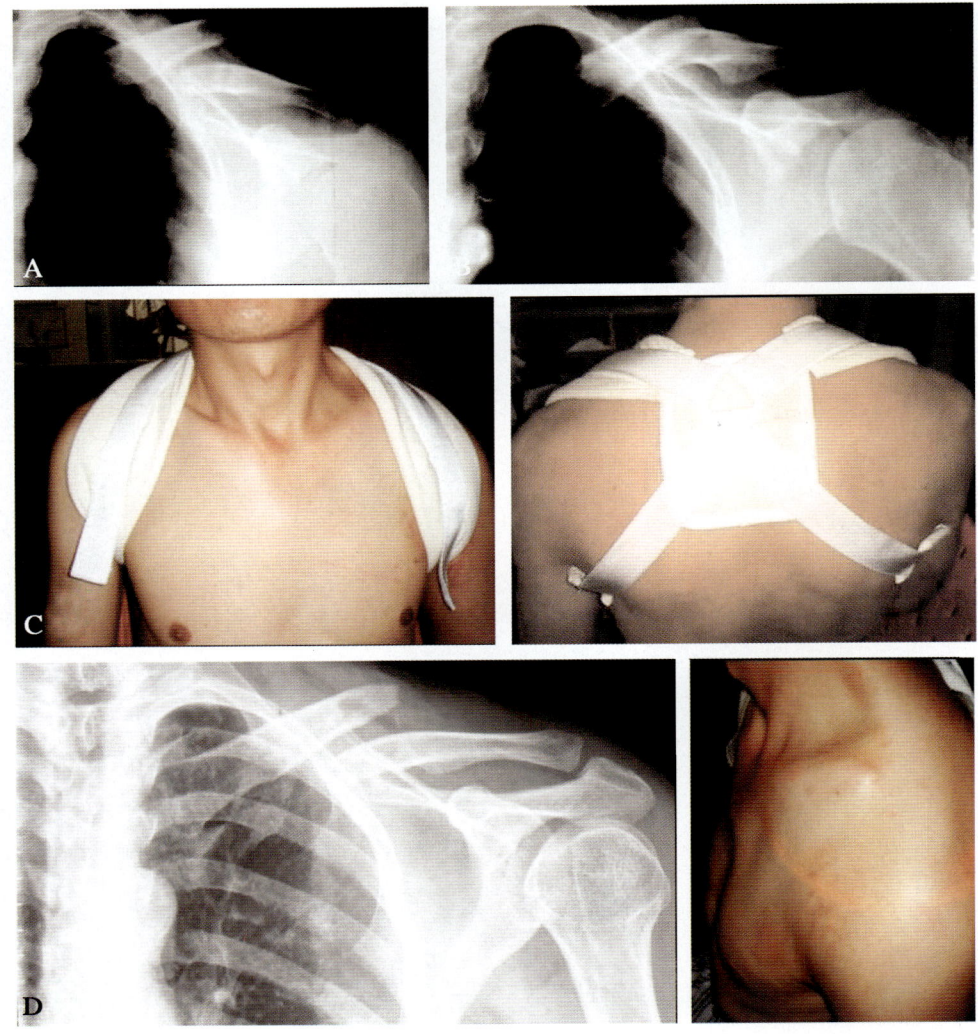

图 4-1-15 锁骨中段骨折
A. 伤后 X 线片　B. 8 字绷带固定后骨折部分复位
C. 锁骨带大体像（患者驼背，锁骨带必须很紧才能维持复位）
D. 患者不能忍受锁骨带紧固，锁骨带松弛后未能调整，3天复查骨折移位，骨折端无骨接触，近侧骨折端翘起顶压皮肤，故选择切开复位内固定术

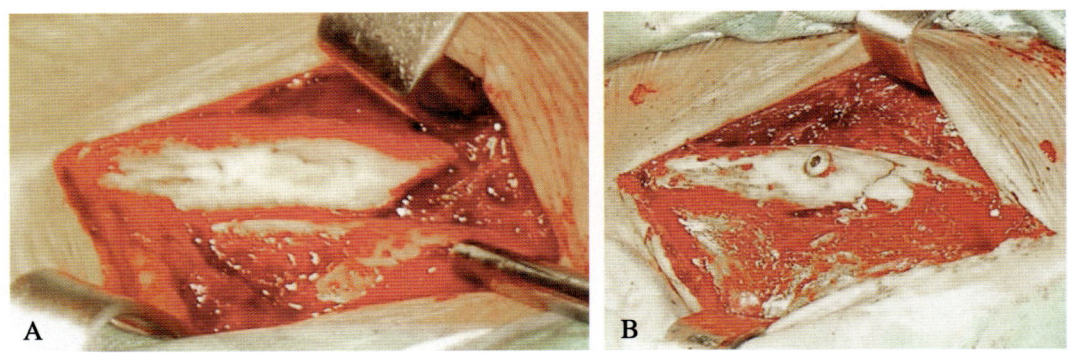

图 4-1-16 术中显示螺钉固定
A. 显露骨折端　B. 拉力螺钉固定骨折端

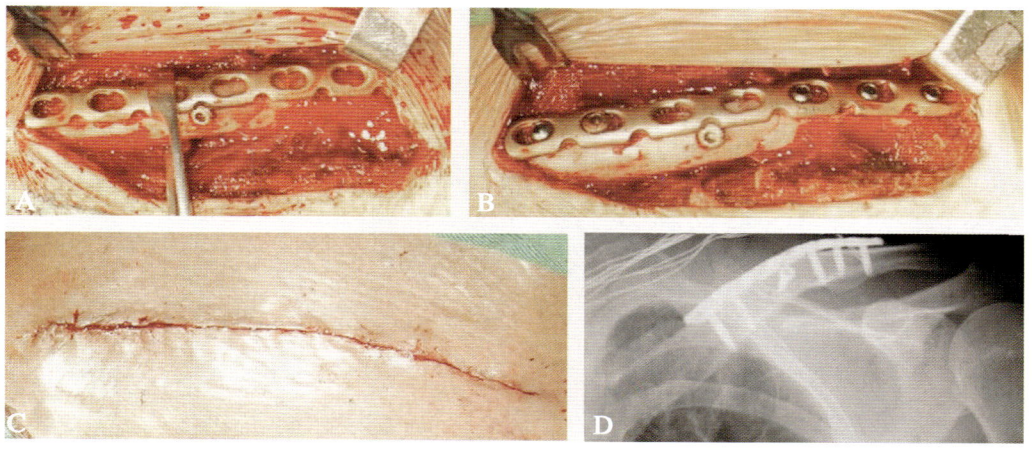

图 4-1-17 钛板固定
A. 钛板塑形后贴附　　B. 完成固定　　C. 缝合切口　　D. 术后 X 线片

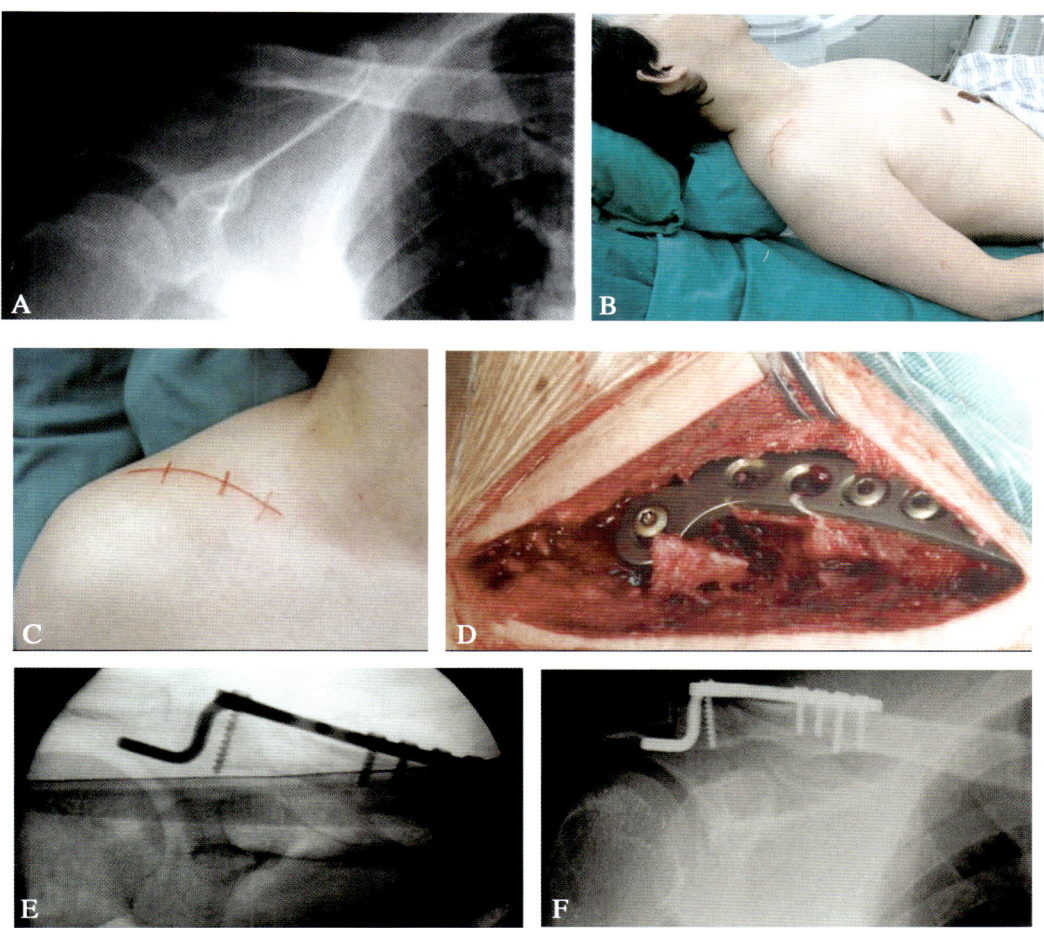

图 4-1-18 锁骨骨折

A. 伤后 X 线片
B. 术中体位
C. 切口自锁骨外侧经锁骨止于肩锁关节
D. 显露肩锁关节，将锁骨钩钛板经塑形后钩部插入肩峰下，复位锁骨骨折，体部平贴锁骨，先固定锁骨近端螺钉，然后逐个拧入螺钉固定
E. 术中透视　F. 术后 X 线片

(三)手术治疗的典型病例介绍

【病例1】 男性,32岁,Robinson 2B 2型锁骨中段粉碎性骨折,断端移位>100%,无残留骨接触(图4-1-19)。

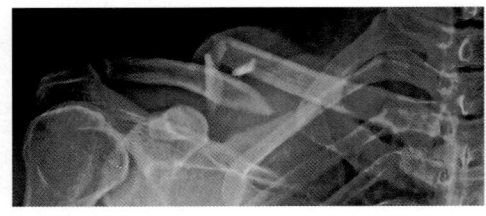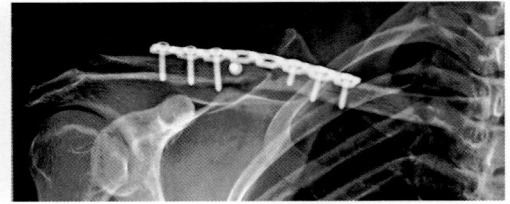

图4-1-19 锁骨中段骨折

【病例2】 男性,40岁,左锁骨Robinson 3A1型骨折伴左侧肋骨骨折、左肺挫伤,不能耐受8字绷带固定而行手术治疗(图4-1-20)。

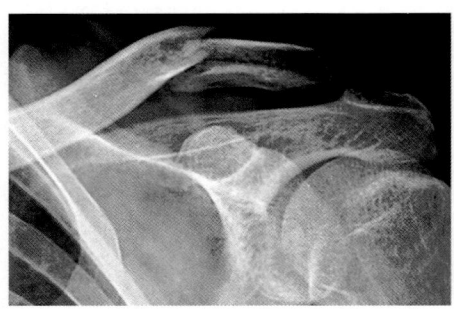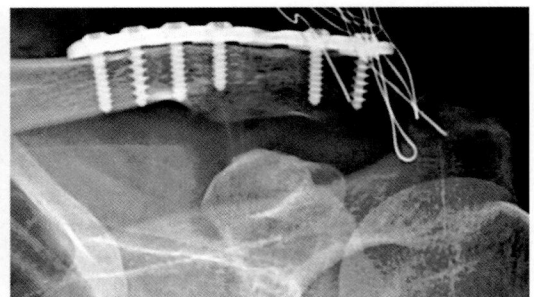

图4-1-20 锁骨骨折

【病例3】 女性,35岁,左锁骨Robinson 3B2型骨折,喙锁韧带断裂,行锁骨钩钛板固定(图4-1-21)。

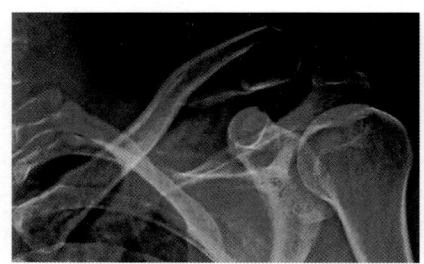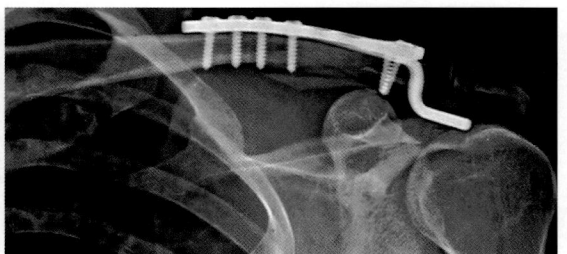

图4-1-21 锁骨骨折

【病例4】 男性,45岁,车撞伤后左肩部着地导致左锁骨与左肩胛颈骨折(漂浮肩),锁骨骨折同时伴有肩胛骨外科颈骨折可以造成肩胛骨骨折不稳定,上肢的重量和附着于肱骨近端的肩胛带肌肉使肩胛关节盂骨折块向远端和前内侧旋转移位,应手术固定锁骨以稳定肩胛颈骨折,以防止肩胛骨骨折畸形愈合及肩下垂(图4-1-22)。

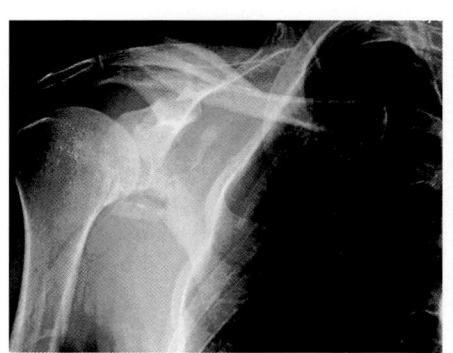

图4-1-22 左锁骨与左肩胛颈骨折

八、术后处理及康复

术后三角巾悬吊 2 周后开始不负重主动活动肩关节，避免肩外展超过 90° 的动作，定期拍片见骨痂生长后逐渐恢复正常活动。

九、常见并发症及处理

(一) 骨折不愈合

Neer 报道保守治疗的锁骨骨折不愈合率为 0.8%，手术治疗的锁骨骨折不愈合率为 3.7%，易导致锁骨骨折不愈合的因素有：

1. 固定不牢固。
2. 严重的创伤。
3. 再发骨折。
4. 远 1/3 骨折。
5. 骨折有明显移位。
6. 术中剥离骨膜范围过于广泛。锁骨骨折不愈合若无临床症状，不需特殊治疗，否则应行切开植骨内固定术。

骨折不愈合的典型病例介绍：

【病例】 女性，38 岁，右锁骨骨折术后 6 年，活动疼痛 2 年，右锁骨骨折不愈合（图 4-1-23）。

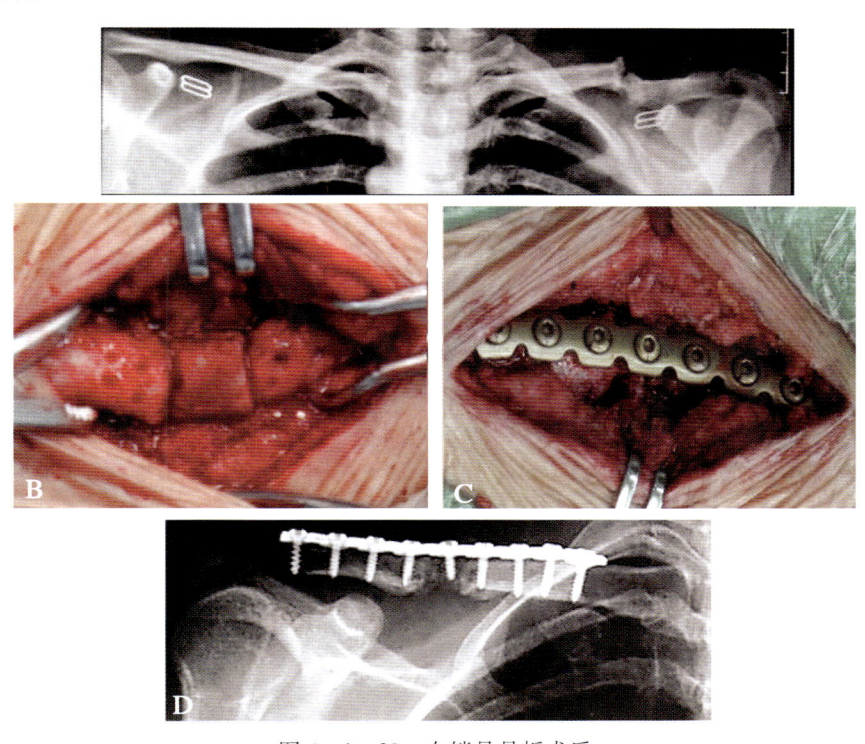

图 4-1-23　右锁骨骨折术后
A. 术前 X 线片　　　　　　　　　　　B. 清除断端肉芽组织，植入髂骨块
C. 完成固定，植骨块上拧入 1 枚螺钉　　D. 术后 X 线片，断端两侧各拧入 4 枚螺钉，以加强固定的稳定性

(二) 畸形愈合

儿童锁骨骨折短缩畸形非常常见，短缩和成角畸形可以被重新塑形，对上肢功能影响不大。成人锁骨骨折畸形愈合后常遗留短缩和成角畸形。

(三) 神经血管并发症

在某些肋锁间隙先天变异情况下（如锁骨分叉及没有向内或向前成角的直锁骨），锁骨骨折后形成的骨痂使肋锁间隙更加狭小，从而出现神经血管的压迫。

(四) 创伤性关节炎

胸锁和肩锁关节内骨折易发生创伤性关节炎，但远端锁骨骨折后引起的退行性变更加常见，在 X 线片上可以有囊性变、骨刺、肩锁关节狭窄等表现。

十、疗效评价及评分

(一) 优　骨折愈合时间小于 8 周；解剖对位，骨折端稳定；局部和周围关节无痛，上肢有力，肩关节活动正常。

(二) 良　骨折愈合时间 8~12 周；复位 80%，成角小于 15°，移位小于骨干 1/4，骨折端稳定；局部和周围关节基本无痛，患肢比较有力，肩关节活动接近正常，活动范围减少15°以内。

（三）可　骨折愈合时间12～16周；复位50%左右，成角15°～30°，移位大于1/4～1/3；提重物或活动剧烈时关节周围有酸痛，肩关节活动受限，活动范围减少15°～30°。

（四）差　骨折移位，内固定不牢靠，骨折不愈合，肩关节活动有明显障碍，活动范围减少30°以上。

十一、注意事项

（一）应在骨膜外剥离，尽量减少骨膜损伤，防止骨不连发生，对于附着在游离骨块上的软组织，一定不要剥掉，尽量用双10号线固定。

（二）骨折下缘有骨质缺损时应植骨，以消除肢体重力的剪力，防止螺钉拔出。

（三）应选择重建钛板固定，因为1/3管状钛板强度不够，长度应该使每一骨端至少应有3枚螺钉固定才能起到防旋转作用，螺钉应穿过对侧皮质，并经攻丝拧紧，防止因肢体重力造成剪力使螺钉拔出。

（四）锁骨钻孔时在锁骨下用骨膜剥离器保护好神经血管，钻孔的方向由后上向前下，螺钉长度以刚穿过对侧骨皮质为宜。术中根据锁骨厚度控制钻头露在外面的长度，在钻孔时可避免损伤锁骨下的血管和神经，为手术的安全性提供了保障。

（五）功能锻炼的时机与强度应根据病人的骨质情况以及术中内固定稳定情况逐步进行，避免再次受伤，对于骨质疏松患者更应加强术后外固定保护。

第二节　肩锁关节脱位

一、概述

肩锁关节由锁骨外端与肩峰组成，关节内有纤维软骨盘，稳定主要依赖于肩锁韧带和喙锁韧带。肩锁韧带是包绕肩锁关节的关节囊增厚部分，主要维持肩锁关节水平方向的稳定，而喙锁韧带主要维持锁骨外端垂直方向的稳定，分为两组，外侧为斜方韧带，内侧为锥形韧带，其止点是锁骨外1/3和内2/3的分界点。

二、受伤机制

最常见于摔倒时肩外侧着地，受直接外力引起。间接外力一般为上肢伸展位摔倒，手部先着地，外力通过上肢传导至肱骨头及肩峰，使肩胛骨向上移位，并可牵拉损伤肩锁韧带，而喙锁韧带不会受损伤。

三、临床表现

外伤后肩部疼痛、活动受限，肩锁关节脱位时锁骨外端按压时上下浮动，可出现琴键征。

四、影像学检查

X线片显示锁骨外端明显上移，喙锁间隙增宽。若不能肯定，可拍双肩应力X线片（伤侧上肢悬吊重物后摄片，而不是手提重物）。

五、分类

（一）Tossy分型

Ⅰ型：肩锁关节挫伤，肩锁韧带不全损伤、喙锁韧带完整，X线检查关节间隙无改变。

Ⅱ型：肩锁关节半脱位，关节囊和肩锁韧带断裂，喙锁韧带的斜方韧带部分断裂，X线可见锁骨近端向上轻度移位。

Ⅲ型：肩锁关节完全性脱位，肩锁韧带、喙锁韧带同时断裂，有时合并三角肌和斜方肌部分肌纤维断裂，X线可见锁骨近端向上突起，有浮动感。

（二）Rockwood's分型（改良Tossy分型）（图4-2-1）

Ⅰ型：肩锁韧带扭伤，肩锁关节完整，喙锁韧带完整，三角肌和斜方肌完整。

Ⅱ型：肩锁关节损伤，锁骨远端水平方向不稳定；肩锁关节间隙与健侧比较轻度增宽；喙锁韧带扭伤，喙锁间隙可能轻度增宽；三角肌和斜方肌保持完整。

Ⅲ型：肩锁韧带断裂；肩锁关节脱位，肩部下移；喙锁韧带断裂；喙锁间隙比健侧增加25%～100%；三角肌和斜方肌纤维常从锁骨远端分离。Ⅲ型的变异型：①假性脱位；②肩锁关节脱位合并喙突骨折。

Ⅳ型：肩锁韧带断裂；肩锁关节脱位，锁骨向后嵌入斜方肌中，或是锁骨穿过斜方肌到后侧；喙锁韧带完全断裂；喙锁间隙可以有变化，也可以正常；三角肌和斜方肌从锁骨端分离。

Ⅴ型：肩锁韧带断裂；喙锁韧带断裂；肩锁关节脱位，锁骨与肩胛骨之间的距离比健侧增加100%～300%；三角肌和斜方肌纤维从锁骨的外1/2分离。

Ⅵ型：肩锁韧带断裂；在喙突下型喙锁韧带断裂，而在肩峰下型喙锁韧带完整；肩锁关节脱位，锁骨在肩峰或喙突下方；在喙突下型，喙锁位置呈反向，而肩峰下型，喙锁间隙缩小；三角肌和斜方肌从锁骨远端分离。

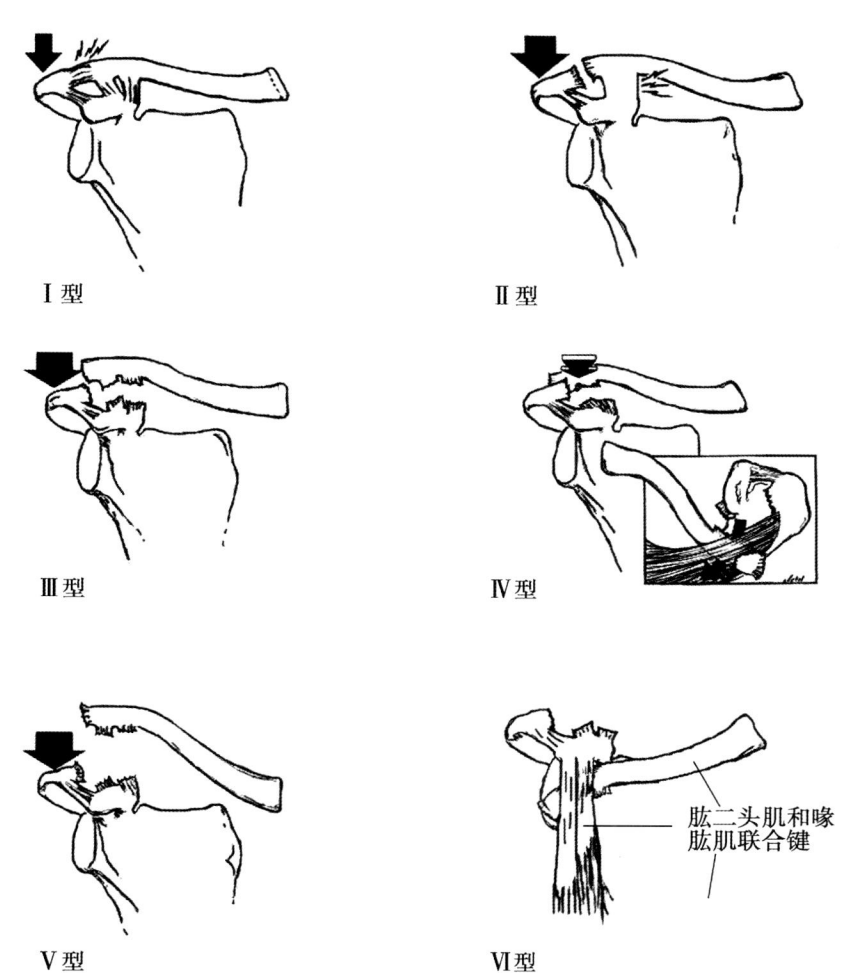

图 4-2-1 Rockwood's 分型

六、治疗

Ⅰ度与Ⅱ度损伤采用非手术治疗，三角巾或吊带保护，症状减轻后早期开始肩关节功能锻炼。Ⅲ度及Ⅲ型以上均须采取手术治疗。

【病例】 男，32岁，摔倒后右肩部着地，右肩锁关节处压痛，琴键征可疑（图 4-2-2）。

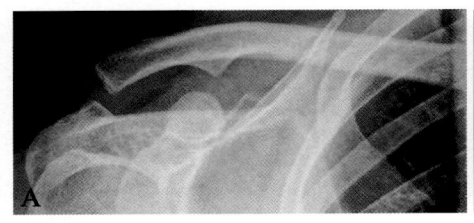 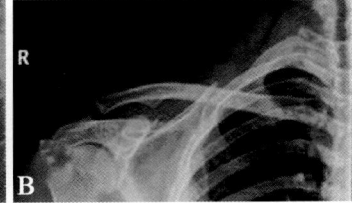 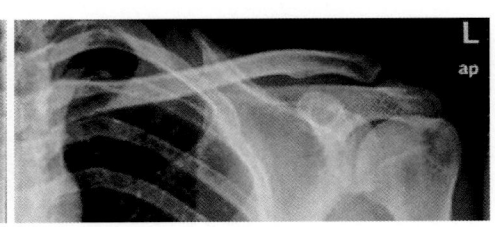

图 4-2-2　Ⅱ度肩锁关节脱位
A. X 线片显示右肩锁关节对和关系差，但是喙锁间隙未见明显增宽
B. 右肩应力位 X 线片与左肩比较，喙锁间隙无明显增宽，为 Ⅱ 度肩锁关节损伤，采用保守治疗

七、手术方法

（一）麻醉
采用臂丛麻醉或全麻

【病例】　男性，35 岁，摔倒后右肩部着地，右肩锁关节Ⅲ度损伤（图4-2-3，A）。

（二）手术体位
仰卧位，患肩垫高，头偏向对侧，上半身抬高（同锁骨骨折体位）。

（三）手术步骤
1. 切口自锁骨外侧经锁骨止于肩锁关节（图4-2-3，B）。

2. 显露脱位的肩锁关节，见肩锁韧带断裂，若纤维软骨盘碎裂应将其切除（图 4-2-3，C）。

3. 显露喙锁韧带，勿广泛剥离，两断端预置10 号丝线，注意勿损伤喙突下神经血管束。将锁骨钩钛板经塑形后钩部插入肩峰下，复位肩锁关节，体部平贴锁骨，先固定锁骨近端螺钉，然后逐个拧入螺钉固定。打紧预置丝线，缝合肩锁韧带（图 4-2-3，D）。

4. 术中透视：肩锁关节复位，内固定物位置合适（图 4-2-3，E）。

5. 术后 X 线片（图 4-2-3，F）。

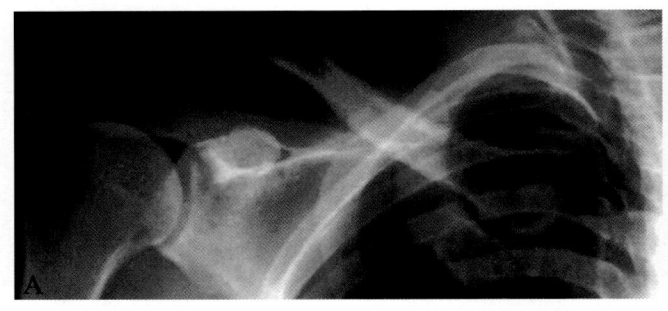 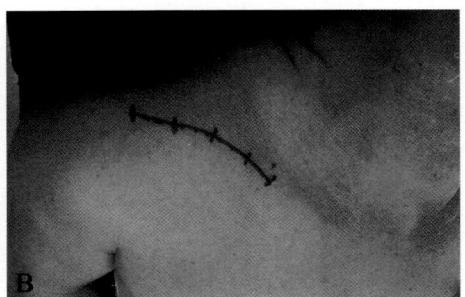

图 4-2-3　右肩锁关节Ⅲ度损伤的治疗
A. 右肩锁关节Ⅲ度损伤　　B. 手术切口

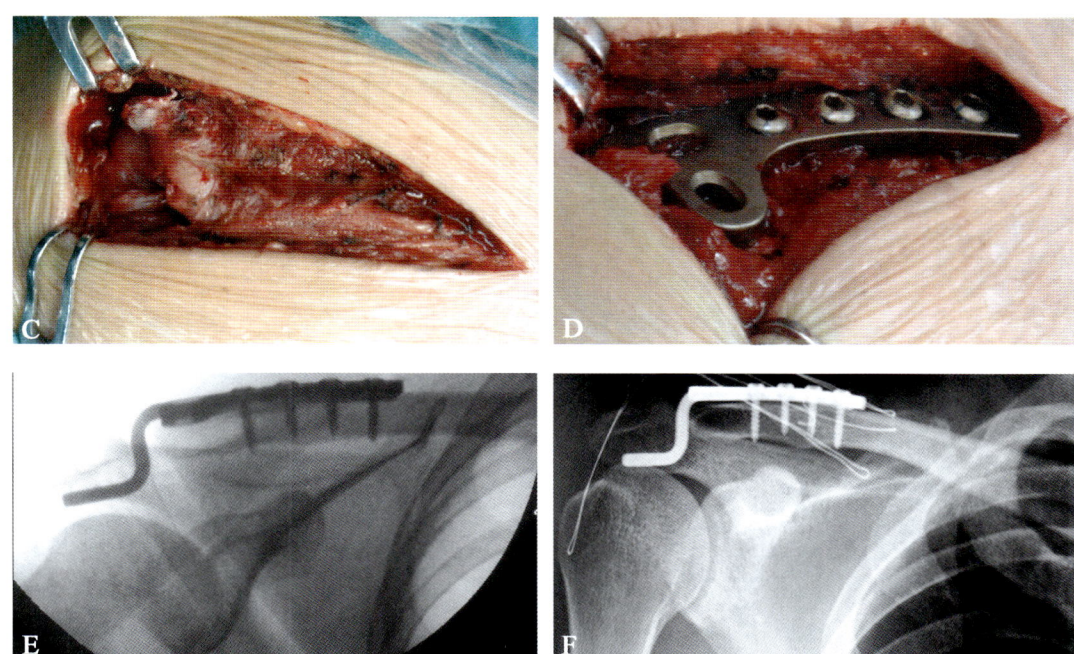

图 4-2-3 右肩锁关节Ⅲ度损伤的治疗（续）
C. 手术照片　　D. 固定
E. 手术透视　　F. 手术后 X 线片

八、术后处理及康复

术后三角巾悬吊 2 周后开始不负重主动活动肩关节，避免肩外展超过 90°的动作，术后 3～4 个月拆除内固定物，使肩部能够上举。

九、常见并发症及处理

（一）非手术治疗的并发症

1. 外固定压迫造成皮肤溃疡。
2. 残留肩锁关节脱位或半脱位畸形。
3. 肩锁关节周围和喙锁间隙骨化。伤后 3～4 周即可出现，一般对肩功能无明显影响。
4. 肩锁关节退行性关节炎，造成肩关节疼痛、肩锁关节僵直。

（二）手术治疗的并发症

1. 手术切口感染或骨髓炎。
2. 内固定物松动、折断，使固定不牢、畸形复发。内固定物游走移位。
3. 内固定物对骨的侵蚀，可造成骨折。

4. 肩锁关节、喙锁间隙骨化。
5. 肩锁关节退行性关节炎，肩锁关节疼痛以及活动受限。

十、功能评价

同肩关节。

十一、注意事项

（一）检查肩锁关节，清除破碎的纤维关节囊和软骨碎片，切除已剥脱的关节软骨盘，松解插入斜方肌内的锁骨外侧端。

（二）修复喙锁韧带时两断端预置丝线，注意勿损伤喙突下神经血管束。

（三）锁骨勾尽量靠近肩峰，避免脱勾。

（四）缝合残存的肩锁关节囊和其表面的肩锁韧带。

（五）锁骨勾钛板阻碍了上臂的上举活动，为防止肩关节僵硬，采取腰前屈位做肩关节的前后、内外摆动以及顺时针与逆时针方向的旋转运动。

第三节 肩胛骨骨折

一、概述

肩胛骨为一扁宽形不规则骨,肩胛骨平面与胸廓冠状面成 30°～40°角。肩胛骨骨折较为少见,文献报告为 0.4%～1%。上臂上举过程中,1/3 活动发生于肩胛胸壁间,骨折后肌肉、软组织瘢痕粘连、骨折畸形愈合,可影响肩胛骨的协调运动,从而使肩关节活动范围受限。

二、受伤机制

肩胛骨骨折多为高能量、直接暴力引起,常合并有多发损伤。肩盂骨折多为外力作用于肱骨近端外侧,肱骨头撞击盂窝所致,肩关节脱位可造成盂缘撕脱骨折。当上肢伸展位摔倒时,外力通过上肢的轴向传导可造成肩盂或肩胛颈骨折。

三、临床表现

局部疼痛,肩关节活动时加重,注意检查肋骨、脊柱及胸部脏器的损伤。

四、影像学检查

拍肩部创伤系列片,包括肩胛正侧位、腋位 X 线片,对肩胛盂骨折常需 CT 检查(图 4-3-1)。

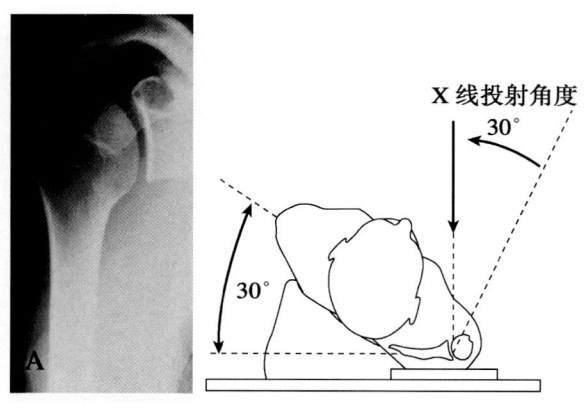
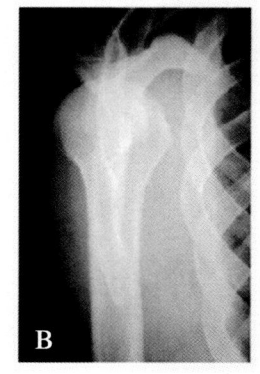
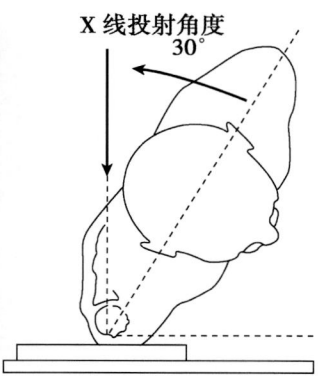
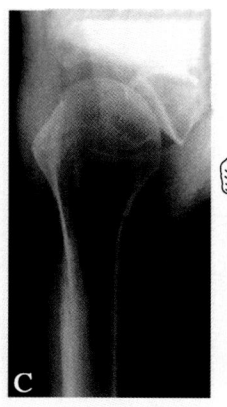
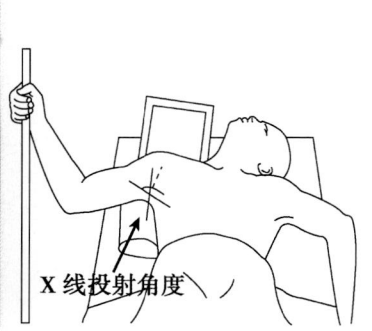

图 4-3-1 肩部创伤系列片
A. 肩胛正位 B. 肩胛侧位 C. 腋位 X 线片

五、骨折分类

根据骨折与肩盂相关的位置以及肩关节整体的稳定性，将肩胛骨骨折可分为稳定的关节外骨折（肩胛体、肩胛颈和肩胛骨突部位的骨折）、不稳定的关节外骨折（肩胛颈骨折合并喙突、肩峰或合并锁骨骨折）和关节内骨折（波及肩胛盂的骨折，常合并肱骨头脱位或半脱位）三种。

六、治疗选择

（一）保守治疗

1. 肩胛骨体部及肩胛冈骨折三角巾保护患肢，1周后开始肩关节功能康复。
2. 无移位或轻度移位的肩胛颈骨折采用上述保守治疗；明显移位的肩胛颈骨折可采用尺骨鹰嘴牵引3～4周，再改用三角巾保护治疗；肩胛颈骨折合并同侧锁骨骨折，应手术复位固定锁骨。
3. 移位不大的肩峰骨折保守治疗，应注意肩袖损伤的可能。
4. 喙突顶端、中部或基底的骨折用三角巾保护3周。
5. 大多数轻度移位的肩盂骨折制动4～6周后功能练习。

（二）手术治疗

1. 明显移位的骨折，尤其肩峰基底部位的骨折，应行早期切开复位固定。
2. 涉及肩胛体上部或肩胛盂的喙突移位骨折多需手术复位以松质骨螺钉固定。喙突骨折合并臂丛神经受压迫或通过肩胛切迹部位的骨折合并肩胛上神经损伤，经肌电图检查证实有冈上肌和冈下肌麻痹时，应行手术探查。
3. 涉及肩胛盂的肩胛骨骨折（Ideberg 分型）（图 4-3-2）。

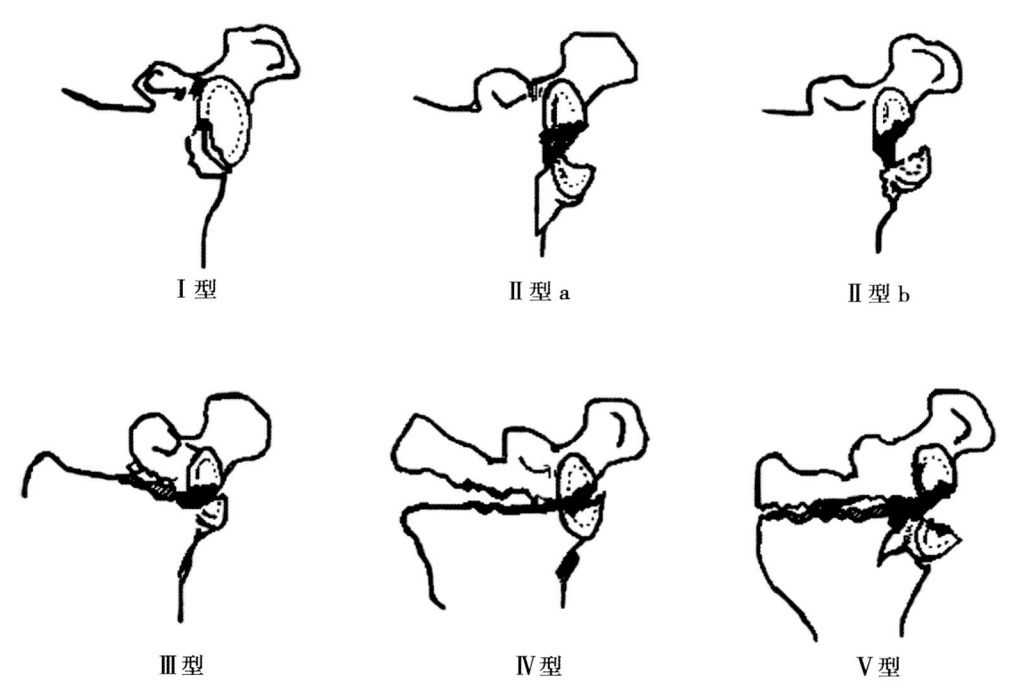

图 4-3-2 Ideberg 分型

Ⅰ型：骨折块波及盂前 1/4 关节面或盂后 1/3 关节面，且有 1cm 的移位时，应行手术复位螺钉加压固定。如肩盂骨块粉碎，则应切除骨碎片，取髂骨植骨固定于缺损处。

Ⅱ型：有台阶移位 5mm 时，或骨块向下移位伴有肱骨头向下半脱位，应行手术复位固定。可采用肩后方入路，复位盂下缘骨折块，以拉力螺钉向肩胛颈上方固定。也可采用重建钢板，置于颈的后方或肩胛体的外缘固定。

Ⅲ型：移位达 5mm 时，上方骨块向侧方移位或合并喙突－喙锁韧带－锁骨－肩锁关节－肩峰等所谓肩上方悬吊复合体损伤时，应采用后上方入路复位骨折块，采用拉力螺钉，将上方骨折块固定于肩胛颈下方主骨上。

Ⅳ型：关节若台阶移位 5mm 时，上下两骨块明显移位时，也应采用切开复位治疗。采用后上方入路，复位骨折块，以拉力螺钉自肩胛颈的上方至颈的下方固定。

Ⅴ型：关节面移位大于 5mm，或伴有肱骨头向下半脱位、肩上方悬吊复合体损伤时，均应行手术治疗。

Ⅵ型：盂窝严重粉碎，不论骨块移位与否或有无肱骨头半脱位的表现，都不宜行切开复位，可采用三角巾保护，早期开始肩关节活动锻炼，也可采用尺骨鹰嘴牵引，肩关节活动锻炼，或用外展支架保护，并在支架保护下进行关节活动练习。若肩上方悬吊复合体有严重损伤，可行手术复位、固定，如此可间接改善盂窝关节面的解剖关系。

七、体位及入路（图 4-3-3）

A. 俯卧位，自肩峰向腋后壁行纵切口；
B. 在盂肱关节处分离或剥离三角肌；
C. 在冈下肌-小圆肌间分离，并切断部分冈下肌腱；
D. 显露肩胛颈后部，可见冈上神经和腋神经。

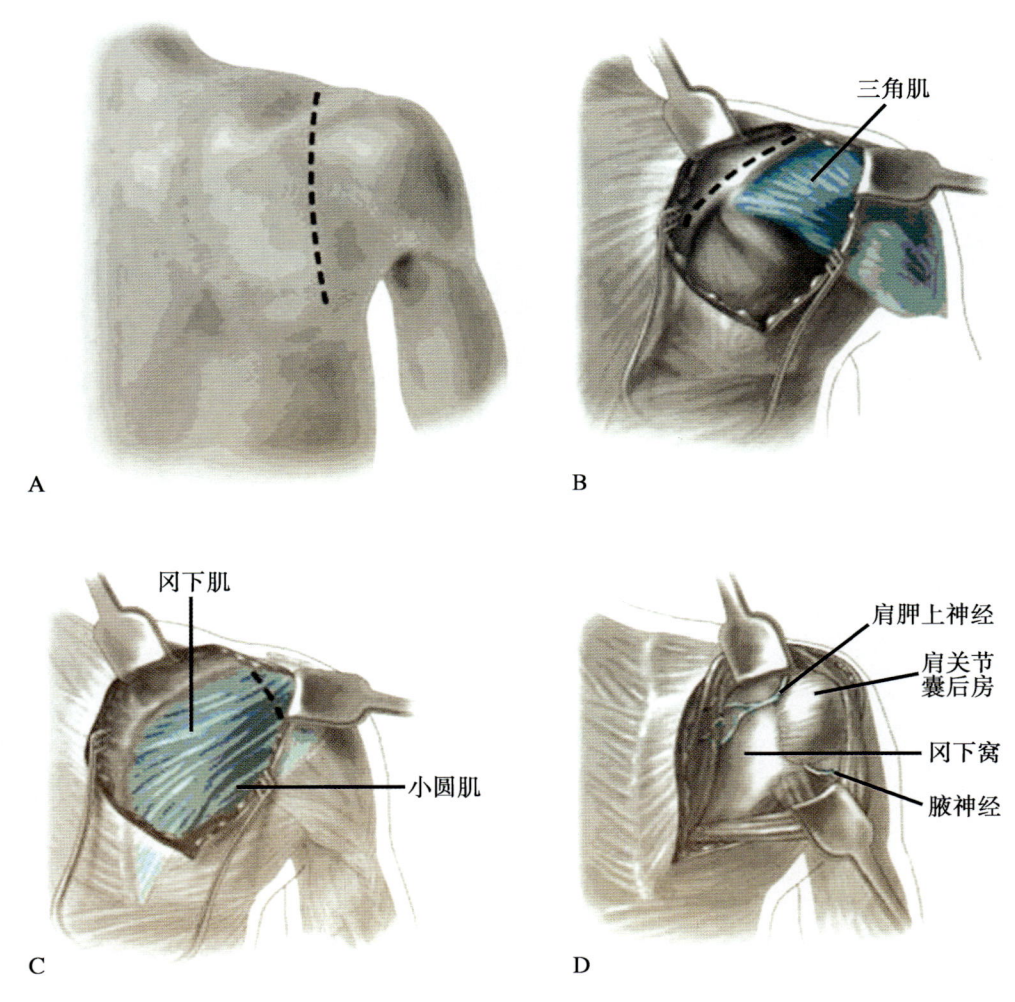

图 4-3-3　体位的入路

八、手术病例介绍

【病例1】 男性，37岁，高处坠落右侧肩部与头部着地，导致肩胛颈骨折，骨折移位明显，肩胛盂内陷，行后方入路行切开复位内固定术（图4-3-4）。

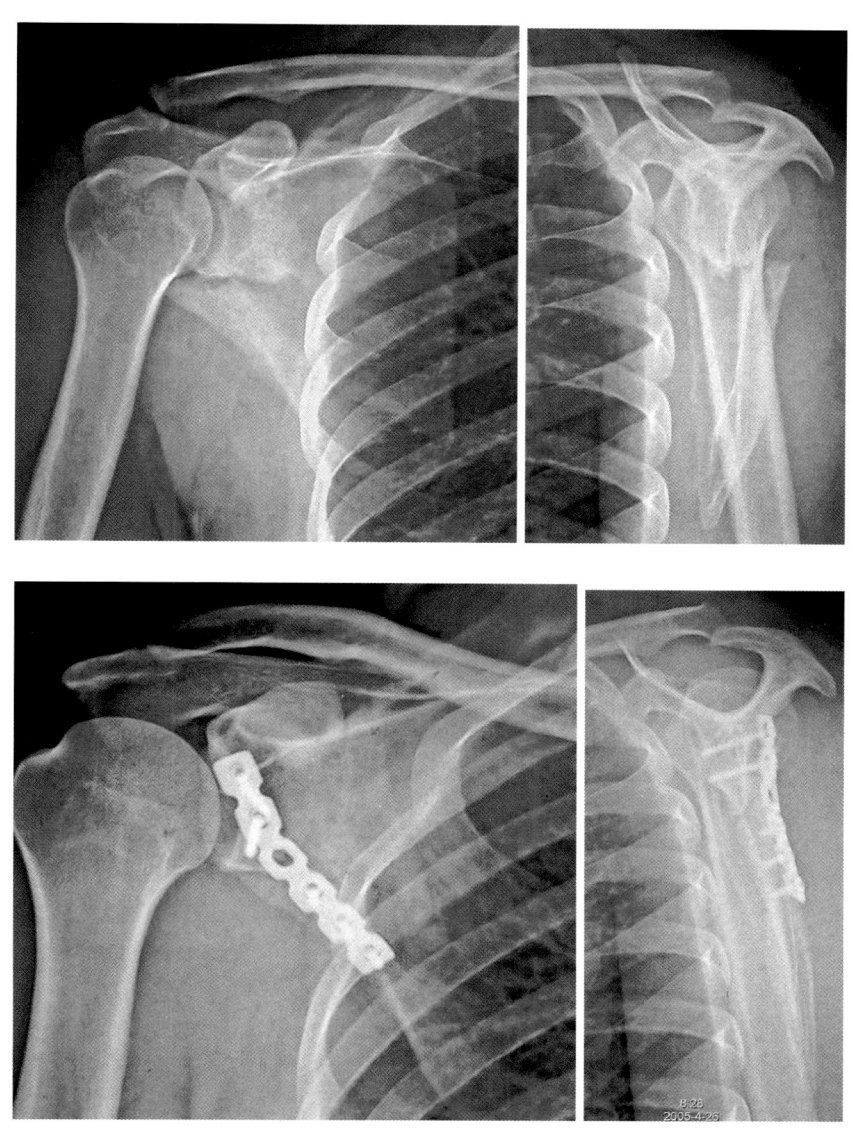

图4-3-4 右侧肩胛颈骨折及内固定术

【病例2】 女性，32岁，车祸伤导致右侧肩胛颈骨折合并锁骨骨折（漂浮肩），行后方入路行肩胛颈切开复位内固定术和锁骨骨折切开复位内固定术（图4-3-5）。

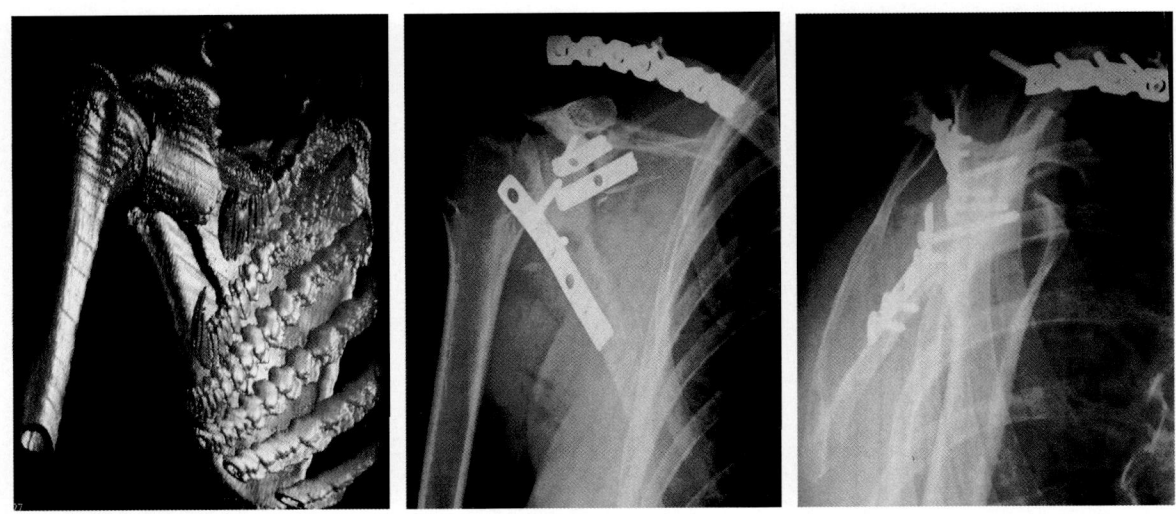

图4-3-5 右侧肩胛颈骨折合并锁骨骨折

【病例3】 男性，51岁，左肩部着地伤导致肩胛盂骨折（IdebergⅠ型），行前侧入路切开复位内固定术（图4-3-6）。

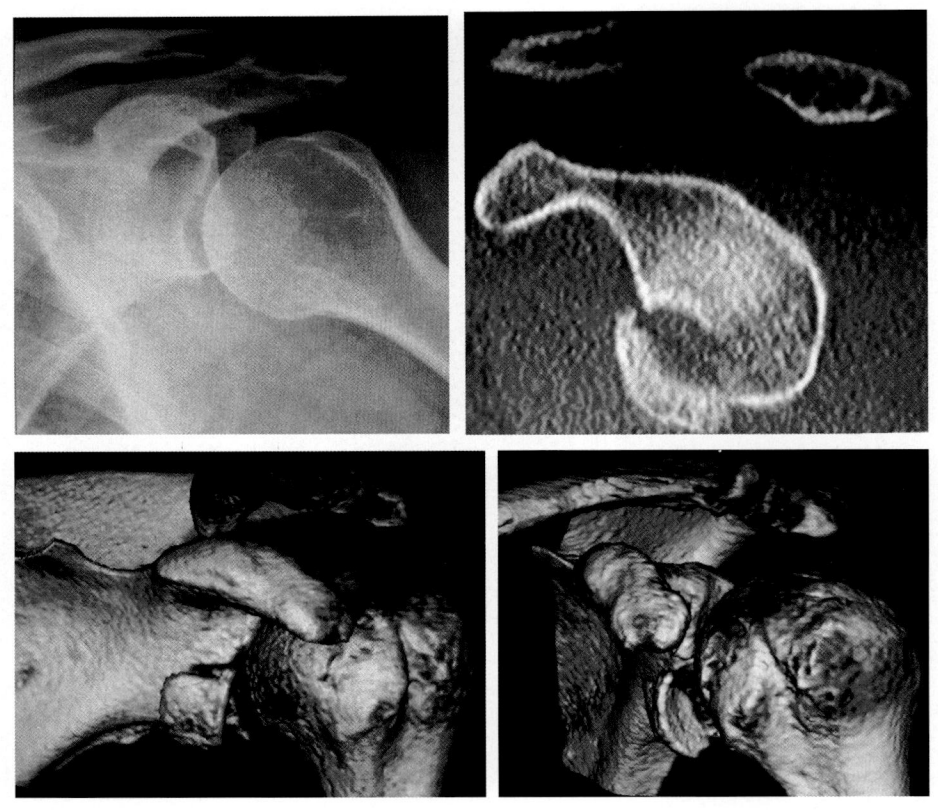

图4-3-6 肩胛盂骨折

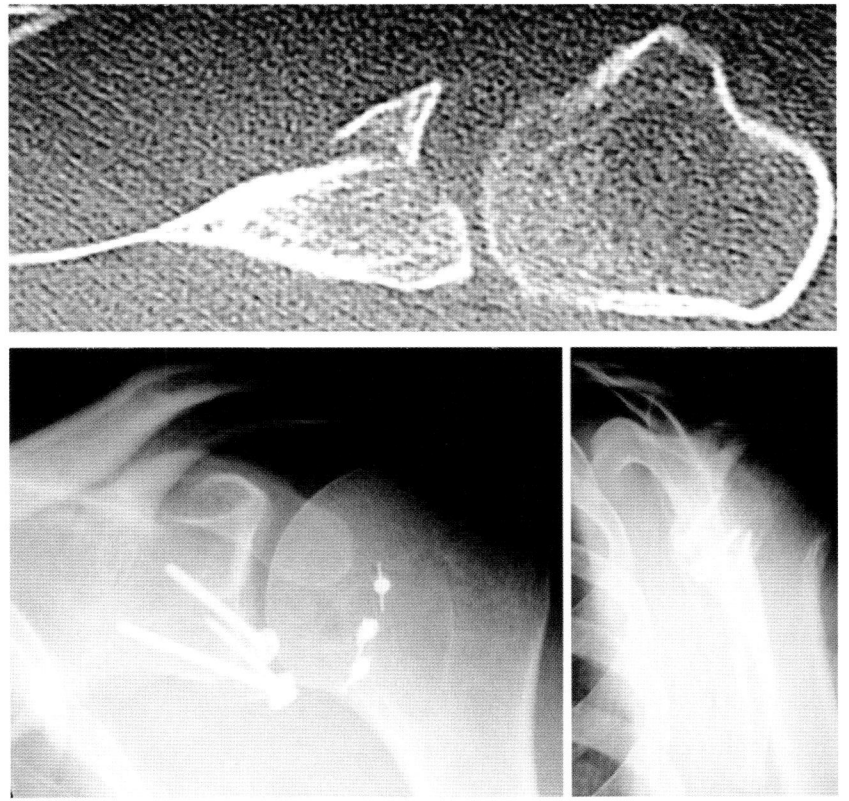

图 4-3-6 肩胛盂骨折（续）

九、术后处理及康复

术后即开始肩部的功能练习，功能锻炼间隙三角巾悬吊保护 2 周，加强肩部功能康复，定期复查。

十、常见并发症及处理

（一）切口感染。

（二）术后异位骨化　术后关节周围出现异位骨化，可能与肩胛肌群损伤及术中过度剥离有关。

（三）肩关节外展受限、肌力减弱　骨折畸形愈合、肌肉瘢痕挛缩及骨痂过度生长等导致肩胛胸壁粘连、固定，影响肩胛骨滑动，除引起局部症状外，疼痛可放射至颈肩、胸部和手。

（四）创伤性关节炎　关节内骨折复位不良是导致创伤性关节炎的直接因素。

（五）肩关节不稳定　常见原因为肩袖损伤、肩周韧带损伤、神经损伤、盂缘缺损等。

（六）肩胛上神经损伤及术后卡压　肩胛上横韧带损伤出血、纤维增生或骨桥形成；骨折线通过肩胛上切迹，使其变形，孔隙狭窄；骨折移位或局部骨痂直接压迫神经。肩胛上神经卡压常发生在两个部位，即肩胛上切迹及冈盂切迹，表现为肩外展困难、外旋肌力减弱。对肩部肌肉萎缩、肌电图证实有神经损伤者，应行肩胛切迹扩大及神经松解术。

（七）假性肩袖损伤　好发于肩胛体部及肩胛冈骨折，可能与伤后肩袖肌群的出血有关，表现为疼痛不适、外展受限及患肢无力，多数患者经过康复治疗后，肩关节功能均获得了不同程度的改善。

十一、功能评价

同肩关节。

第四节　肱骨近端骨折

一、概述

肱骨近端包括肱骨头、大结节、小结节及肱骨近干骺端组成。在肱骨头与大、小结节之间有一很短的相对稍狭窄的部分称为肱骨解剖颈。在大、小结节之下的部分称为肱骨外科颈。肱骨外科颈是临床上常发生骨折的部位，由于骨折两端均有血液供应、因此骨折易于愈合；肱骨解剖颈骨折较为少见，近骨折块多因损伤失去血循环供应，因此预后较差，易发生肱骨头缺血坏死。在冠状面上肱骨头与干有130°~135°角，在横断面上肱骨头向后倾斜，与肘关节横轴相交 20°~30°角。肩峰与喙肩韧带及喙突共同形成喙肩弓，肱骨上端、肩袖和肩峰下滑囊皆位于其下方。肱骨近端或肩峰骨折时，可损伤此滑囊结构，造成滑囊壁纤维增厚和粘连，从而影响盂肱关节的活动。肱骨头的供血动脉主要来自旋肱前动脉的分支，在二头肌腱沟处发出一升支，从大结节水平进入骨内，肱骨头内来自干骺端的血循以及来自大、小结节和后内侧血管的血循有良好的血管吻合，肱骨近端四部分骨折时若肱骨头连同内侧颈部为一完整骨块时，则经由后内侧动脉的供血以及在头内与弓形动脉的吻合支，使肱骨头有免于坏死的可能。与近端肱骨有密切关系的神经有腋神经、肩胛上神经、桡神经和肌皮神经。腋神经在走行过程中与盂肱关节前下关节囊关系紧密，肩脱位或肱骨上端明显移位的骨折在切开复位时易损伤腋神经。

二、受伤机制

肱骨近端骨折常发生于老年骨质疏松患者，最常见的外伤机制是上肢伸展位摔伤，其次为上臂外展位过度旋转时肱骨近端与肩峰相顶触，肩部侧方遭受直接外力是第三种外伤原因，此外肱骨近端亦是病理性骨折的好发部位。

三、临床表现

外伤后患肩疼痛、肿胀、活动受限，必须除外神经、血管损伤，注意肩袖损伤、病理性骨折的鉴别诊断。

四、影像学检查

同肩胛骨骨折，包括肩胛正位片、肩胛侧位片（Y形位片）、腋位和穿胸位片，必要时行CT扫描加三维重建来判断肱骨头关节面骨折的范围以及骨折移位的程度。

【病例】　男15岁，右肱骨外科颈骨折（Ⅱ型骨骺损伤），肩关节正位、穿胸位与Y形位片（图4-4-1）。

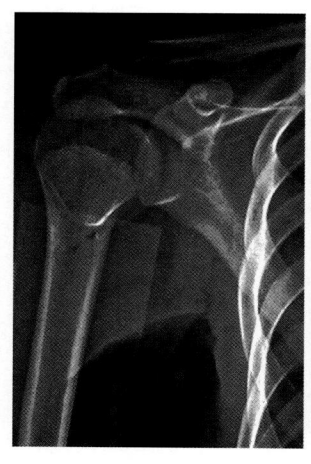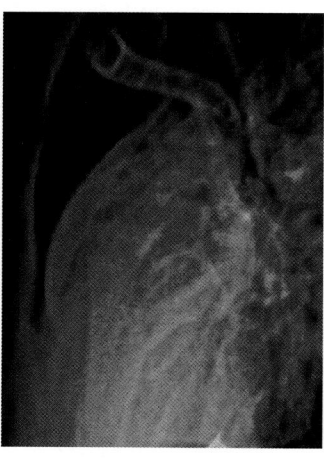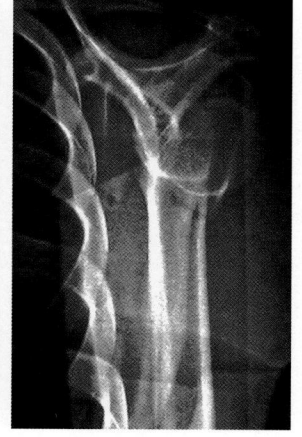

图4-4-1　右肱骨外科颈骨折

五、骨折分类

（一）Neer 分类

Neer 分类方法考虑到骨折的部位和数目，但分类的主要依据是骨折的移位程度——即以移位大于 1cm 或成角畸形大于 45°为标准进行分类（图 4-4-2）。

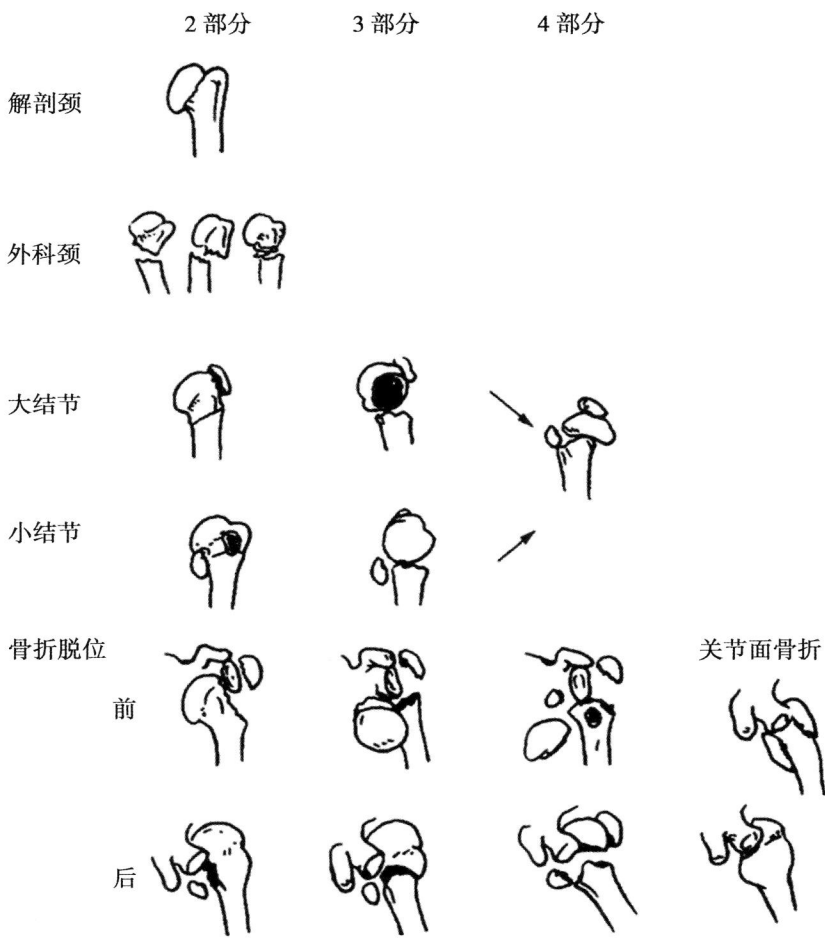

图 4-4-2　Neer 分类

（二）AO 分类　（图 4-4-3）

A. 关节外单一骨折
- A1　关节外单点骨折，肱骨结节。
  1. 大结节，无移位。
  2. 大结节，有移位。
  3. 伴肩关节脱位。
- A2　关节外单一骨折，干骺端伴嵌插。
  1. 无向前成角。
  2. 伴内翻畸形。
  3. 伴外翻畸形。
- A3　关节外单一骨折，无干骺端嵌插。
  1. 简单骨折，伴成角。
  2. 简单骨折，伴移位。
  3. 粉碎骨折。

B. 关节外双处骨折
- B1　关节外双点骨折，伴干骺端嵌插。
  1. 外侧＋大结节。
  2. 内侧＋小结节。
  3. 后侧＋大结节。
- B2　关节外双处骨折，不伴干骺端嵌插。
  1. 无骨骺骨折块旋转移位。
  2. 骨骺骨折块有旋转移位。
  3. 干骺端粉碎骨折十一处结节骨折。
- B3　关节外双处骨折伴肩关节脱位
  1. "垂直"颈线＋大结节完整＋前内侧脱位。
  2. "垂直颈线"＋大结节骨折＋前内侧脱位。
  3. 小结节骨折＋后脱位。

C. 关节内骨折

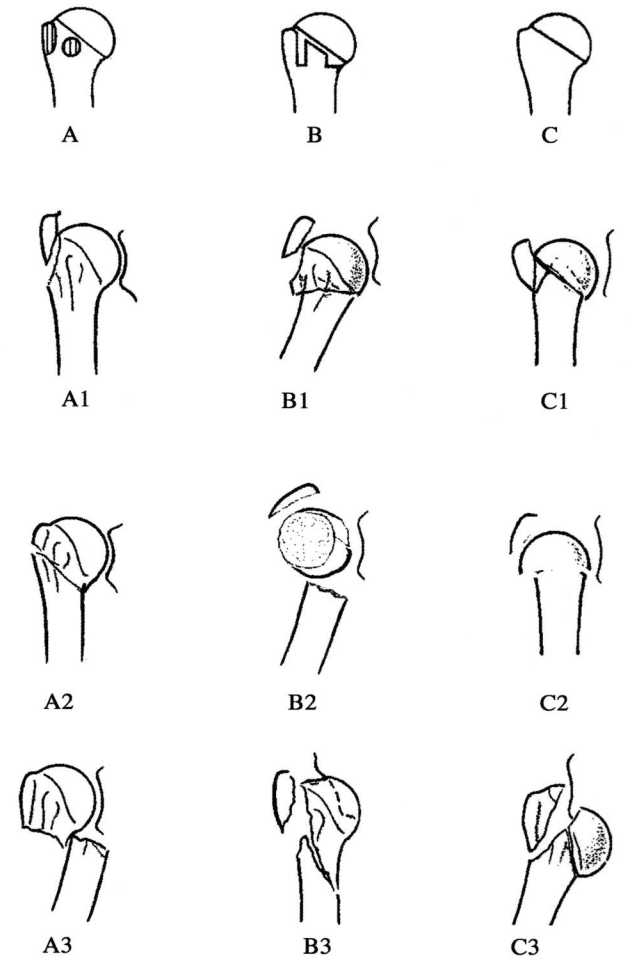

图 4-4-3 AO 分类

- C1 关节内骨折伴轻度脱位
  1. 肱骨头、结节骨折、伴外翻畸形。
  2. 肱骨头、结节骨折、伴内翻畸形。
  3. 解剖颈骨折。
- C2 关节内骨折，嵌插伴骨移位
  1. 肱骨头，结节骨折伴外翻畸形。
  2. 肱骨头，结节骨折伴内翻畸形。
  3. 经头及结节骨折，伴内翻畸形。
- C3 关节内骨折，伴脱位
  1. 解剖颈骨折。
  2. 解剖颈和结节骨折。
  3. 肱骨头、结节粉碎骨折。

六、治疗

（一）轻度移位骨折（一部分骨折）

三角巾将患肢保护于胸侧，腋窝部垫一棉垫。2周后开始功能锻炼，由小到大、循序渐进（图4-4-4）。

（二）二部分解剖颈骨折

年轻患者，建议早期切开复位内固定，术中应减少软组织剥离，尤其头后内侧仍连有部分干骺端的骨折块时。若肱骨头骨折块较小，难以行内固定，或老年患者，可行一期人工肱骨头置换术。

（三）二部分外科颈骨折

原则上首选麻醉下闭合复位，若复位后稳定，可三角巾或外展架固定；若骨折复位后不稳定，可行经皮克氏针固定。若骨折端软组织嵌入或移位明显，不能行闭合复位或很不稳定时，需行切开复位内固定术。

【病例1】男性，19岁，滑倒左肩部着地导致外科颈骨折，行三叶形钛板固定（图4-4-5）。

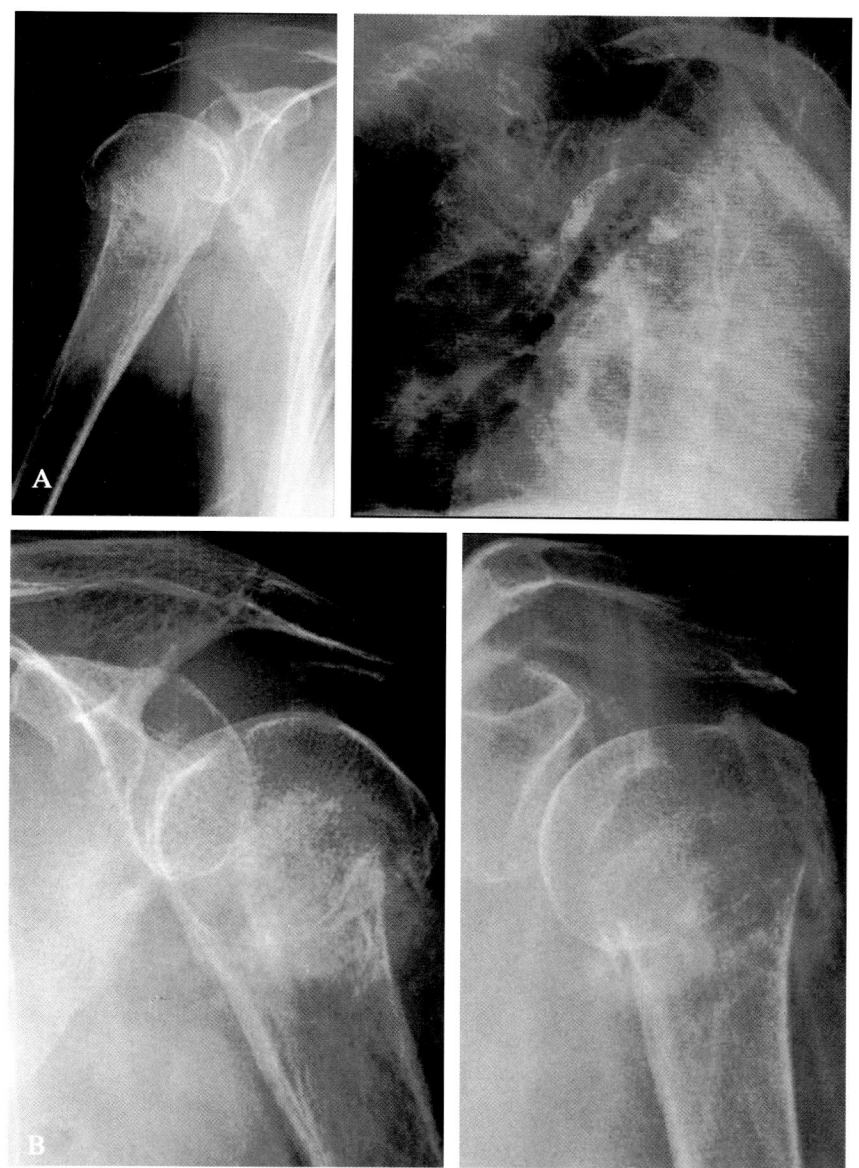

图4-4-4 肱骨外科颈轻度移位骨折
A. 女性，77岁，滑倒后左上肢着地，左肱骨外科颈骨折（嵌插型，Neer Ⅰ部分）；
B. 三角巾悬吊4周可见骨痂，开始功能练习

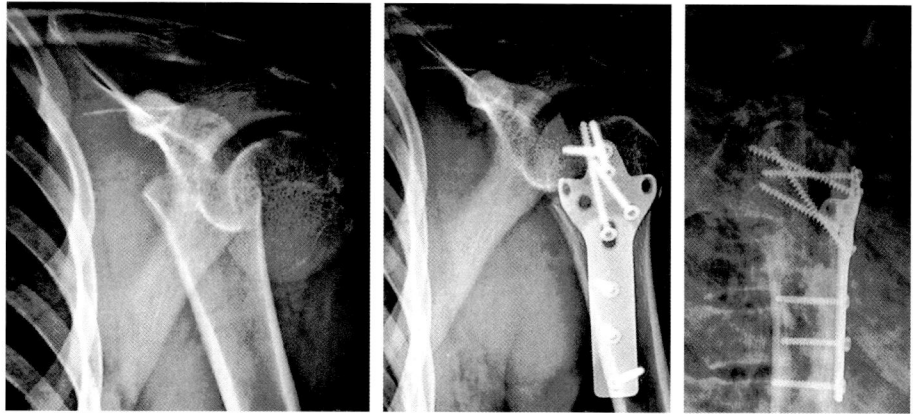

图4-4-5 肱骨外科颈骨折

【病例2】 男性,14岁,高处摔落,左肩后着地导致外科颈骨折,行螺纹针固定(图4-4-6)。

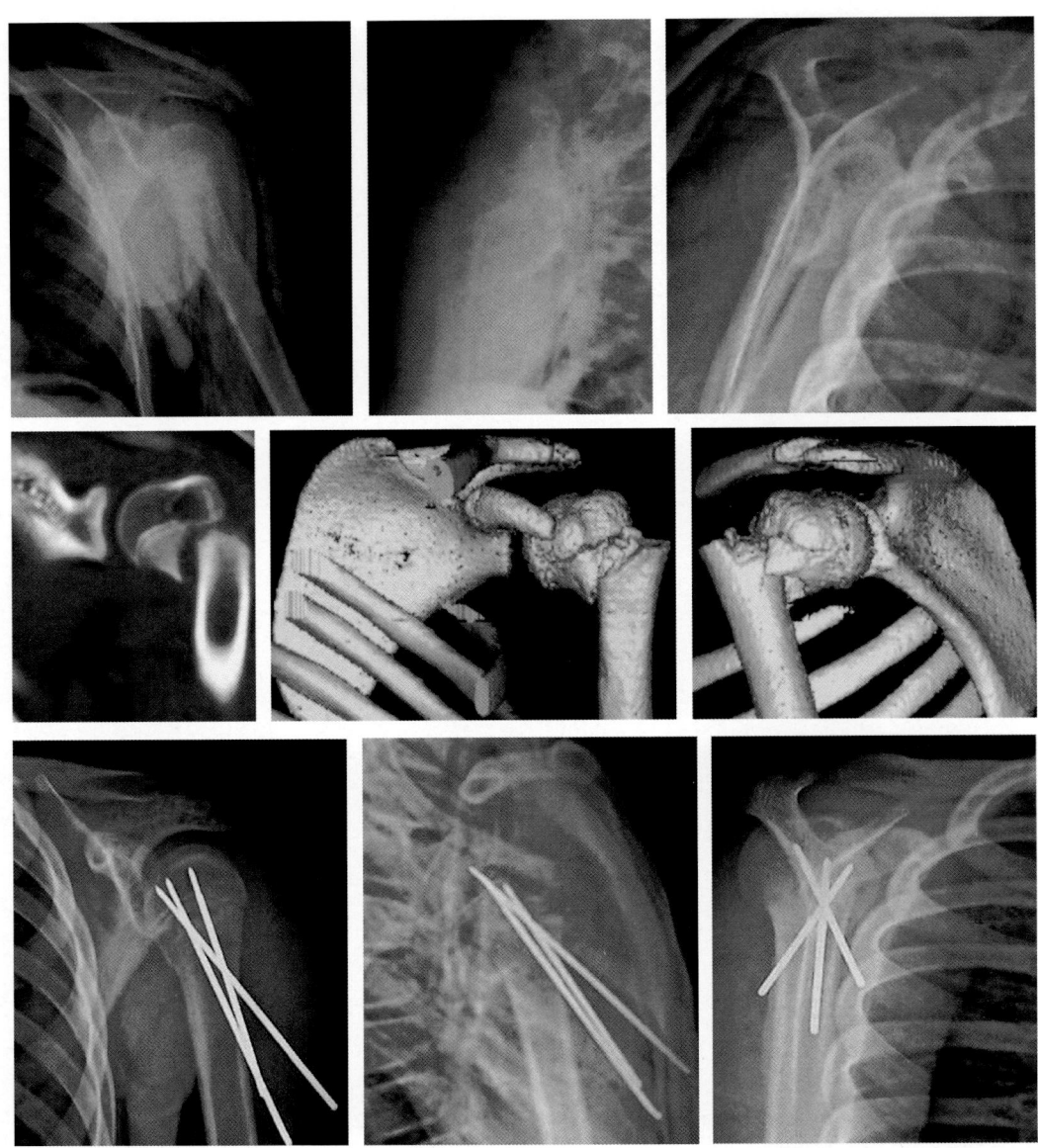

图4-4-6 肱骨外科颈骨折

(四)二部分大结节骨折

移位大于1cm或旋转移位超过45°大结节骨折,骨折块向后上方移位,肩外展时与肩峰撞击应行手术治疗。

【病例1】 女性,36岁,左肱骨大结节骨折,存在移位和旋转,行小切口切开复位空心钉固定术(图4-4-7)。

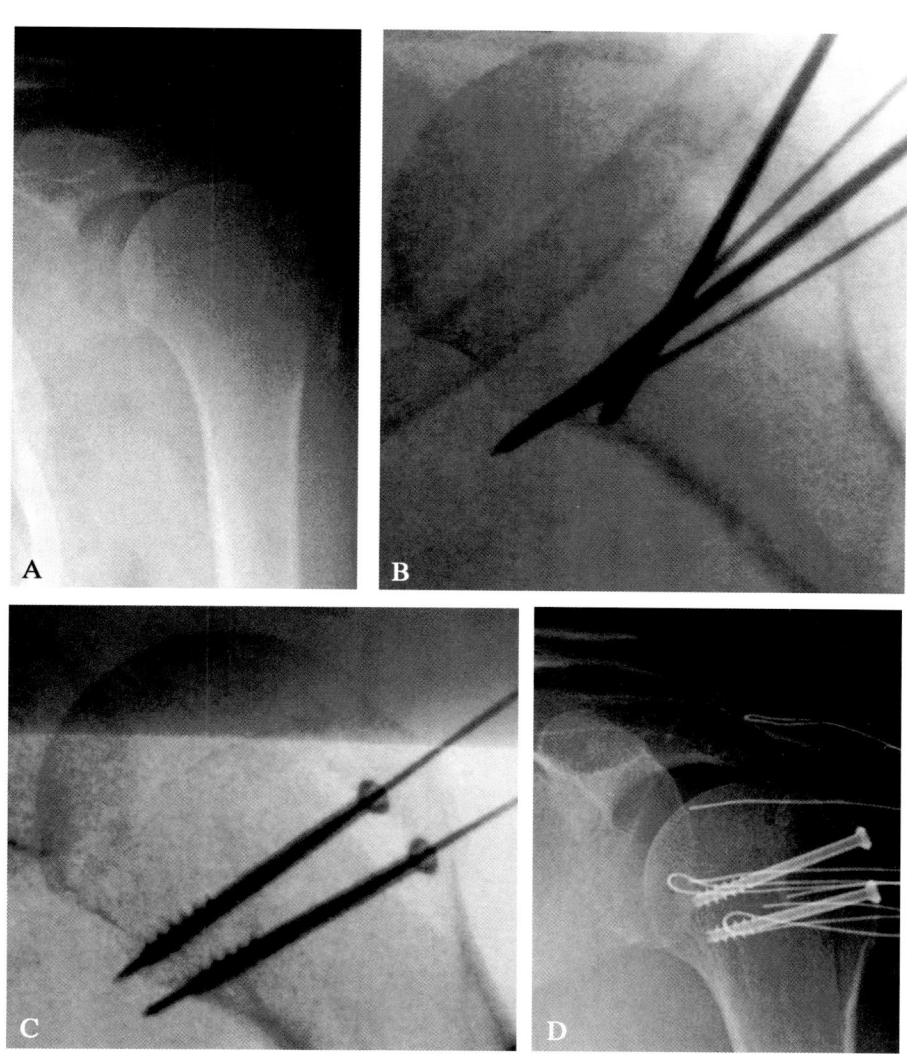

图4-4-7 左肱骨大结节骨折
A. 术前X线　B. 复位克氏针固定　C. 拧入空心钉　D. 术后X线片

(五) 三部分、四部分骨折

原则上应行手术治疗（切开复位内固定术或人工肱骨头置换术）。

【病例1】 男性，33岁，骑车摔倒右肩部着地导致解剖颈骨折（Neer Ⅳ型 图4-4-8）。

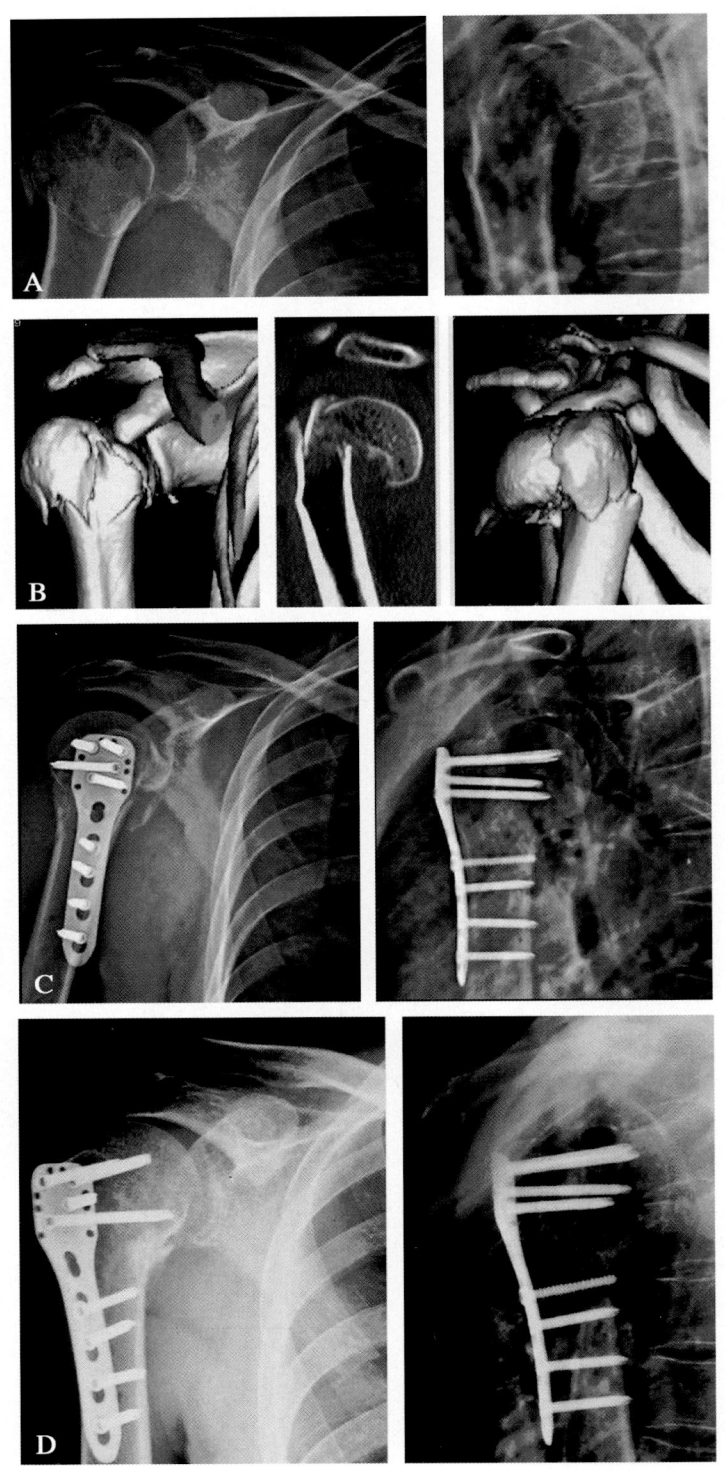

图4-4-8 肱骨解剖颈骨折（Neer Ⅳ型）
A. 术前右肩正位与穿胸位X线片　　B. 术前CT重建
C. 术后X线片　　D. 术后2个月骨折愈合

【病例2】 男性，67岁，右肱骨近端四部分骨折（累及解剖颈），行人工肱骨头置换术（图4-4-9）。

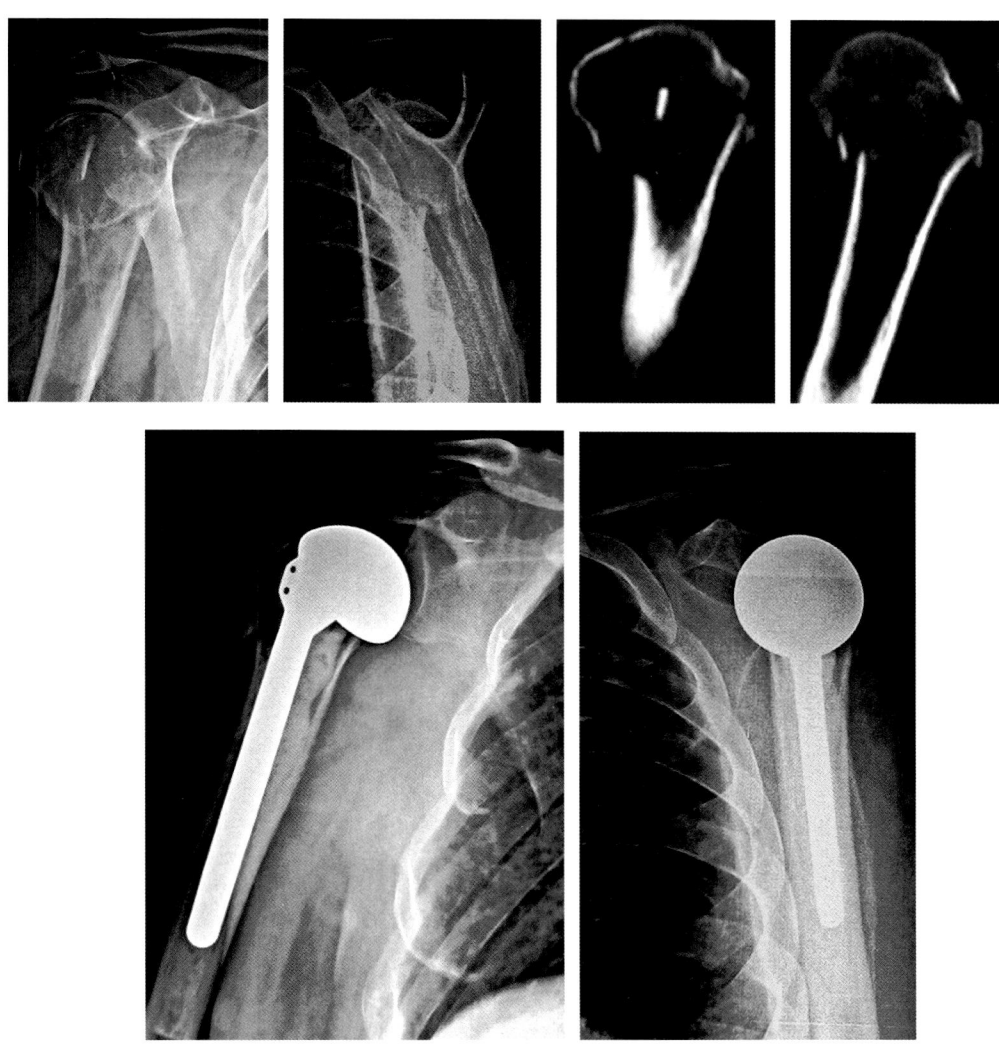

图4-4-9 右肱骨近端骨折

(六)肱骨近端粉碎骨折的微创治疗

【病例1】 A.女性,72岁,车撞倒后右上肢触地伤导致肱骨近端粉碎骨折(图4-4-10)。

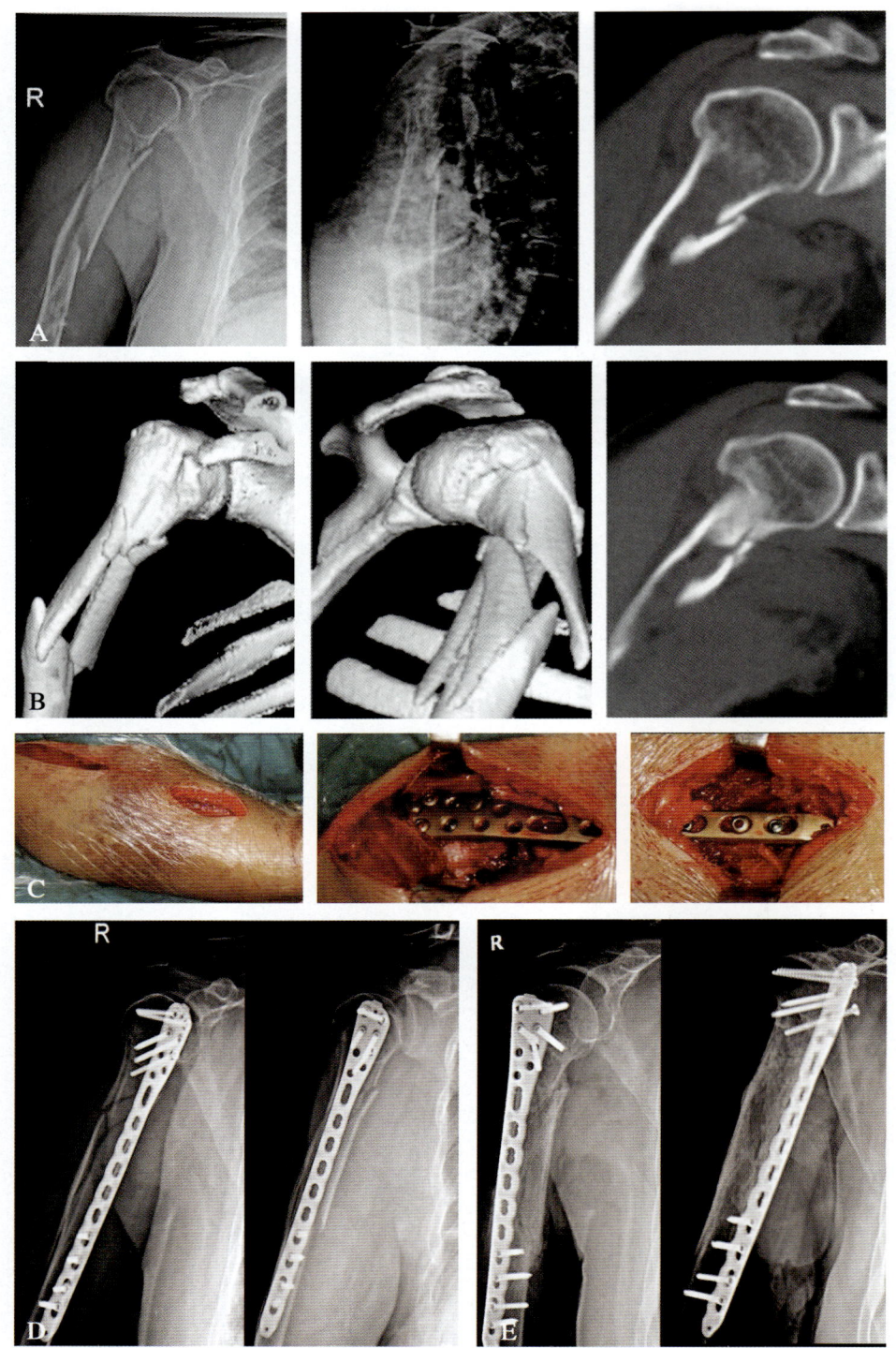

图4-4-10 肱骨近端粉碎性骨折
A. 术前X线　　　　　B. 术前CT重建
C. 术中采用间接复位胫骨远端解剖型LCP钛板固定
D. 术后X线片　　　　E. 术后3个月复查显示骨折愈合

【病例2】 A、女性,74岁,摔倒后左上肢着地导致肱骨近端粉碎骨折,术前X线片与CT重建(图4-4-11)。

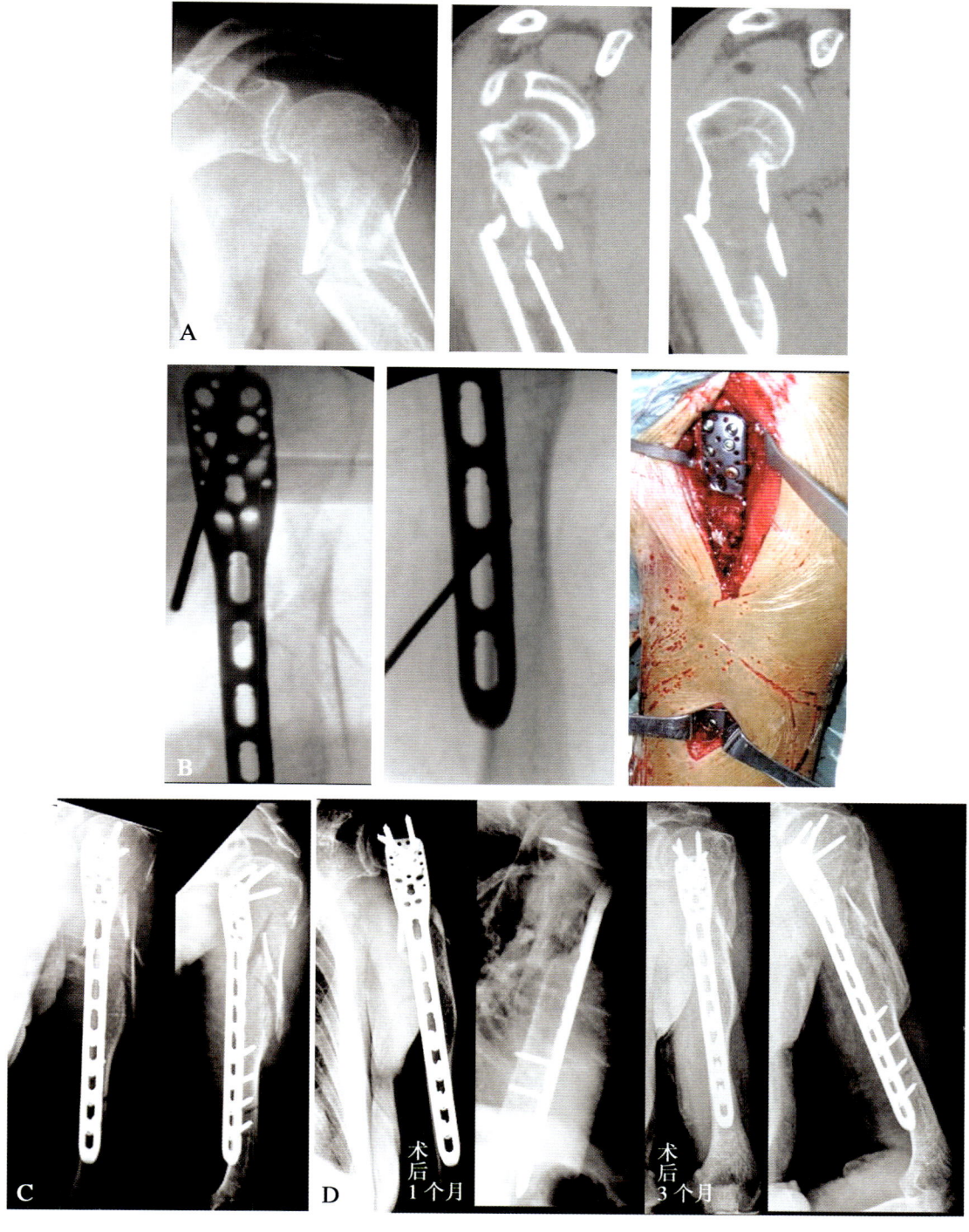

图4-4-11 肱骨近端粉碎性骨折
A. 术前X线　B. 术中采用间接复位Philos钛板固定
C. 术后X线片　D. 术后1个月、3个月复查(可见骨痂)

七、手术方法

【病例】 女性,78岁,滑倒后右肩着地导致肱骨外科颈骨折(Neer Ⅱ部分)(图4-4-12,A)。

(一)麻醉 臂丛或全麻。

(二)手术体位 仰卧位,患肩垫高,头偏向对侧,上半身抬高(沙滩椅位)(图4-4-12,B)。

(三)切口 起自喙突,沿三角肌与胸大肌间隙弧形向下长约10cm,近端稍偏向肩峰侧(图4-4-12,C)。

(四)小心分离保护头静脉,保留少许三角肌纤维,与头静脉一起牵向内侧(图4-4-12,D)。

(五)复位骨折,从肱骨干外侧向肱骨头以及从肱骨头向肱骨外侧各打入1枚克氏针临时固定骨折,选择合适长度LCP钛板,放置于肱骨前外侧,使钛板近端的边缘弧度与肱骨头弧度相吻合,避免钛板位置过高而影响肩外展,克氏针临时固定钛板位置(图4-4-12,E)。

(六)先经移行孔拧入普通拉力螺钉1枚,使钛板与骨骼贴附,又能使骨折进一步复位。骨折远近端各拧入2枚螺钉,去除临时固定的克氏针,调整上臂位置,透视肱骨近端正侧位,明确骨折复位情况与钛板位置(图4-4-12,F,G)。

(七)术后肩关节正侧位X线片(图4-4-12,H)。

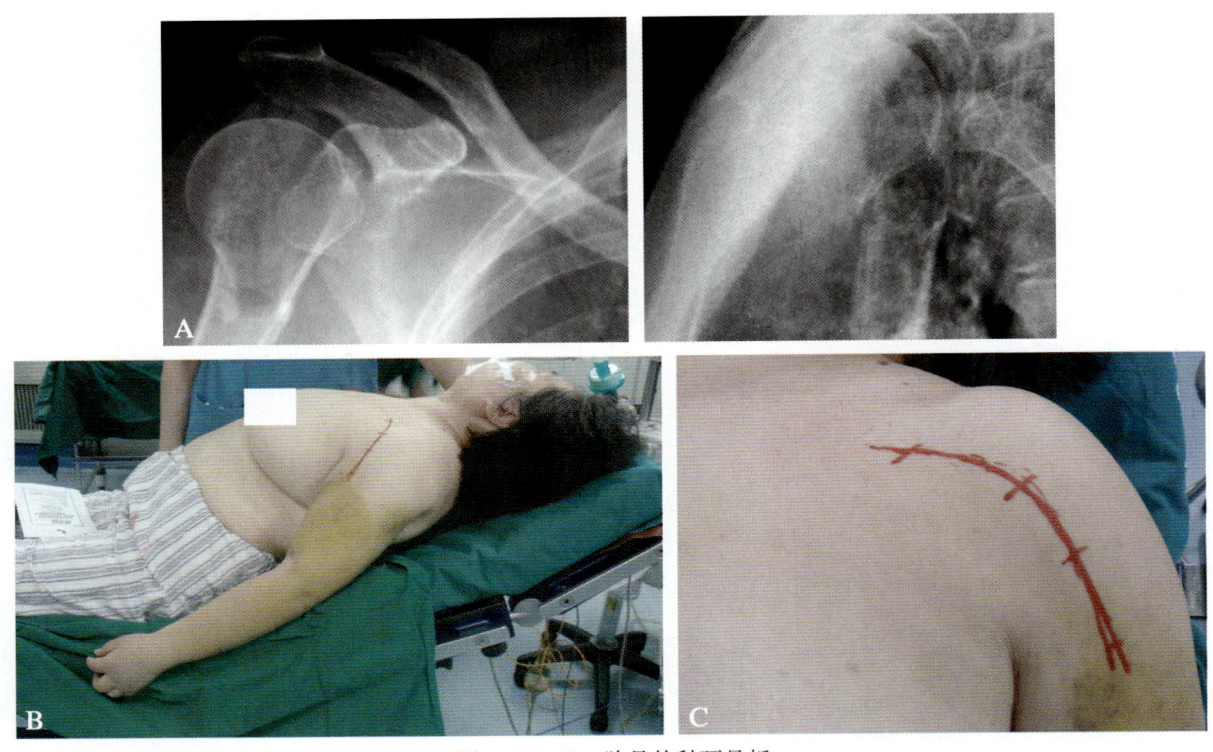

图4-4-12 肱骨外科颈骨折
A. 肱骨外科颈骨折(Neer Ⅱ部分),正侧位X线片
B. 手术体位　　C. 手术切口

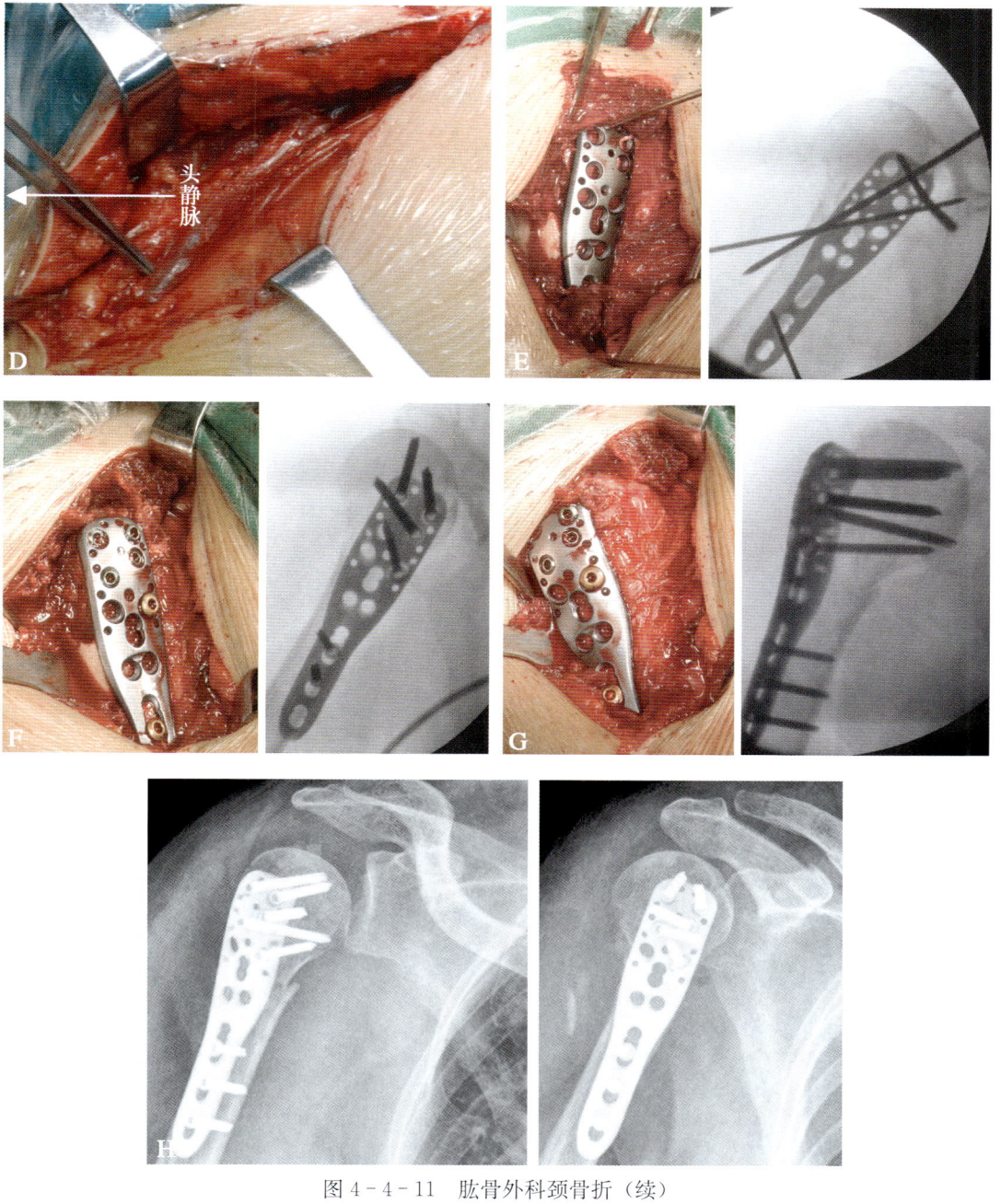

图 4-4-11　肱骨外科颈骨折（续）
D. 头静脉位置　　　　E~G. 术中内固定位置
H. 术后 X 线片

八、术后处理及康复

若关节囊无损伤，术后拔出引流管后即可在康复医师指导下开始肩关节功能练习，三角巾保护2周，避免提重物，定期复查，骨折愈合后恢复正常活动。若关节囊损伤严重，术后三角巾保护3周后在康复医师指导下开始功能练习。

九、常见并发症及处理

（一）血管损伤

高能量损伤导致的骨折移位使腋动脉损伤，表现为局部形成膨胀性血肿，疼痛明显。肢体苍白或发绀、皮肤感觉异常。行手术探查，固定骨折、修复血管。

（二）臂丛神经损伤
腋神经最多受累，若伤后3个月无恢复迹象可行神经探查术。

（三）胸部损伤
高能量损伤应除外肋骨骨折、血胸、气胸等。

（四）肩关节粘连僵直
术中严密止血、尽量减少软组织的损伤，尽量保存各骨折块的血供，早期开始功能练习并配合理疗。

（五）肱骨头缺血坏死
若肩关节活动受限、疼痛，需行人工肱骨头置换术。

（六）大结节移位骨折畸形愈合
肩峰撞击影响肩外展活动，可将大结节重新复位固定，必要时行肩峰成形及喙肩韧带切除。

十、功能评价（见第六章）

十一、注意事项

术中注意解剖结构的恢复，还要注意肱骨头与肩胛盂相对位置，如上臂处于旋后位时，肱骨头关节面与肩胛盂关节面相对。如上臂处于旋前位，则肱骨头关节面朝向肩胛盂后外方。

人工肱骨头置换术注意事项

1. 术中辨认清楚大小结节骨折块及附着的肩袖肌腱（肱二头肌长腱外侧为大结节，内侧为小结节），从肌腱附着部穿入粗线作为牵引线。

2. 取出肱骨头时要注意勿损伤腋部血管神经。

3. 合适的假体植入高度和后倾角是维持肩袖功能和肩关节稳定的基础。假体植入后要确保大小结节恰在肱骨头之下，如假体植入位置过低，大小结节则不可能达到完全复位，这样不但可引起肩袖的松弛，也可造成大结节与肩峰的碰撞。如假体植入位置过高，则会导致肩袖过分紧张，影响关节功能。

4. 如肱骨近端存在骨缺损，可取切除的肱骨头部松质骨，在固定大小结节之前植入。

5. 人工肱骨头置换术后最常见并发症为大结节的再移位，术中对结节部骨折块一定要仔细可靠地固定。术后患肢用绷带固定于胸前外侧，术后5天开始逐步被动活动肩关节，3周后开始主动活动。

第五节 肱骨干骨折

一、概述

肱骨干骨折是一种常见的损伤。肱骨干骨折发生率约占所有骨折的3%，多数肱骨干骨折可以通过保守治疗获得良好的疗效，但也有很多关于手术治疗的报道。是否需要手术治疗，需要医生根据骨折类型，伴随损伤，患者的身体状况，患者对治疗的要求决定。

二、相关解剖

肱骨干骨折指肱骨外科颈以下1cm至肱骨髁上2cm之间的骨折。从解剖上看，即胸大肌附着部与肱桡肌起始部之间。上半部呈圆柱形，下半部前后方向逐渐变为扁平状，前外面为三角肌止点，三角肌向下即为桡神经沟部位，桡神经与肱深动脉绕过该沟向下。上臂前后有两个肌间隔，肱二头肌、肱肌、喙肱肌与肱桡肌位于前肌间隔内，神经血管束沿肱三头肌内缘向下走行，其中包括肱动静脉与正中神经、肌皮神经和尺神经，后肌间隔包括肱三头肌与桡神经，肱骨营养动脉自肱骨中段穿入肱骨下行，故中下段骨折常伤及营养动脉而影响骨折愈合。在手术治疗骨折的时候最好不同时破坏髓内和骨膜周围的血液供应。桡神经靠近肱骨且活动度小，故肱骨中下1/3骨折易伤及桡神经。

分析肱骨干骨折可以发现肌肉力量的作用，发生于胸大肌止点上方的骨折，近骨折段由于受肩袖肌肉的作用而外展外旋。发生在胸大肌止点和三角肌止点之间的骨折，近骨折段内收，远骨折段向近端和外侧移位。在三角肌止点远端发生的骨折引起近骨折段外展，远骨折段在肱三头肌和肱二头肌收缩的作用下向上移位。

三、受伤机制

肱骨干骨折通常发生于坠落、摔倒和车祸中。骨折可由直接暴力或间接暴力所致，根据作用于肱骨干外力能量的大小分为低能量和高能量损伤。低能量的骨折可以不引起移位，高能量损伤可造成粉碎骨折和软组织撕裂，产生明显的移位。

根据骨折发生部位，可分为肱骨上 1/3 段骨折，中 1/3 段骨折和下 1/3 段骨折。

（一）肱骨上 1/3 段骨折

该骨折大都由直接暴力所致。多为横骨折或粉碎骨折。因骨折线在三角肌止点以上，近折段因受胸大肌，背阔肌和大圆肌的牵拉而向前、向内移位，远折段因受三角肌、喙肱肌、肱二肌及肱三肌的牵拉而向上，向外移位。

（二）肱骨中 1/3 段骨折

多由直接打击，汽车撞伤，机械挤压伤等直接暴力所致，也可由间接暴力如肘部着地，投掷等所致。直接暴力多引起横形或粉碎骨折；间接暴力多导致斜形或螺旋形骨折。因该段骨折的骨折线位于三角肌止点以下，故近折段受三角肌的牵拉而向前，向外移位；远折段因肱二头肌和肱三头肌的牵拉而向上移位。

（三）肱骨下 1/3 段骨折

该骨折多由间接暴力所致，如投掷、掰腕等，多为斜形骨折或螺旋形骨折（大螺旋），移位常因暴力方向、前臂和肘关节的位置而异，大都有成角移位，该段骨折位于肱骨滋养动脉入口以下，血运较差，是易发生骨不连的部位；另外，在该段、桡神经紧紧贴于骨干的桡神经沟内，故易发生桡神经的损伤，在诊治病人的过程中，必须认真查体、密切观察。

四、临床表现

肱骨干比较表浅，骨折症状比较明显，可有局部肿胀、压痛、畸形、反常活动及骨擦音等症状。应该在不同的水平对整个肢体的神经血管功能分别进行评估。合并桡神经损伤者，有垂腕、各掌指关节不能伸直，拇指不能外展及手背桡侧皮肤有大小不等的感觉障碍区。

除病理骨折无明显外伤史外，一般均有外伤史，结合查体大都可作出临床症状，特别是对肱骨中下 1/3 骨折。在确诊时，最好要拍 X 线片，以明确骨折具体部位、类型。便于指导治疗。

五、影像学检查

肱骨的基本影像学检查 X 片应该包括正位、侧位像，肩关节、肘关节必须包括在内。在病理性骨折，除了通常的 X 片检查外，还应进行核素骨扫描，或 CT、MRI 检查，了解其他骨质结构中骨破坏的存在情况。

六、骨折分类

肱骨干骨折按照骨折线的位置和形态、创伤时受力大小以及合并软组织损伤的程度来进行分类。AO 分类法是最常用的解剖分类法。骨折被分为简单型骨折（A 型）、楔形骨折（B 型）、复杂性骨折（C 型）。A、B、C 型骨折严重程度依次递增。A 型骨折示骨干的单纯环状面断裂。根据发生机制分为 A1 型螺旋形骨折，A2 型楔形骨折，A3 型横行骨折。B 型骨折示骨干的多碎块骨折，有一块或多中间碎块，复位后主要骨折块之间有部分接触。B1 型包含蝶形碎块或称三碎块骨折，B2 型折弯楔形骨折，B3 型复位后主要骨折块仍有部分接触。复杂性 C 形骨折示骨干的多个碎骨折块，有一块或多块中间碎块，复位后近端碎块和远端碎块之间无任何接触。

七、治疗

（一）保守治疗

大多数肱骨干骨折均可采取保守治疗，其骨折愈合率可达 90%～100%，而且并发症较少。但非手术治疗的良好效果有时意味着必须接受上臂的部分畸形愈合。有人提出 20°的向前成角和 30°向内成角畸形是可以接受的。3cm 以内的短缩是可以接受的。

1. 应用悬垂石膏治疗肱骨干骨折已有半个多世纪的历史，Caldwell 在 1933 年就开始介绍使用悬垂石膏技术，是一种成功的治疗方法之一（图 4-5-1）。其适应证为肱骨干中 1/3 以下的骨折。应用悬垂技术应遵守如下原则：

（1）应该应用轻质石膏；

（2）石膏上缘要求在骨折处 2.5cm 以上，下至腕关节，屈肘 90°前臂中立位，悬垂于胸前；

(3) 患者应坐睡或半卧位；

(4) 患者应经常复查，最初四周每周复查一次X片，随时调整位置。过牵常常是使用这一技术的风险。骨折愈合率可以高达93%～96%。

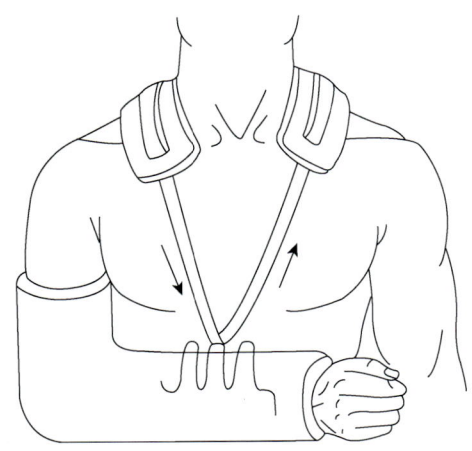

图4-5-1 肱骨干骨折悬垂石膏外固定

2. 夹板固定　夹板固定对中1/3骨折较为理想，这种方法应在近期随诊，根据肢体消肿情况调整夹板松紧度。

3. 石膏托外固定　用石膏绷带从侧方腋窝处开始，向下绕肘部向上至三角肌以上，或至肩上形成"U"形或"O"形。此种固定可应用于肱骨干骨折复位以后的外固定，亦可在复位后，夹板固定的基础上使用，可防止分离移位的发生，并且有易于腕、手的功能锻炼。

4. 外展架　适用于某些肱骨干骨折，骨折闭合复位后需要明显的外展、外旋上肢时。基座支撑于患侧腰部，并由束缚带固定于对侧，上肢放于外展托手架上，根据X片调整前臂收展的角度。

5. 骨牵引　某些情况下，患者需要保持卧位或者存在广泛的软组织损伤，局部条件不适合进行内固定或石膏固定，可进行尺骨鹰嘴穿克氏针牵引，进针应该从内侧向外侧进针，以减少尺神经损伤的危险。

(二) 手术治疗

尽管非手术治疗在大多数肱骨干骨折的患者中可以取得良好的效果，但手术治疗可使患者早期进行患肢的功能锻炼，消除了外固定的痛苦。手术治疗的适应证为：

1. 保守治疗时骨折对位对线不佳。

2. 任何种类的骨折合并血管损伤者。

3. 骨折合并桡神经损伤，在手法复位后症状加重者。

4. 多段骨折手法复位不能达到满意者。

5. 肱骨干骨折合并同侧肘关节和肩关节骨折需早期活动者。

6. 双侧肱骨骨折。

7. 开放骨折。

8. 多发创伤合并肱骨骨折。

9. 假体周围骨折。

10. 病理骨折。

11. 少数患有Parkinson病或其他神经系统疾病而不宜保守治疗者。

(三) 手术方法

1. 麻醉　首选气管插管全身麻醉，臂丛麻醉患者可能会存在麻醉不充分。

2. 手术体位　仰卧位，适用于肱骨干近1/3和中1/3骨折，也可用于下1/3骨折，肩下垫枕。侧卧位或俯卧位，适用于肱骨中1/3及下1/3骨折 (图4-5-2)。

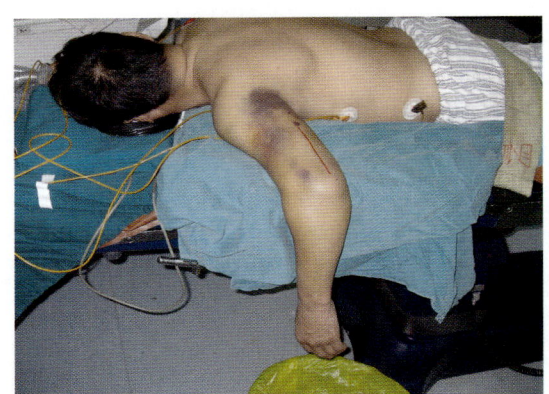

图4-5-2 术中俯卧位

3. 手术入路选择

前外侧入路：用于肱骨干近1/3和中1/3骨折，也可用于远端骨折。切口自喙突远端5cm开始，沿着三角肌胸肌肌间沟走行，于肱二头肌外侧缘向下延续至肘关节上方7cm。分离浅筋膜和深筋膜，保护头静脉。通过三角肌和胸大肌之间暴露肱骨干的近端。将二头肌牵向内侧暴露肱肌。沿肱肌长轴纵向劈开之，暴露肱骨干。

4. 内固定方式的选择

(1) 髓内针技术：绞锁髓内针技术的发展扩大了髓内针的应用范围。对于肱骨干骨折，如果骨折之远近端能够锁钉，则内固定首选髓内针。髓内针适用证范围广，适于手术治疗的肱骨干骨折都可选用髓内针，在多段骨折、骨质疏松骨折、病理骨折及骨折不愈合更适用髓内针。在合并神经损伤的骨折、骨折伴有骨缺损、萎缩性骨不连时，使用髓内针固定应当进行局部切开。选用髓内针可以从肱骨的两端打入，但应首选近端进针，骨折端争取闭合复位。髓内针具有创伤小、固定坚强的特点，骨折端无切口，骨膜无剥离，术后患者可早期进行肩肘关节的功能锻炼，患肢功能康复较早。

患者仰卧位或半坐位，患肢放于手术床内或外侧，确保 C 臂机能够进行肱骨全长透视。小切口位于肩峰的前外侧，纵行劈开三角肌，打开关节囊，髓内针进针点位于大结节间沟，肱骨关节面的外侧。向肱骨髓腔内打入导针，顺导针扩开近端髓腔，将长导针送入髓腔，到达骨折端时，牵引远骨折端复位，髓内针送入远侧髓腔，透视正侧位均确保导针位于髓腔内，如果骨折端复位困难，可选择骨折区域小切口，切口位于肱二头肌外侧，直接复位骨折。顺导针扩髓，依次增加扩髓钻直径，致开始扩皮质骨止。髓内针直径比扩髓直径小 1mm，通常选择直径 7 或 8mm 的髓内针（图 4-5-3，图 4-5-4）。

（2）钢板内固定：适用范围广，是其他固定方式要参照的标准。钢板固定骨愈合率高，并发症低，恢复功能快。通常选择动力加压钢板或限制接触性钢板作为内固定物，当肱骨干较细时，可以选择较窄的钢板。在肱骨髁上区域的骨折，可以选用两块的重建钢板固定于肱骨干的两侧，避免钢板进入髁间窝（图 4-5-5）。

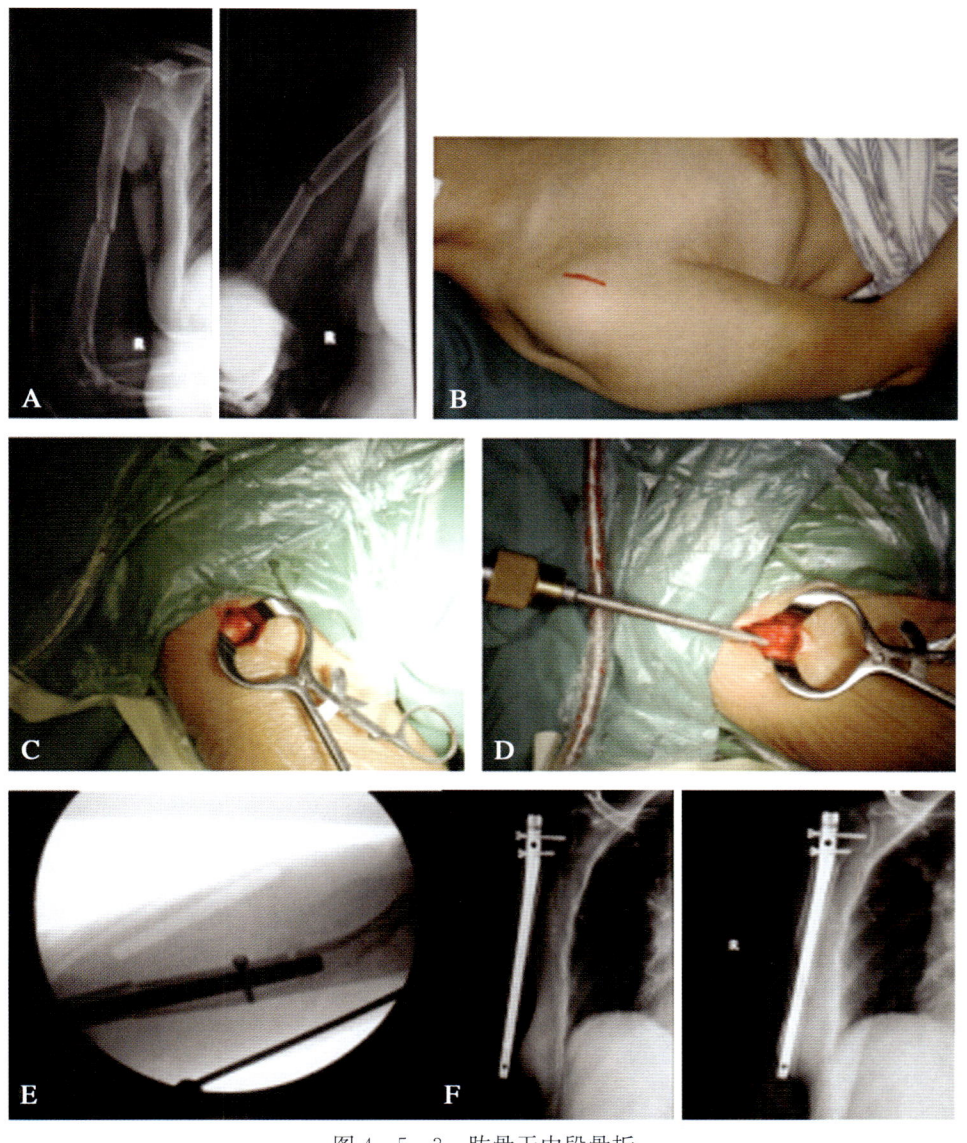

图 4-5-3　肱骨干中段骨折
A. 肱骨干中段骨折，适用髓内针　　B、C、D、E. 术中图像　　F. 交锁髓内针固定术后

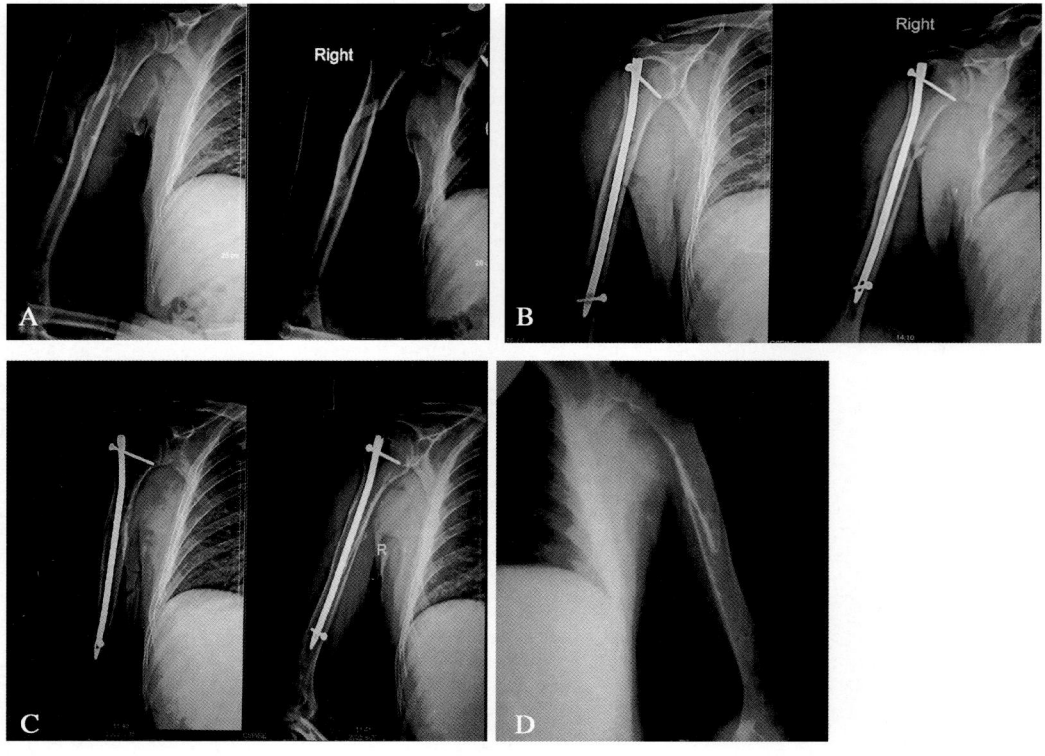

图 4-5-4 肱骨干骨折
A. 肱骨干骨折　　B. 交锁髓内针术后　　C. 术后 1 年　　D. 内固定取出术后

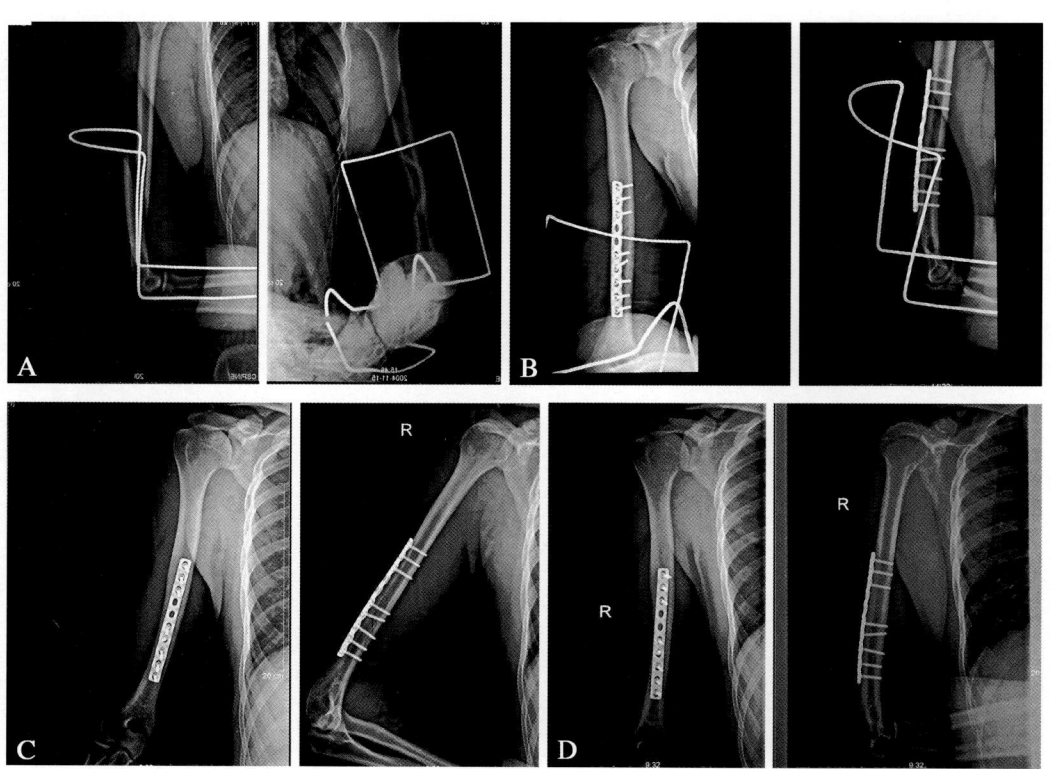

图 4-5-5 肱骨干远端骨折
A. 左侧肱骨干远端骨折，短斜形，移位明显　　B. 钢板内固定术后
C. 术后 1 个月　　D. 术后 1 年，骨折愈合

近年来锁定加压钢板的推出代表了钢板固定技术的发展方向,此类钢板的螺钉尾部带有螺纹,可以和钢板锁定在一起,同时钢板上还有普通加压孔,可以实现骨折端加压,钢板和螺钉锁定后成为一个整体,在治疗肱骨干骨折,特别是伴有骨质疏松的骨折时具有明显的优点(图4-5-6)。

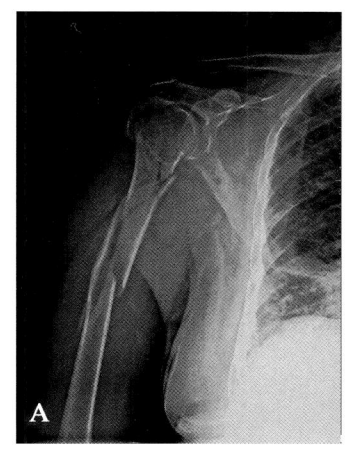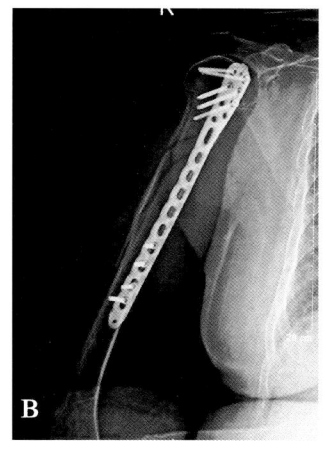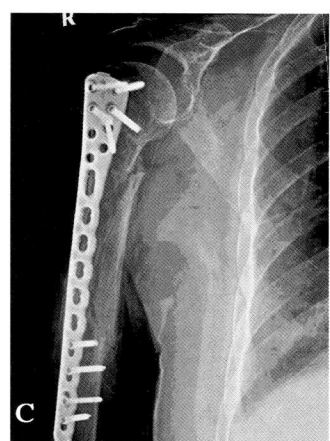

图 4-5-6 肱骨干近端骨折
A. 肱骨干近段骨折　B. 内固定术后　C. 术后复查

(3) 外固定架固定:外固定架固定通常用来暂时固定肱骨干骨折(图4-5-7),随后更换为髓内针或钢板,外固定架的并发症发生率高。通常外固定架用于肱骨干骨折伤口严重污染或感染,软组织条件很差,或因为其他原因需要缩短手术时间,如病理骨折。

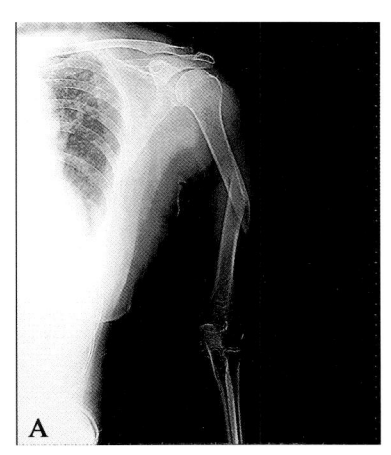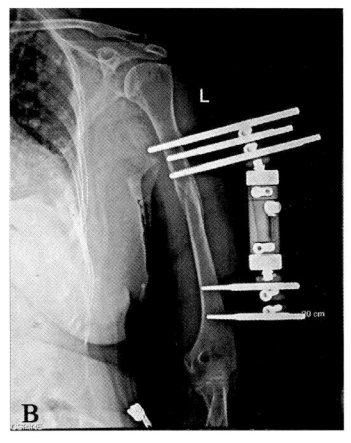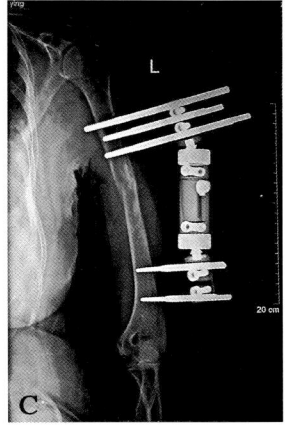

图 4-5-7 肱骨干病理性骨折
A. 肱骨干骨折,肺癌病史,怀疑骨转移
B. 外固定架术后　C. 术后3个月,骨折愈合

九、术后处理及康复

肱骨干骨折在坚强内固定后即可允许肩肘关节进行屈伸、旋转等非持重练习。因为是非负重骨,关节的功能练习应尽早进行,以免产生肩周炎、肘关节僵硬等并发症。

十、常见并发症及处理

(一) 桡神经损伤

最常见。据统计肱骨干骨折患者合并桡神经损伤约占5%~10%,特别是中下1/3螺旋骨折,损伤的可能性很大,对可能嵌入骨折断端间的患者,在切开复位内固定的同时,应探查桡神经。

(二)血管损伤

合并肱动脉损伤者较少见。一旦损伤应急诊手术。多数情况下,骨折固定应先于血管修复。

(三)延迟愈合或不愈合

有以下几种原因:

1. 肱骨中下1/3交界处骨折不愈合率高,因易损伤骨的营养动脉。
2. 骨折端夹有软组织。
3. 不正确的切开复位,术中拨剥离骨膜太多,或内固定不牢靠骨折不稳。
4. 开放骨折,软组织损伤严重,或继发感染。
5. 粉碎骨折或多断骨折。

(四)内固定术后并发症

1. 进针点并发症　进针点疼痛和不适在很多髓内针固定技术均可遇到,顺行髓内针的肩部疼痛是一个常见的症状,解决办法是微创操作,尽量减少肩袖的切开范围,手术后进行肩袖修补,髓内针钉尾应埋于关节面以下。

2. 骨折不愈合　髓内针术后骨折不愈合是一个很特殊的问题,多发生于远端骨折。髓内针远侧锁定松动,远端锁钉数量只有一枚时会产生不愈合,肱骨与胫骨的区别是,肱骨为非负重骨,胫骨的负重可以刺激骨折愈合。钢板固定后的骨折不愈合通常是由于手术技术原因,包括不适当的钢板位置,骨折端的分离,或由于骨质质量差而内固定强度不能提供生物力学稳定。再次手术时要重建局部的稳定性,同时自体髂骨取骨植骨是治疗骨折不愈合的良好方法。近年来使用生物活性物质如骨形态发生蛋白(bone morphogenetic proteins, BMP)能够很好地刺激骨形成(图4-5-8)。

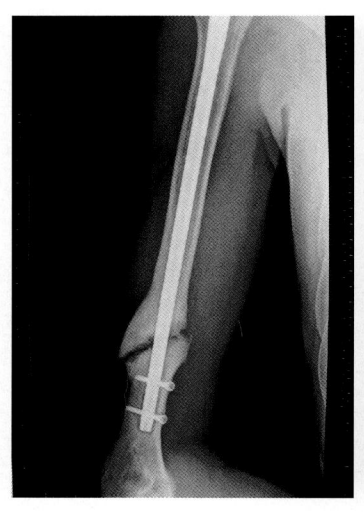
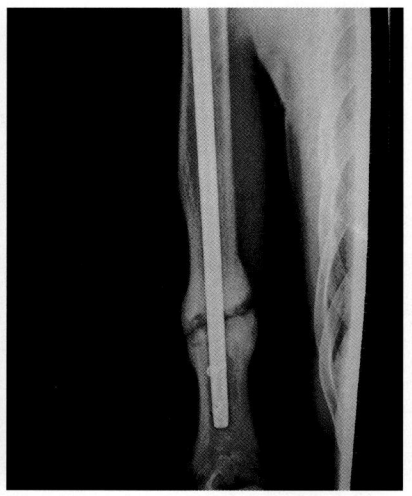

图4-5-8　髓内针术后,2年,骨折不愈合

(五)感染

因为肱骨干局部血液循环十分丰富,术后出现感染的几率很低,即使是软组织受损较重时。一旦发生感染,基本的处理措施是细菌培养,寻找适宜抗生素,切除感染骨质,局部灌溉冲洗,如果内固定仍然坚强,予以保留,如果内固定松动,应将其取出,更换外固定架固定。

十一、疗效评价及评分

见第六章。

第六节　肱骨远端骨折

一、概述

肱骨远端骨折并不常见,约占所有骨折的2%。肱骨髁上骨折对治疗来说非常具有挑战性。30年前,此部位的骨折多采用保守治疗,骨折不愈合,愈合不良,关节僵硬非常常见,近年来随着内固定技术的发展,肱骨远端骨折获得了很好的疗效。很多患者都恢复了日常工作。

二、相关解剖

从后面观肱骨干分为纵向上的内、外侧柱，这些柱终止于与滑车横行连接的点上，内侧柱终点较滑车远端约近1cm，外侧柱延伸到滑车的远侧。鹰嘴窝是由肱骨远端的三角形结构围出的近似三角形凹陷，在肘关节伸直时容纳尺骨鹰嘴。肱骨的髓腔在鹰嘴窝近侧2~3cm处逐渐变细，同时肱骨内外侧柱逐渐变薄。前面凹陷为冠状窝，两窝之间仅有一层薄的骨质，是肱骨干与肱骨内外髁之间最薄弱部分，所以在此处易于发生骨折。肱骨远端骨骺的纵轴线与肱骨干的纵轴形成向前约30°~50°的前倾角（图4-6-1）；在肘关节伸直，前臂完全性旋后时，前臂与上臂之间有约10°~20°的外翻，为正常的提携角，又称携带角，女性及儿童稍大于成年男性。在肱骨髁上骨折的整复时，必须恢复这两个角度（图4-6-2）。

肱动、静脉及正中神经从上臂的下段内侧逐渐转向肘窝前方，由肱二头肌腱膜下通过进入前臂。在肱骨髁上骨折时，特别是伸直型肱骨髁上骨折，由于肘窝前部有肱二头肌腱膜横行于其上，因此肱动、静脉及正中神经易被骨折端刺伤，或被挤压在腱膜与骨折端之间，引起前臂缺血性肌挛缩或正中神经挫伤（图4-6-3）。桡神经及尺

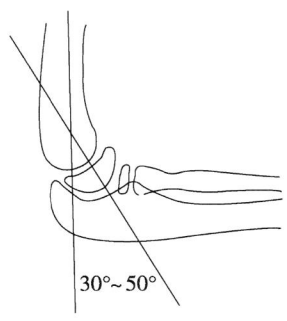

图4-6-1 肱骨远端骨骺的纵轴线与肱骨干的纵轴形成向前约30°~50°的前倾角

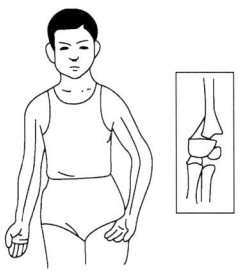

图4-6-2 正常的提携角及肱骨髁上骨折出现的肘内翻畸形

神经分别与肱骨外髁及内髁临近，当骨折移位严重时，也有可能被挫伤。肱骨远端的血供按照骨内和骨外循环相协调的方式供血。肘关节的血供有三个动脉弓，内侧弓，外侧弓和后侧弓。

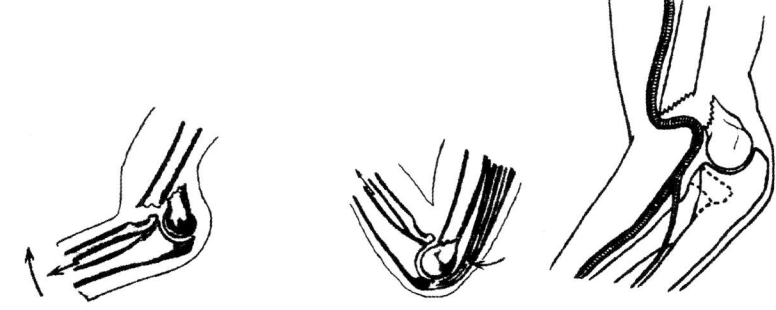

图4-6-3 伸直型肱骨髁上骨折典型移位、复位固定位置及肱动易被骨折端刺伤

三、受伤机制

多数低能量损伤是由于患者跌倒肘部直接着地或手部撑地暴力传导所致，常见于老年患者。

伸直型肱骨髁上骨折是由间接暴力所导致的。跌倒时肘关节在半屈曲位手掌着地，暴力经前臂传达至肱骨下端，使肱骨髁上最薄弱处发生骨折。骨折线由前下斜向后上方，也可呈横行或粉碎者。骨折远端向后方移位，近段向前移位，可损伤正中神经和肱动脉。又因暴力可来自肱骨髁的前内方或前外方，因此骨折远端可同时向桡侧或向尺侧移位，称桡偏或尺偏。尺偏多见，治疗不当易导致肘内翻畸形。

屈曲型肱骨髁上骨折是由直接暴力所导致的。摔倒时肘关节处于屈曲位，肘后部着地，尺骨鹰嘴直接向上撞击肱骨髁部，导致肱骨髁上最薄弱处骨折。骨折远端向前移位，骨折近端向后移位，骨折线自前上方斜向后下方。

交通伤和运动损伤多为年轻男性患者，损伤

程度较严重，多造成肘关节的复杂骨折。

四、临床表现

通常，外伤后肘部疼痛，肘关节会存在肿胀，活动障碍等表现，并有可能出现畸形，手臂有可能出现短缩。必须检查桡动脉的搏动及正中、桡、尺神经的功能。血管损伤大多系挫伤或压迫后发生血管痉挛，早期表现为剧烈疼痛，桡动脉搏动消失，前臂及手部皮肤苍白、发凉、麻木等，如不及时处理，可发生前臂肌肉缺血坏死，晚期出现缺血性肌挛缩，导致爪形手畸形。

五、影像学检查

标准的前后位和侧位 X 片是初期检查所必需的。通常足以帮助我们确定骨折类型。在波及肘关节内的肱骨远端骨折，三维重建 CT 可以帮助我们清晰地了解骨折形态，提供详尽的图像资料。

六、骨折分类

（一）Riseborough 和 Radin 分类（图 4-6-4）

Ⅰ型：骨折无移位，骨块未分离；

Ⅱ型：肱骨滑车和肱骨小头有分离移位，但没有旋转移位；

Ⅲ型：肱骨滑车和肱骨小头既有分离移位，又有旋转移位；

Ⅳ型：在Ⅲ型的基础上合并有髁间关节面粉碎。

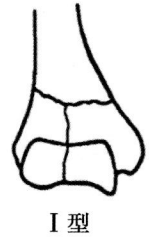 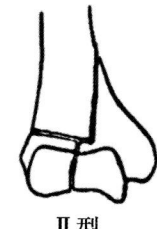 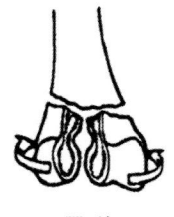 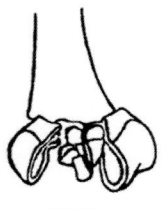

Ⅰ型　　　　Ⅱ型　　　　Ⅲ型　　　　Ⅳ型

图 4-6-4　Riseborough 肱骨髁间骨折分型

（二）AO 分类（图 4-6-5）

A　关节外骨折
　A1　髁部撕脱骨折
　　A1.1　外上髁撕脱骨折
　　A1.2　内上髁撕脱骨折非嵌入型
　　A1.3　内上髁撕脱骨折嵌入型
　A2　关节外骨折，干骺端简单骨折
　　A2.1　斜形骨折线向下、向内
　　A2.2　斜形骨折线向下、向外
　　A2.3　a 横形经干骺端
　　　　　b 横形，近骺部，远段向后移位
　　　　　c 横形，近骺部，远段向前移位
　A3　关节外骨折，干骺端粉碎
　　A3.1　内侧或外侧有一完整楔形骨块
　　A3.2　内侧或外侧有一粉碎楔形骨块
　　A3.2　复杂骨折
B　部分关节内骨折
　B1　部分关节内骨折，外髁矢状面
　　B1.1　经肱骨小头或经肱骨小头与滑车之间骨折
　　B1.2　经滑车简单骨折伴侧副韧带完整或侧副韧带撕裂、干骺端简单、干骺端楔形骨块或干骺端及骨干骨折
　　B1.3　经滑车粉碎骨折伴骨骺-干骺端骨折或骨骺-干骺端-骨干骨折
　B2　部分关节内骨折，内髁矢状面
　　B2.1　经滑车简单骨折，通过内侧部分
　　B2.2　经滑车简单骨折，通过滑车沟。侧副韧带完整或撕裂、干骺端简单或楔形骨折或干骺端及骨干骨折
　　B2.3　经滑车粉碎骨折，伴骨骺-干骺端骨折或骨骺-干骺端-骨干骨折
　B3　部分关节内骨折，额状面
　　B3.1　肱骨小头不完全骨折、完全骨折、伴滑车骨折、粉碎骨折
　　B3.2　滑车简单或粉碎骨折
　　B3.3　肱骨小头及滑车骨折
C　完全关节内骨折
　C1　完全关节内骨折，简单关节骨折、简单干骺端骨折

C1.1 轻度移位的干骺端"Y"、"T"、"V"型骨折
C1.2 明显移位的干骺端"Y"、"T"、"V"型骨折
C1.3 "T"型骨骺骨折
C2 完全关节内骨折，简单关节骨折、干骺端粉碎骨折
C2.1 具有完整的楔形骨块
C2.2 楔形骨块粉碎
C2.3 复杂性骨折
C3 完全关节内骨折，关节粉碎骨折
C3.1 干骺端简单骨折
C3.2 干骺端楔形骨块（完整或粉碎）
C3.3 干骺端复杂性骨折（局限于干骺端或累及骨干部）

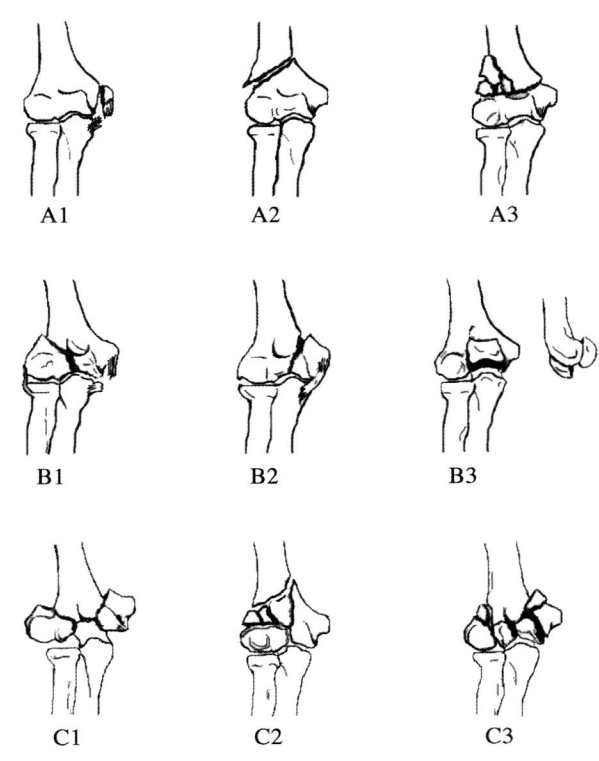

图 4-6-5 肱骨远端骨折 AO 分型

七、治疗选择

肘关节骨折治疗的目的是尽量在不产生任何并发症的情况下促进骨折愈合，恢复肘关节的功能。

（一）肱骨髁上骨折

1. 手法复位石膏外固定

适用于大部分的肱骨髁上骨折儿童。无移位的骨折可直接用石膏后托固定肘关节于屈曲 90°的功能位；对于骨折有移位者，可在局部麻醉、臂丛麻醉或全身麻醉下进行骨折整复，石膏固定 3～4 周。对于骨折移位较重，局部肿胀严重者，可先行尺骨鹰嘴持续牵引，待局部肿胀消退后，尽快进行手法整复石膏外固定。

根据骨折的分型及骨折移位的方向整复骨折。

伸直型肱骨髁上骨折，一般应当先纠正骨折的前后移位，并使肘关节屈曲；再纠正侧方移位及旋转移位，然后将肘关节过屈，使骨折后方的骨膜及肱三头肌绷紧以维持骨折的复位。在肘关节过屈时，应注意检查桡动脉的搏动情况，如桡动脉搏动减弱或消失，应当将肘关节稍稍伸直，直至桡动脉搏动恢复正常，用石膏后托将肘关节固定在适度的过屈位。

屈曲型肱骨髁上骨折，也应当先纠正骨折的前后移位，其手法与伸直型肱骨髁上骨折相反；再纠正侧方移位及旋转移位。骨折整复后石膏固定肘关节于伸直位，若骨折稳定也可固定于稍屈曲位（图 4-6-6）。

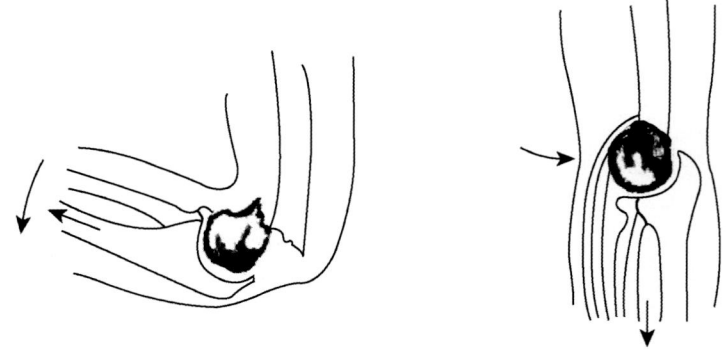

图 4-6-6 屈曲型肱骨髁上骨折移位及复位固定位置

骨折整复时,应当注意骨折复位后的对线,而不必过分强调对位,特别是前后对位。在纠正侧方移位时,应当注意矫正骨折的尺偏畸形,恢复肘部正常的提携角。骨折远端的尺偏移位必须完全纠正,并使骨折远端向桡侧稍稍矫枉过正,否则骨折愈合后,易导致肘内翻畸形。骨折远端的桡偏移位则不必完全纠正。

石膏固定的时间应根据患儿的年龄及骨折移位情况而定,一般为 2～4 周。较年幼及骨折移位轻的患儿固定时间稍短一些,较年长及骨折移位较重的患儿固定时间可稍长一些,但一般不超过 4 周。

2. 尺骨鹰嘴牵引治疗

尺骨鹰嘴牵引适用于骨折超过 24～48 小时,肘部软组织严重肿胀,已有水疱形成,不能手法复位,或复位后骨折不稳的患儿(图 4-6-7)。牵引治疗的缺点是患儿需卧床时间较长,也可先行尺骨鹰嘴牵引数日,待肘部肿胀消退,水疱吸收后,再行手法复位石膏外固定,可缩短患儿卧床时间。

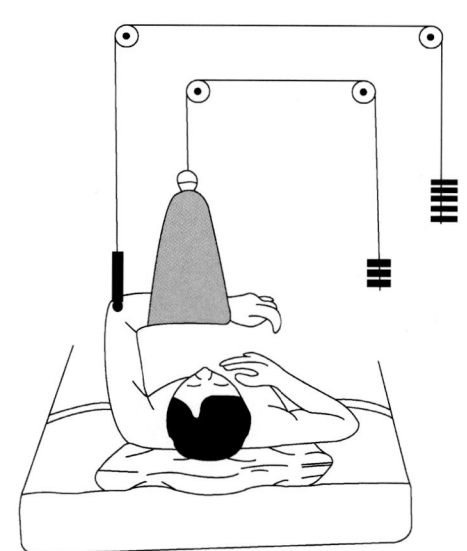

图 4-6-7 尺骨鹰嘴滑动悬吊牵引治疗肱骨髁上骨折

3. 手术治疗

成年人肱骨髁上骨折局部不稳定，建议手术治疗。内固定选择以重建钢板为最佳，可根据骨折及肱骨髁的形态弯曲钢板，钢板远端可向肱骨髁延伸，但应避开髁间窝（图4-6-8，图4-6-9）。

合并血管损伤者应早期施行探查手术。但应注意到，骨折后桡动脉搏动减弱或消失者，经手法复位后，动脉搏动常可逐渐恢复正常。需施行探查术的指征应当是：在骨折复位后，肢体远端仍剧痛、苍白、麻痹、无脉、感觉异常等早期前臂肌肉缺血表现时，应当不失时机地手术探查。

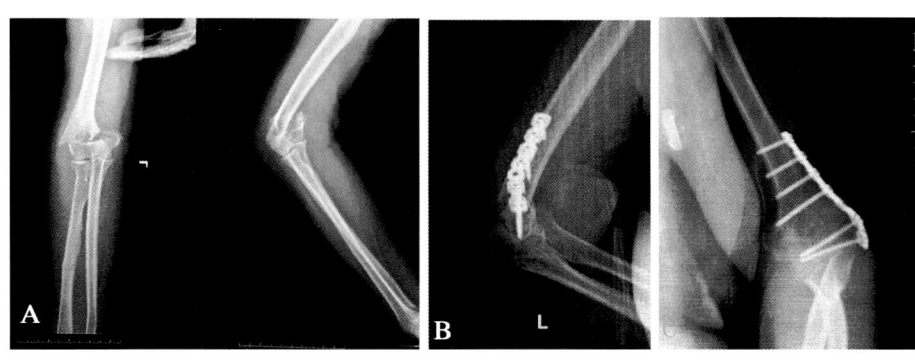

图4-6-8 肱骨髁上骨折

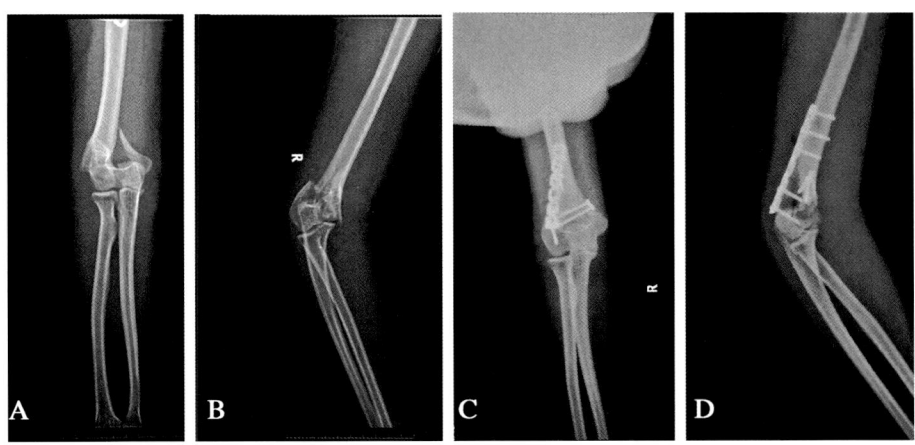

图4-6-9 肱骨髁上骨折

（二）肱骨外髁骨折

肱骨外髁骨折属于关节内骨折，解剖复位是治疗的基本要求。

1. 保守治疗 无移位骨折可采用石膏固定，术者用拇指将骨折块向肘关节间隙推按，复位后屈肘90°，前臂旋后位石膏固定3～4周。

2. 手术治疗 因手法复位难以达到坚固复位的要求，故多数选择切开复位内固定，可选用交叉克氏针固定或螺钉固定，术后一般需石膏固定3～4周，功能恢复满意。

（三）肱骨内髁骨折

肱骨内髁骨折属于关节内骨折，解剖复位是治疗的基本要求。治疗原则及方法与肱骨外髁骨折类似。

（四）肱骨内上髁骨折

肱骨内上髁（骨骺）骨折是一种常见的肘部损伤，多见于儿童和青少年，约占肘关节骨折的10%，仅次于肱骨髁上骨折和肱骨外髁骨折，占肘关节骨折的第三位治疗骨折应当解剖复位，否则移位的骨折愈合后，可因内侧副韧带松弛而造成肘关节不稳定，还可继发迟发性尺神经炎。

1. 手法复位石膏外固定 是首选的治疗方法，复位后石膏固定约3～5周。

2. 切开复位内固定 适应证：

（1）骨折移位明显，估计手法复位难以成功；

（2）闭合复位失败；

(3) 合并尺神经损伤。

(五) 肱骨髁间骨折

肱骨髁间骨折是肘关节的一种严重的损伤，好发于成年人。这种骨折常为粉碎性，闭合复位较困难，如治疗不当，可残留明显的肘关节功能障碍。现代治疗观点追求达到解剖复位，否则可能残留关节功能障碍。

对于伤后未能及时就诊或经闭合复位失败者，因肘部肿胀严重，皮肤起水疱，不宜再次手法复位外固定，可行尺骨鹰嘴持续牵引或石膏单托固定数日，待局部肿胀及水疱消除后，再进行手术治疗。手术要重建肘关节关节面和肱骨内外侧髁结构。

1. 手术指征

(1) 关节内移位超过 2mm；
(2) 髁上有明显的粉碎性骨折、移位；
(3) 开放性骨折；
(4) 血管神经损伤；
(5) 骨筋膜室综合征；
(6) 漂浮肘（即伴随同侧肢体的骨折）；
(7) 合并有多发损伤。

2. 手术方法

(1) 麻醉　肱骨单髁骨折，可以选择臂丛麻醉。肱骨髁间骨折，首选全身麻醉，如条件不具备可以选择臂丛麻醉。

(2) 体位：

①侧卧位（图 4-6-10）：患者健侧卧位，患肢于胸前自然下垂。手术医师操作方便，而且方便麻醉师对病人情况的观察；

②俯卧位（图 4-6-11）：患者俯卧，患侧肩关节外展 90°，患肢用软板垫起，前臂自然下垂，使肘关节屈曲为 90°。术中患肢活动范围增大，更有利于对骨折的显露和处理，更有利于准确判断内固定的稳定程度。

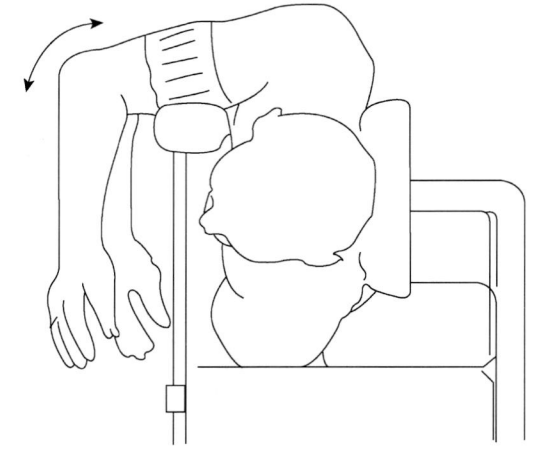

图 4-6-10　侧卧位

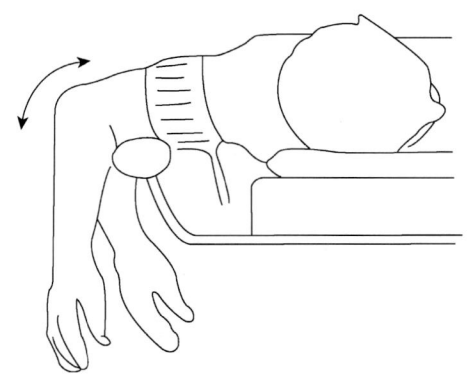

图 4-6-11　俯卧位

3. 切口　肘后正中纵行切口，常用手术显露骨折有：

(1) Campbell 入路（图 4-6-12）：沿肱三头肌的肌腱与肌腹交界处切开，肌腹处可保留少许肌腱组织，以利于缝合，将舌形的肌腱瓣翻向近端，以显露肱骨远端关节面，这种方法可以保证鹰嘴的完整性，但存在显露不充分以及影响术后活动的可能，适用于 AO A 或 B 型骨折（图 4-6-13）；

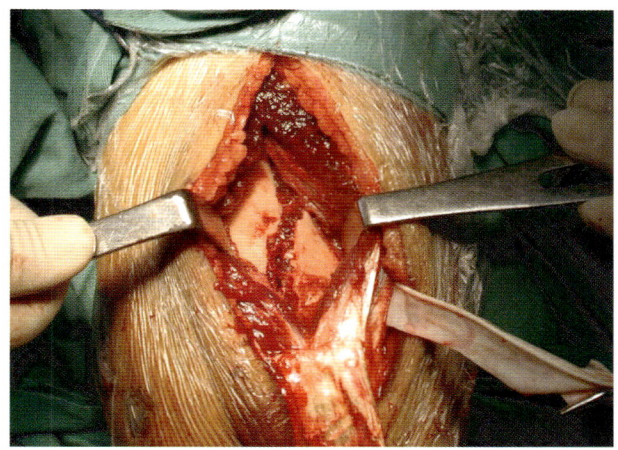

图 4-6-12　肱三头肌舌形瓣（Campbell）入路显露肱骨远端骨折

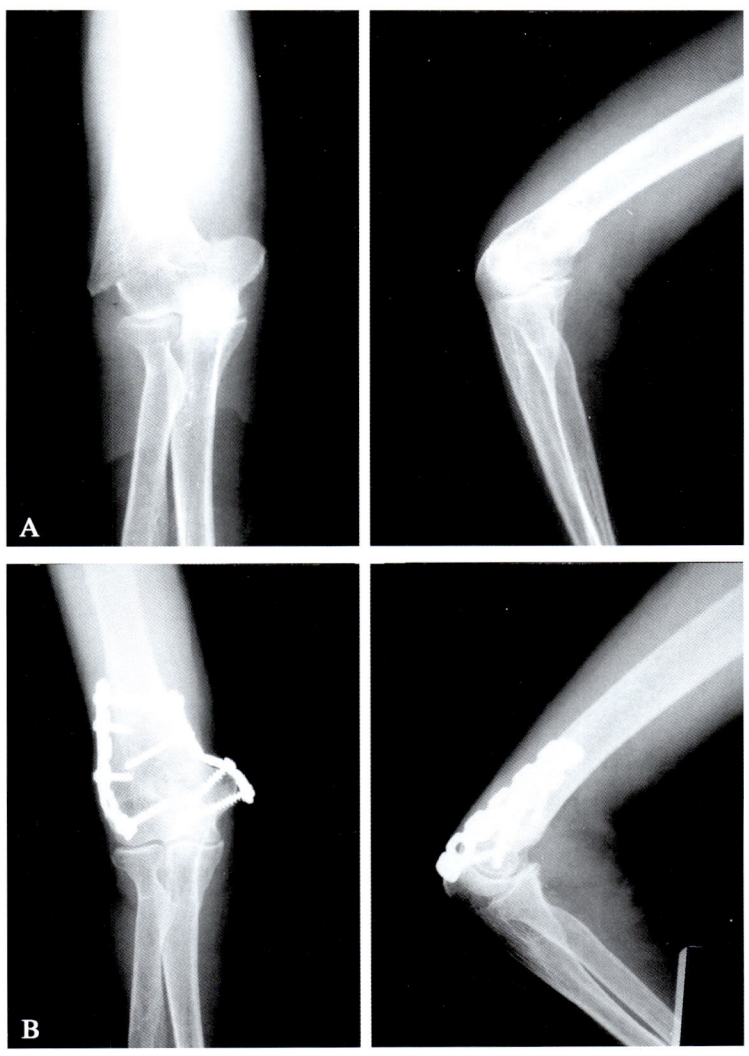

图 4-6-13　AO A3 型骨折
A. 术前 X 线片　B. 肱三头肌舌形瓣入路术后 X 线片

(2) 尺骨鹰嘴截骨法（图 4-6-14）：在鹰嘴尖下方 2cm 处（即鹰嘴切迹中点附近）用电锯做尖向下的"V"形截骨，在接近关节面时改用骨刀撬断。鹰嘴截骨能更好地显露肱骨远端关节面，避免肱三头肌损伤，有利于早期功能锻炼，其缺点为人为造成关节内骨折，增加创伤性关节炎发生，尺骨不愈合、内固定脱出等并发症的发生。适用于粉碎严重的复杂肱骨髁间骨折，如 AO 分至 C 型骨折（图 4-6-15）。

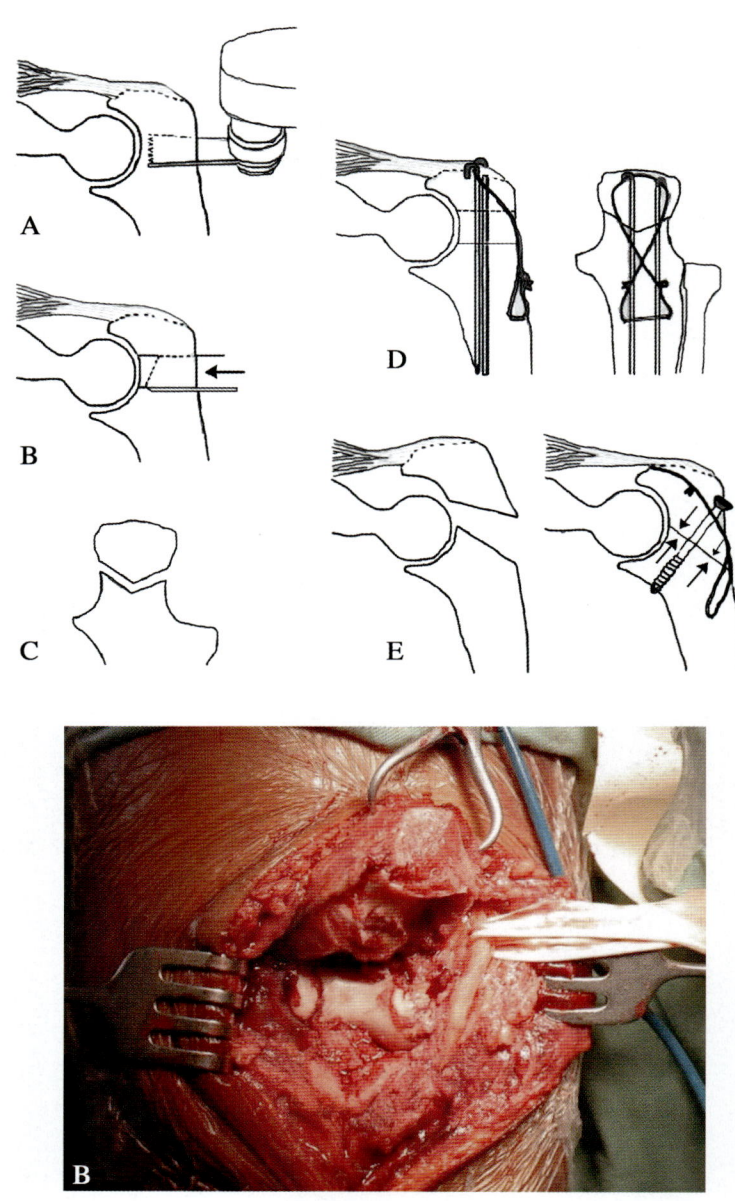

图 4-6-14　尺骨鹰嘴截骨法显露肱骨远端骨折
A. 截骨方法　B. 术中照片

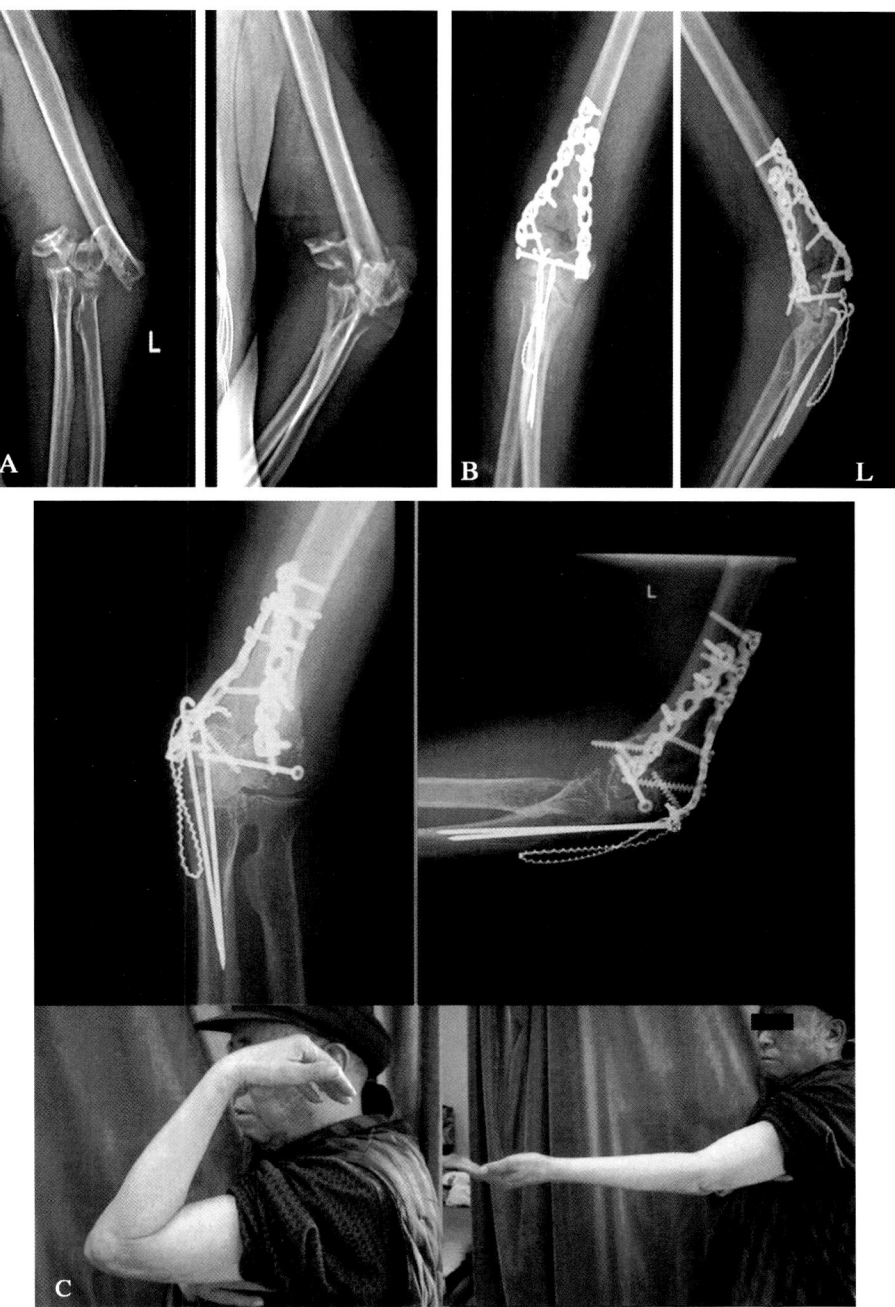

图 4-6-15 AO C3 型骨折
A. 术前 X 线片　B. 尺骨鹰嘴截骨入路术后 X 线片　C. 术后 9 个月，骨折愈合良好，Mayo 评分良

4. 骨折的复位及内固定

骨折复位内固定的原则是先将髁间部分的骨折复位固定，再将其与髁上部分及肱骨干固定（图 4-6-16）。在处理髁间骨折时，不但要将关节面解剖复位，还要保证滑车关节面的宽度，这可以通过将复位后的滑车关节面与尺骨滑车切迹比较来判断。肱骨滑车复位后可先用克氏针作临时的固定，当位置满意后，可使用 1～2 枚 4.0mm 空心松质骨螺钉自外向内贯穿固定，外侧螺钉应经过肱骨小头以保证位置合适，同时注意螺钉不能穿入鹰嘴窝或冠状窝，否则将影响关节活动。对于髁间没有粉碎的骨折也可以使用拉力螺钉，但对于髁间粉碎的骨折，拉力螺钉会使髁间宽度变窄，故不能使用。对于有明显关节面骨质缺损的患者，可选择自体骨移植。对于一些小的游离骨块，要尽可能用螺钉将其与大骨块固定，无法牢固固定的应予切除。

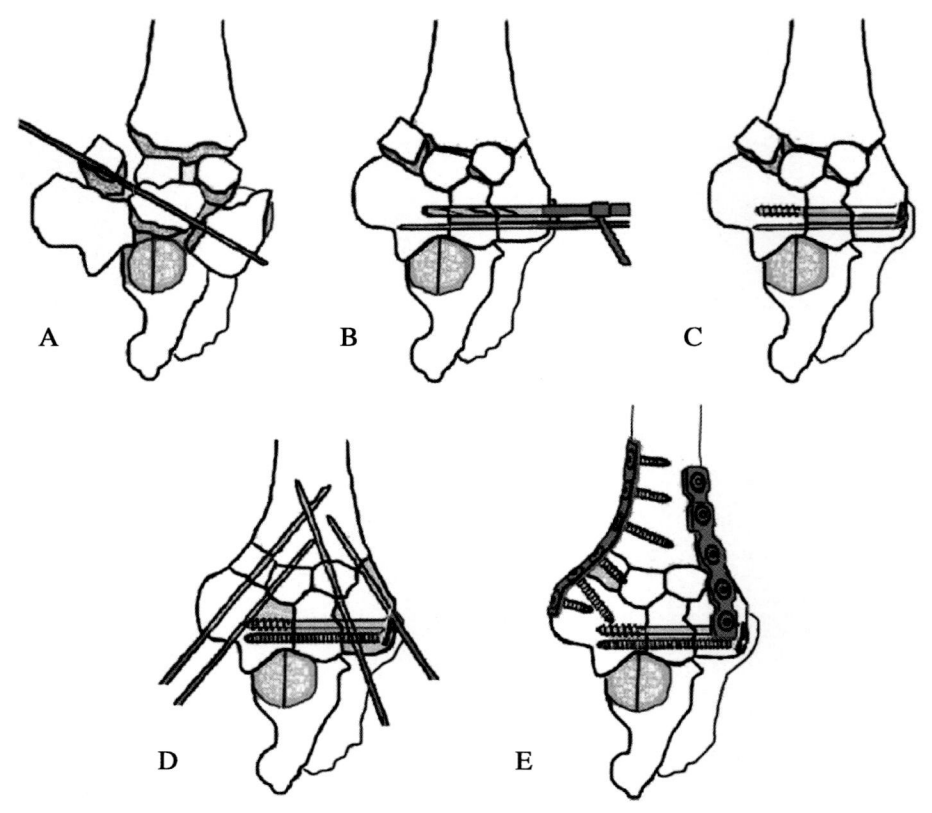

图 4-6-16　肱骨远端骨折的复位及内固定方法

髁间骨折固定好后，下一步要将髁上骨折复位，用克氏针作临时的固定，术中透视见位置满意，提携角和肱骨远端与骨干的前倾角都满意后，建议使用双钢板固定髁上骨折，以保障内固定的稳定。先将预弯好的 3.5mm 重建钢板固定在后外侧，远端要达到肱骨小头处，然后在内侧将预弯好的 3.5mm 重建钢板固定在肱骨髁上的骨嵴上，两块钢板所在平面要成一定的角度（建议 90°角）以增加内固定结构的稳定性，不能有任何的螺钉穿入鹰嘴窝、冠状窝或穿出关节面，每块钢板在骨折的远、近端都最好可以固定 3 枚螺钉，3.5mm 动力加压钢板也可以使用。

尺骨鹰嘴的固定方法主要有两种：2 枚平行克氏针加"8"字钢丝张力带和 6.5mm 松质骨螺钉加"8"字钢丝张力带。

尺神经前移手术的指征是：
（1）内固定物位于或邻近尺神经的路径；
（2）尺神经有原始损伤。

八、术后处理及康复

（一）置负压引流管，引流 24~48 小时；

（二）稳定内固定的患者，术后不需石膏固定；

（三）拔除引流后即可开始主动活动；

（四）3~5 天后可以开始使用持续被动活动治疗仪（CPM）辅助治疗；

（五）负重活动要 4 周后开始；

（六）其他的辅助治疗包括：热疗与立体干扰电治疗，蜡疗与超声治疗，手法辅助治疗以及运动功能训练；

（七）肩关节和腕关节的功能锻炼同样重要；

（八）口服消炎痛 25mg 1 天三次，预防异位骨化。

九、常见并发症

（一）血管损伤　是伸直型肱骨髁上骨折最严重的早期并发症。多因血管受骨折端的机械性压迫或刺激痉挛，而造成肢体远端血供障碍。临床上应注意检查患肢桡动脉搏动，如果骨折复位固定后，仍摸不到桡动脉的搏动，应当去除所有外固定物，使肘关节逐渐伸直，以解除血管压迫。

当肢体远端血运严重障碍，肌肉可因缺血而发生坏死。晚期变性坏死肌肉纤维化而挛缩，可出现爪状手畸形，称缺血性肌挛缩，又称伏克曼（Volkmann）挛缩。

（二）肘内翻畸形　是肱骨髁上骨折愈合后最常见的晚期并发症，其发生率达30%~57%。无论闭合复位还是切开复位内固定，在骨折愈合中，都可能逐渐出现肘内翻畸形，而闭合复位者其发生率要更高一些。肘内翻畸形达100°以上者，应当施行肱骨髁上截骨术矫正。

（三）神经损伤　正中神经损伤较多见，主要由局部压迫、牵扯和挫伤引起，断裂少见，大多数于伤后数周内可自行恢复。

（四）肘外翻畸形　因外髁部骨骺损伤或骨折不愈合，引起骨发育停滞而出现肘外翻畸形。若肘外翻畸形提携角过大影响功能，可考虑行髁上截骨矫形术，手术宜选择在年龄8~10岁以上，或骨折愈合后2年以上者。

（五）迟发性尺神经炎　肘外翻畸形，提携角过大，在肘关节屈伸活动时，尺神经受到紧张的牵拉刺激。长此以往，可发生尺神经麻痹。迟发性尺神经炎一般在骨折后十余年开始出现，如出现尺神经损害的早期表现，应尽早行尺神经前置术。

（六）创伤性关节炎　因骨折块移位后未获得解剖复位而出现，多见于有移位或不稳定骨折采用闭合复位外固定者。

（七）骨折不愈合　切开复位内固定因手术切口长、组织剥离广泛，使骨折块的血运受到一定影响，如骨折固定不牢靠，又过早进行关节活动练习，可能导致骨折不愈合，但临床发生率较低。

（八）感染　不常见。

十、疗效评价及评分

见第六章Mayo肘关节功能评分。

第七节　尺骨鹰嘴骨折

一、概述

尺骨鹰嘴骨折是肘部常见损伤，成人多见。尺骨鹰嘴和前方的尺骨冠状突共同构成半月切迹，此切迹与肱骨滑车形成肱尺关节。肱三头肌腱附着于鹰嘴上，尺神经沿鹰嘴的内侧面下行。尺骨鹰嘴骨折大多为波及半月切迹的关节内骨折，治疗时应当解剖复位，否则可能出现关节不稳定或创伤性关节炎。

二、损伤机制

鹰嘴位于皮下，容易受伤，间接暴力和直接暴力都可以引起尺骨鹰嘴骨折。间接暴力多见，摔倒时手掌撑地，肘关节在半屈曲位时，附着于尺骨鹰嘴的肱三头肌猛烈收缩，可造成尺骨鹰嘴撕脱骨折，骨折线成横行或斜行，骨折块可移位较大；直接暴力较少见，多为粉碎性骨折，骨折移位不明显（图4-7-1）。

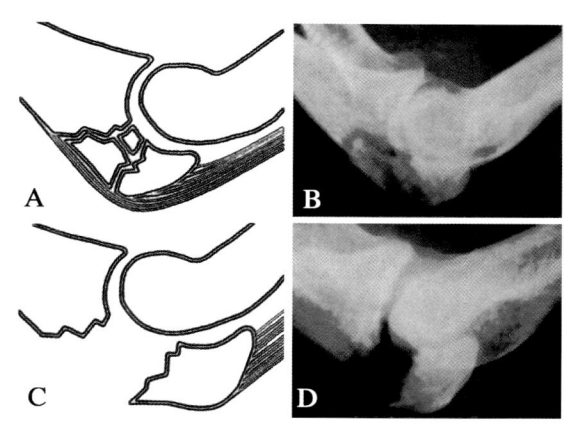

图4-7-1　尺骨鹰嘴骨折损伤机制
A、B. 直接暴力　C、D. 间接暴力

三、临床表现

局部疼痛、肿胀、压痛明显，肘关节处于半屈曲位。骨折有移位者，肘关节屈伸功能障碍。但对于不完全骨折或无移位的骨折，病人可能仍存有部分的主动伸肘活动，诊断时应当注意。

四、影像学检查

肘关节正侧位 X 线片可明确诊断，如骨折块粉碎，波及肘关节面，可进行 CT 检查，了解关节面破坏的情况。

五、骨折分类

（一）根据骨折累及关节面的部位可分为（图 4-7-2）

Ⅰ型　近端 1/3 关节面
Ⅱ型　中 1/3 关节面
Ⅲ型　远端 1/3 关节面

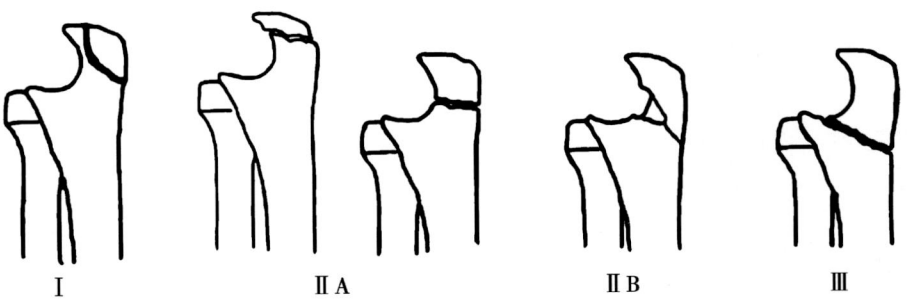

图 4-7-2　根据骨折累及关节面部位的尺骨鹰嘴骨折分类

（二）Schatzker 分类是常用的分类（图 4-7-3）

A：鹰嘴尖端的横形骨折
B：横断骨折　骨折线呈斜形走行，自接近于半月切迹的最低处开始，斜向背侧和近端，可以是一个简单的斜形骨折，也可以是矢状面骨折或关节面压缩骨折；
C：斜骨折　骨折线在喙突的近端
D：粉碎骨折，常伴有喙突骨折
E：斜骨折　骨折线在喙突部
F：骨折-脱位型　在冠状突或接近冠状突部位发生鹰嘴骨折，通过骨折端和肱桡关节的平面产生不稳定，使得尺骨远端和桡骨头一起向前脱位，常继发于严重创伤。

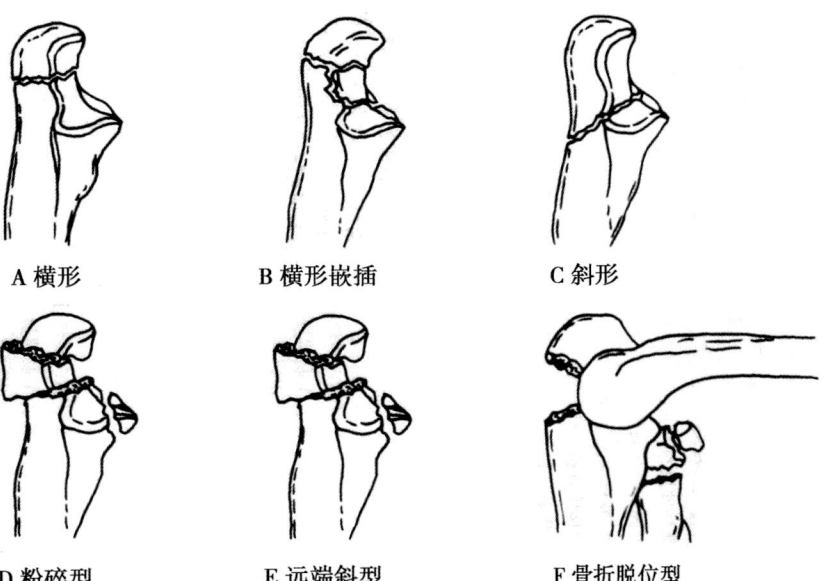

图 4-7-3　Schatzker 分类

六、治疗

(一)保守治疗

1. 无移位骨折 可用上肢石膏固定肘关节于功能位。3~4 周后拆除石膏,进行关节活动练习。

2. 轻度移位骨折 将肘关节置于 130°位,使肱三头肌放松,骨折复位后,石膏托固定肘关节于 130°位,3~4 周后拆除石膏进行关节活动练习。

(二)手术治疗

有移位骨折,在条件允许时,应尽量采用切开复位内固定术,能获得骨折的解剖复位和牢固的内稳定。固定牢固者,术后可不用外固定,立即开始肘关节活动练习,有利于肘关节功能早日恢复。

七、手术方法

(一)麻醉 臂丛麻醉可以满足多数患者的治疗需要,臂丛麻醉不满意可以选择全身麻醉。

(二)手术体位 仰卧位,患肢放于胸前或外展置于小桌上,也可侧卧位放于胸前。

(三)手术入路 后正中入路。

(四)手术技巧及内固定选择。

内固定的方法很多,如克氏针钢丝张力带、螺钉、交叉钢丝及钩状钢板等。需根据骨折类型选择。Schatzker A、B 及 C 型骨折可以选用简单的克氏针张力带钢丝内固定或拉力螺钉与"8"字钢丝捆绑固定,D、E、F 型不适合任何形式的张力带钢丝固定,而应选择钢板固定。克氏针钢丝张力带操作简单、固定牢靠、最为常用。骨折显露后以大巾钳夹持复位,自尺骨鹰嘴尖部向尺骨髓腔内平行打入两枚克氏针,尺骨上距离骨折线 2.5~3.0cm 处尺骨背侧垂直纵轴钻孔,张力带自孔中穿过。张力带从肱三头肌腱深方穿过,并套在两根平行的克氏针上,张力带收紧后,克氏针尾弯曲,剪除多余部分,将针尾埋入皮下(图 4-7-4)。

伴有关节面塌陷的骨折应该把关节面复位,再打张力带,必要时使用拉力螺钉。有移位的斜形骨折和粉碎骨折,张力带固定困难,可使用钢板螺钉固定(图 4-7-5)。

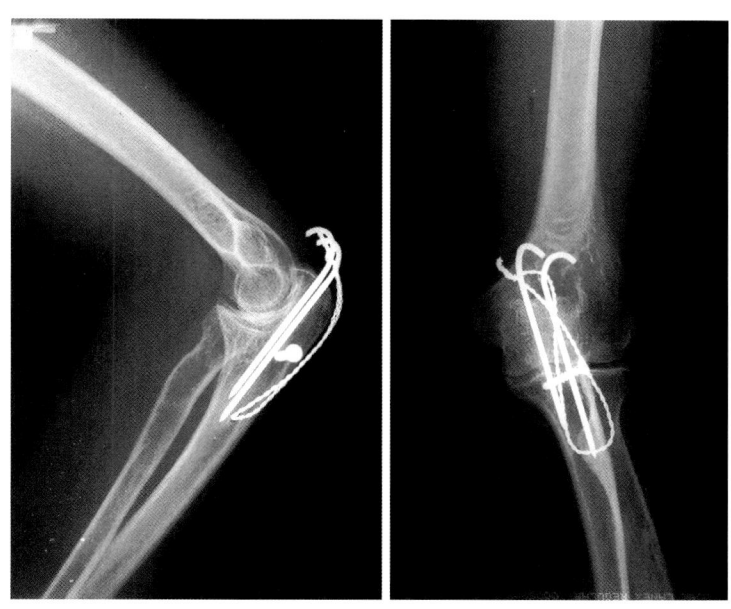

图 4-7-4 尺骨鹰嘴骨折克氏针张力带固定

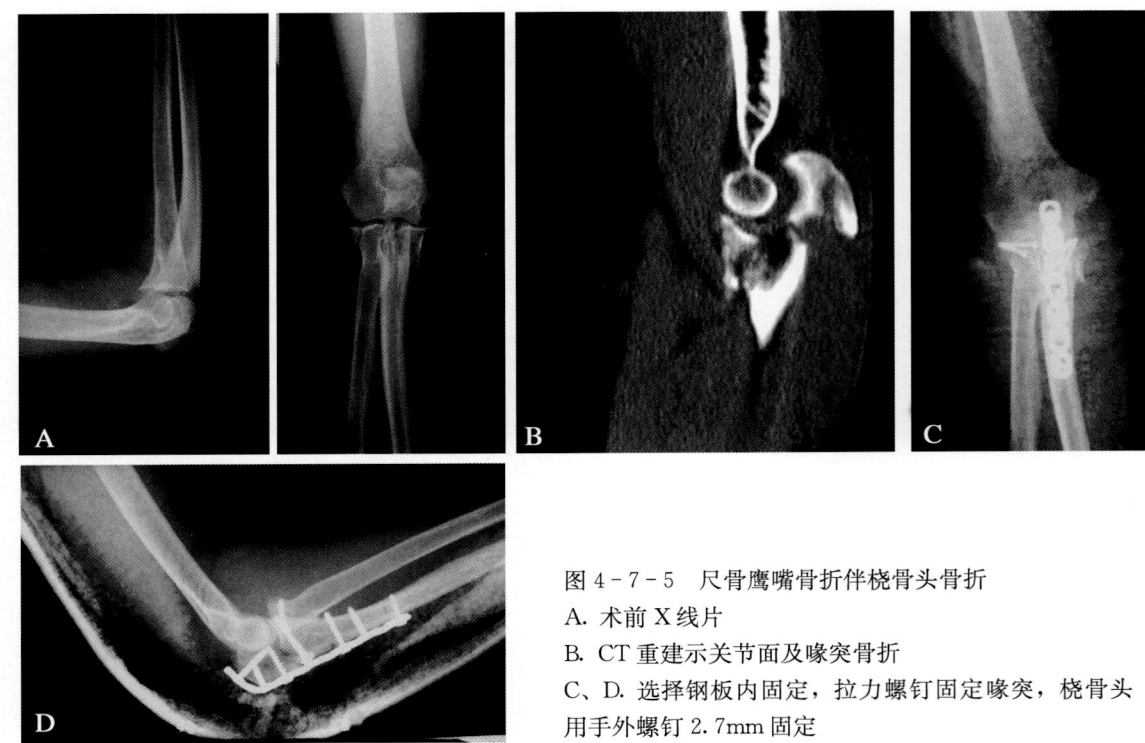

图 4-7-5 尺骨鹰嘴骨折伴桡骨头骨折
A. 术前 X 线片
B. CT 重建示关节面及喙突骨折
C、D. 选择钢板内固定，拉力螺钉固定喙突，桡骨头用手外螺钉 2.7mm 固定

八、术后处理及康复

鹰嘴骨折内固定术后，可早期进行肘关节被动屈伸练习，2 周后可增加主动关节屈伸练习。

九、常见并发症及处理

（一）肘关节粘连

产生原因是肘关节损伤后局部制动时间过长，内固定不坚强，需要外固定维持位置，导致肘关节僵硬。强调肘关节治疗要早期进行关节功能康复，如产生肘关节粘连要早期进行松解。

（二）创伤性关节炎

创伤性关节炎是一个棘手的问题，早期可进行关节镜检，晚期关节炎影响关节运动时可考虑行关节置换手术。

十、疗效评价及评分

见第六章 肘关节功能评分。

第八节 桡骨头骨折

一、概述

桡骨头骨折是相对较常见的损伤，桡骨头骨折是成年人常见的肘部损伤，由于其疼痛症状较轻，临床上容易漏诊。桡骨小头是肘部第二个重要的稳定结构，桡骨小头与肱骨小头构成肱桡关节。

二、受伤机制

跌倒时，肘关节处于伸直外翻位时手掌撑地，导致桡骨头猛烈撞击肱骨小头，引起桡骨头骨折。有时，可能合并肱骨小头骨折或肱骨内上髁撕脱骨折。

三、临床表现

肘外侧疼痛、肿胀、压痛、肘关节活动障碍，以前臂旋后功能受限最为明显。

四、影像学检查

常规正位和侧位X片多可帮助明确诊断，必要时可进行CT检查了解桡骨小头粉碎情况。

五、骨折分类

桡骨头骨折常用分类为 Mason 分类（图4-8-1）

Ⅰ型：桡骨头或颈的轻度移位骨折
（1）由于疼痛或肿胀使前臂旋转（旋前/旋后）受限；
（2）关节骨内折块移位小于2mm。

Ⅱ型：桡骨头或颈的移位骨折（移位大于2mm）
（1）由于机械性阻挡或关节面对合不佳使活动受限；
（2）骨折粉碎不严重，可切开复位内固定；
（3）骨折累及范围超过了桡骨头边缘。

Ⅲ型：桡骨头或颈的严重粉碎骨折
（1）没有重建桡骨头完整性的可能；
（2）为了恢复肘或前臂的活动范围，需行桡骨头切除术。

Ⅳ型：Ⅲ型合并肘关节后脱位。

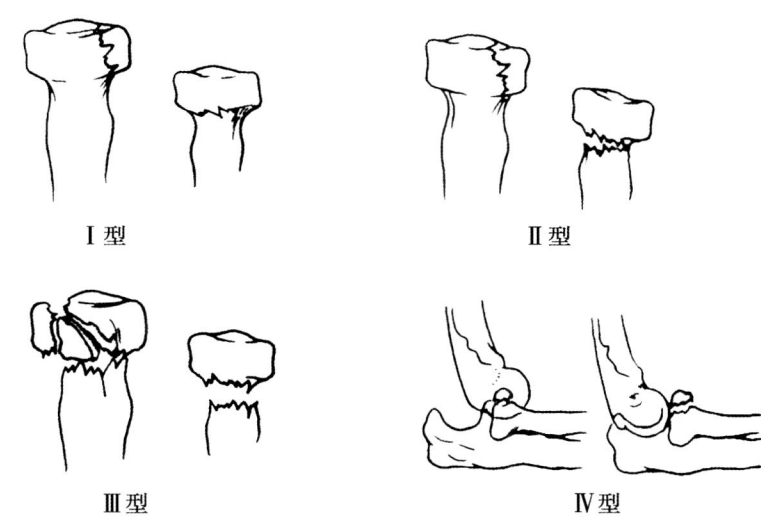

图4-8-1 桡骨头骨折的Mason分类

六、治疗选择

（一）保守治疗

适用于无移位或移位较轻，主动旋前、旋后>70°者，可行手法复位，石膏外固定。手法复位骨折后，上肢石膏固定肘关节于功能位3~4周。

（二）手术治疗指征

1. 粉碎性头、颈部骨折；
2. 累及1/3关节面尤其是累及到尺桡关节的骨折；
3. 骨折块游离到关节内；
4. 桡骨颈骨折成角过大影响旋转功能（多发生在儿童）（图4-8-2）：

（1）粉碎骨折移位明显手法复位失败者，可行桡骨头切除术。术后石膏固定肘关节于功能位3周，而后开始关节活动练习，大多数病人关节功能恢复良好，但肘关节稳定性差（图4-8-3）。

桡骨小头骨折，亦也用手外螺钉固定（图4-8-4）。

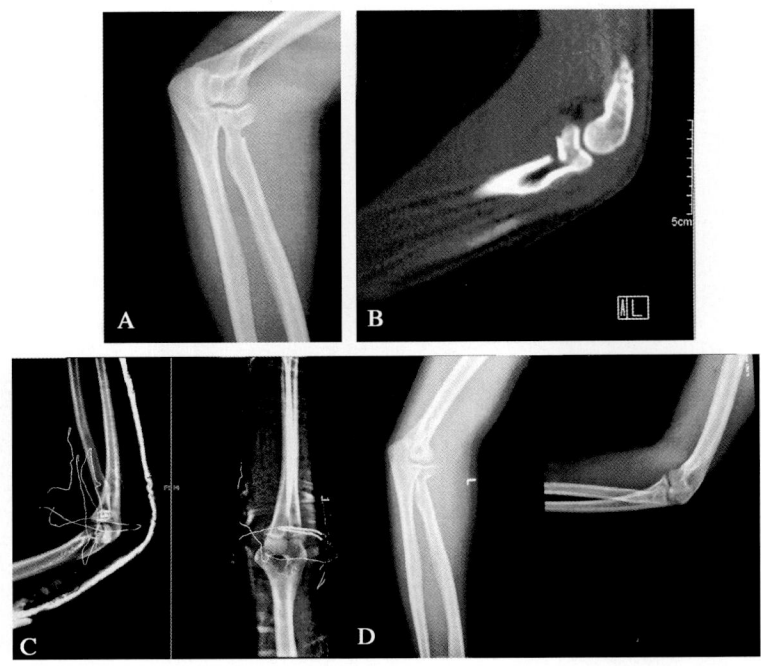

图 4-8-2 桡骨小头骨折
A. 术前 X 线片　B. CT 可见关节面损坏　C. 手术后 X 片，克氏针固定　D. 6 周后，克氏针拔出

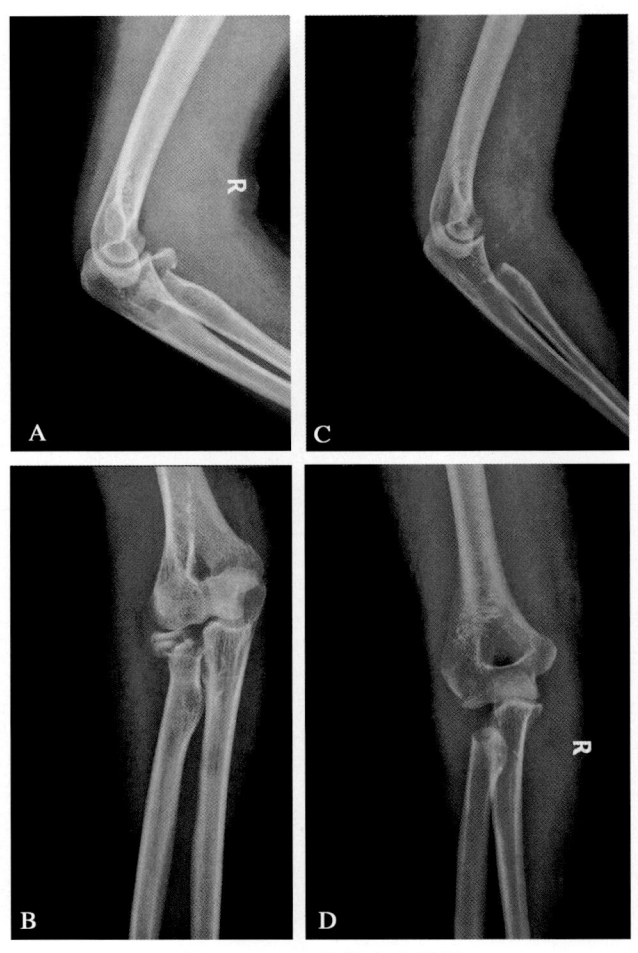

图 4-8-3 桡骨小头骨折
A、B. 术前 X 线片　C、D. 桡骨小头切除术后

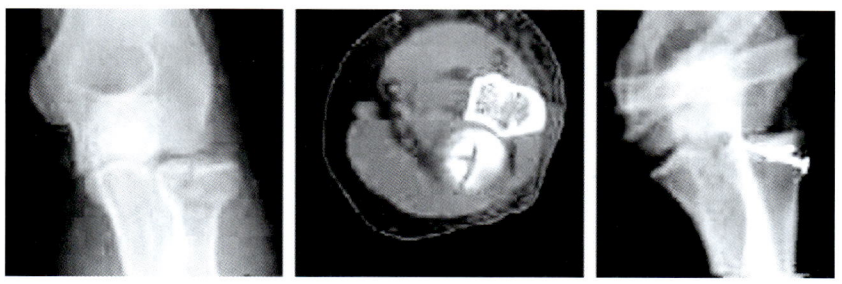

图4-8-4 桡骨小头骨折，手外螺钉固定

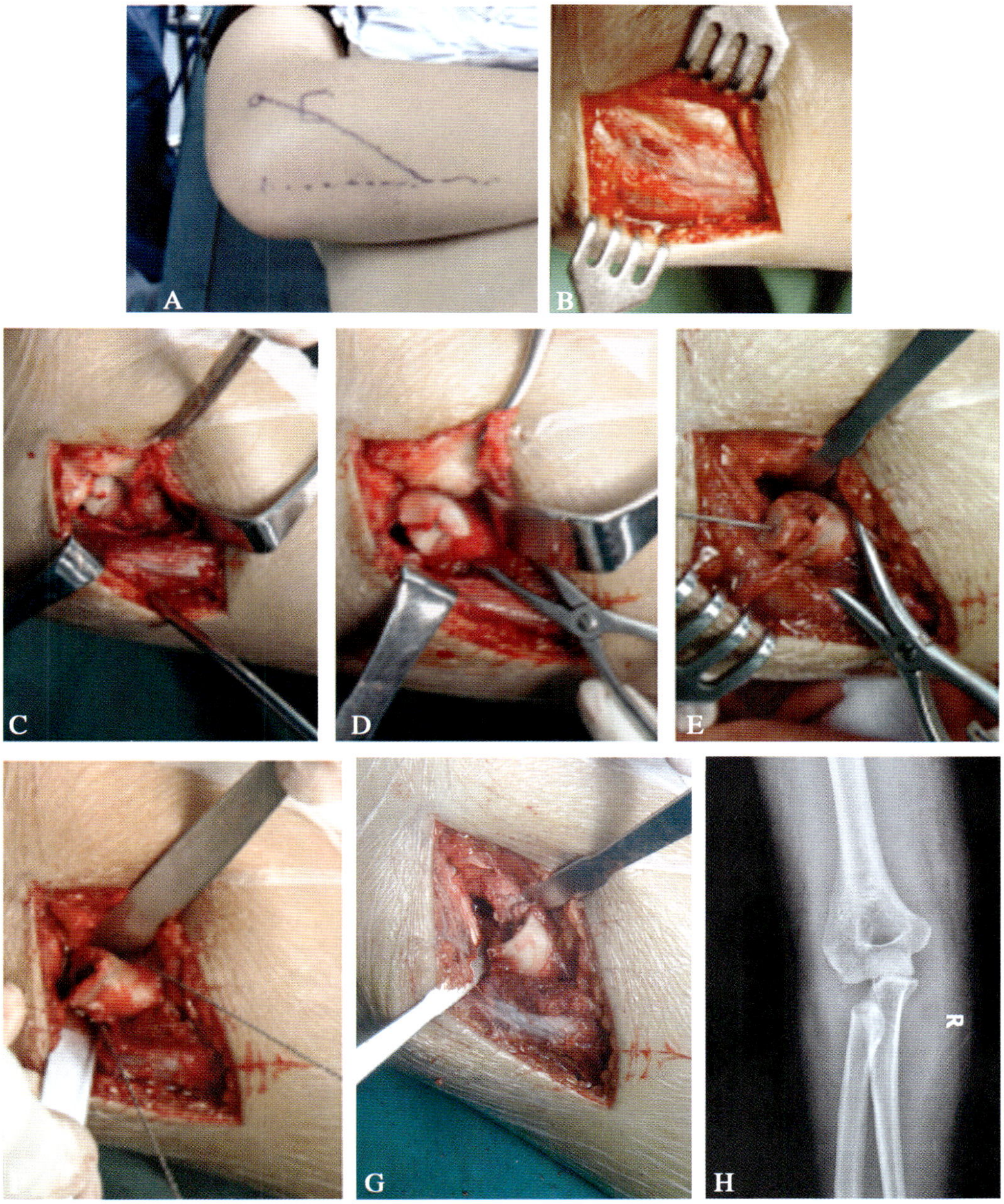

图4-8-5 桡骨小头骨折
A. 手术切口 B. 在肘肌和尺侧腕伸肌之间切开 C、D、E. 显露桡骨小头
F、G. 切除桡骨小头 H. 术后X片

一期桡骨小头切除术的例外情况：桡骨骨折合并肘关节脱位及喙突骨折。此时肘关节极不稳定，如切除则可能造成肘关节再脱位。可根据喙突的情况来决定桡骨小头的治疗：
- 喙突无骨折：复位，早期切除桡骨小头。
- 喙突骨折，骨折块较大：固定喙突，切除桡骨小头。
- 喙突骨折，粉碎性：复位，桡骨小头切除延迟至喙突骨折愈合及软组织损伤修复，通常需要3~6个月。

（2）桡骨小头置换术：适用于桡骨小头粉碎骨折，很难做到稳定的内固定。桡骨小头置换和在其活动可以很好的保持肘关节的功能。

七、手术方法

（一）麻醉　臂丛麻醉，少数不满意患者可选择镇静或全麻。

（二）手术体位　仰卧位，患肢放于胸前或者小桌上（图4-8-5）。

（三）手术入路　采用标准的外侧切口，在肘肌和尺侧腕伸肌之间，纵行切开筋膜，显露骨折端。

（四）手术技巧及内固定物选择　骨折内固定选择克氏针、手外螺钉和钢板。

八、术后处理及康复

如固定坚强，可不用外固定，早期开始肘关节功能练习，如内固定不够坚强，可行石膏固定2~3周，然后开始功能练习。

九、常见并发症及处理

（一）与骨折相关联的并发症　关节运动的缺失和疼痛，最常见的是伸展功能的全部丧失。

（二）桡骨小头切除后的并发症包括握力的缺失，外翻不稳定，异位骨化，创伤性肘关节炎。

十、疗效评价及评分

见第六章肘关节功能评分。

第九节　孟氏骨折

一、概述

孟氏骨折由Monteggia在19世纪初最先描述，最初的定义是尺骨上三分之一骨折合并桡骨头前脱位，现在该损伤的定义已扩大为：各方向的桡骨头脱位合并不同水平的尺骨骨折，有时合并尺、桡骨双骨折。该损伤可发生在各个年龄组，以儿童和青少年多见。

二、相关解剖　见前臂骨折。

三、受伤机制

主要因跌倒后手掌撑地并伴有前臂旋转动作造成。

四、临床表现

畸形一般较为明显，但桡骨头脱位往往被肘部的肿胀所掩盖，可以通过检查肘外侧有无疼痛及压痛来判断，同时需检查有无桡神经损伤体征。儿童多不能准确叙述外伤史和疼痛部位，因此对儿童应进行仔细的临床检查和X线拍片。X线可确定骨折类型，一般多为尺骨骨折向掌侧成角畸形，桡骨小头向前脱位。

五、影像学检查

前臂正侧位的X片可以帮助明确诊断，X片应包括肘关节和腕关节。

六、骨折分类

（一）根据损伤机制和X线表现，即桡骨头脱位的和尺骨移位的方向，可将骨折分为四型（图4-9-1）。

Ⅰ型：伸展型　尺骨中、上1/3骨折，向掌侧成角，桡骨头前脱位。此型最常见，多见于儿童。

Ⅱ型：屈曲型　尺骨中、上1/3骨折，向后成角，桡骨头后脱位，常伴有桡骨头骨折。此型多见于成人。

Ⅲ型：内收型　骨折紧靠喙突，桡骨小头侧脱位。此型多见于年龄较小的儿童。

Ⅳ型：特殊型　尺骨中、上1/3骨折，桡骨小头前脱位，桡骨近端骨折于二头肌结节之下。此型在成人和儿童均可发生。

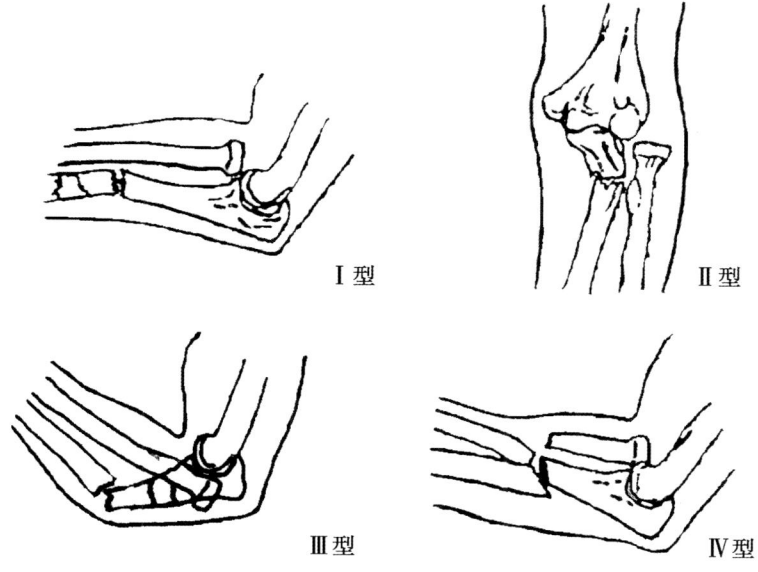

图 4-9-1　Bado 分类　孟氏骨折分型

七、治疗选择

（一）保守治疗

仅限于儿童。整复成功的关键是要恢复尺骨的长度，只有如此才能将桡骨头脱位完全复位。

（二）手术治疗

在成年人，有移位的 Monteggia 损伤必须手术复位和牢靠固定，尺骨骨折一定要达到解剖复位并确保固定，以保证桡骨头的准确复位。

八、手术方法

（一）麻醉

首选臂丛麻醉，如臂丛麻醉不满意，亦可选择全身麻醉。

（二）手术体位

仰卧位，前臂外展，平放于小桌之上。

（三）手术入路

尺骨全长皆在皮下，在可触及的尺骨棘稍背侧或掌侧做平行于尺骨干的切口，钢板可置于骨干伸侧，也可置于屈侧。如果在尺骨解剖复位后，桡骨小头仍不能复位，可于桡骨小头区行近段 Henry 切口。显露桡骨小头。环状韧带重建与否争论很多。

（四）手术技巧及内固定的选择

内固定选择 LC-DCP 钢板足以形成坚强固定，上肢锁定钢板 LCP 亦可用于前臂骨折的治疗（图 4-9-2）。

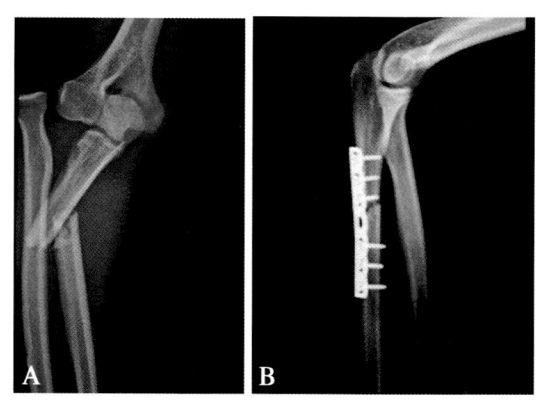

图 4-9-2　孟氏骨折
A. 术前　B. 术后，尺骨钢板固定，超肘腕关节石膏外固定

九、术后处理及康复

手术后，肘关节屈曲 90°石膏外固定 4 周，开始肘关节功能练习。

十、并发症

（一）畸形愈合　单纯的桡骨畸形愈合并不会产生明显的功能障碍，但在该骨折的治疗中，如果尺骨复位不满意，则桡骨头就会处于脱位或半脱位状态，这就将影响前臂的伸屈功能。如果功能受限明显，应考虑行桡骨头切除术。

（二）骨折不愈合　出现不愈合应行手术治疗，即植骨、钢板内固定术。如果同时伴有桡骨头脱位，则同时切除桡骨头。

（三）神经瘫痪　常常累及骨间背侧神经，一般在伤后6~8周恢复。迟发性桡神经瘫痪与持久的桡骨头脱位有关，在行神经探查和桡骨头切除后反映良好。

十一、疗效评价及功能评分

见第六章肘关节功能评分。

第十节　前臂骨折

一、概述

前臂骨折是四肢骨折中的常见骨折，在很早以前人们就认识到处理前臂骨折的困难，1975年，AO组织提出以牢靠固定作为原则的经验，他们的结果被许多研究者沿用。

二、相关解剖

前臂骨骼由两根并行的长骨——尺骨（ulna）和桡骨（radius）组成。尺、桡两骨皆为微弓形的长管状骨，尺骨有向后轻度凸出的生理弯曲，桡骨有向桡侧轻度凸出的生理弯曲。此两骨的弧度均有利于前臂旋转活动。尺桡骨上端互相构成上尺桡关节（superior ulnoradial joint）并于肱骨下端构成肱尺关节及肱桡关节（humeroradial joint）；尺桡骨下端互相构成下尺桡关节（inferior ulnoradial joint）；桡骨下端与腕骨构成桡腕关节（radiocarpal joint）；上下尺桡关节主前臂旋转活动，前臂的旋转活动包括桡骨的自传和桡骨围绕尺骨的公转活动；前臂旋转的轴线位于自桡骨小头心到尺骨下端中心的连线上。二骨间由骨间膜（interosseous membrane）紧密相连，可以任意作旋前和旋后活动。

尺桡骨之间的骨间膜是一坚韧的膜状纤维组织，附着于尺桡骨的骨间嵴，纤维的走向是至桡骨斜向内下，低于尺骨，以供肌肉附着，稳定上下尺桡关节和维持前臂旋转功能作用。当前臂中立位时，二骨中部距离最宽，约为15~20cm，此时骨间膜上下一致紧张，也为最紧张，二骨的骨间嵴互相对峙，很稳定；旋后为次之，旋前位骨间隙最窄，骨间膜最松弛，骨间嵴也不对峙，二骨间的稳定性即消逝，骨折后若产生旋转移位或骨间膜瘢痕挛缩会影响旋转功能。

上尺桡关节为桡骨头与尺骨桡侧切迹构成，下尺桡关节由尺骨头、桡骨切迹、三角纤维软骨和掌背侧韧带组成，上、下尺桡关节的联合活动使前臂具有独特的旋转功能。桡骨小头被附着在尺骨桡切迹前后缘的环状韧带所约束。前臂旋转时，以尺骨为基准，在上尺桡关节，桡骨小头在尺骨的桡切迹里沿桡骨纵轴自传。在下尺桡关节，桡骨的尺切迹围绕尺骨小头作公转和自转，其旋转幅度一般约为150°。当下尺桡关节对和不佳或其他病变使前臂旋转活动受限时，切除尺骨头即可消除下尺桡韧带和三角纤维软骨对下尺桡关节的束缚作用，可以增加前臂的旋转活动。

前臂上三分之二肌肉丰富，下三分之一多是肌腱，因而上部粗而下部细，外形椭圆，前臂有四组肌肉：①屈肌群起于内上髁；②伸肌群起于外上髁；③旋前肌群，既为旋前圆肌和旋前方肌；④旋后肌群，即为旋后肌、肱二头肌和肱桡肌等。此四组肌肉的作用，可使前臂旋转，能够伸腕伸指和屈腕屈指，由于前臂肌肉多是跨关节和跨尺桡二骨，若前臂发生骨折，可导致骨折端的各种移位，如骨干骨折端的侧方重叠及成角移位，主要为前臂伸屈肌群的作用，而骨折端的旋转移位主要为旋前和旋后肌群的作用。由于骨折部位的不同，前臂骨折端产生的移位也有不同，手法复位外固定治疗时，均须注意肌肉的牵拉作用，使之容易整复。

三、受伤机制

前臂双骨折是较为常见的损伤，常发生在交

通事故中，约占全身骨折的6%左右，青少年占多数。骨折后的畸形除受外力作用方向不同影响外，还受肌肉牵拉的影响。上段骨折受肱二头肌和旋后肌的影响，中段骨折受旋前圆肌的影响，下段骨折受旋前方肌的影响（图4-10-1）。因此，在整复骨折时，应考虑上述因素。由于前臂主要功能是旋转活动，故在整复时要尽量达到解剖复位。

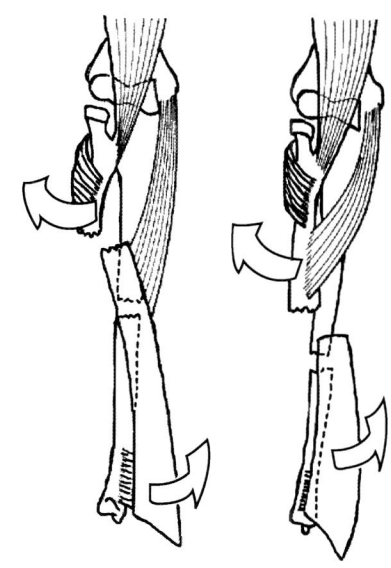

图4-10-1 前臂骨折机制

（一）直接暴力

多为暴力或重物打击伤或碾轧伤。骨折多在同一水平，横行、粉碎性或多节段性骨折。直接暴力所致骨折的局部软组织损伤严重，骨折端不稳定，骨折愈合较慢，若治疗不当，对前臂和手的功能影响较大。

（二）间接暴力

跌倒时手掌着地，外力沿腕及桡骨向上传导，导致桡骨中1/3部位骨折，多为横形骨折或锯齿状骨折，外力通过骨间膜传导至尺骨，造成尺骨低位骨折，多呈短斜形骨折，此类骨折的软组织损伤一般不严重，在儿童可发生青枝骨折，尺、桡骨的骨折向掌侧成角移位，且有骨折远端旋后移位。

（三）扭转暴力

多为机器的转轮和皮带绞伤或向后跌到，手臂极度旋前撑地，尺、桡骨相互扭转，而引起尺、桡骨干螺旋骨折和斜骨折。骨折线多数从尺骨内上方斜向桡骨外下。尺骨干骨折平面高于桡骨骨干的骨折平面，两骨折方向不一致，使手法复位整复困难。

四、临床表现及诊断

有外伤史，伤后前臂肿胀、疼痛、畸形、旋转活动受限，一般很容易诊断。但在检查时不要忽视对脉搏及手部感觉的检查，以确定是否合并血管、神经损伤。X线可以确定骨折的类型和部位，投照部位应包括上、下尺桡关节，以判断骨折端的旋转畸形以及有无上下尺桡关节的脱位。X线平片可见尺、桡骨均有骨折，可以是同一平面的横骨折，也可以是斜骨折或螺旋骨折，通常桡骨骨折线高于尺骨骨折。在儿童，骨折往往是不完全的（青枝骨折），仅有成角畸形，而成人的骨折移位则可以是各种类型的：侧方移位、成角、短缩或旋转。

五、影像学检查

前臂正侧位X片足以帮助明确诊断，X片应包括肘关节和腕关节在内。

六、骨折分类

（一）AO分类（图4-10-2）

A＝简单骨折

- A1 简单骨折，尺骨骨折，桡骨完整。
  1. 斜形。
  2. 横断。
  3. 伴桡骨头脱位（孟氏骨折）。
- A2 简单骨折，桡骨骨折，尺骨完整。
  1. 斜形。
  2. 横断。
  3. 伴下尺桡关节脱位（孟氏骨折）。
- A3 双骨简单骨折。
  1. 近端。
  2. 中段。
  3. 远端。

B＝楔形骨折

- B1 尺骨楔形骨折，桡骨完整。
  1. 完整楔形。
  2. 粉碎楔形。
  3. 伴桡骨头脱位（孟氏骨折）。
- B2 桡骨楔形骨折，尺骨完整。
  1. 完整楔形。
  2. 粉碎楔形。
  3. 伴下尺桡关节脱位（孟氏骨折）。
- B3 一骨楔形骨折，另一骨简单或楔形骨折。

1. 尺骨楔形，桡骨简单。
2. 桡骨楔形，尺骨简单。
3. 尺桡骨楔形。

C=复杂骨折
- C1 尺骨复杂，桡骨完整。
    1. 双点，桡骨完整。
    2. 双点，桡骨骨折。
    3. 无规律
- C2 桡骨复杂骨折。
    1. 双点，尺骨完整。
    2. 双点，尺骨骨折。
    3. 无规律。
- C3 双骨复杂骨折。
    1. 双点。
    2. 一骨双点，另一骨无规律。
    3. 无规律。

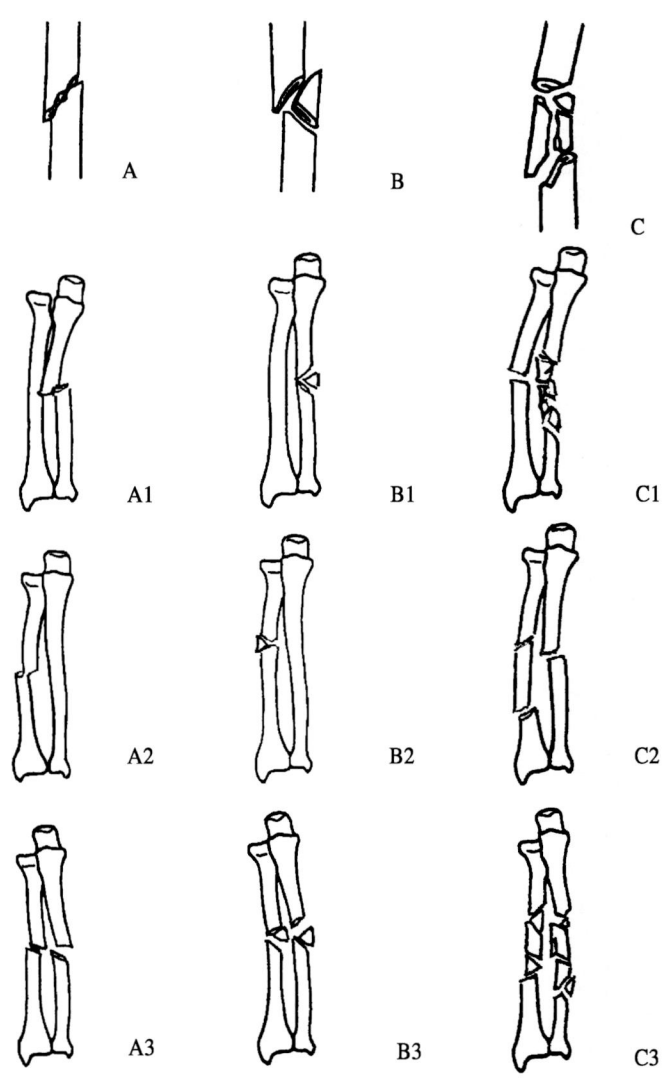

图4-10-2 AO前臂骨折分类

七、治疗选择

（一）保守治疗

对于儿童，闭合整复一般均能有良好效果，整复后用石膏管形固定于屈肘90°位，两周内拍片复查，如位置满意，继续固定到骨折临床愈合（一般需6~8周）。

对于成人，非手术治疗的首要指征为直接暴力造成的单纯尺骨干骨折。桡骨干的非移位性骨折，非手术治疗也可能获得成功。保守治疗需用石膏或夹板固定。

（二）手术治疗

除非骨折稳定，移位不明显，否则不但复位困难，且固定后也常常出现骨折再移位。因为只有前臂两骨的对位、对线、长度及旋转，以及其相应的五个关节和骨间膜的解剖关系均正常，前臂的功能才有可能正常，而闭合复位、石膏或夹板外固定一般是不能达到这个要求的，一旦发生畸形愈合，前臂功能将明显受影响。

八、手术方法

（一）麻醉　采用臂丛麻醉，臂丛麻醉不满意可选用全身麻醉。

（二）手术体位　患者仰卧，患肢外展放于托手板或小桌上。

（三）手术入路选择（图4-10-3）。

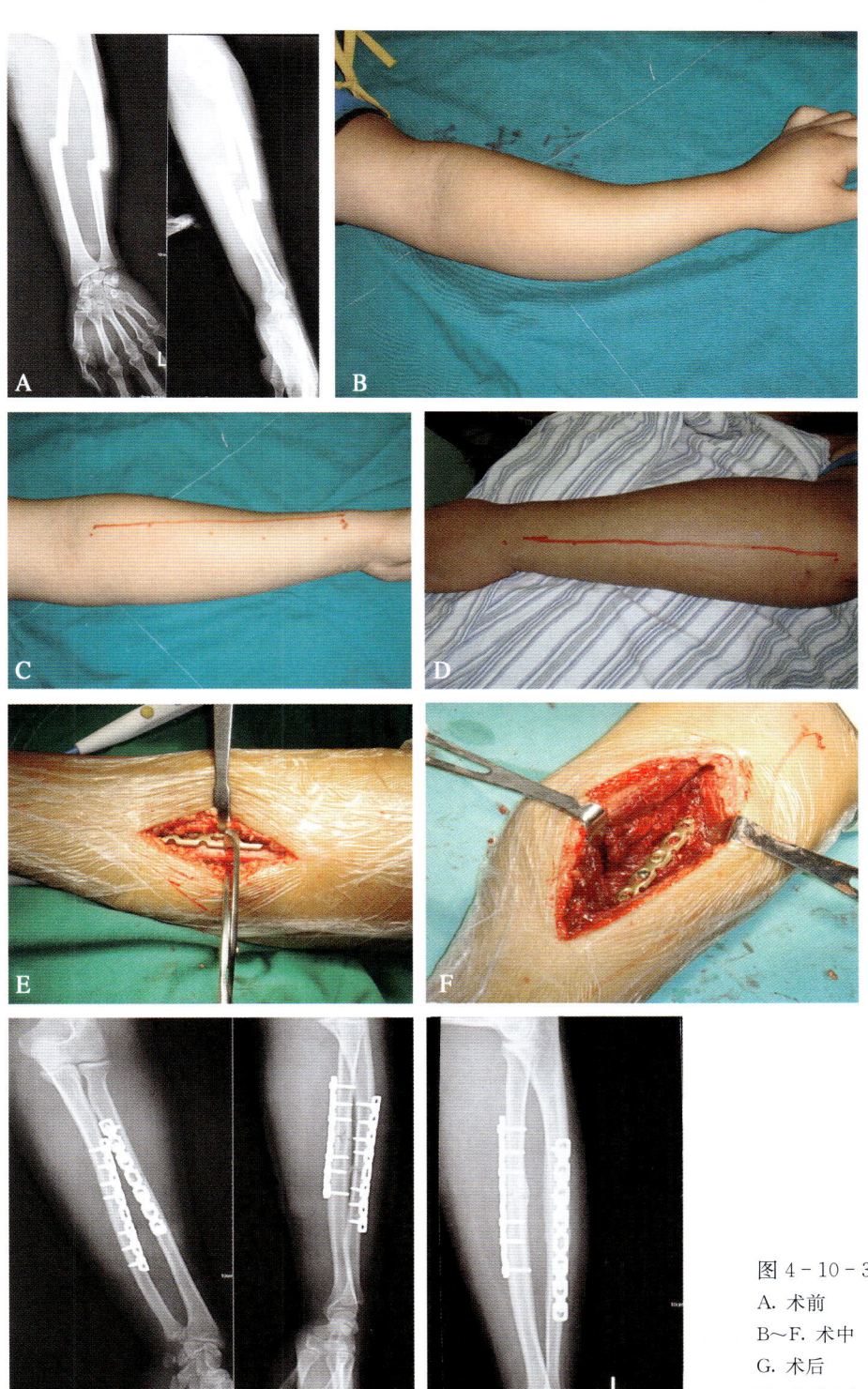

图4-10-3　前臂双骨折
A. 术前
B~F. 术中
G. 术后
H. 术后1年

1. 桡骨 采用 Henry 描述的前侧入路和 Thompson 描述的背侧入路。前侧入路，近段在肱二头肌外侧沟做切口，向近侧越过肘横纹，远侧到达前臂中部，沿肱桡肌内侧切开，保护前臂内侧皮神经。向外牵开肱桡肌，向内牵开肱二头肌和肱肌肌腱，切开肱二头肌筋膜，可显露桡神经。前臂旋后，远离桡神经切开旋后肌，向桡侧牵开肱桡肌和桡侧腕长短屈肌，显露桡骨干。

背侧入路适用于桡骨近中段骨折，切口自外上髁指向桡骨茎突，切口长度视骨折长度而定。在指伸肌与肱桡肌、桡侧腕长短屈肌之间进入。

2. 尺骨 尺骨全长暴露于皮下，注意尺神经背侧皮支，距尺骨茎突上 6~8cm，从尺侧腕屈肌腱背面穿过。钢板可放于屈侧，也可放于伸侧。

（四）手术技巧及内固定选择

1. 闭合复位髓内针内固定（图 4-10-4）

手法复位后，将克氏针分别从尺骨鹰嘴和桡骨茎突外穿入进行固定，此法优点是手术操作简单，但固定不坚强，不能控制旋转，故术后仍需用石膏管形外固定。近年推出的交锁髓内针固定，可以起到坚强固定的作用，但锁钉孔过细，很难完成锁定。

2. 切开复位钢板内固定（图 4-10-5）

3. 5mm 动力加压钢板应用最为广泛，用于多发骨折，不稳定骨折及复位困难和不易维持复位的骨折。经手术切开复位后用钢板螺钉内固定。骨折一侧应用 3 枚螺钉固定。此法固定坚强，术后可以进行早期功能锻炼，并开始肩、肘、腕及前臂的功能练习，但应避免提重物、支撑及竞技体育活动直至骨折愈合。骨折愈合的时间并不因手术而缩短。

锁定钢板可以很好地完成骨折的稳定，因钢板不需与骨膜接触，螺钉可与钢板锁定成为一个整体，适用于骨质疏松骨折，粉碎骨折。

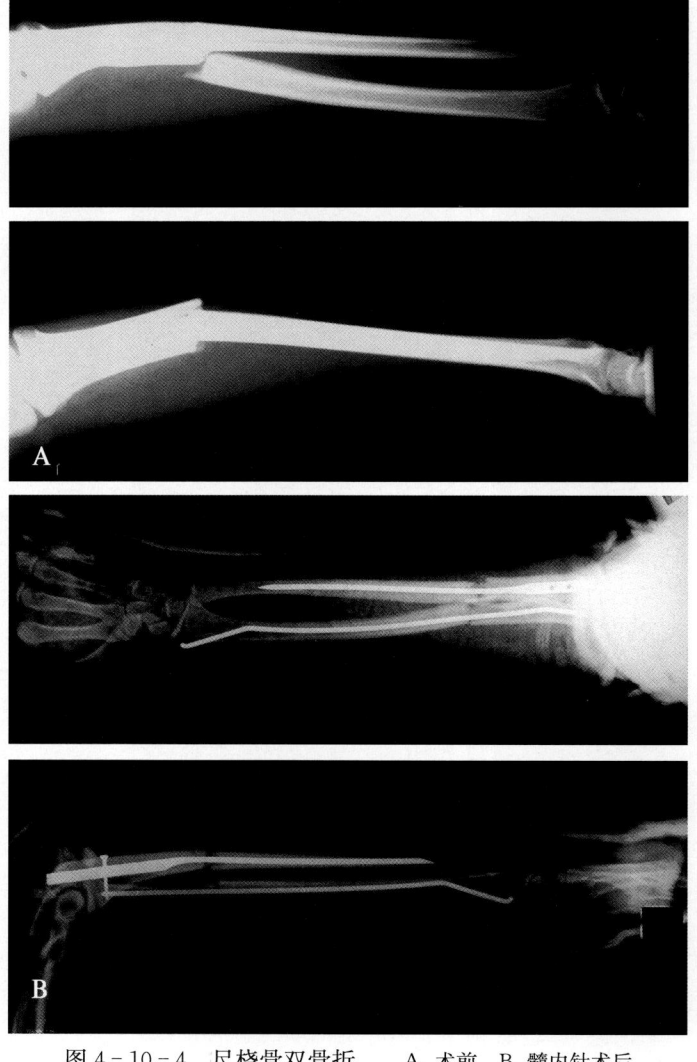

图 4-10-4 尺桡骨双骨折 A. 术前 B. 髓内针术后

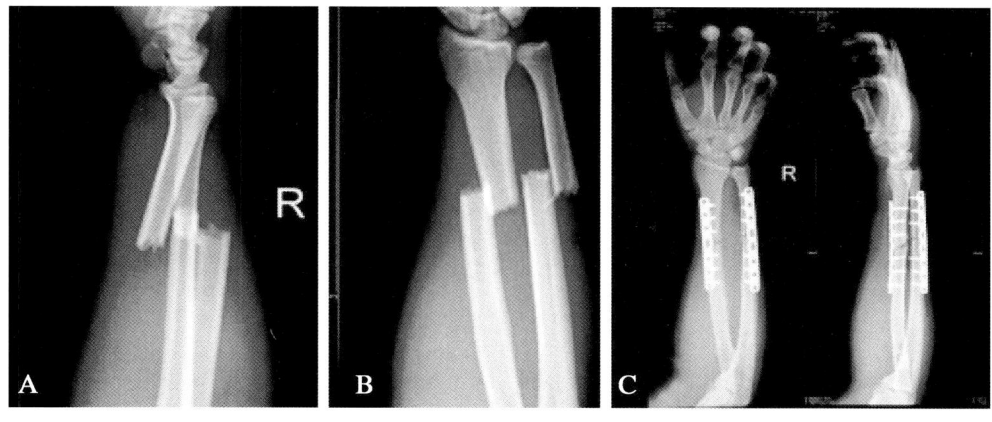

图4-10-5 前臂双骨折
A、B. 术前 C. 上肢LC-DCP 内固定术后

九、术后处理及康复

术后伤口可放置引流片或负压引流，24～48小时后拔出引流。前臂骨折固定，内固定坚强者，不需要进行外固定，患者可早期进行上肢功能康复。

十、并发症

（一）早期

1. 神经损伤 多因手术操作不当造成，骨折本身很少引起神经损伤。尤其是在暴露桡骨近端时，容易造成骨间背侧神经（posterior interosseous nerve）的损伤，损伤后病人不能主动伸掌指关节。

2. 前臂筋膜室综合征（compartment syndrome）骨折时合并的软组织损伤，反复多次手法复位及粗暴的手术操作等都可以引起前臂肌间隔内部压力增高，导致筋膜室综合征。如果前臂在石膏外固定或敷料的包裹中，则不易发现隐患。因此在整复或手术后要密切观察患肢的血液循环，一旦发现相应的症状和体征应立即处理。骨折切开复位固定，伤口局部软组织肿胀，引流不畅均可导致肌间隔内压力增高，出现骨筋膜室综合征。一旦出现局部室间内压力增高的表现，应当立即给予脱水，患肢抬高，如果出现骨筋膜室综合征的早期表现，要立即进行切开减压，保护神经、肌肉组织功能。3～5天后，自减压伤口两端逐渐关闭伤口，几天后再次关闭伤口（图4-10-6），如果伤口皮肤回缩严重，不能关闭，应当考虑皮肤移植手术。

（二）晚期

1. 骨折延迟愈合及不愈合 延迟愈合在前臂骨折并不少见，一般多发生在桡骨，处理方法是延长制动时间。不愈合在外固定治疗较常见（9%～16%），在内固定治疗中的发生率相对较低（5%），处理原则是植骨及内固定。

2. 畸形愈合 这是外固定治疗的最常见并发症。可出现成角、旋转短缩畸形，尺、桡骨交叉愈合及尺桡骨的上、下关节脱位或半脱位，前臂的旋转功能明显受限。是否需要手术治疗取决于病人的年龄，对病人工作及生活影响的程度，以及病人日常生活中的活动程度。

3. 再骨折 一般发生在取出钢板内固定后。由于钢板的应力遮挡作用，造成钢板下面的骨质减少，局部骨质疏松，使骨的强度下降，在钢板两端产生应力集中，因此在紧靠钢板末端的骨骼容易发生骨折，特别是在钢板取出后。因此，内固定的取出应不短于1年，钢板取出后6周开始保护下的前臂活动，6个月后开始正常使用前臂。

十一、疗效评价及评分

见第六章。

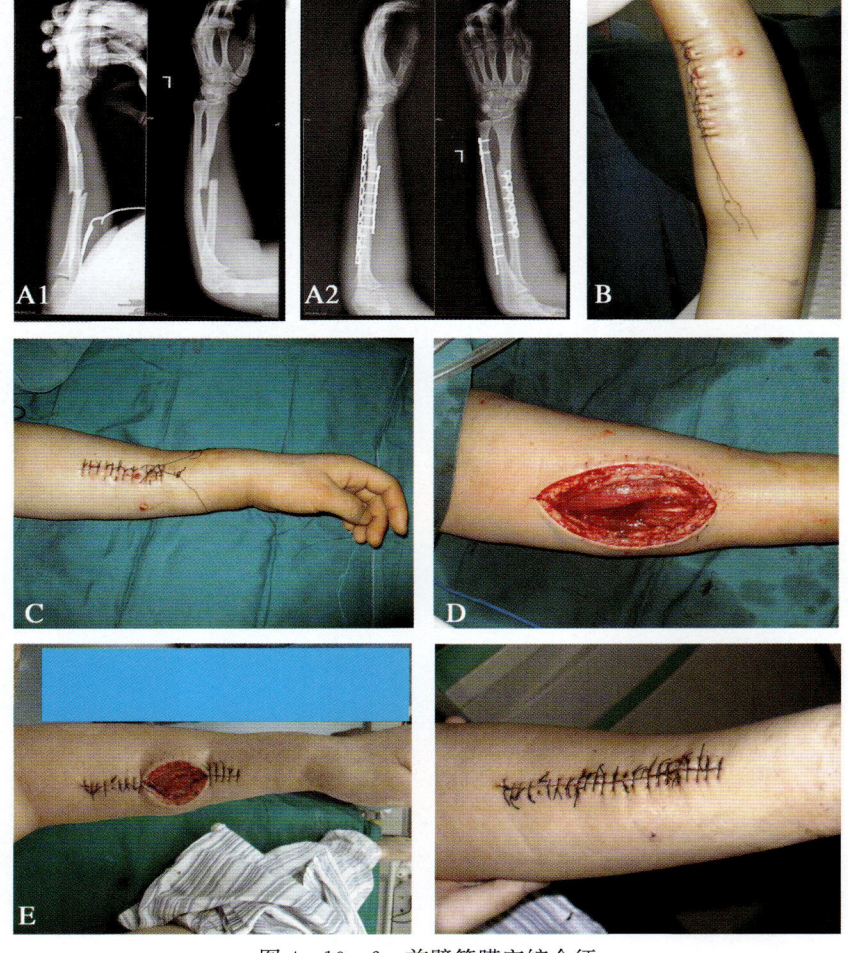

图 4-10-6 前臂筋膜室综合征

A1. 前臂尺桡骨双骨折，尺骨多段骨折
A2. 尺骨经皮钢板固定，桡骨切开固定
B、C. 术后患者前臂疼痛不缓解，渐加重，手指出现麻木，活动障碍，20小时图像
D. 伤口缝线拆除，伤口减压
E. 5天后间断关闭伤口，8天后全部伤口关闭

第十一节　盖氏骨折

一、概述

盖氏骨折为桡骨中下1/3骨折合并下尺桡关节脱位。在儿童可合并尺骨下端骨骺分离，而并不出现下尺桡关节脱位。损伤严重时可造成三角软骨、下尺桡关节韧带及尺侧副韧带损伤，甚至可以引起尺骨茎突骨折。

二、相关解剖　见前臂骨折。

三、受伤机制

直接暴力和间接暴力均可引起骨折。直接暴力为机器绞伤或打击伤，间接暴力可能是跌倒后手掌撑地，并有旋转力作用于掌部造成。根据下尺桡关节脱位的方向。

四、临床表现及诊断

伤后前臂及腕部肿胀疼痛，旋转活动受限，桡骨下端及腕部压痛明显，有时有骨擦音。

五、影像学检查

X线可见桡骨下端的横行、短斜形骨折，骨折远端可出现重叠移位，并向尺侧靠拢，下尺桡关节脱位或半脱位。

六、骨折分类

骨折类型可分为：

（一）前脱位型 尺骨头向掌侧脱位，桡骨骨折线在桡骨下 1/3 内；

（二）后脱位型 尺骨头向背侧脱位，桡骨骨折线在桡骨中、下 1/3 交界处。

七、治疗选择

（一）保守治疗

治疗上的关键是恢复桡骨的长度，只有恢复桡骨长度，才能使下尺桡关节复位。骨折解剖复位并稳定后脱位一般自行复位。对于儿童，闭合复位石膏外固定即可取得满意疗效，复位后用超肘关节石膏固定前臂于旋后位。固定时间 6 周左右。

（二）手术治疗

对于成年人，手术治疗效果较好。多数情况下骨折不稳定，复位后难以维持满意的位置，故需行切开复位，钢板螺钉内固定。术后仍需外固定 3～4 周，以利韧带修复（图 4-11-1，图 4-11-2）。

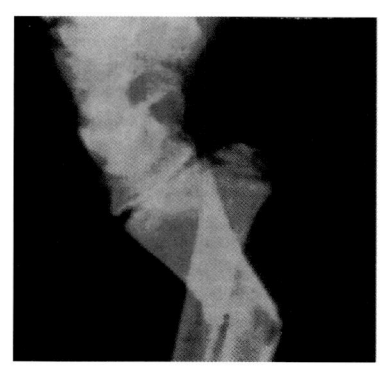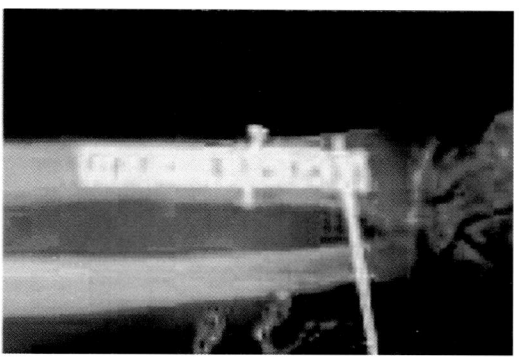

图 4-11-1 盖氏骨折，桡骨钢板固定，下尺桡关节克氏针固定

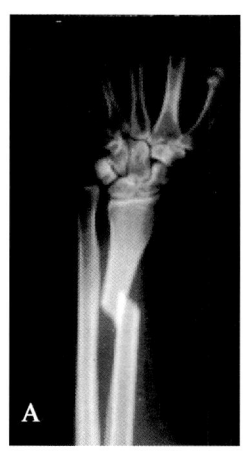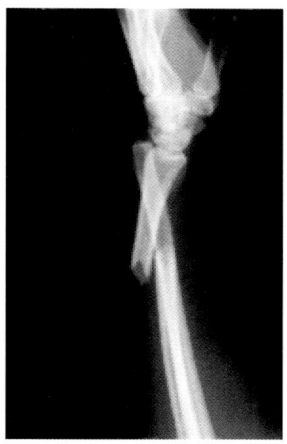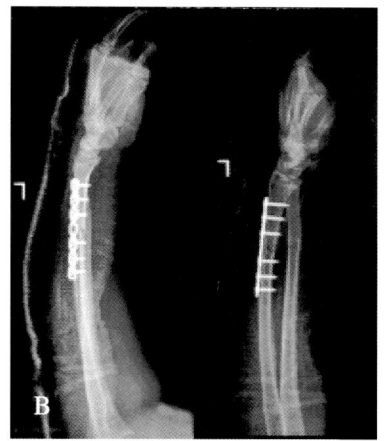

图 4-11-2 盖氏骨折
A. 术前 X 线片 B. 桡骨钢板固定，前臂超肘关节石膏固定

八、手术方法

（一）麻醉 一般采用臂丛麻醉。

（二）手术体位 患者取仰卧位，患肢外展，放于小桌上。

（三）手术入路 采用前侧 Henry 入路。

（四）手术技巧及内固定物选择 上肢加压钢板是治疗前臂骨折的经典治疗手段。至少选择五孔或六孔的钢板进行固定。锁定加压钢板在治疗前臂骨折中有着明显的优势，尤其是粉碎骨折和骨质疏松骨折。下尺桡关节在桡骨骨折复位固定后多可复位，复位后下尺桡关节稳定者，可用前臂超肘、超腕关节石膏固定4周，如下尺桡关节不稳定，可用一枚或两枚克氏针固定下尺桡关节，术后前臂超关节石膏固定4周。

九、术后处理及康复　同前臂骨折。

十、常见并发症

见前臂骨折并发症。Galeazzi 骨折还可出现下尺桡关节不稳定。

第十二节　桡骨远端骨折

一、概述

桡骨远端骨折指的是距腕关节 3cm 左右的桡骨骨折，它是所有骨折中最常见的骨折，病人通常为中老年妇女，因跌倒后手部着地造成。因损伤机制不同可分为伸直型，即通常所说的柯雷氏骨折（Colles' fracture），此类最多见；屈曲型即史密斯（Smith's fracture）骨折，也称为反柯雷氏骨折，还有累及桡骨远端关节面的骨折，即巴通骨折（Barton' fracture）。长期以来的概念是，桡骨远端骨折多可采用非手术治疗且效果良好；现在认识到保守治疗出现骨折再移位、畸形愈合比例较高，对腕关节功能影响较大，对于不稳定的骨折倾向于手术治疗。

二、相关解剖

桡骨下端为松质骨，血液供应丰富，松质骨与密质骨交界处为力学上的薄弱点，骨折易在该部位发生。桡骨下端的尺侧与尺骨小头构成下尺桡关节，为前臂旋转活动的枢纽之一，在人类尺骨不直接与腕骨相连，而由覆盖在尺骨小头的三角纤维软骨盘与腕骨相连。正常时，桡骨下端关节面向掌侧倾斜 10°～15°（掌倾角），向尺侧倾斜 20°～25°（尺偏角）（图 4-12-1），桡骨茎突较尺骨茎突长约 1.0～1.5cm，若发生骨折移位，这些解剖关系均可出现不同程度的改变。腕背侧有宽 3cm 的伸肌支持带，起滑车作用，掌侧有腕横韧带与腕骨构成的腕管，其中容纳屈指、屈拇肌腱和正中神经。女性腕管小于男性。

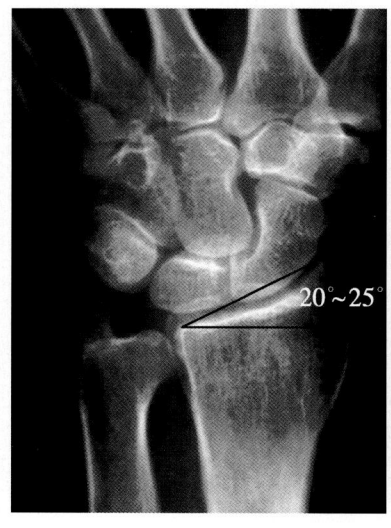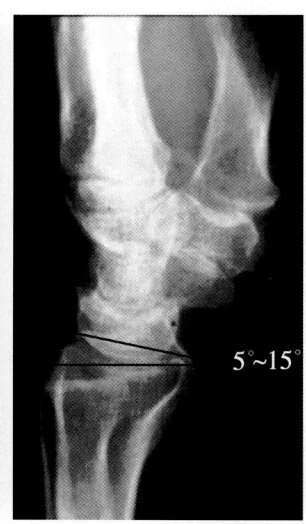

图 4-12-1　桡骨尺偏角 20°～25°，掌倾角 5°～15°

三、受伤机制

多见于中老年患者，跌倒时手掌撑地，上肢伸直。常见的外伤史是，当患者被绊倒时反射性地伸出上肢，以避免身体及头部接触地面；因此外力通过手部传导至桡骨，一旦外力作用超过了患者桡骨所能承受的应力，即发生骨折。跌到时外力的大小及作用方式决定了骨折的性质和移位的程度。骨折多发生在成年人。虽然同样的损伤机制在儿童也可以造成骨折，但因儿童骨骼弹性较大，并有骨骺存在，故所产生的骨折类型不同于成人。青壮年人柯雷氏骨折并不常见，但如出现则需引起注意，因其为高能量损伤造成。在中老年患者的骨折中，造成骨折的外力都较轻。大部分中老年患者存有不同程度的骨质疏松，尤其是女性患者，是造成柯雷氏骨折在这一年龄组中高发的重要原因。

如果损伤外力较轻，骨折可能不出现移位。损伤外力较大时则出现骨折远端向背侧及桡侧的移位，骨折端嵌插。远端向背侧的移位及成角造成桡骨远端关节面的掌倾角减小，如果移位明显，则在腕部背侧出现明显的突起畸形，从侧面观察既为所谓的"餐叉样畸形（dinner fork deformity）"。如果该畸形不被纠正，最终可导致屈腕功能受限及无力，并可造成腕管综合征（carpal tunnel syndrome）。

桡侧的成角及移位可以导致下尺桡关节损伤。因骨折远端向桡侧移位，且短缩时桡骨茎突移至和尺骨茎突同一水平，甚至高于尺骨茎突水平，从手掌正面观，可见腕部宽度增加，手移向桡侧。移位显著时，尺骨下端特别凸出，呈"枪刺刀"样畸形。桡骨远端通过三角纤维软骨与尺骨茎突相连，有时该软骨在损伤时撕裂，有时则造成尺骨茎突撕脱骨折。下尺桡关节损伤是造成柯雷氏骨折后功能障碍的重要原因。旋前及旋后活动受限并疼痛，关节部位疼痛明显。嵌插及随后的吸收造成桡骨茎突与尺骨茎突之间的距离缩短，使得尺骨茎突在腕背侧显得更为凸出，该畸形可导致尺骨远端对腕骨的撞击，产生腕部疼痛，活动受限及骨关节炎。

1814年Abraham Colles首先描述了这种具有特征性畸形的桡骨远端骨折。该骨折为桡骨远端距腕关节3cm左右的横骨折，骨折远端向背侧及桡侧移位，外观呈餐叉样畸形。它是中老年人中最常见的骨折，其高发率与骨质疏松有密切关系。

在Colles骨折被描述30多年后，1847年Smith描述了另一种类型的桡骨远端骨折，其受伤机制和Colles骨折正相反，因跌倒时手背着地造成。其畸形的方向也和Colles骨折相反，故又称为反Colles（reversed Colles'）骨折。主要表现为腕部肿胀、疼痛、活动受限，骨折远端向掌侧移位，而不呈"餐叉"样畸形。X线显示骨折的移位与Colles骨折正相反。

1839年Barton首先描述了这种损伤，故此命名。巴通骨折是桡骨远端累及掌侧或背侧关节面的唇样骨折，同时伴有桡腕关节的脱位或半脱位，较Smith骨折多见。主要因跌到时上肢伸直、外展，手部着地造成。暴力通过腕部的桡腕韧带强力牵拉桡骨的骨骺端，造成桡骨关节面的唇样撕脱骨折。与Colles骨折和Smith骨折不同的特点是同时伴有桡腕关节的脱位或半脱位。根据唇样骨折块的位置不同，分为（图4-12-2）：

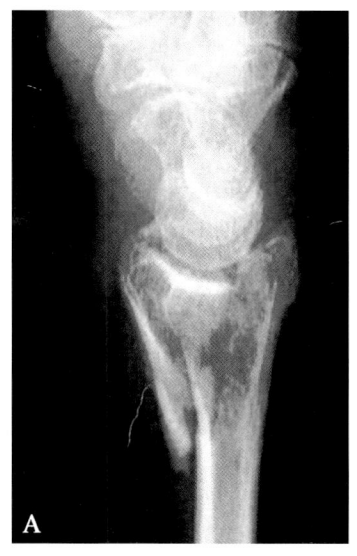 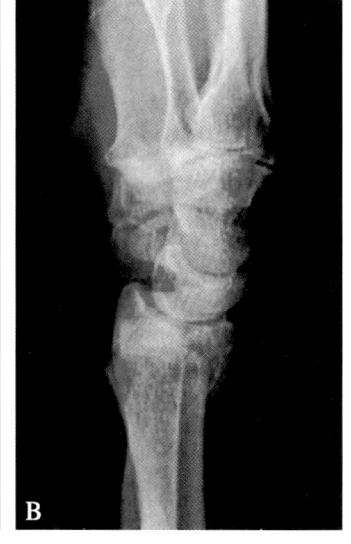

图4-12-2 Barton's骨折
A. 掌侧　B. 背侧

(一) 掌侧巴通骨折 (Volar Barton's Fractures) 主要是因腕背伸暴力通过掌侧桡腕韧带牵拉桡骨掌侧的骨骺端造成，骨折块位于掌侧，此型较多见；

(二) 背侧巴通骨折 (Dorsal Barton's Fracture) 主要是因腕掌屈暴力通过背侧桡腕韧带牵拉桡骨的背侧骨骺端造成，骨折块位于背侧。

四、临床表现及诊断

中老年患者，跌到时手掌着地，伤后腕部肿胀，疼痛，桡骨远端压痛明显，腕关节活动受限，腕部短缩，有特征性的"餐叉样"及"枪刺样"畸形（图 4-12-3）。典型病例不难做出诊断。对畸形不明显的病人，应仔细检查以除外舟状骨骨折。单纯的舟状骨骨折无畸形，压痛部位在腕桡侧的"鼻烟窝"而不在桡骨远端。然而在少数情况下桡骨远端骨折可合并舟状骨骨折，故在检查时要同时加以考虑。如果发现"鼻烟窝"处有压痛，则在拍片时加拍舟状骨位X线片。

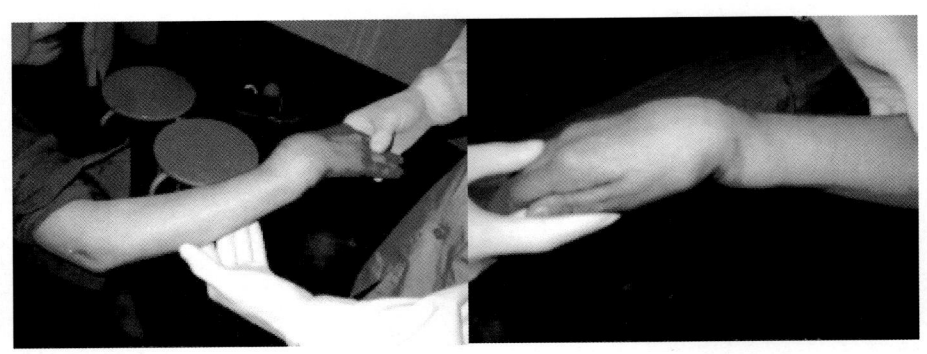

图 4-12-3 桡骨远端骨折，餐叉样畸形

五、影像学检查

X线显示桡骨远端在距离关节面3cm左右处横断，正位上见骨折远端移位，可与近骨折端嵌插，下尺桡关节间距增宽，尺偏角减小至5°~15°，甚至消失；侧位片上，骨折远端向背侧移位，掌倾角变小甚至偏向背侧。可合并尺骨头脱位，或尺骨茎突撕脱骨折。老年人骨折远端可呈粉碎性。

CT扫描和重建用于检查合并桡骨关节面骨折的病例，可以帮助明确骨折块移位方向、关节面塌陷、分离、骨折粉碎及骨缺损程度。

MRI较X线、CT诊断软组织损伤更准确。由于50%以上桡骨远端骨折伴有软组织损伤，因此，如果怀疑有三角纤维软骨复合体损伤、舟月韧带损伤及关节软骨损伤是应行MRI检查。

六、骨折分类

(一) Garland 和 Werley 根据损伤的基本组成部分桡骨远端骨折的粉碎程度、关节面损伤与否、骨折的移位程度，将桡骨远端骨折分为5种类型：

1. 关节面未受累的简单骨折。
2. 桡骨远端粉碎，骨折波及关节内，但无移位。
3. 桡骨远端骨折粉碎，骨折波及关节内，有移位。
4. 关节外骨折，无移位。
5. 关节外骨折，有移位。

(二) Frykman 的 Colles 骨折分类（图 4-12-4）

Ⅰ型：关节外骨折，无尺骨远端骨折；
Ⅱ型：关节外骨折，合并尺骨远端骨折；
Ⅲ型：关节内骨折波及桡腕关节但无尺骨远端骨折；
Ⅳ型：关节内骨折波及桡腕关节，合并尺骨远端骨折；
Ⅴ型：关节内骨折波及下尺桡关节但无尺骨远端骨折；
Ⅵ型：关节内骨折波及下尺桡关节，合并尺骨远端骨折；
Ⅶ型：关节内骨折波及桡腕关节及下尺桡关节，但无尺骨远端骨折；
Ⅷ型：关节内骨折，波及桡腕关节及下尺桡关节，合并尺骨远端骨折。

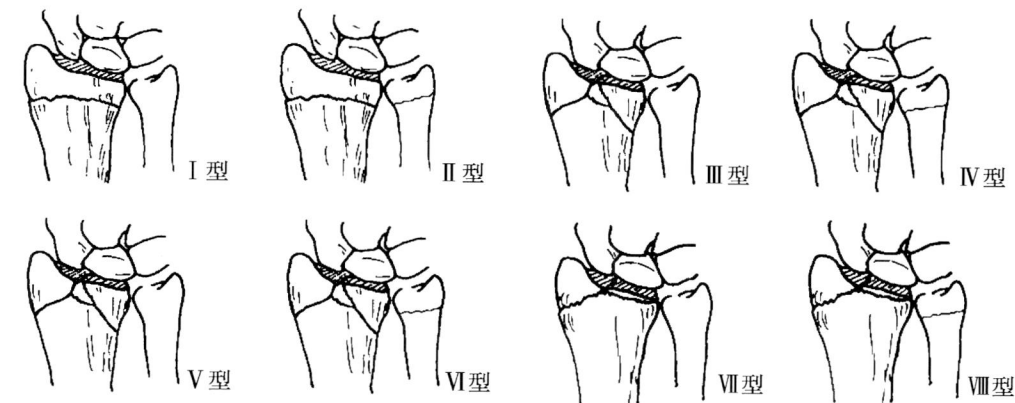

图 4-12-4 Frykman 的 Colles 骨折分类

（三）Thomas 的 Smith 骨折分类（图 4-12-5）

Ⅰ型：骨折线为横行，自背侧通达掌侧，未波及关节面，远折段连同腕骨向掌侧移位，向背侧成角。

Ⅱ型：骨折线斜形，自背侧关节面的边缘斜向近侧和掌侧，远折段连同腕一并向掌侧及近侧移位。

Ⅲ型：桡骨下端掌侧缘骨折，骨折线斜行通达关节面，远骨折端为三角形，连同腕骨向掌侧及近侧移位，腕关节脱位状。

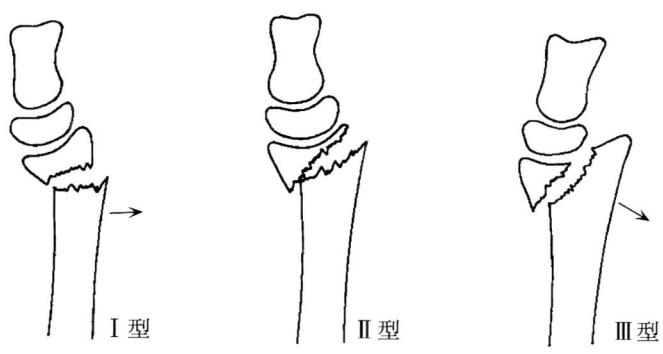

图 4-12-5 Thomas 的 Smith 骨折分类

（四）AO 分类（图 4-12-6）

A：关节外骨折
- A1 关节外骨折，尺骨骨折桡骨完整。
  1. 尺骨茎突。
  2. 简单干骺端。
  3. 干骺端粉碎骨折。
- A2 关节外骨折，桡骨骨折，简单或嵌插。
  1. 无任何旋转。
  2. 伴有背侧旋转（Pouteau-Colles）。
  3. 伴有掌侧旋转（Goyrand-Smith）。
- A3 关节外骨折，桡骨骨折，粉碎。
  1. 嵌插伴轴向短缩。
  2. 楔形。
  3. 复杂。

B：部分关节内骨折
- B1 部分关节内骨折，桡骨，矢状面。
  1. 简单外侧。
  2. 外侧粉碎。
  3. 内侧。
- B2 部分关节内骨折，桡骨，背侧缘（Barton）。
  1. 简单。
  2. 外侧矢状面骨折。
  3. 伴腕骨向背侧脱位。
- B3 部分关节内骨折，桡骨，掌侧缘（反 Barton，Goyrand-Smith Ⅱ）。
  1. 简单，伴一小骨块。

2. 简单，伴一大骨块。
3. 粉碎。
C：完全关节内骨折
- C1 完全关节内骨折，桡骨，关节骨折简单，干骺端骨折简单。
  1. 后内关节骨块。
  2. 矢状面关节骨折线。
  3. 前关节面骨折线。
- C2 完全关节内骨折，桡骨，关节骨折简单，干骺端骨折粉碎。
  1. 矢状面关节骨折线。
  2. 前关节面骨折线。
  3. 骨折线延至骨干部分。
- C3 完全关节内骨折，桡骨，粉碎。
  1. 简单干骺端。
  2. 粉碎干骺端。
  3. 骨折线延至骨干部分。

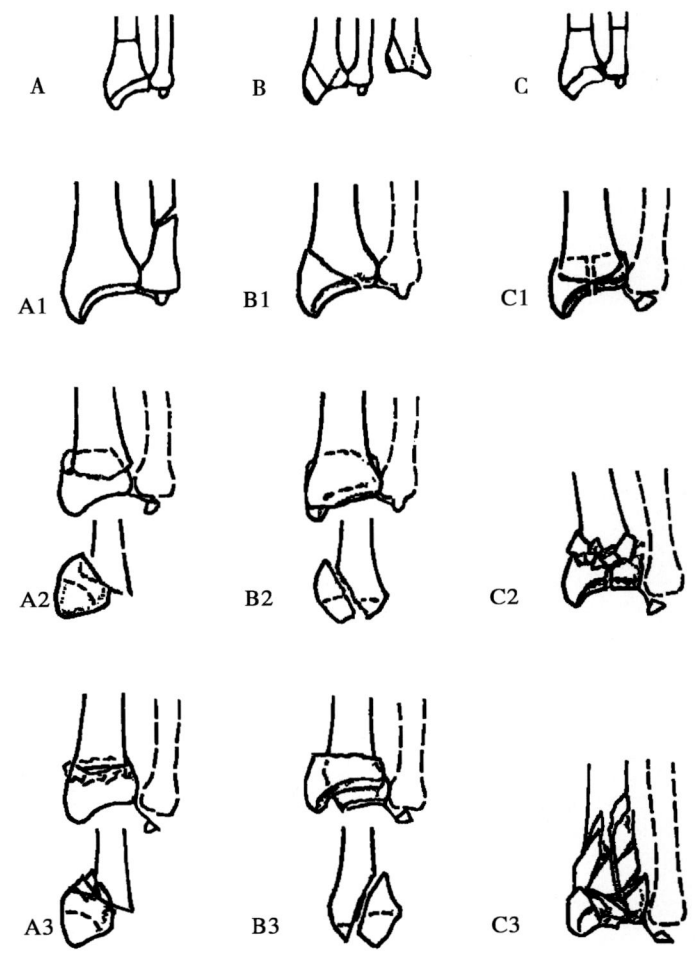

图 4-12-6　AO桡骨远端骨折分类

七、治疗选择

（一）保守治疗

对于无移位的骨折或仅有轻微移位的骨折可用石膏托或夹板固定4周左右即可。对于有明显移位的骨折，一般采用手法整复和外固定，复位应在麻醉下进行，可采用血肿内麻醉、臂丛麻醉、局部静脉阻滞麻醉或全身麻醉，如有条件，应在X线透视监控下操作。复位时先沿桡骨纵轴方向牵引，背伸加大原畸形，以解除骨折端间的嵌插，然后掌屈并同时加以尺偏旋前的外力，使骨折复位，经拍片证实复位满意后，用石膏或夹板固定，固定位置应为掌屈尺偏位，一般固定4~6周（图4-12-7）。随着骨折部位的水肿逐步消失及石膏、夹板固定后所造成的上肢肌肉废用性萎缩，最初的石膏、夹板固定可变的松动，可能使骨折固定不牢固而产生骨折的移位，故因在骨折复位固定后3天、7天及14天时拍片复查，一旦发现明显的再移位应进行再次整复及固定，对于反复移位的骨折应考虑外固定架或内固定治疗。最终复位应达到以下标准：①掌倾角＞0°；②尺偏角＞15°；③短缩＜5mm；④关节面塌陷＜2mm，否则会出现腕部疼痛，活动受限及力量减退等症状。

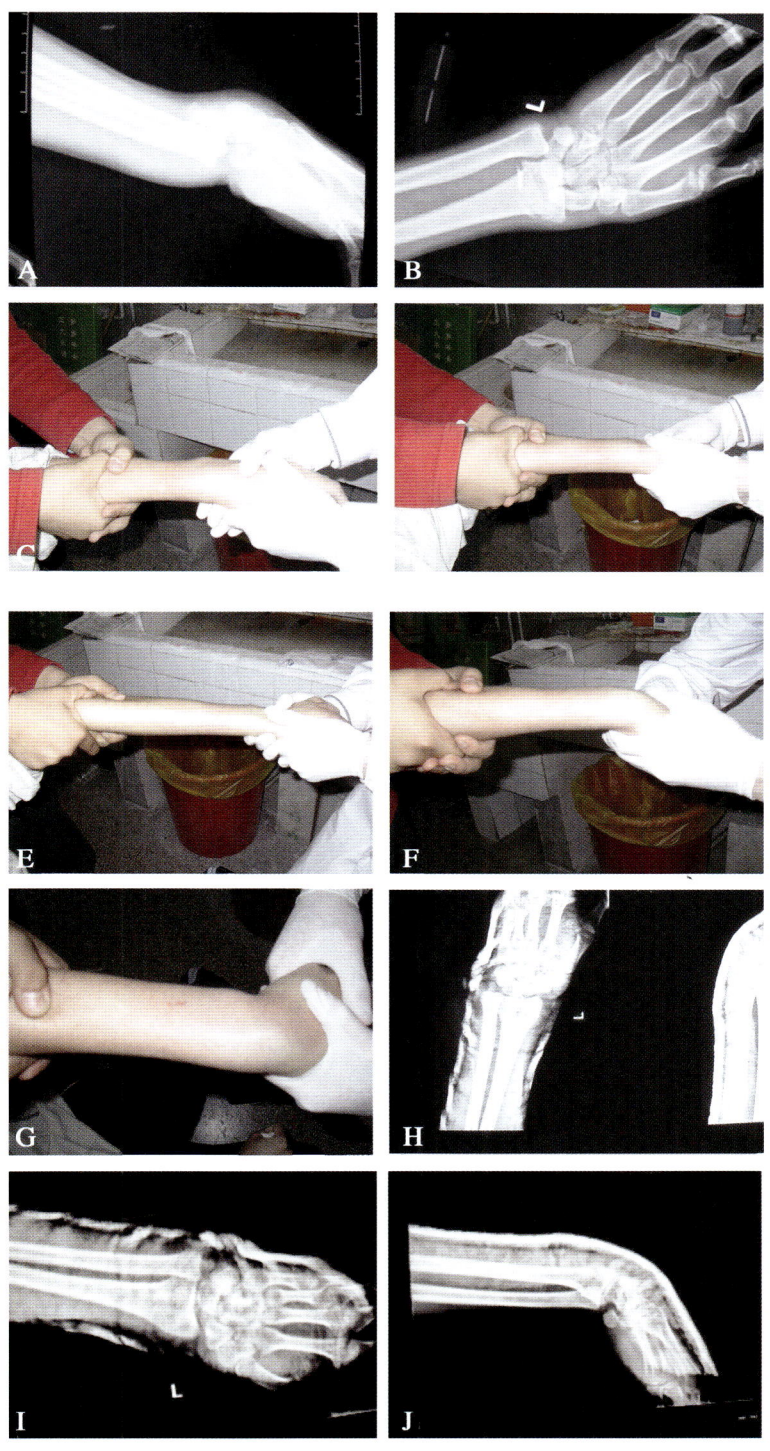

图 4-12-7　AO A2 型桡骨远端骨折闭合整复，石膏外固定

A、B. AO 分型 A_3 骨折　C、D、E. 骨折牵引复位　F. 屈曲腕关节，纠正背侧移位　G. 尺偏纠正桡侧移位　H. 术后 X 片　I、J. 术后 2 周复查

（二）手术治疗

1. 不稳定骨折石膏难以维持位置，需要手术治疗，其指证为：

   (1) 背侧骨折粉碎>50%；
   (2) 掌侧干骺端粉碎骨折；
   (3) 背倾>20°；
   (4) 移位>1cm；
   (5) 短缩>5mm；
   (6) 关节面骨折>2mm；
   (7) 合并尺骨骨折；
   (8) 严重骨质疏松的移位骨折。

2. 治疗方法有

   (1) 经皮穿刺克氏针固定：是最早的桡骨远端内固定，操作简便，费用低廉。缺点是克氏针固定的同时还需要石膏外固定或外固定架固定来维持骨折的相对位置。

   (2) 外固定架固定：外固定架可以有效地维持桡骨关节面的高度，腕关节的角度亦可由外固定架控制。外固定的同时还可结合克氏针作局部的骨折固定。常用的外固定架安置方式是在第二掌骨近段打入两枚外固定架螺钉，在桡骨远段打入两枚外固定螺钉，安装外固定架，调整外固定架的角度，复位和固定骨折（图4-12-8），如骨折远端骨块完整且较大，未累及关节面，可选用非跨关节外固定架固定，保留腕关节活动（图4-12-9，图4-12-10）。外固定架一般于术后5~6周拆除。对于骨折复位后，骨折端有骨质缺损者，可进行缺损区植骨，植骨来源有自体骨、人工骨、异体骨。

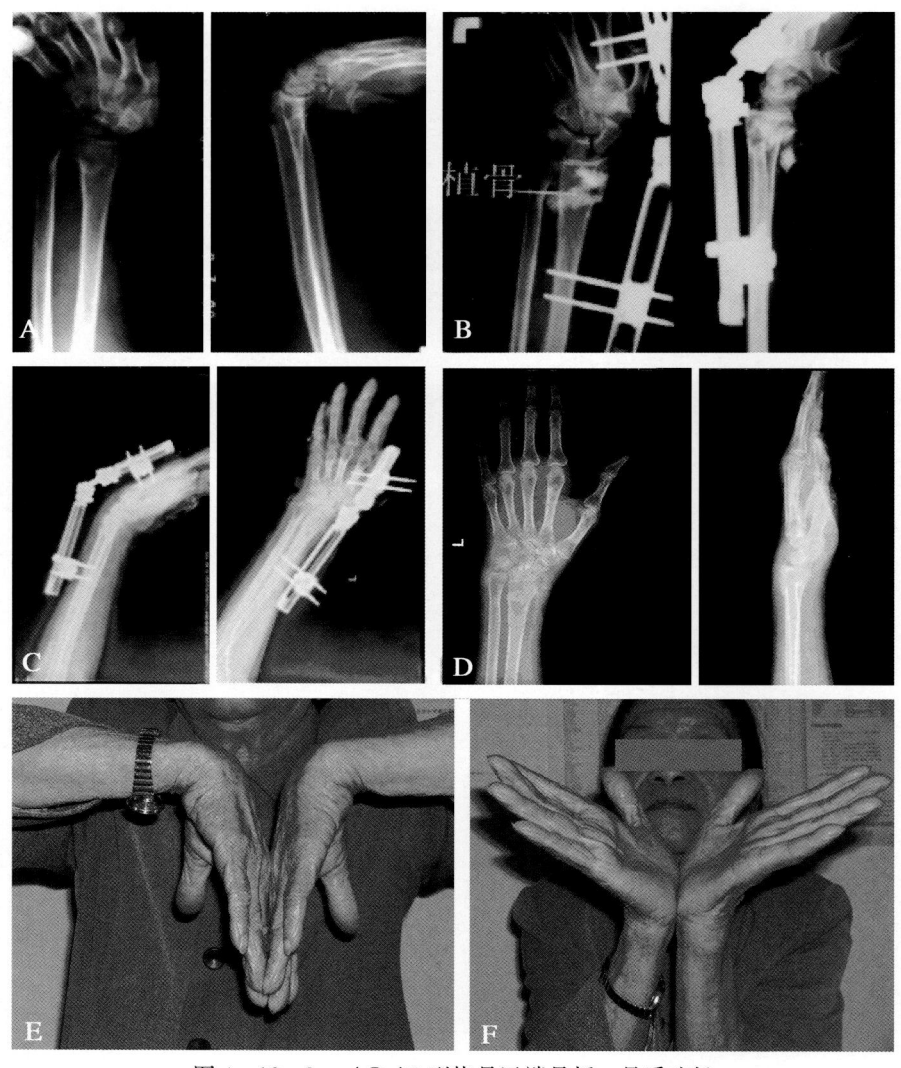

图4-12-8　AO A3型桡骨远端骨折，骨质疏松

A. 术前　　　　　　　　　　　　　　　　B. 外固定架固定及人工骨植骨
C. 术后7周复查，骨折愈合，拆除外固定架　　D. 术后3个月　　E、F. 3个月腕关节活动度

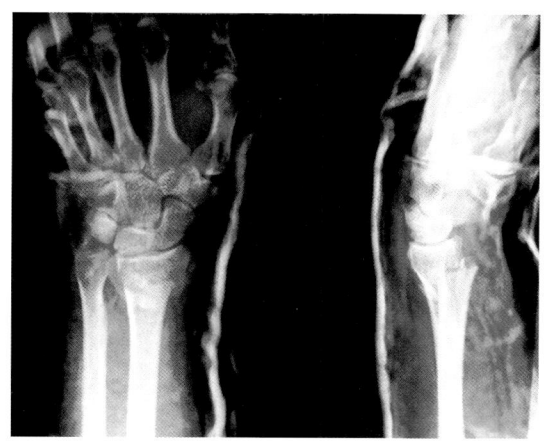

图 4-12-9 AO A2 型 Colles 骨折保守治疗未达到功能复位

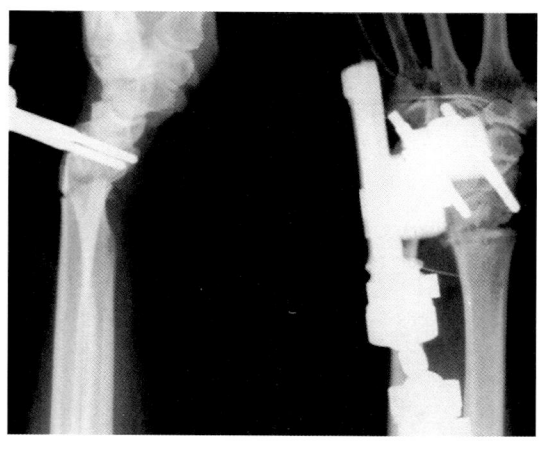

图 4-12-10 非跨关节外固定架固定，保留腕关节活动

（3）钢板固定：桡骨远端骨折适用于桡骨远端粉碎骨折，闭合复位失败病例。有支撑钢板，锁定钢板，"Π"型钢板等，钢板一般放置在掌侧，放置在背侧易造成肌腱摩擦甚至引起肌腱断裂（图 4-12-11）。

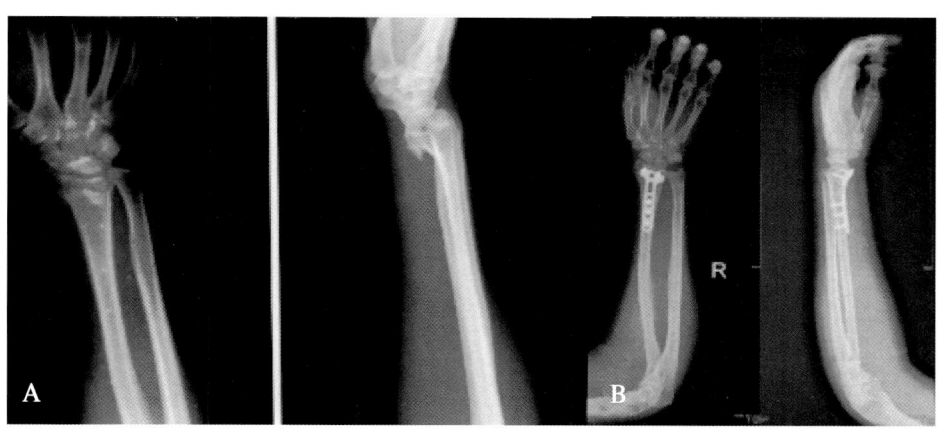

图 4-12-11 AO B3 型桡骨远端骨折
A. 术前　B. 锁定钢板内固定

八、手术方法

（一）麻醉 采用臂丛麻醉。

（二）体位 仰卧位 患肢外展，置于小桌上或外展架上。

（三）手术入路 采用掌侧入路（图4-12-12）

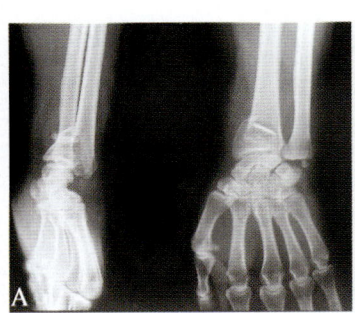
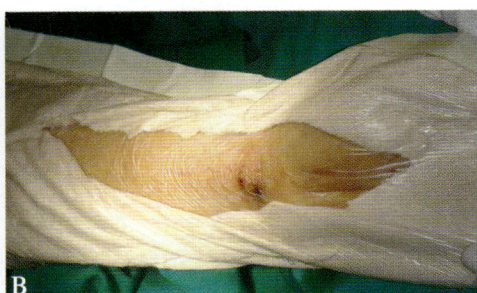
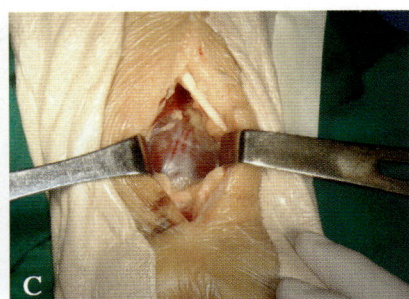
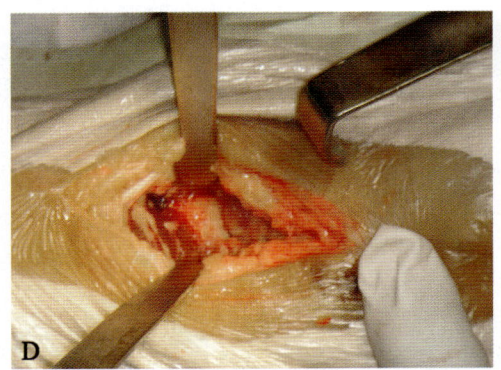
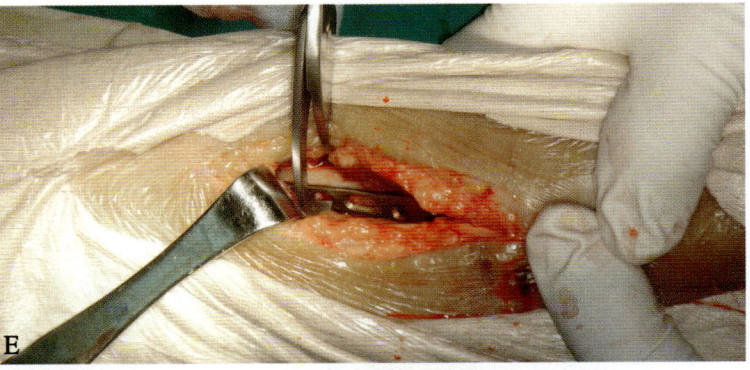
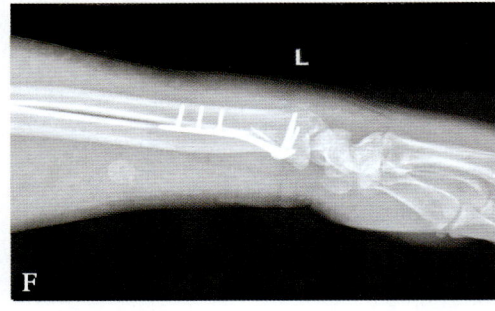
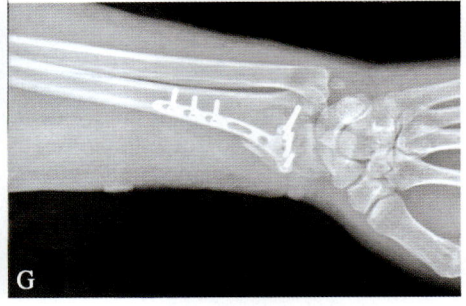

图4-12-12 桡骨远端骨折

A. 术前　　　　　　　　　　　　　　B. 皮肤切口标志
C. 牵开屈肌腱和正中神经，显示旋前方肌　D. 断开旋前方肌，显示桡骨远端
E. 安放钢板　　　　　　　　　　　　F、G. 术后

（四）手术技巧及内固定的选择　对于B3型掌侧面骨折（Barton骨折），钢板应放于掌侧支撑。如果远骨折端骨折片很小，或骨质疏松骨折，可考虑进行锁定钢板固定。对骨折块的固定强度增大（图4-12-13），对于粉碎的C型骨折，可考虑切开复位关节面后用外固定架固定（图4-12-14）。

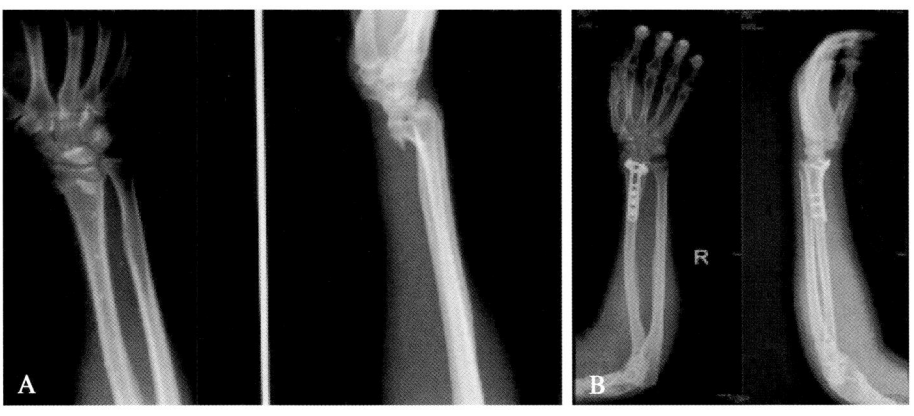

图4-12-13　桡骨远端骨折
A. 远骨折端骨折术前　B. 锁定钢板固定

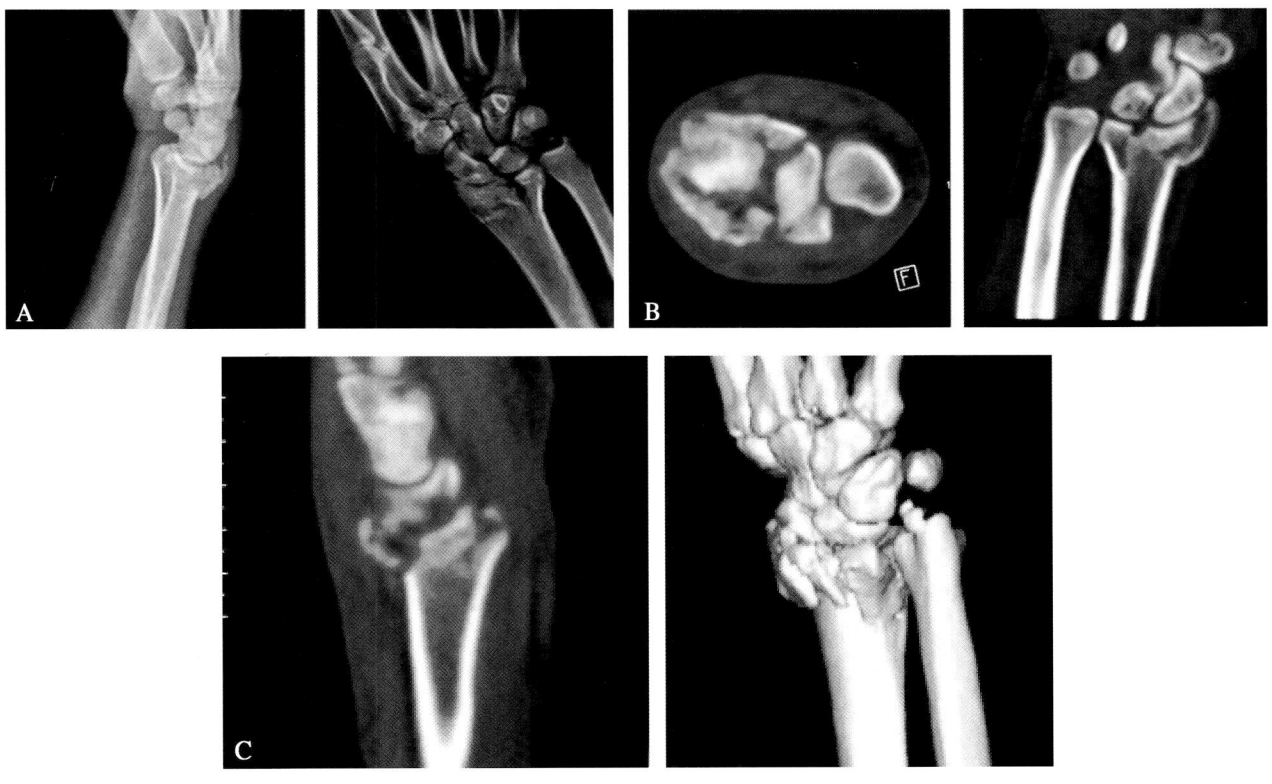

图4-12-14　桡骨远端骨折外固定架固定
A. 桡骨远端粉碎骨折累及关节面
B. CT显示关节面多个骨折块，为C3.1型骨折
C. 3D重建显示粉碎之骨折块较小，内固定困难

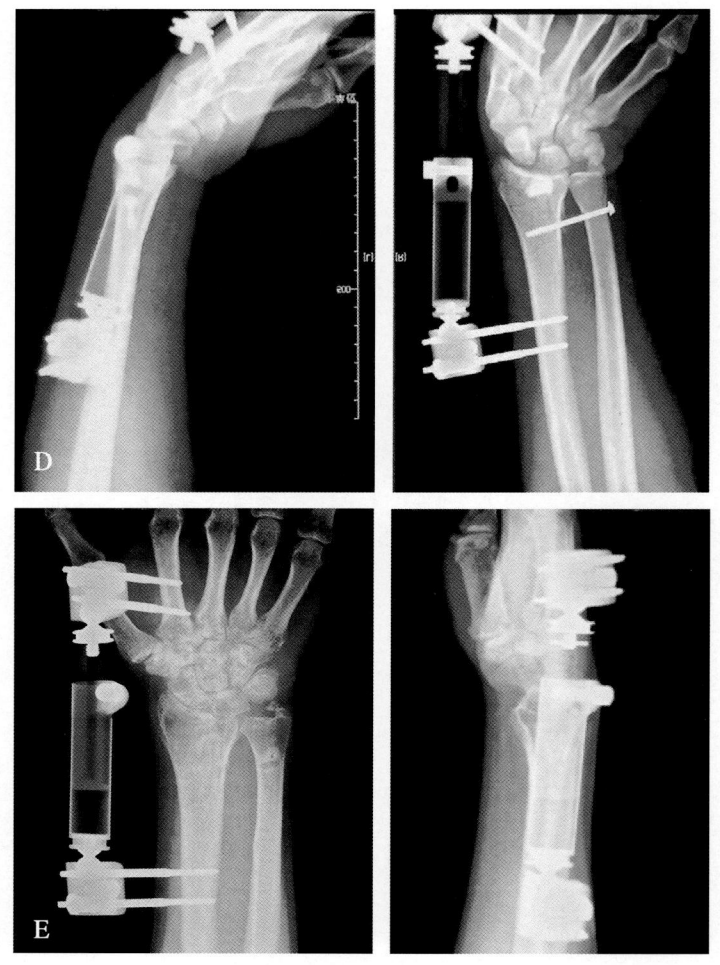

图 4-12-14 桡骨远端骨折外固定架固定（续）
D. 采用切开复位外固定架固定，术中植入人工骨充填缺损拉力螺钉固定下尺桡关节不稳定
E. 术后两个月骨折线模糊，下尺桡关节稳定，拆除螺钉

九、术后处理及康复

外固定架及克氏针固定后，患者即可进行患肢肘关节，手指的屈伸练习。5~6 周去处外固定架和克氏针，开始进行腕关节的功能练习。钢板内固定后，患者即可早期进行腕关节的功能练习，3 个月后恢复持重活动。

十、常见并发症

（一）畸形愈合 多数 Colles 骨折在其愈合过程中骨折端都会出现不同程度的骨吸收，如果骨吸收严重则尺骨的末端将变得更凸出。持续存在的"餐叉"样畸形通常是因复位不佳，或固定不牢固，骨折再移位造成。如无前臂功能障碍，无症状，仅外形不佳，则不需要特殊治疗。如果是年轻病人，功能障碍明显，前臂旋转受限，可做楔形截骨纠正畸形（图 4-12-15）。前臂旋转受限要同时切除尺骨小头（不超过 2cm），并留作植骨用，注意保留尺骨茎突和三角纤维软骨。截骨后如有不稳定，可用克氏针或钢板螺钉固定，术后石膏管型固定腕于中立位 6~8 周。

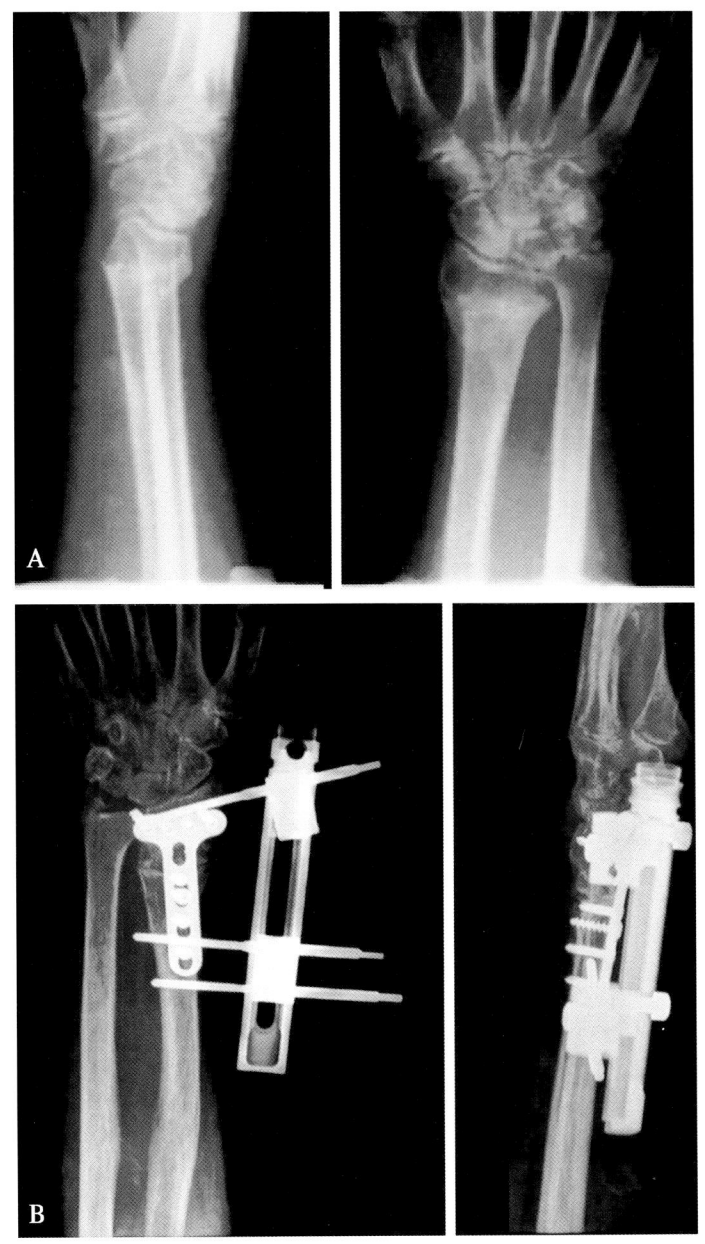

图 4-12-15 截骨矫形及植骨
A. Colles 骨折保守治疗后畸形愈合
B. 锁定钛板内固定及外固定架支撑术后两个月，桡骨长度、掌倾角及尺偏角及桡骨长度均基本恢复

（二）延迟愈合及不愈合 在桡骨下端骨折很少发生，但合并的尺骨茎突骨折常出现纤维愈合。主要表现为疼痛，一般持续数月，局部对症处理即可。

（三）关节僵硬 早期如不注意功能锻炼，容易出现肩关节僵硬，即所谓的肩手综合征。肩部功能练习配合理疗可使肩关节功能逐渐恢复。

（四）Sudeck 骨萎缩（Sudeck's atrophy） 即反射性交感神经营养障碍（reflex sympathetic dystrophy）。一般在 6 周左右去除石膏时发现，表现为手指肿胀，关节僵硬，广泛的压痛，皮肤萎缩变薄。最初可能误导为骨折不愈合，但经 X 线检查发现骨折愈合良好，而手及腕部骨质疏松明显。其原因尚不明了，可能与周围交感神经过度刺激有关。此症为自限性疾患，一般持续 4～12 个月。轻者可行针灸、理疗、功能锻炼，症状较重者可行交感神经封闭治疗，可取得满意疗效。

(五)腕管综合征(carpal tunnel syndrome) Colles骨折可以造成腕管内的正中神经受压,出现拇、示指麻木,拇指力量减弱等正中神经受损的表现。压迫可能由于创伤后的水肿、畸形,以及骨痂形成等因素有关。如果出现在骨折早期,应检查石膏固定是否过紧,如果骨折愈合后仍有症状应考虑行腕管切开减压术。

(六)迟发性伸拇长肌腱断　骨折数月后病人可能发现不能伸拇指指间关节,这是由于肌腱长期与不平的骨折面或骨痂摩擦,造成肌腱断裂。需要进行肌腱修复手术治疗。

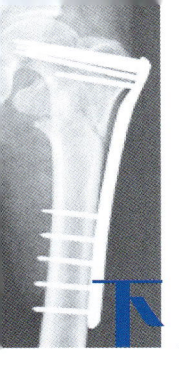

第五章 下肢骨折

第一节 股骨头骨折

一、概述

股骨头关节面 70% 参与负重，但接触者只占 25%，承重区主要位于股骨头外侧部。病因多为交通伤。

二、受伤机制

股骨头骨折系髋关节后脱位时伴同发生，髋关节于屈曲约 60°时，大腿和髋关节处于非自然的内收或外展位，强大暴力沿股骨干轴心向上传导，迫使股骨头向坚硬的髋臼后上方移位，股骨头滑至髋臼后上缘时，切断股骨头导致股骨头骨折并髋关节后脱位。Pipkin Ⅰ型为内收位损伤，Pipkin Ⅱ型为外展位损伤。

三、临床表现

具有髋关节脱位症状体征，患髋痛，呈屈曲、内收、内旋及缩短的典型畸形；大转子向后上方移位，或于臀部触及隆起的股骨头，主动屈、伸髋关节丧失，被动活动时髋部疼痛加重和保护性肌痉挛。

四、影像学检查

骨盆正位和患髋侧位 X 线片显示髋关节脱位及骨折，股骨头脱离髋臼，或部分移位，或完全脱位。部分移位指髋臼内嵌塞股骨头骨折片，加大头臼间距和上移。有时合并髋臼后缘、后壁、后壁后柱骨折，X 线片很难显示，需 CT 扫描检查。

五、骨折分类

（一）Pipkin 股骨头骨折分型（图 5-1-1）

Ⅰ型：髋关节后脱位伴股骨头在小凹中心远侧的骨折。

Ⅱ型：髋关节后脱位伴股骨头在小凹中心近侧骨折。

Ⅲ型：第Ⅰ型或Ⅱ型伴股骨颈骨折。

Ⅳ型：第Ⅰ型、Ⅱ型或Ⅲ型伴髋臼骨折。

六、治疗

（一）Pipkin Ⅰ型或Ⅱ型急诊尽早复位

麻醉下应用 Allis 法复位，整复前后一定要详查下肢神经功能，复位后摄双髋正位片，若与对侧 X 线片比较，关节间隙增大超过 2mm 则应行 CT 检查并考虑切开复位内固定。

（二）评估髋关节稳定性

在屈髋 0°～30°内轻微活动髋关节，若能保持稳定，并经影像学确定解剖复位则可行骨牵引 6～8 周，之后再经 6 周免负重活动。

（三）手术适应证

1. 手法复位失败或髋关节在复位后的 X 线片及 CT 片上未解剖复位。
2. 复位后髋关节不稳定。
3. 明显的髋关节粉碎骨折或复位后骨折块移位大于 2mm。
4. 手法复位后出现坐骨神经症状。
5. 合并股骨颈骨折。
6. 股骨头承重区大块骨折。

（四）人工关节置换术

年老患者或原先关节内有病变者应选择人工股骨头置换术或全髋置换术。

七、手术方法

【病例 1】 男性，28 岁，骑摩托车撞树后摔倒导致右侧股骨头骨折伴髋关节后脱位（Pipkin Ⅱ型，图 5-1-2）。

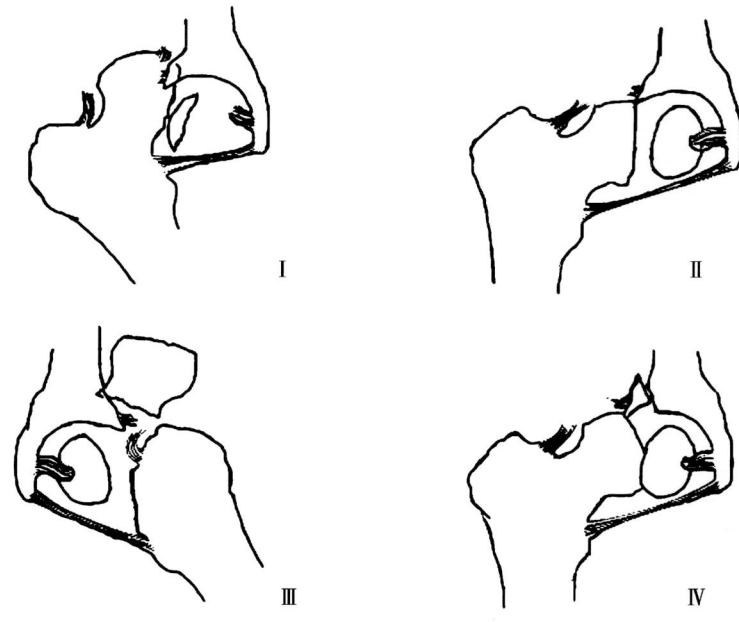

图 5-1-1 Pipkin 股骨头骨折分型

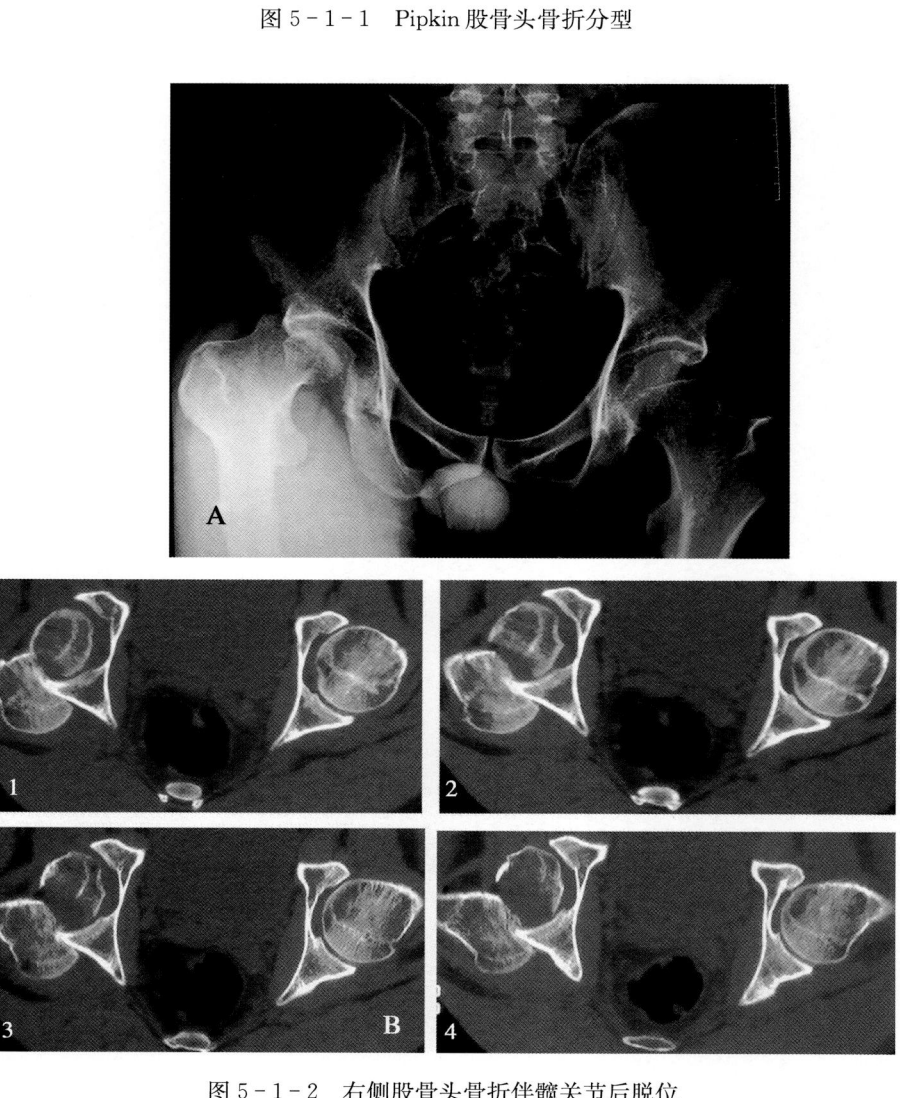

图 5-1-2 右侧股骨头骨折伴髋关节后脱位
A. 术前 X 线片　　B. 术前 CT

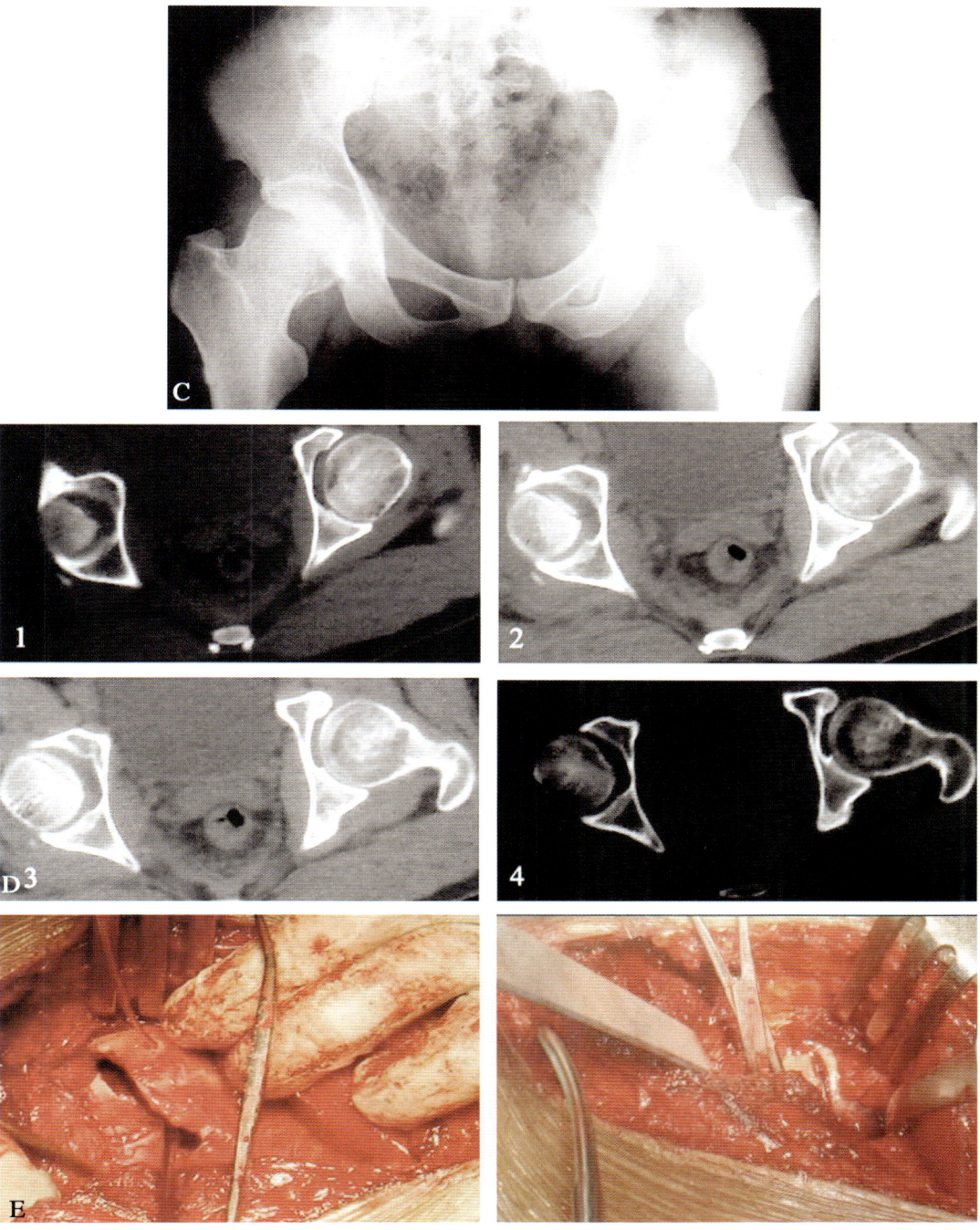

图 5-1-2 右侧股骨头骨折伴髋关节后脱位（续）

C. 急诊行髋关节复位后 X 线片

D. 复位后 CT 示股骨头外形不完整，内侧骨折块向下移位约 4mm

E. 经 Smith-Peterson 入路行股骨头切开复位内固定术，显露骨折端

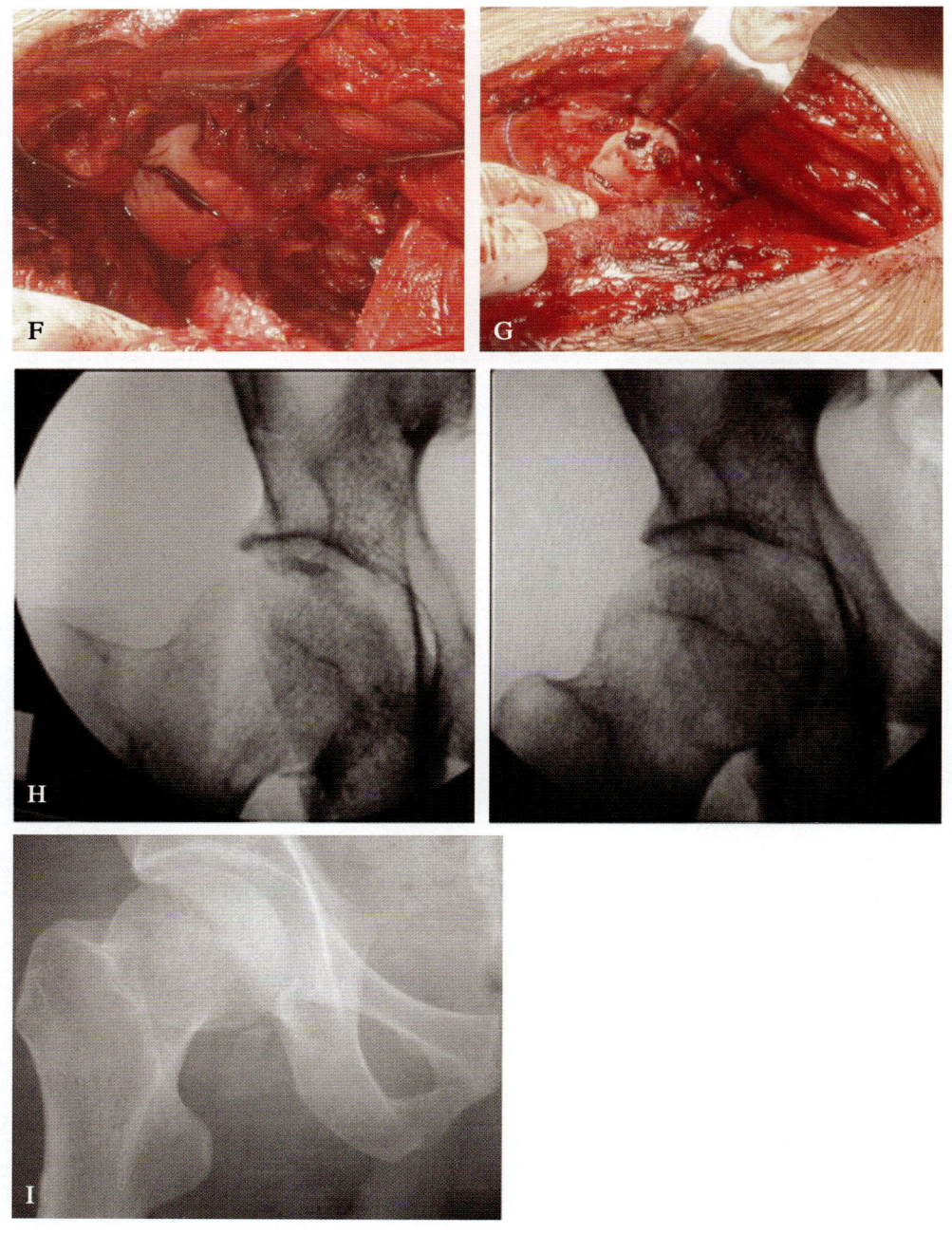

图 5-1-2 右侧股骨头骨折伴髋关节后脱位（续）
F. 复位骨折，克氏针临时固定　G. 拧入 2 枚可吸收螺钉固定骨折
H. 术中透视骨折复位良好　I. 术后 X 线片

【病例2】 男性，39岁，车祸伤导致右侧股骨头骨折伴髋关节后脱位、髋臼后壁骨折（Pipkin Ⅳ型，图5-1-3）

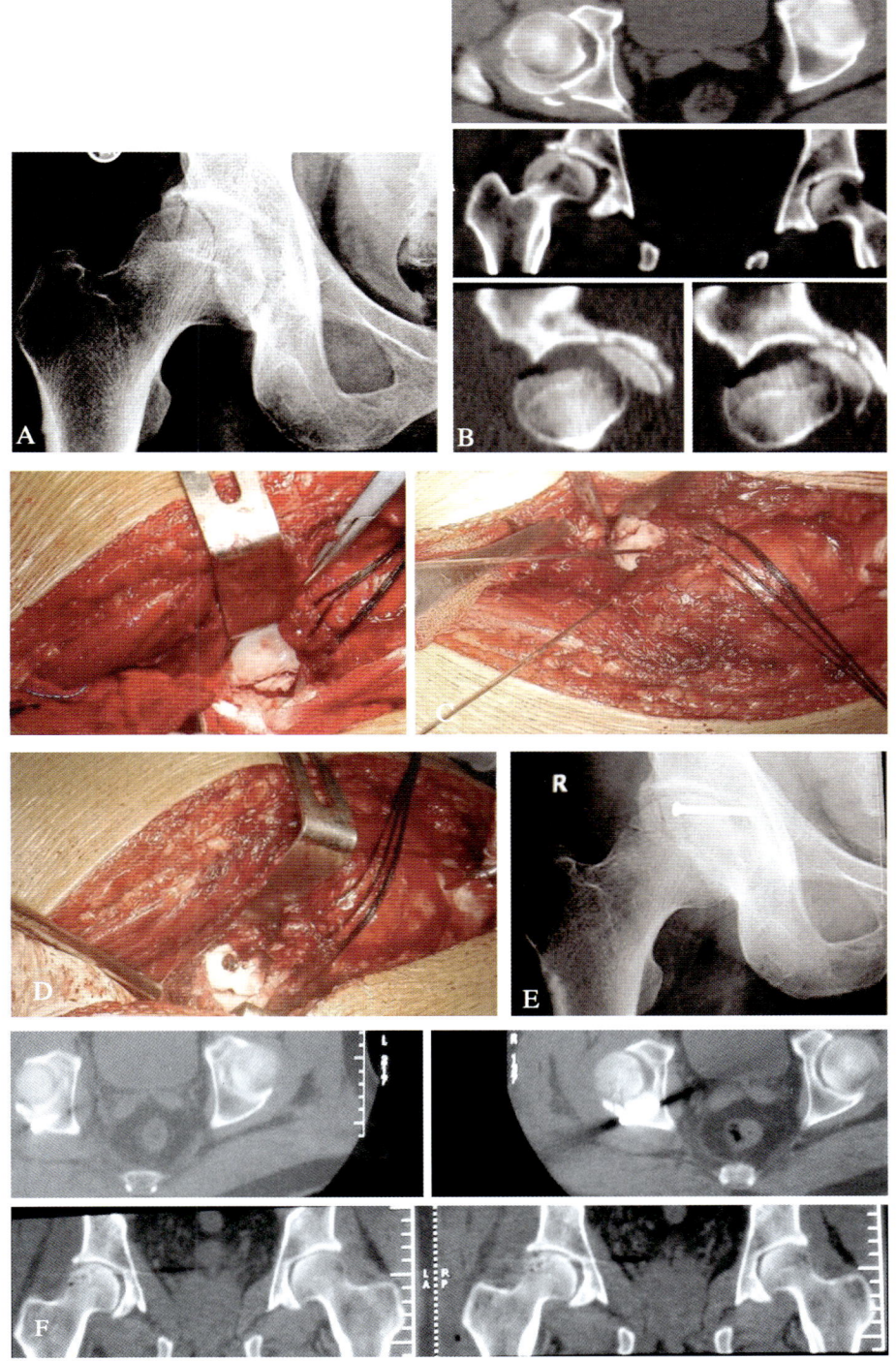

图5-1-3 右侧股骨头骨折伴髋关节后脱位、髋臼后壁骨折
A. 术前X线片　　B. 术前CT　　C. 经后外侧入路显露骨折，复位克氏针临时固定
D. 可吸收螺钉固定股骨头骨折　　E. 术后X线片（普通拉力螺钉固定髋臼后壁骨折块）　　F. 术后CT

八、术后处理及康复

术后患肢皮牵引2~3周，能够维持骨折端稳定，并且牵开髋关节使其出现负压，从而增加股骨头血运。牵引结束后开始髋关节功能练习，避免负重3个月，定期复查。

九、常见并发症及处理

早期并发症主要有坐骨神经损伤、闭合复位失败及漏诊膝关节损伤；晚期并发症包括股骨头缺血坏死、创伤性关节炎和髋关节周围骨化。

十、功能评价

见 Harris 评分。

第二节　股骨颈骨折

一、概述

股骨颈骨折是指股骨头下至股骨颈基底部之间的骨折。

股骨头、颈血供：

1. **囊外动脉环**　围绕股骨颈基部，由源于股动脉的旋股内、外侧动脉组成，自此动脉环发出前、后、内、外四组颈升动脉，从关节囊在股骨颈基部附着处穿过关节囊纤维层，然后在股骨颈周围的滑膜覆盖下上升分支营养股骨头和股骨颈。在关节软骨边缘，股骨颈表面组成囊内动脉环，最后进入骨内，分别供应骺和干骺端的血运。旋股内动脉发出的外颈升动脉供应股骨头血运的65%~85%。

2. **圆韧带动脉**仅供应股骨头圆韧带凹附近小范围的血液。

3. **股骨滋养血管**　股骨滋养血管在儿童期不穿过骺软骨板抵达股骨头，在成人则可经股骨颈至头并与支持带血管吻合。

股骨矩位于股骨颈干连接部的内后方，在小转子上深部，为多层致密骨构成的纵行骨板。在行内固定或假体置换术时都要注意保全股骨矩，尽量使内固定物贴近股骨矩。

股骨颈前倾角是股骨颈轴斜向前上内，其与额状面形成一锐角，也就是股骨颈轴线与股骨两髁间中轴线所成的角度，成人12°~15°。

二、受伤机制

股骨颈是剪力交会处，又是外旋肌强力收缩产生的应力集中点，老年人在骨质疏松基础上，只要轻微扭转，全身重量由一侧下肢负担，为保持平衡，外旋肌群强力收缩，便发生骨折。青壮年及儿童股骨颈骨折多系强大暴力所致，如跌撞伤等直接暴力或间接暴力使股骨颈抵于髋臼后缘，因杠杆作用而发生骨折。

三、临床表现

外伤后患髋疼痛，不能站立，患肢呈现内收、外旋和短缩畸形，大粗隆向上移位。髋前方有按压痛，叩击大粗隆或足跟时，均可使疼痛加剧。

注意无错位嵌插型骨折，症状轻微，患肢无畸形，只是在腹股沟或膝部有些疼痛，一般仍可行走，如仔细检查可发现髋关节活动范围减少，于被动活动时常出现防御性肌痉挛。如当时X线片未能显示骨折，而临床仍有怀疑者，可行同位素或MRI检查早期发现骨折，也可嘱患者卧床休息，两周后再进行X线检查。

四、影像学检查

双髋正位和患髋侧位X线片，疑似骨折者可考虑同位素或MRI检查。

五、骨折分类

（一）**按骨折部位分型**（图5-2-1）

（二）**按骨折移位程度分型（Garden）**（图5-2-2）

Ⅰ型：不完全骨折，股骨颈下方骨小梁部分完整。

Ⅱ型：完全骨折，但无移位。

Ⅲ型：完全骨折，部分移位，骨折远端上移，外旋，股骨头常表现为后倾，骨折端尚有部分接触；移位小于50%。

Ⅳ型：完全骨折，完全移位，骨折端完全失去接触，而股骨头与髋臼相对关系正常，移位大于50%。

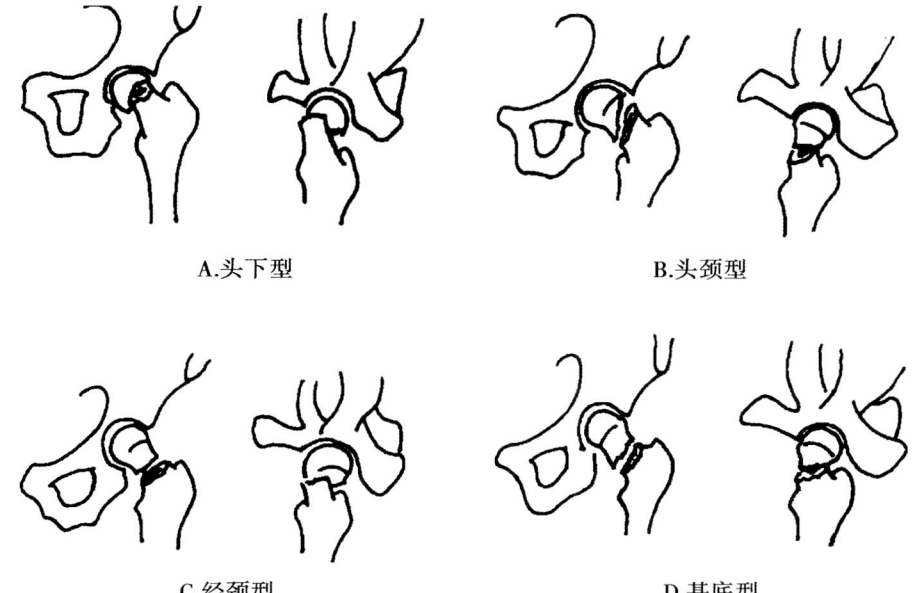

A. 头下型 B. 头颈型

C. 经颈型 D. 基底型

图 5-2-1 按骨折部位分型

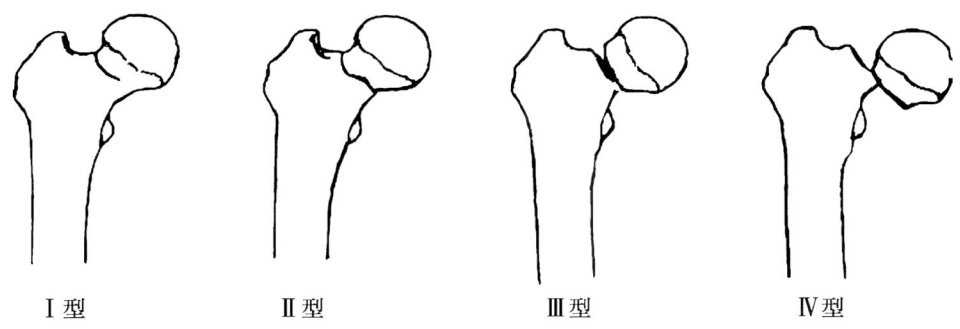

Ⅰ型　　Ⅱ型　　Ⅲ型　　Ⅳ型

图 5-2-2 按骨折移位程度分型

（三）AO 分型（图 5-2-3）

股骨颈骨折的 AO 诊断编码为 31B：
B1 股骨颈骨折，头下，轻度移位
　　1. 外翻嵌入，≥15°
　　2. 外翻嵌入，<15°
　　3. 外翻嵌入
B2 股骨颈骨折，经颈
　　1. 股骨颈基底
　　2. 股骨颈中段，内收
　　3. 股骨颈中段，剪切
B3 股骨颈骨折，头下，无嵌入，移位
　　1. 中度移位，内翻，外旋
　　2. 中度移位，垂直错位，外旋
　　3. 严重移位

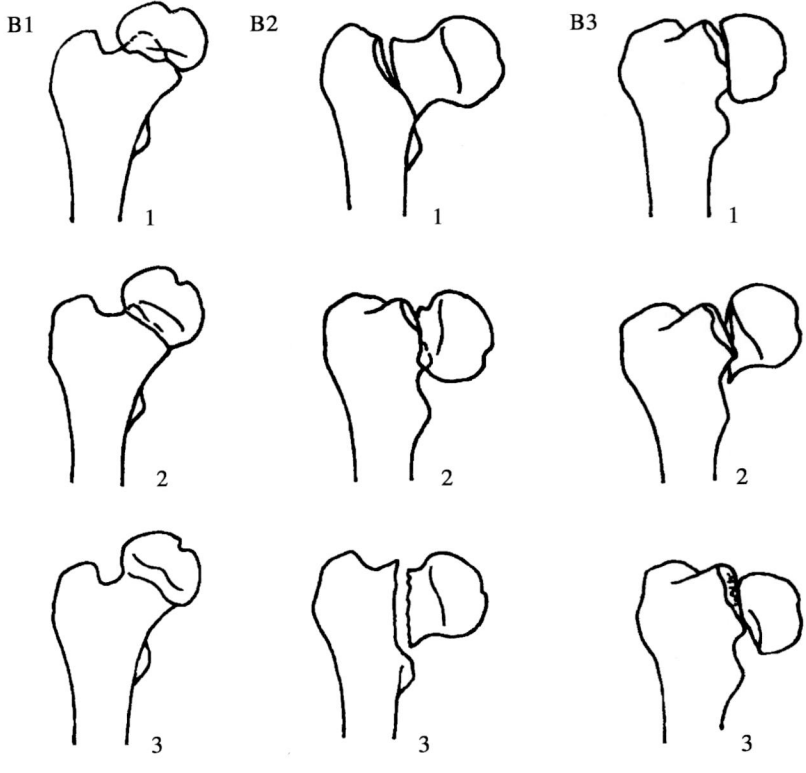

图 5-2-3 AO 分型

六、治疗

由于保守治疗所带来的并发症多、死亡率高，目前国内外均选择手术治疗，但对于手术方式，是选择内固定治疗还是关节置换还一直存在争论。

毫无疑问，所有无移位的以及有移位的青壮年股骨颈骨折应该选择内固定治疗。对于老年人有移位的股骨颈骨折，由于骨质疏松的存在，内固定术后的并发症相对青壮年来说要多一些，但随着内固定技术的改进以及微创手术技术的应用，以及成本效益核算在治疗方面所起的重要作用，保留股骨头的手术在治疗老年股骨颈骨折中越来越起着重要作用。虽然股骨颈骨折的股骨头坏死率为 30%～40%，但早期复位及稳定的内固定可以使其降低到 11%。我们的病例也由于对骨折进行了早期（伤后平均 63.4 小时内）复位，并采用了微创手术技术，从而把术后股骨头坏死率降低到了 8.4%，并且未出现一例骨折不愈合，而老年人股骨颈骨折如不出现股骨头坏死和不愈合等并发症，则术后髋关节功能基本保持良好，我们治疗的病人术后髋功能关节评分平均 94.6 分，也说明了大部分股骨颈骨折的病人经微创手术治疗后，髋关节的功能可以基本恢复正常。即使后期出现股骨头坏死、不愈合等并发症，也可以再择期行关节置换术补救，且手术效果也比急诊关节置换术好。基于这些研究，微创内固定对于老年人即使是有移位的股骨颈骨折也应该是一种较好的手术方式。然而，严格的手术指征，正确的手术技术及合理的内固定物选择才能确保手术成功。

虽然在北欧国家内固定手术已用于 75 岁以下所有类型的股骨颈骨折，但基于国情以及文献报道 65 岁以上移位的股骨颈骨折术后并发症（36%）明显大于无移位的手术并发症（7%），因此内固定术限于 65 岁以下的所有类型的股骨颈骨折，65 岁以上有移位的骨折者选择关节置换术。

试验研究表明早期复位可以降低股骨头血管的压力，改善股骨头血运。伤后 6 小时内闭合复位内固定术可以明显地降低股骨头的坏死率，而伤后 48 小时行复位和固定，则股骨头坏死及不愈合的发生率大大增高。这些研究表明股骨颈骨折应急诊手术治疗。但对于老年患者，术前的并存内科疾病如果不能妥善处理将导致术后死亡率及并发症的增高。因此在手术时机的选择上，我们认为青壮年患者应急诊手术，而老年患者则应该尽快排除并治疗影响手术的相关内科疾病，争取在伤后 48 小时内行闭合复位内固定治疗。

如无手术禁忌证，所有股骨颈骨折均应采用手术治疗，以避免长期制动所导致的骨折并发症以及潜在的骨折移位、不愈合及股骨头坏死危险。主要手术方式有两种：

(一) 闭合复位内固定术　适应证为：

1. 65岁以下身体健康的所有类型股骨颈骨折患者。

2. 65岁以上无移位的身体健康骨折患者（Garden Ⅰ 和 Ⅱ 型）。对于有移位的骨折（Garden Ⅲ 和 Ⅳ 型）应该在24小时内应行内固定，以降低股骨头坏死及不愈合的发生率。

目前常用的内固定方式为三翼钉、螺纹钉、空心拉力螺钉、动力髋螺钉等。但作为股骨颈骨折治疗的经典内固定物——三翼钉，在国内外已经很少使用，因为其手术创伤相对较大并可能影响股骨头血运，髋动力螺钉作为治疗股骨粗隆间骨折的主要内固定物，也不应常规地应用在股骨颈骨折的治疗上。由于螺钉较粗，术中去除的股骨颈部骨质过多，给以后有可能出现的不愈合的治疗带来了困难，此外如果螺钉的放置不当，将会影响股骨头的血运。多枚螺纹针固定虽然创伤较小，但因其强度较差，对维持骨折稳定性的作用相对较弱。为了尽可能的保护股骨头血运，减少手术创伤，利用微创手术技术，通过空心加压螺钉固定股骨颈骨折，从20世纪80年代起开始逐步取代了上述的手术方式。在我们统计的病例中，手术时间平均65.7分钟，出血量平均64ml，说明该术式操作简单，手术时间短，出血很少，手术创伤小，也使住院时间明显缩短（平均7.7天）。在股骨颈内呈三角形分布的加压螺钉不仅对骨折有加压作用，而且可以良好地维持骨折的稳定性，且螺钉的体积不大，对骨质及血运的影响都较小。

【病例1】　董某某，女性，58岁，左侧股骨颈骨折（Garden Ⅲ 型，断端移位<50%），行闭合复位AO空心钉内固定术（图5-2-4）。

【病例2】　尹某，男，35岁，左侧股骨颈骨折（Garden Ⅳ 型，移位>50%）行闭合复位AO空心钉内固定术（图5-2-5）。

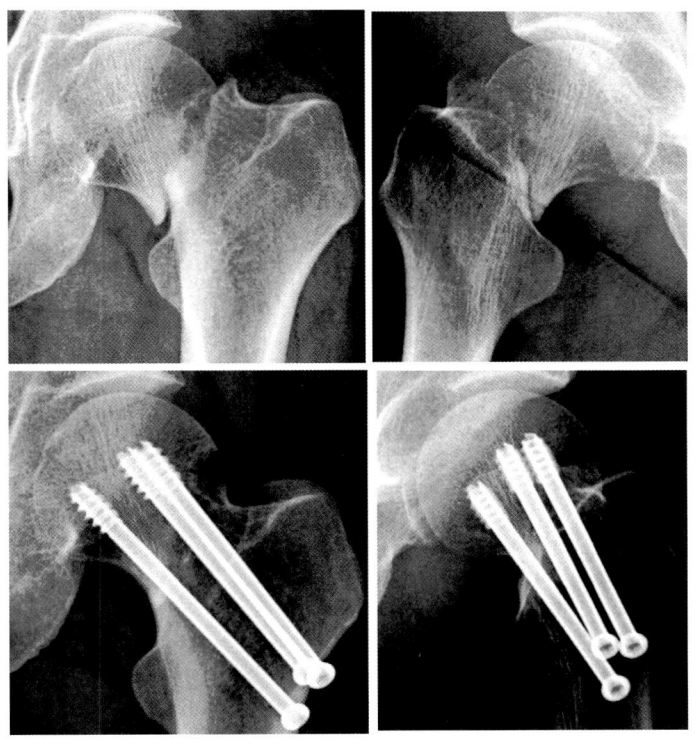

图5-2-4　Garden Ⅲ 型股骨颈骨折闭合复位AO空心钉内固定术

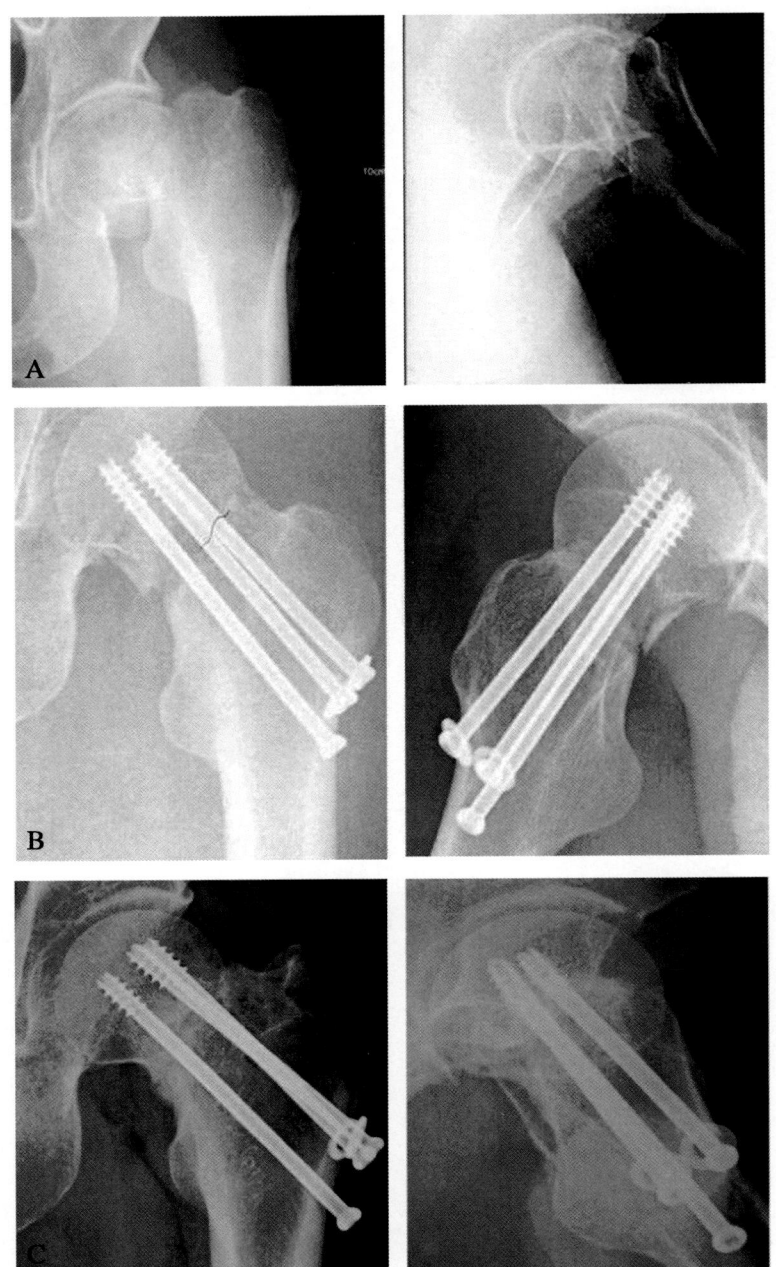

图5-2-5 Garden Ⅳ型股骨颈骨折闭合复位AO空心钉内固定术
A. 术前X线片 B. 术后X线片 C. 术后3个月复查骨折愈合

(二) 人工假体置换术的适应证

1. 高龄患者（65岁以上），全身状况较差，难以耐受再次手术。

2. 移位较重的头下、头颈型或Garden Ⅲ和Ⅳ型或并有股骨头粉碎骨折。

3. 陈旧性骨折未经治疗或其他方法治疗失败，出现不愈合和头坏死者。

4. 曾有过髋关节病变，已有髋关节炎者再发生股骨颈骨折。

【病例1】 女性，74岁，右侧股骨颈骨折（Garden Ⅳ型），体弱、日常活动量不多，行人工股骨头置换术（图5-2-6）。

【病例2】 女性，67岁，右侧股骨颈骨折（Garden Ⅳ型），日常活动量较多，行全髋置换术图5-2-7）。

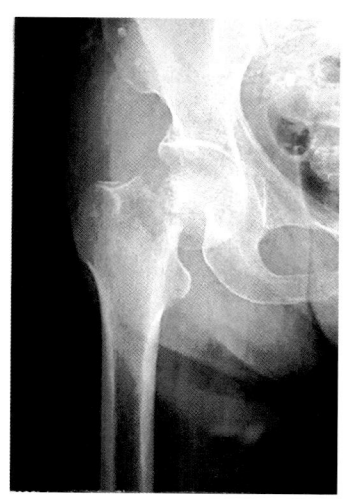 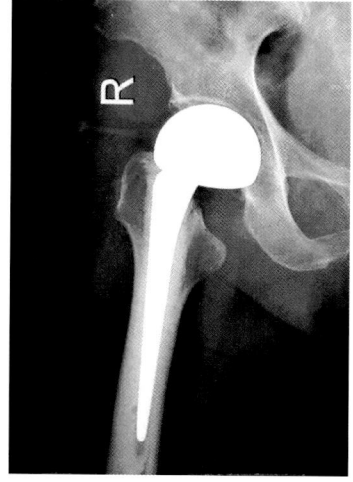

图 5-2-6　人工股骨头置换术

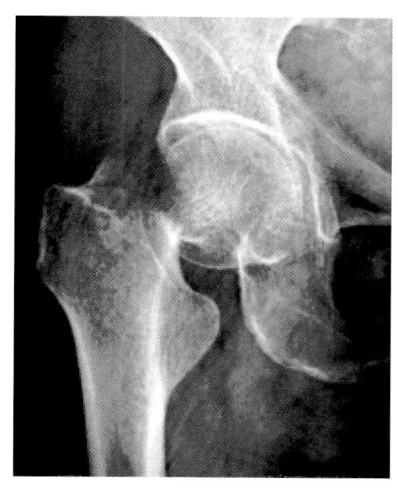 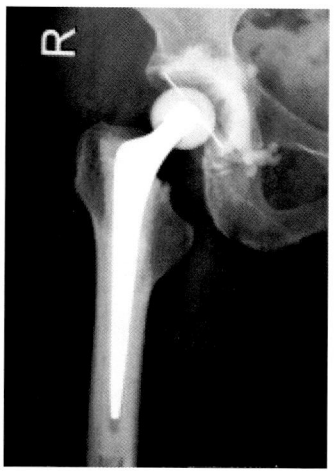

图 5-2-7　全髋置换术

七、手术方法

良好的复位是手术成功的第一步，也是最重要的一步，不论用何种技术整复，最终影响手术效果的重要因素之一是整复的质量。任何内固定也不能纠正不良的复位。Garden 指数与手术效果密切相关，因此常用来判断股骨颈骨折的复位质量。股骨颈骨折达到解剖复位时，在正位 X 线片上股骨干中轴线与股骨头中央的骨小梁应呈 160°交角，侧位 X 线片上股骨头轴线与股骨干颈轴线成一直线（180°），复位时可以容许有轻度的外翻（160°～180°），但不能内翻（＜160°），侧位上应该尽可能的接近 180°。复位时应避免过度牵引以及旋转，以免导致股骨头血运受损或者对位不佳。如果复位不满意应选择切开复位（青壮年）或关节置换（老年），因为股骨颈骨折不愈合率在复位满意的与不满意的病人分别为 18％ 和 75％，股骨头坏死率分别为 29％ 和 58％，有非常明显的差别。

手术步骤：病人仰卧于牵引手术台上，在 G 形臂透视下整复，以根据 Garden 指数判断复位质量，透视下正位股骨头骨小梁与股骨干轴线之角度在 155°～175°，侧位在 175°～185°，且移位小于 1/5 定为可以接受。在透视下精确定位切口部位后，取髋外侧小切口长约 4cm，首先打入股骨颈下方的导针位置（正位透视距股骨颈下方骨皮质 5mm，侧位在股骨颈正中）。然后利用平行导向器在上方打入 2 枚导针，力求 3 枚导针排列呈等腰三角形、平行、对称分布于股骨颈内。依次测深、钻孔，拧入适当长度的空心螺丝钉，使螺丝钉尖端位于关节软骨面下 5mm，根据外侧骨皮质坚硬度的情况酌情使用螺丝钉垫圈,伤口采用皮内缝合,术后第 2 天鼓励病人在床上做髋关节功能练习,第 3 天扶拐离床不负重活动,无并发症者第 5 天出院,术后 3 个月逐步开始负重行走。

【病例】 陈某某,女性,59 岁,摔倒后左髋部着地,左侧股骨颈骨折(Garden Ⅱ型)(图 5-2-8A),断端嵌插。

1. 牵引床复位骨折(对于嵌插型骨折,不必强行将断端牵开复位,否则易导致骨折不愈合和股骨头坏死),用克氏针体外定位颈干角、股骨干中线与股骨外侧皮质线,切口位于股骨干中线偏后、大粗隆移行部远端一横指,向远侧延伸约 4cm(B)。

2. 第 1 枚导针位于股骨颈中下 1/3(正位),侧位片位于股骨颈中线偏后(C)。

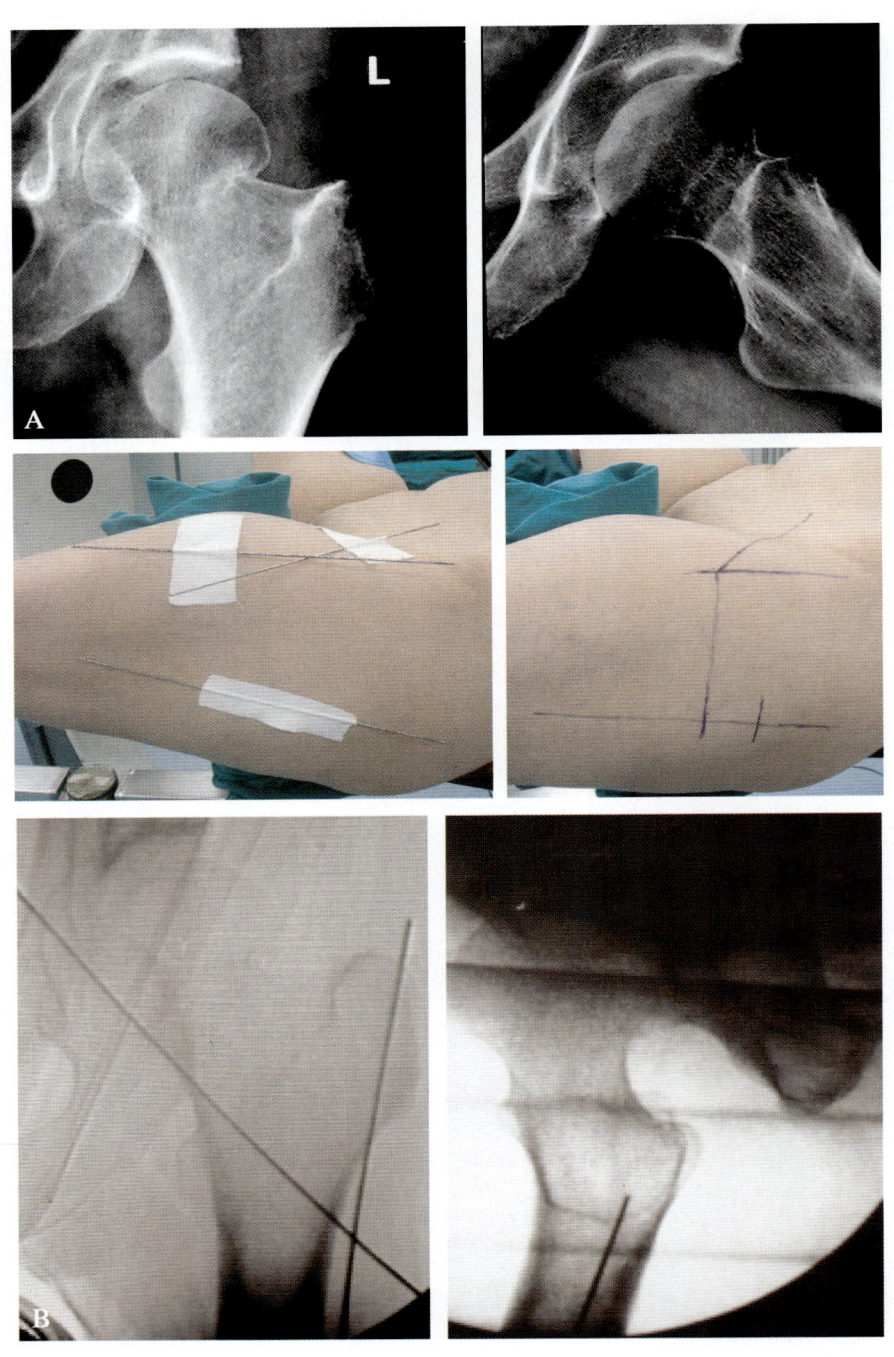

图 5-2-8 左侧股骨颈骨折
A. 术前 X 线片　　B. 牵引床复位骨折,克氏针定位切口

3. 在第 1 枚导针前上、后上方各打入 1 枚导针，3 枚导针深度距软骨下骨 5mm（D）。

4. 测深、空心钻头钻透皮质骨，拧入合适长度的空心钉，螺纹通过骨折线后放松下肢牵引，拧紧螺钉使骨折端加压（E）。

5. 完成固定，切口长度不足 4cm（F）。

6. 术后 X 线片（G）。

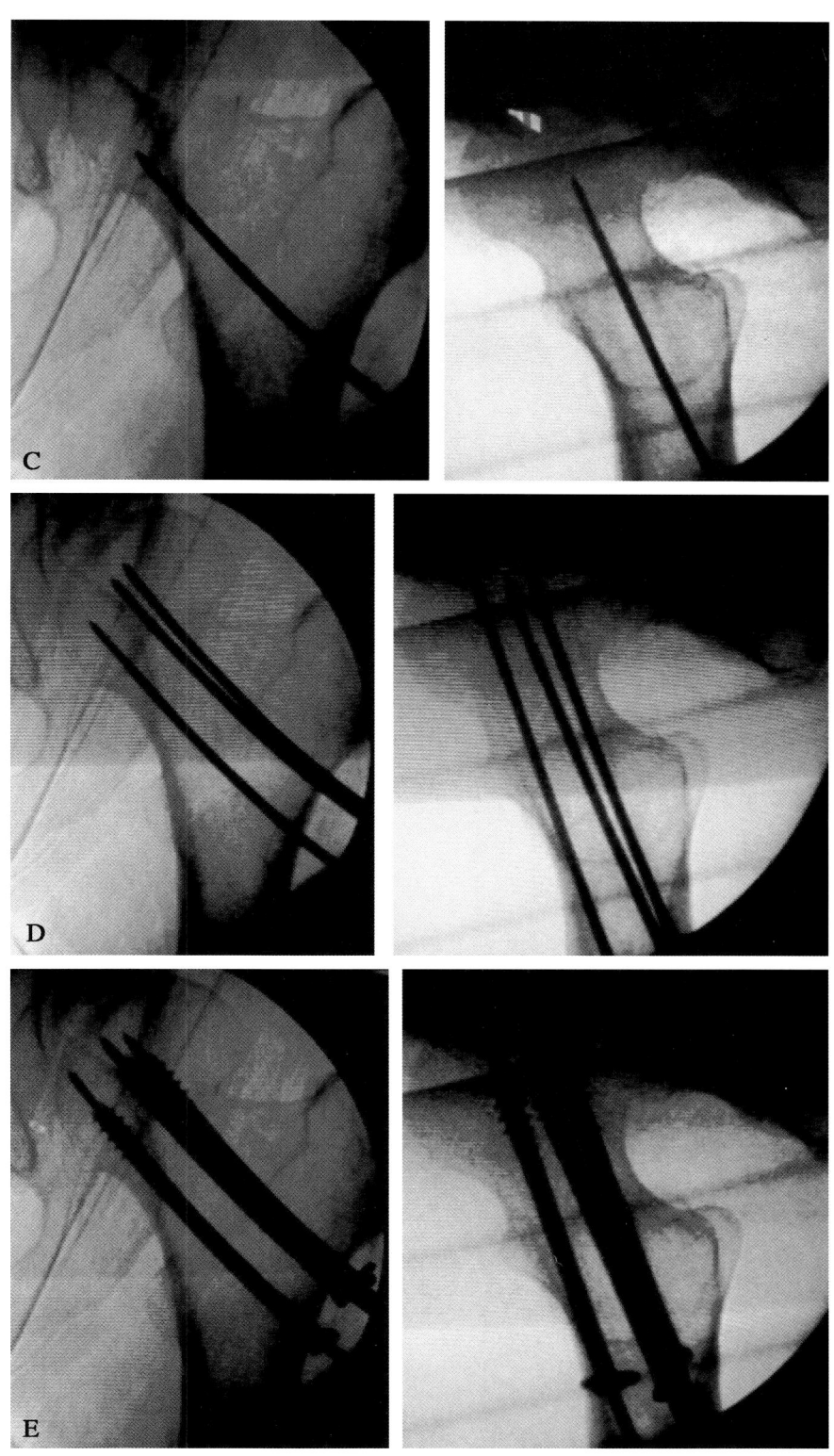

图 5-2-8　左侧股骨颈骨折（续）

C～D. 术中定位片　　E. 空心钉固定

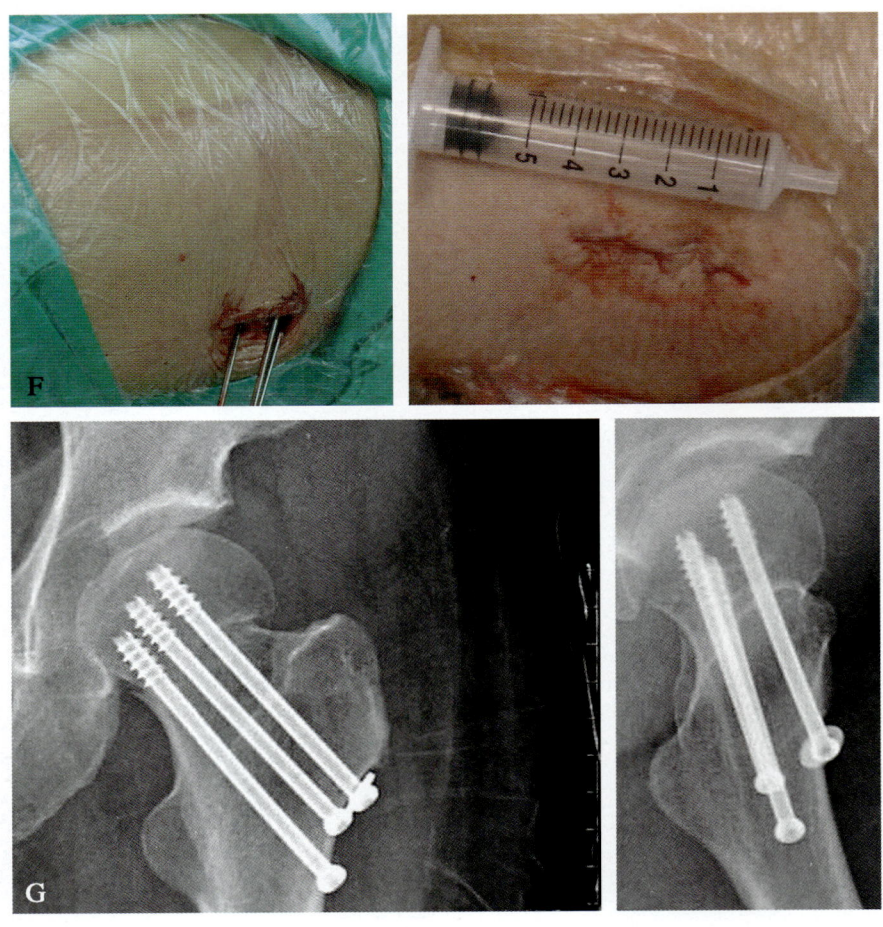

图 5-2-8　左侧股骨颈骨折（续）

F. 切口长度　G. 术后 X 线片

八、术后处理及康复

（一）预防下肢深静脉血栓　术后 6 小时即刻皮下注射低分子肝素，术后每天应用，共 5～7 天；术后查下肢深静脉彩超，若无血栓形成，则每天应用下肢血运仪；注意出入量，以胶体液扩容；鼓励患者下肢肌肉主动收缩。

（二）防治肺炎　术后给予祛痰药、雾化吸入，鼓励患者主动咳痰、深呼吸，肺功能欠佳者间断低流量吸氧。

（三）术后非负重状态下主动活动髋关节，加强股四头肌锻炼，定期复查，一般在 3 个月有骨痂形成时逐渐恢复正常活动。

（四）术后监测血色素变化，必要时输血。

九、常见并发症及处理

（一）骨折不愈合

影响因素：

1. 70 岁以下的患者，其平均骨折不愈合率为 10%，且各年龄组无显著差别；而 70 岁以上者，则不愈合率高达 50%。

2. 骨折错位越严重，其愈合越困难。

3. 颈后方粉碎骨折使股骨颈后方空虚塌陷，失去支持，股骨头向后倾倒，使骨折及内固定极不稳定，成为影响骨折愈合的不利因素。

4. 手术或复位不及时。

【病例 1】　张某某，男，53 岁，右股骨颈骨折（Garden Ⅲ 型），骨折复位欠佳，术后 6 个月骨折不愈合（图 5-2-9）。

【病例 2】　孙某某，女性，51 岁，左股骨颈骨折（Garden Ⅳ 型），骨折复位差，断端仍存在移位和旋转，术后 4 个月骨折不愈合，行全髋关节置换术（图 5-2-10）。

（二）畸形愈合

（三）股骨头缺血坏死　主要原因：

1. 儿童和青壮年发生率较高。

2. 骨折线愈靠近股骨头，坏死率愈高。

3. 骨折移位愈显著，坏死率愈高。

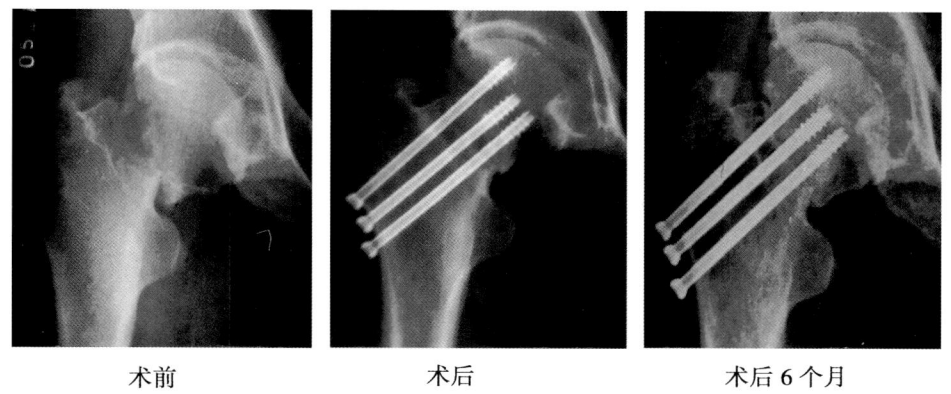

图 5-2-9 股骨颈骨折术后 6 个月不愈合

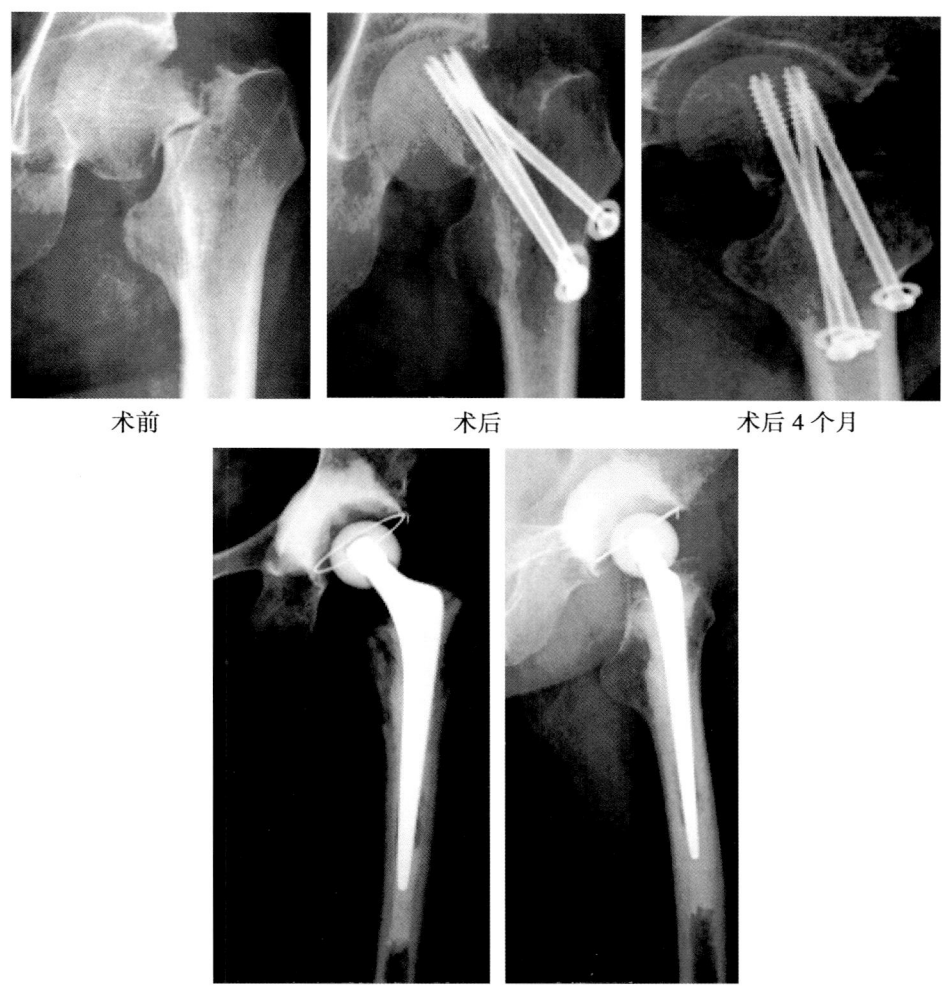

图 5-2-10 第二次行全髋关节置换术

4. 复位不良，复位质量多采用 Garden 对线指数，正常为 160°~170°/180°。

5. 早期比延期手术坏死率低。

【病例1】 曾某某，男，53 岁，右股骨颈骨折（Garden Ⅲ型）后 2 周手术，术中复位欠佳，术后 8 个月骨折不愈合合并股骨头坏死、螺钉松动脱出，行全髋关节置换术（图 5-2-11）。

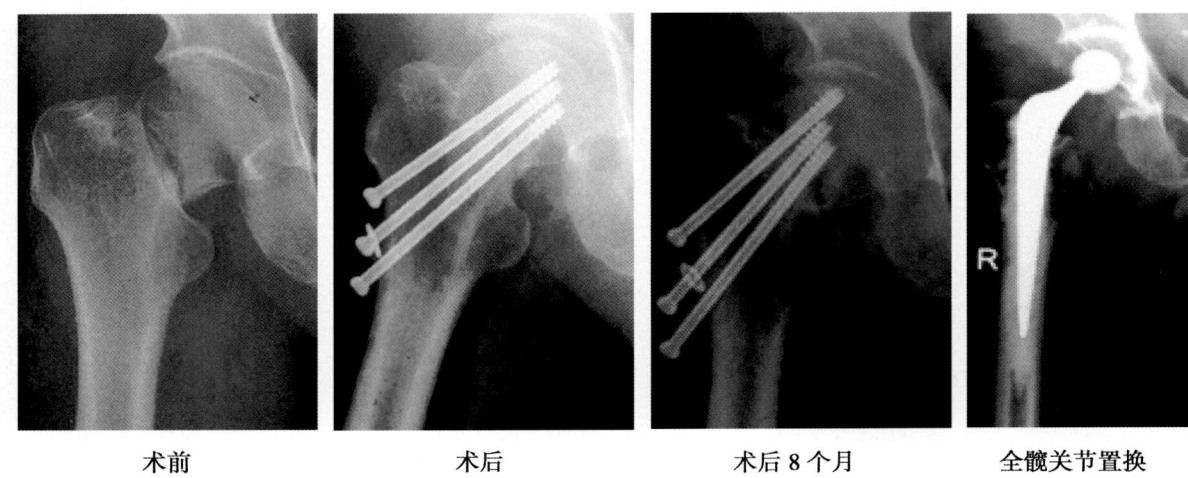

图 5-2-11 股骨颈骨折不愈合

【病例 2】 张某某，男性，35 岁，高处摔下左髋部着地致股骨颈骨折（Garden Ⅳ型），急诊行闭合复位空心钉内固定术，断端复位良好（图 5-2-12）。

十、功能评价

见 Harris 评分。

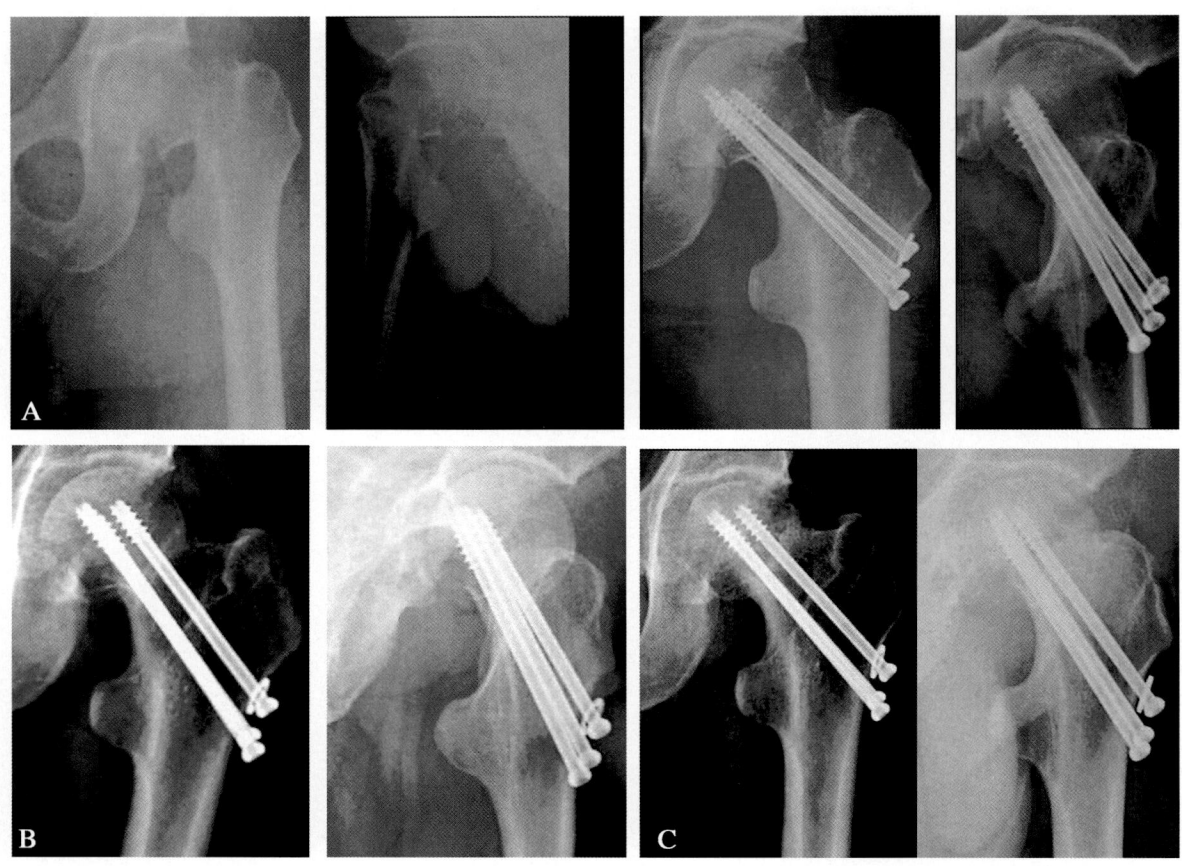

图 5-2-12 闭合复位空心钉内固定术
A. 术前及术后 X 线片
B. 术后 3 个月复查骨折愈合，开始负重行走
C. 术后 13 个月行走或久坐出现左髋部疼痛，左股骨头坏死（Ⅲ期）

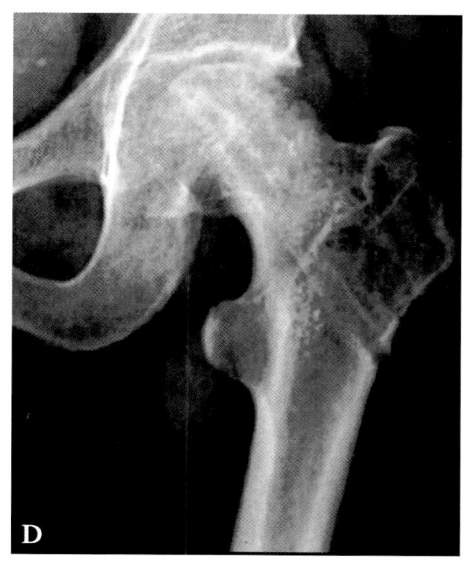
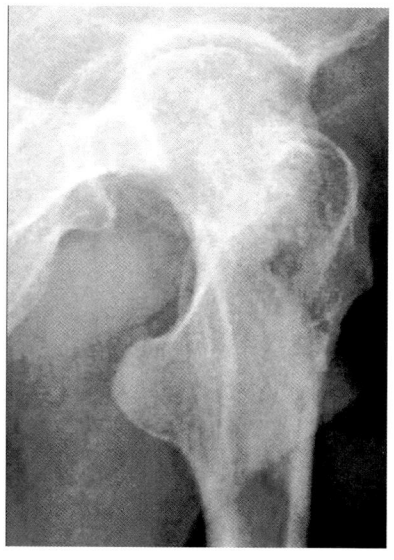

图 5-2-12　闭合复位空心钉内固定术（续）
D. 行空心钉取出＋病灶清除＋自体髂骨混合人工骨植入术

第三节　股骨粗隆间骨折

一、概述

股骨粗隆间骨折是老年人常见的骨折，随着社会人口的老龄化以及交通伤的逐年增加，其发生率也呈上升趋势。股骨近端骨折多为老年患者，多伴有骨质疏松和其他内科疾病，如保守治疗会因长期卧床而发生肺部感染、泌尿系统感染、深静脉血栓、褥疮等严重危及生命的并发症。现多主张对有条件的患者尽早行手术内固定治疗，以利患者早期活动，减少长期卧床造成的严重并发症。

股骨粗隆间骨折指上自股骨颈基部关节囊外，向下至小转子的一段，包括大粗隆、粗隆间、小粗隆，是股骨头颈部和股骨干受力的转接区。股骨颈与股骨干所形成的角度称为颈干角，大多数在 125°～135°，颈干角小于 110°为髋内翻，大于 140°为髋外翻。粗隆间血运丰富，极少不愈合。

二、受伤机制

多为在骨质疏松的基础上跌倒受伤，下肢扭转或大粗隆直接撞击所致。

三、临床表现

粗隆间骨折比股骨颈创伤表现重，伤处渗血多，局部组织肿胀重，皮下常有淤血斑，患肢呈外旋及短缩畸形。

四、影像学检查

常规拍摄双髋正位和患髋侧位 X 线片。

五、骨折分类　常用分型有两种

（一）Evans 分型（图 5-3-1）

（二）AO 分型（图 5-3-2）：股骨粗隆部骨折的 AO 诊断编码是 31A，按严重程度又分为 A1、A2、A3，各组又细分为亚组。

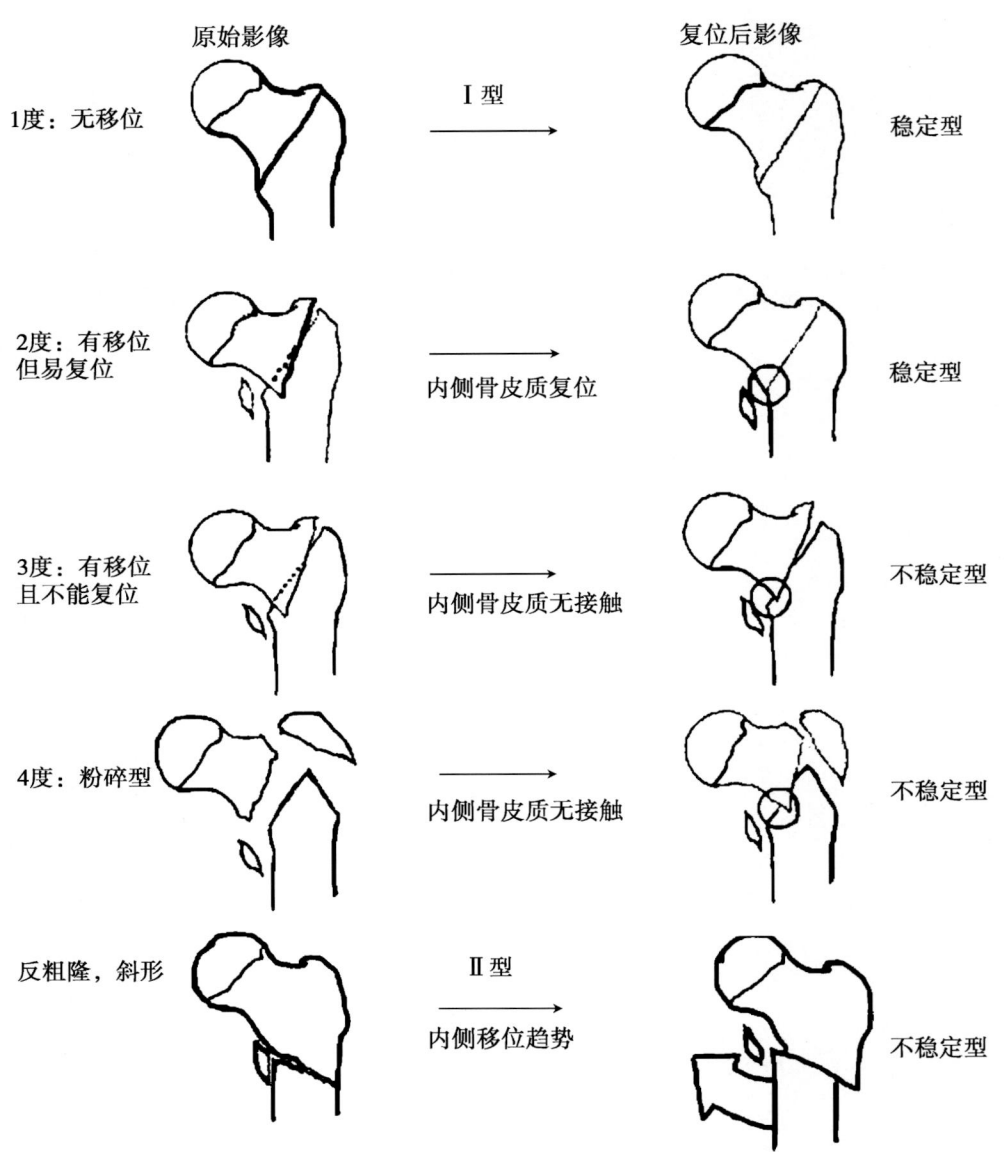

图 5-3-1 Evans 分型

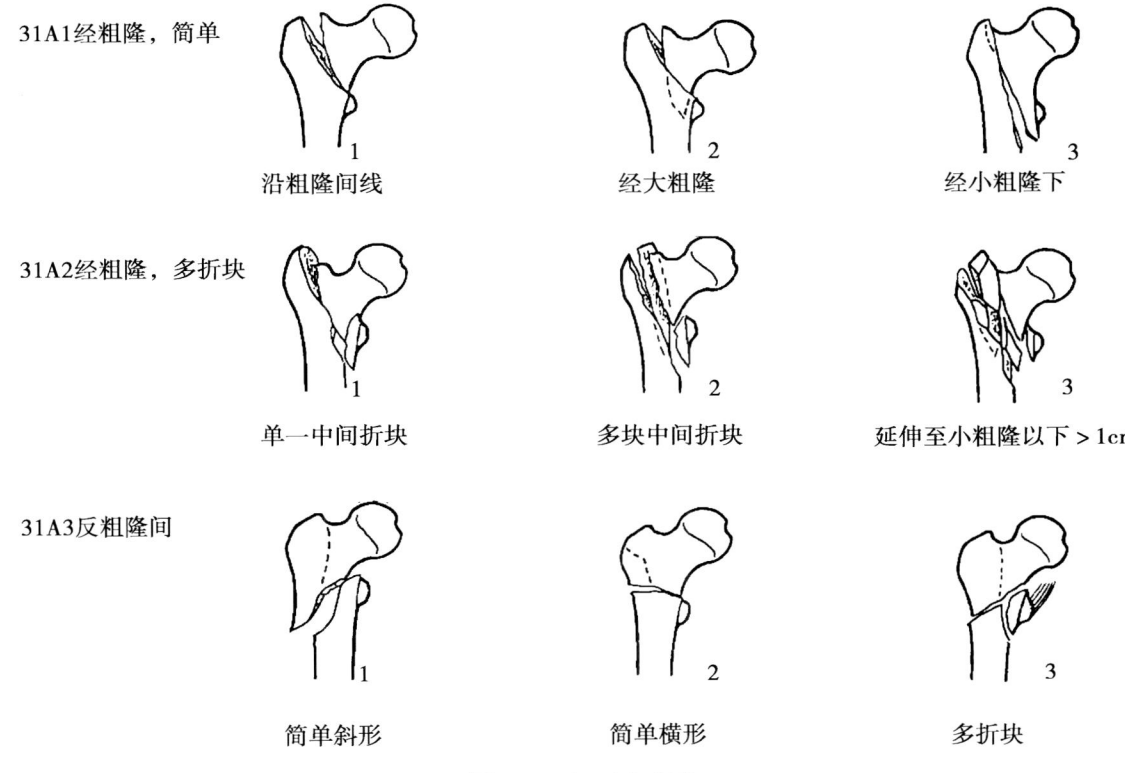

图 5-3-2 AO 分型

六、治疗

(一)保守治疗

年老体弱不能耐受手术者或伴有严重的内科疾病且本人不愿意手术者可采取保守治疗,包括各种类型的骨折,可牵引 8 周,然后至少扶拐患肢免负重 12 周,直至骨折完全愈合才能完全负重,以防发生髋内翻。要求:

1. 牵引重量要足够 达到体重的 1/7,否则易出现髋内翻;

2. 髋内翻校正后,仍需保持牵引重量为体重的 1/7~1/10;

3. 牵引时间要充分 一般在 8~12 周,12 周后可逐渐负重。

对于无法耐受牵引的患者,可选择患肢单纯垫枕、丁字鞋保持患肢在外展 30°中立位,给予止痛治疗。伤后 2 周,患者能够耐受骨折部位疼痛时鼓励患者坐起,患肢开始活动。选择保守治疗,应向家属和患者交代患肢内翻畸形、旋转畸形以及短缩畸形的问题。注意防治肺炎、下肢深静脉血栓、褥疮、泌尿系感染等并发症。

【病例】 女性,70 岁,右粗隆间骨折移位不明显,合并糖尿病、高血压病,因脑血栓后遗症右侧肢体活动不灵活,故选择保守治疗。伤后 1 个半月复查骨折移位。伤后 3 个月骨折畸形愈合,髋内翻外旋畸形(图 5-3-3)。

(二)手术治疗

粗隆间骨折的坚强内固定和病人的早期活动是标准的治疗方法。骨折前日常活动良好,身体能够耐受手术者尽量选择手术治疗,术前控制合并疾病(高血压病、糖尿病等)。内固定物的选择主要依据骨折类型。

目前对于粗隆部骨折的内固定材料虽然很多,但大致分为两种固定方式:

1. 髓外固定系统 以动力髋螺钉(dynamic hip screw, DHS)及动力髁螺钉(dynamic condylar screw, DCS)为代表。

(1)动力髋螺钉:动力髋螺钉滑动钉与其钢板连接灵活,具有动力加压作用,使骨折端紧密接触,有利于骨折愈合。对于稳定的粗隆间骨折,其大小转子完好无损,股骨内侧骨皮质连续存在,股骨矩能承受大部分应力,选用动力髋螺钉固定,其钢板和外侧骨皮质来承受张应力。DHS 有静力性和动力性加压及张力带作用,虽有一定的抗旋转作用,但常须合并 1 枚拉力螺钉来增强,适用于治疗稳定性股骨粗隆间骨折(包括 AO 分型 31A1.1 和 31A1.2)。

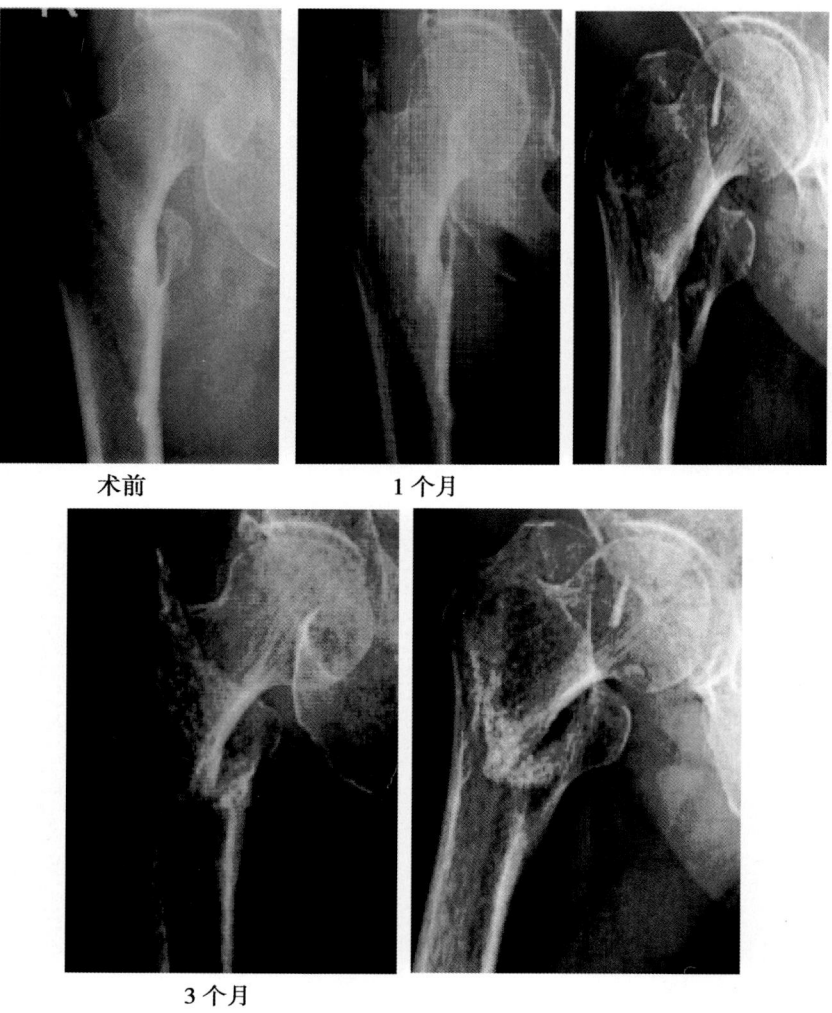

图5-3-3 粗隆间骨折畸形愈合

DHS自1964年Clawson首先使用以来，因手术效果肯定，手术操作相对简单，广泛用于粗隆间骨折的治疗，尤其是对于AO分型的31A1粗隆间稳定型骨折是较好治疗的方案，但DHS不适用于粗隆间不稳定骨折（A2/A3型）或者粗隆下骨折，文献报道这类骨折使用DHS可出现50%～76.9%的并发症，如髋内翻、主钉切出、内固定失败等。对于粉碎性不稳定粗隆间骨折，由于后内侧股骨矩部皮质缺损，压应力不能通过股骨矩传导，采用动力髋螺钉固定外侧骨皮质，张应力及压应力长期集中于钢板，内植物应力增大，螺钉松动、螺钉切割股骨头、钢板疲劳断裂、骨折不愈合或畸形愈合等并发症发生率增加。

反粗隆型骨折有向外移位倾向，而DHS固定原理是使近端骨折块经向外移动与外侧骨块接触加压获得稳定，故应用DHS治疗反粗隆型骨折时，加压作用可导致骨折端的分离（近骨折端向外，远骨折端向内侧的移位），疗效更差。此外应用DHS治疗反粗隆间骨折，由于进针点处正在骨折线部位，钻入时容易造成骨的近端劈裂。

应用DHS固定时，要求大粗隆侧的骨皮质要相对完整以提供良好的支点，如果大粗隆及其下方的骨皮质同时断裂或纵向劈裂，则无法在大粗隆侧的骨皮质上找到坚固的支撑点而难以应用DHS；或勉强应用但难以获得坚强固定而出现肢体短缩等并发症。

（2）动力髁螺钉：动力加压拉力螺钉与钢板呈95°角，适合股骨近端的解剖结构特点，符合髋部的生物力学要求。DCS类似悬臂梁系统，负重时负重力首先加于钢板的短臂，然后再分散至各螺钉上，由于应力分散，骨折端不易变形。拉力钉的进钉部位十分重要，应在大粗隆部位上下极区域的中上1/3处。DCS入点高，因而可于骨折近端增加了数枚螺钉固定，增加了骨折近端的抗屈曲、旋转能力，达到牢固固定。需严格掌握手术适应证，适用于股骨逆粗隆间骨折、股骨粗隆下极 3.8cm 区域内严重粉碎性骨折。对粗隆上 1/2 欠完整的骨折就不适用，因为此处的不完整影响到 DCS 的置入。DCS 的缺点是手术创伤大，不符合微创原则，骨折端血运破坏严重，影响骨折的愈合。

2. 髓内固定系统 以 PFN（Proximal Femoral Nail）为代表。

当股骨后内侧骨皮质连续性破坏，股骨矩不能承担压应力时，髓内固定系统是较好的选择。髓内固定靠近负重力线，利于载荷的传递，力臂缩短，更有生物力学优势，固定牢固，可以早期负重与功能康复，从而减少并发症的发生。手术闭合操作，出血量少，不用剥离暴露骨折端，减少了骨折部位的软组织损伤，符合微创原则。目前治疗股骨近端骨折髓内系统主要有 Gamma 钉、PFN 及股骨重建钉。髓内钉对大多数粗隆间骨折均有适应证，但是对于股骨髓腔狭小、闭合复位失败者、大粗隆骨块游离或粗隆部冠状面劈裂者应慎重。术中需注意的是髓内钉固定之前骨折需获得良好复位。在某种情况下只有外展位才能获得复位，而在此位置髓内钉则无法打入。髓内钉类似 DHS，要求大粗隆侧的骨皮质要相对完整以提供良好的支点。

（1）股骨重建钉：股骨重建钉是目前用于治疗股骨粗隆间骨折较多的内固定之一，与钉-板比较，它们将接骨板的承力点移到股骨干中位轴上，属中心性固定，基本不受股骨干弯应力影响，近端两枚拉力钉为部分螺纹在颈内呈矩状，具有良好的抗剪切、抗旋转作用，并可在股骨颈内产生类似动力髋螺钉一样的滑动和加压作用，再加上远端锁钉，能更有效地防止骨折近端的旋转不稳，故在股骨粗隆间骨折内后侧皮质完整性破坏时，重建钉具有较强的抗张力强度，能有效传导更多压应力，防止髋内翻畸形发生，对于反粗隆间及粗隆下延伸型骨折，更能体现其优势；另外，由于闭合复位插钉、锁钉，创伤小、出血少，在保证骨折处稳定的前提下，充分保护局部血运，利于骨折愈合。远端达到股骨髁平面，不会有股骨骨折的危险，对于骨折线在粗隆下延伸较长的骨折，较 PFN 固定更为安全，主要适应于 A2.3 和 A3 型不稳定骨折。股骨重建钉的缺点是需要扩髓操作、远端锁钉不易置入。

（2）Gamma 钉：Gamma 钉是一种带锁髓内钉，在股骨头颈处斜穿一根较粗的螺钉，并带有滑动槽，它结合了 DHS 和髓内钉的优点。Gamma 钉尖端过短而且远端锁钉位置离尖端近，导致局部应力集中，易出现尖端或通过远端锁钉部位的迟发性股骨骨折。

（3）股骨近端髓内钉（proximal femoral nail, PFN）：PFN 对 Gamma 钉进行了改进，与重建钉相比，手术时间更短，远端锁钉更易置入。PFN 可以不扩髓打入，且增加了防旋螺钉，股骨颈内双钉承载，防旋、抗拉及抗压能力增加。此外 PFN 远段髓内钉直径较小、远端锁钉与主钉距离较长，从而在钉的尖端减少了应力集中，减少局部的应力遮挡，避免远端锁钉-骨交界区的骨折。

我们认为对于 AO 分型的 A1 型骨折可以选用 DHS，在骨折线接近股骨颈基底时加用一枚防旋转螺钉；A2 型骨折应选用髓内固定系统，而 A3 型骨折则不应等同于一般的粗隆间骨折，而应该视其为粗隆下骨折，其治疗方式应和粗隆下骨折相似。因为此类骨折的骨折线走向为内上至外下，骨折线方向与 DHS 及 PFN 的滑动加压方向一致，加上内侧支撑结构破坏，这类不稳定型股骨转子间骨折中外侧壁（大转子部位）的完整性尤为重要，当小转子骨折移位时稳定性明显丧失，此时外侧壁再因手术遭破坏则更加重不稳定的程度，用 DHS 固定后很不稳定，为 DHS 的使用禁忌，可使用 PFN 等髓内固定系统，但并发症也较多，此类骨折选用角度固定的钉板系统（DCS，角钢板）等效果更好。我们近来将股骨微创内固定系统（less invasive stabilization system, LISS）反向使用治疗 A3 型骨折，与 DCS 相比达到了微创生物学固定的目的，取得了良好的疗效。

【病例 1】 刘某某，男性，69 岁，骑车摔倒左侧肢体着地致粗隆间骨折（AO31A1.2），小粗隆无骨折，内侧支撑结构完整，选择动力髋螺钉固定（DHS），因骨折线接近股骨颈基底，近端加用 1 枚空心钉防止股骨头旋转（图 5-3-4）。

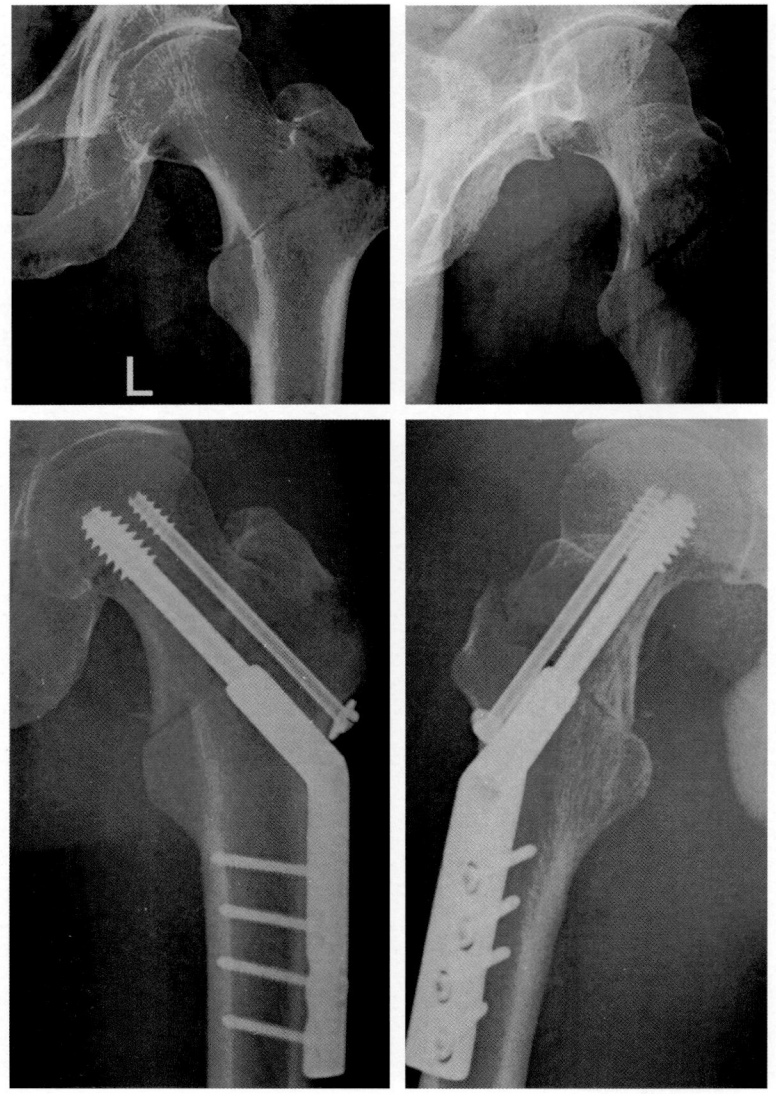

图 5-3-4 粗隆间骨折空心钉及 DHS 内固定

【病例2】 闫某某,女性,80岁,摔倒左髋部着地导致粗隆间骨折(AO31A2.2),可选择短股骨重建钉固定(construction femoral nail, CFN),适用于股骨颈细小的患者,但是髓内钉远端过短,易出现应力性骨折(图5-3-5)。

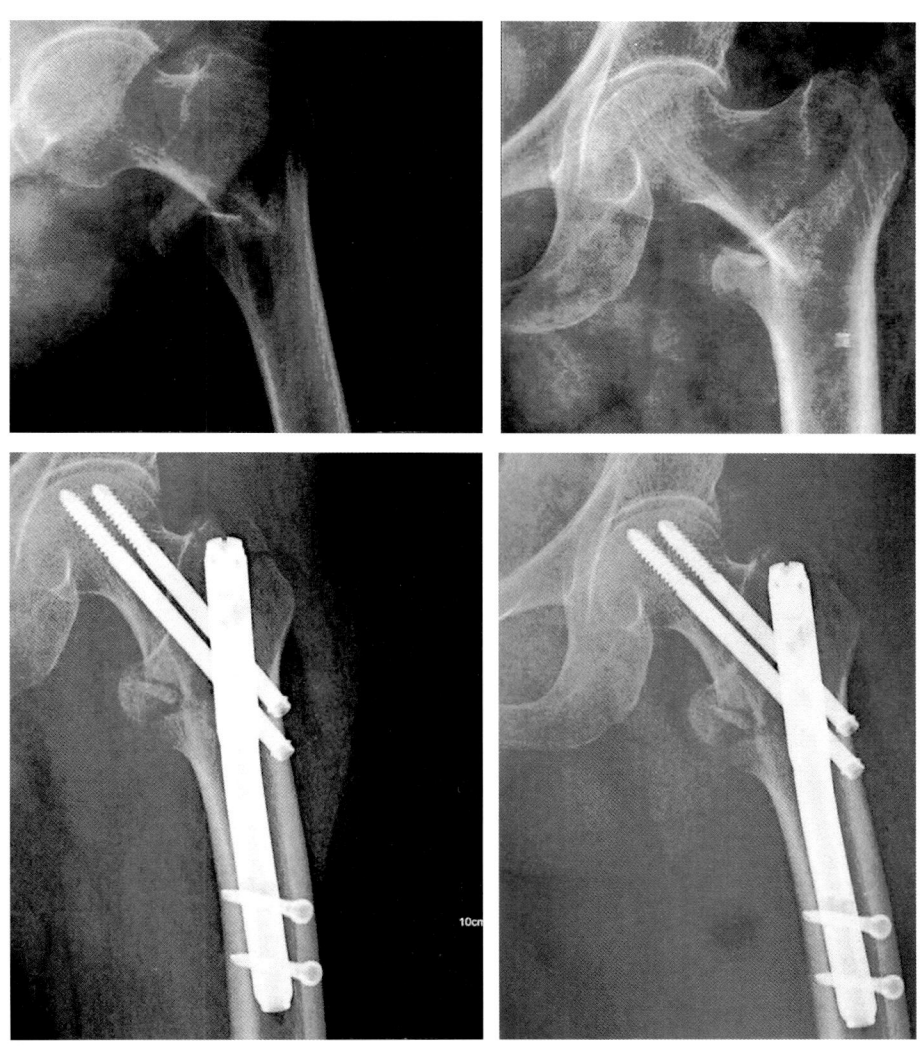

图5-3-5 短股骨重建钉固定

【病例3】 陈某某,男性,70岁,滑倒致左侧反粗隆间骨折(AO31A3.2),选择股骨近端髓内钉(PFN)固定,使粗隆部内侧获得坚强地支撑(图5-3-6)。

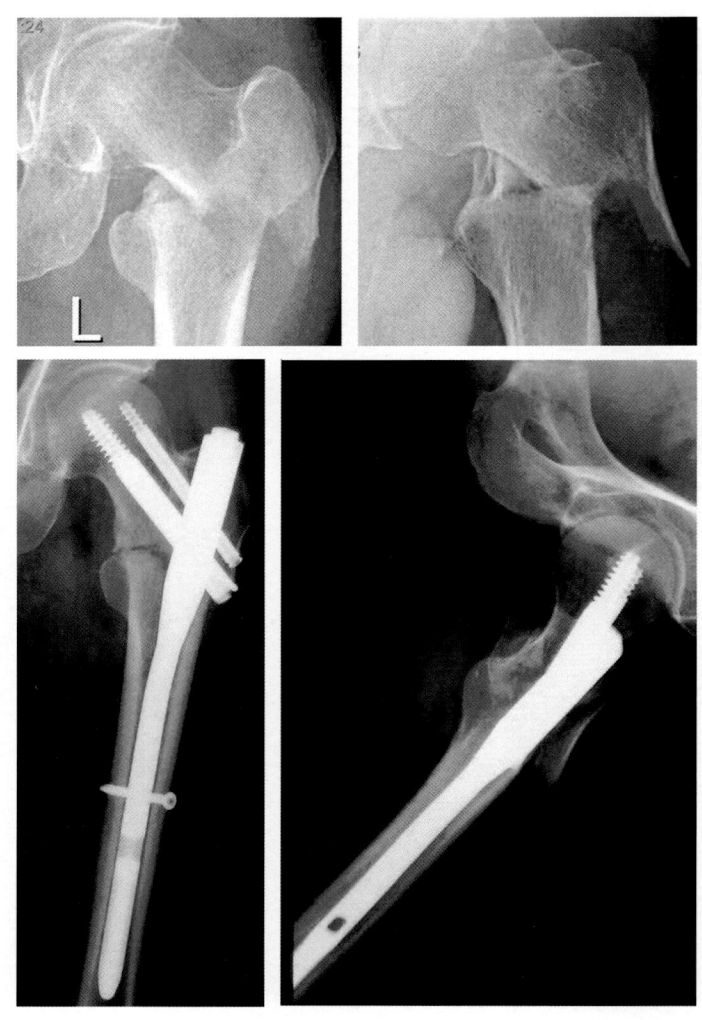

图5-3-6 股骨近端髓内钉固定

【病例4】 男性，82岁，骑车跌倒。左反粗隆间骨折（AO 31A3.3），因大、小粗隆及外侧皮质均有骨折（A），选择反向股骨LISS固定。术后解剖复位（B），术后3个月骨折线模糊（C），达到临床愈合（图5-3-7）。

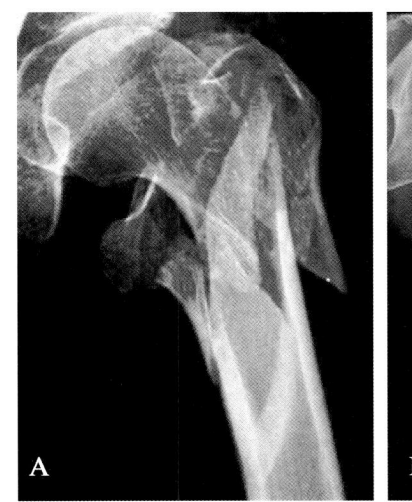
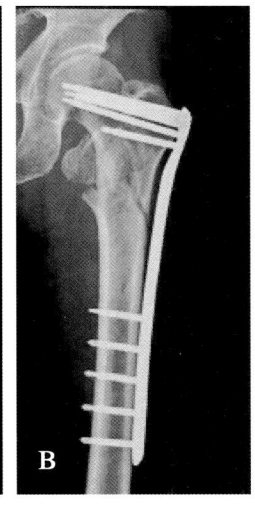
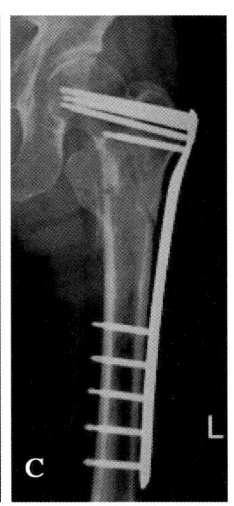

图5-3-7 反向股骨LISS固定

七、手术方法

（一）DHS固定粗隆间骨折

【病例】 女性，69岁，家中滑倒左髋部着地导致左侧粗隆间骨折（AO 31A1.2）（图5-3-8，A），小粗隆完整，选择DHS固定。

1. 牵引床闭合复位，克氏针体外定位股骨颈干角与股骨中线，切口位于股骨中线稍偏后，以颈干角标记线在股骨中线上的投影为起点，向尾侧延伸约5cm（B）。

2. 从股外侧肌后缘分离至股骨干，先插入1枚导针大概确定进针点和方向（C）。

3. 根据临时导针的位置和方向，采用135°导向器插入导针，使导向器尽量贴紧股骨干，注意股骨颈前倾角，使导针位于股骨颈中线的稍偏下后方（D）。

4. 沿导针钻孔、攻丝、拧入合适长度的髋螺钉，适时放松牵引，利用髋螺钉使骨折端加压（E）。

5. 利用空心钉平行导向器在髋螺钉近端打入1枚空心钉导针（F）。

6. 透视导针位置满意，拧入合适长度的空心钉，以防止骨折端旋转（G）。

7. 术后X线片（H）。

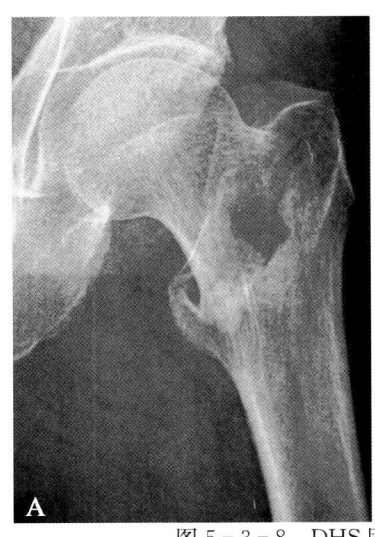
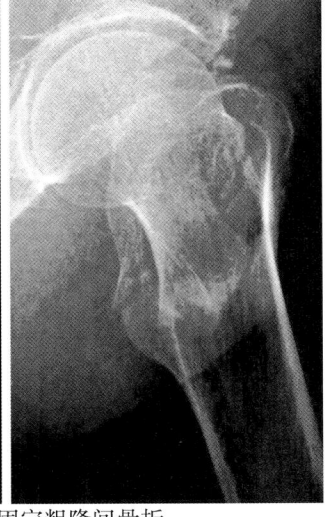

图5-3-8 DHS固定粗隆间骨折
A. 粗隆间骨折

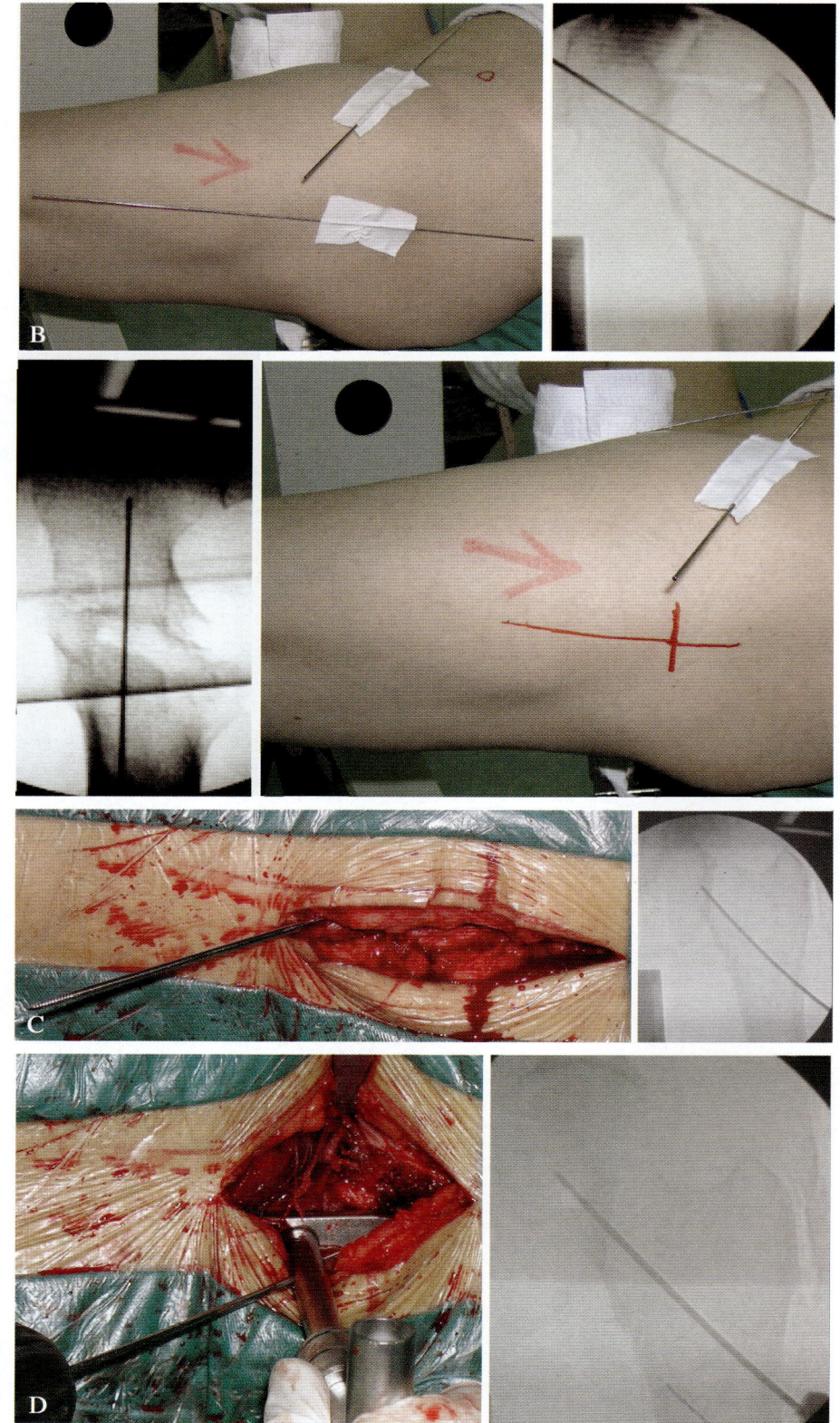

图 5-3-8 DHS固定粗隆间骨折（续）
B. 克氏针定位切口　C. 确定进针点的方向　D. 注意进针方向

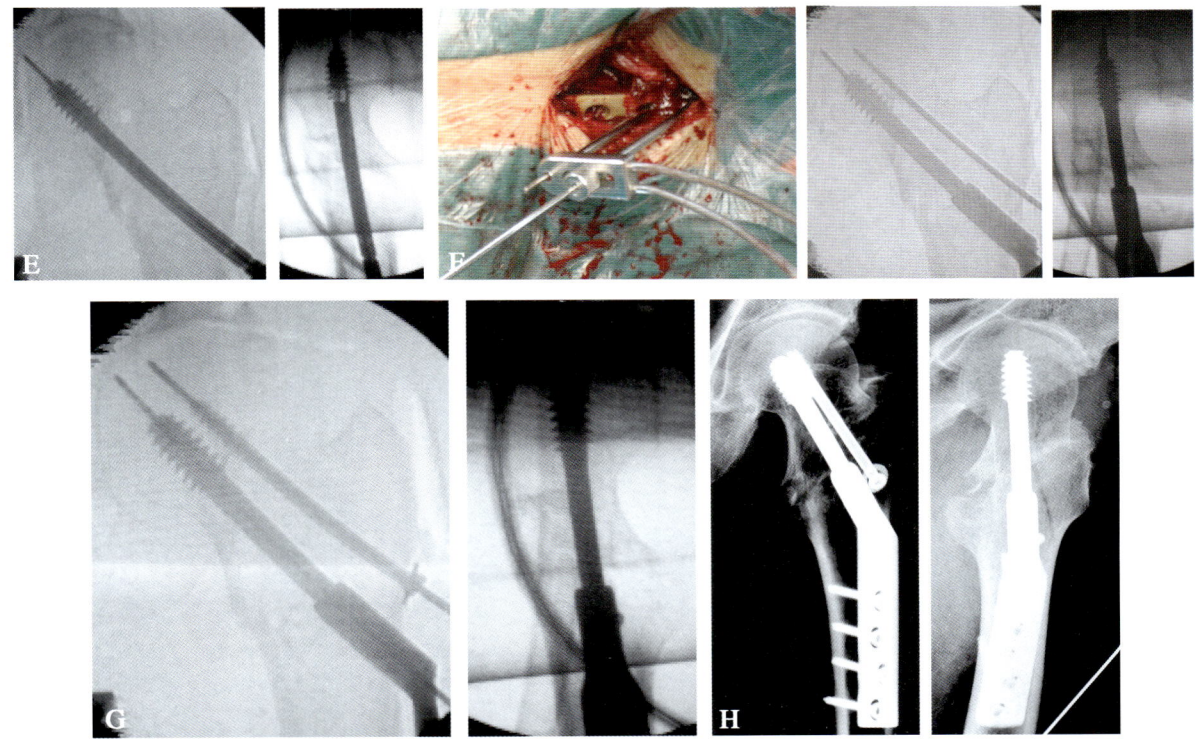

图5-3-8 DHS固定粗隆间骨折（续）
E. 髋螺钉加压固定　F. 打入空心针导针
G. 拧入空心针　　　H. 术后X线片

(二) PFN固定粗隆间骨折

【病例】 王某某，男性，76岁，家中滑倒右侧肢体着地，右侧粗隆间骨折（AO31A2.1）（图5-3-9，A），小粗隆骨折使内侧缺乏支撑，选择PFN固定。

1. 牵引床闭合复位骨折，对位对线良好（B）。

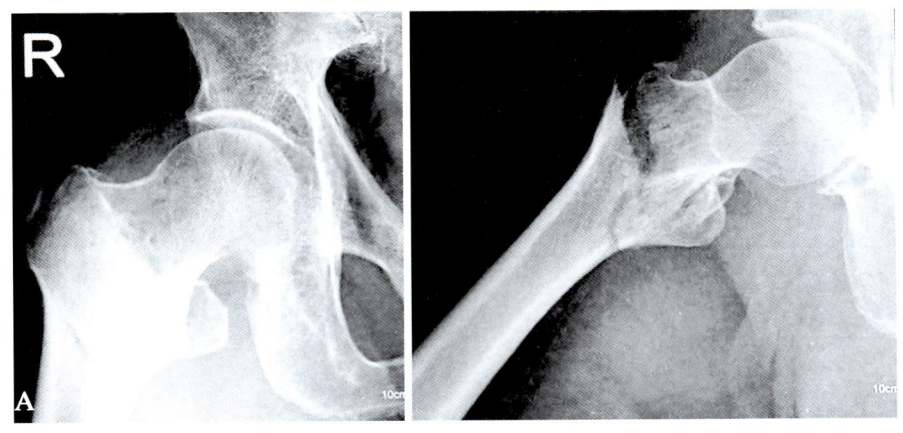

图5-3-9 PFN固定粗隆间骨折
A. 术前X线片

2. 髋螺钉导针正位片位于股骨颈中下 1/3，侧位片位于股骨颈中线偏后（C）。

3. 近端打入髋螺钉与防旋转钉，远端拧入静态锁钉 1 枚（D）。

4. 术后 X 线片（E）。

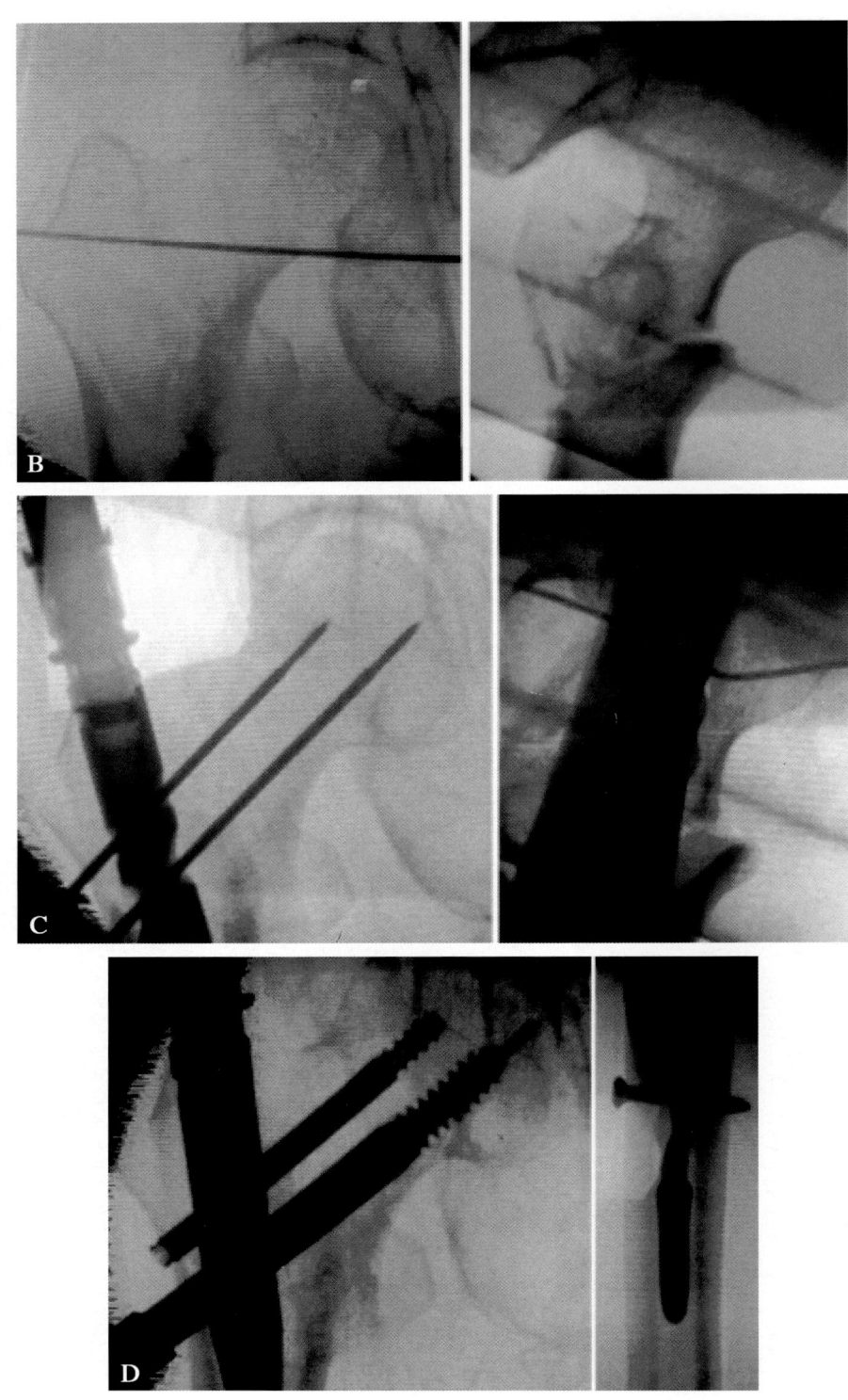

图 5-3-9　PFN 固定粗隆间骨折（续）
B. 索引床闭合复位骨折　C. 髋螺钉导针位置　D. 拧入髋螺钉及静态锁钉

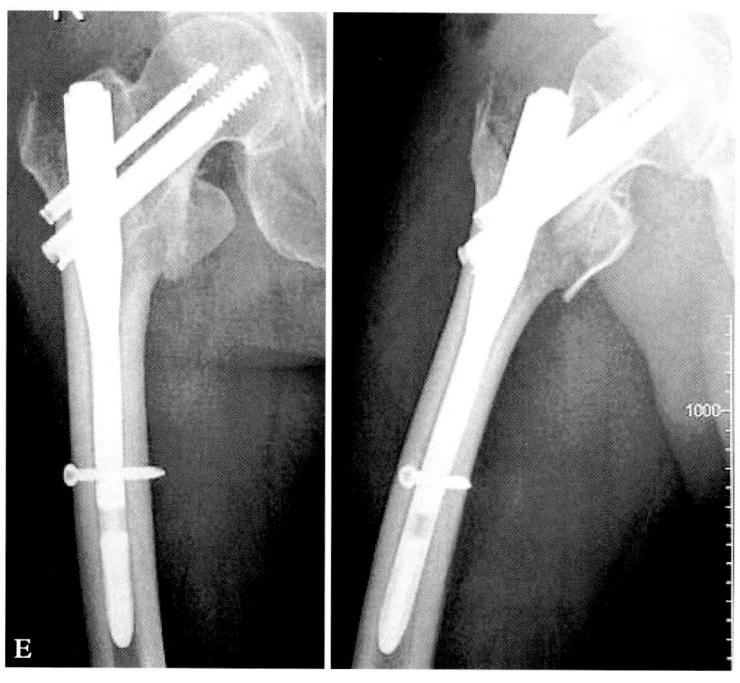

图 5-3-9 PFN 固定粗隆间骨折（续）
E. 术后 X 线片

（三）PFN-A 固定粗隆间骨折

PFN-A（proximal femoral nail antirotation）是 PFN 的进一步改进，将粗大的髋螺钉改为螺旋刀片，宽大的刀片表面积可以最大程度保护骨质。近端防旋转刀片更适合固定骨质疏松的骨折，仅需 1 枚螺钉固定，缩短手术时间。

【病例】 潘某某，女性，76 岁，摔倒右腿外侧着地，右侧粗隆间骨折（AO31A2.2）（图 5-3-10，A）。

1. 用克氏针体外定位大粗隆尖与股骨中线，切口位于大粗隆尖近端 2 横指的股骨中线延长线上，长约 3cm（应用髓内钉固定粗隆部骨折下肢应处于内收位，若下肢外展位或患者极度肥胖，则髓内钉的插入变得很困难，B）。

2. 导针在正位片上位于大粗隆尖内侧，侧位片上位于股骨中线（C）。

3. 髋螺钉导针正位片位于股骨颈中下 1/3，侧位片位于股骨颈中线偏后（D）。

4. 打入合适长度的螺旋刀片，放松牵引床，拧紧螺旋刀片使骨折端加压（E）。

5. 术后 X 线片（F）。

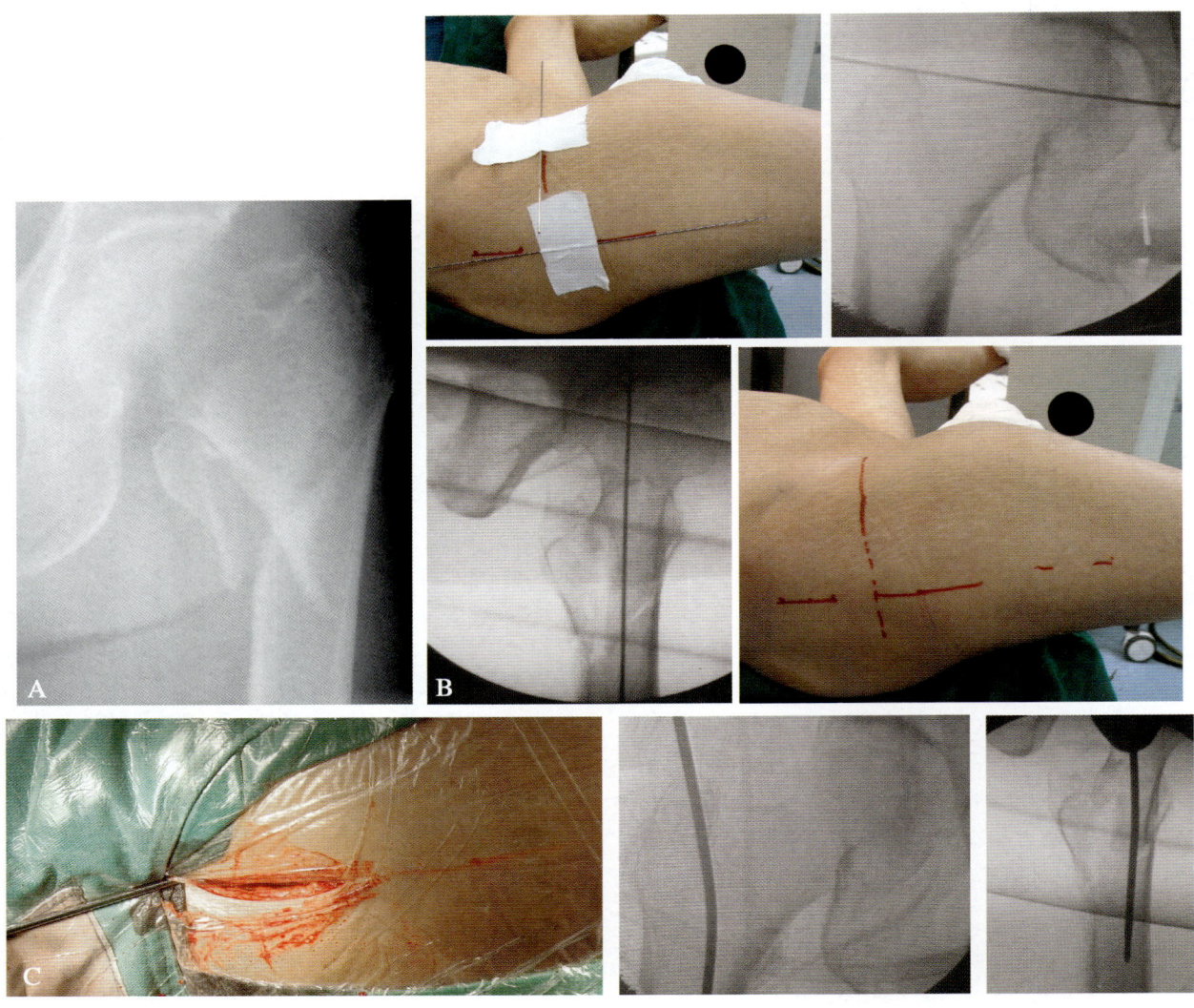

图 5-3-10 PFN-A 固定粗隆间骨折
A. 术前 X 线片　　B. 克氏针定位切口　　C. 置入导针

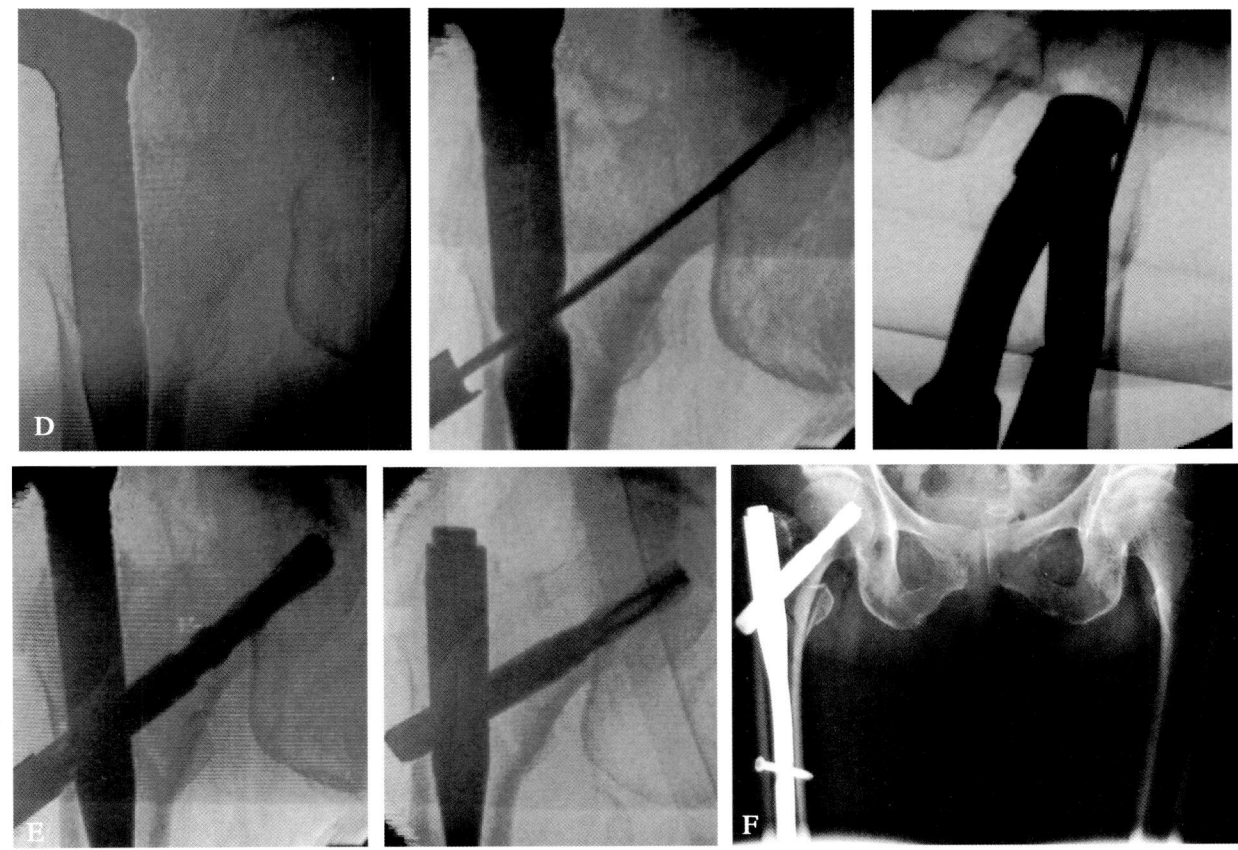

图 5-3-10　PFN-A 固定粗隆间骨折（续）
D. 髋螺针导针位置　　E. 置入 PFN-A　　F. 术后 X 线片

（四）反向股骨 LISS 治疗反粗隆间骨折

【病例】易某某，女性，58 岁，骑车摔倒后左侧肢体着地，左侧反粗隆间粉碎骨折（AO31A3.3）（图 5-3-11，A）。

1. 牵引床闭合复位后远侧骨折端向后移位明显（B）。
2. 股骨前方打入 Schanz 钉，通过 T 形手柄提拉复位远端骨折（C）。
3. 透视骨折对位对线良好（D）。
4. 因应用提拉装置阻碍髓内钉插入，故反向插入股骨 LISS（左侧粗隆部骨折应用右侧股骨 LISS），A 孔导针正位片位于股骨头颈交界处，侧位片位于股骨颈中线（E）。
5. 远近端各拧入 4~5 枚锁定螺钉（F）。
6. 完成固定后的切口（G）
7. 术后 2 个月 X 线片显示骨折线模糊。LISS 仅固定骨折两端，不显露骨折端，符合生物学固定（biological osteosynthesis，BO）的原则；若采用动力髁钢板（DCS）则需广泛剥离软组织，破坏骨折端血运，不利于骨折愈合（H）。

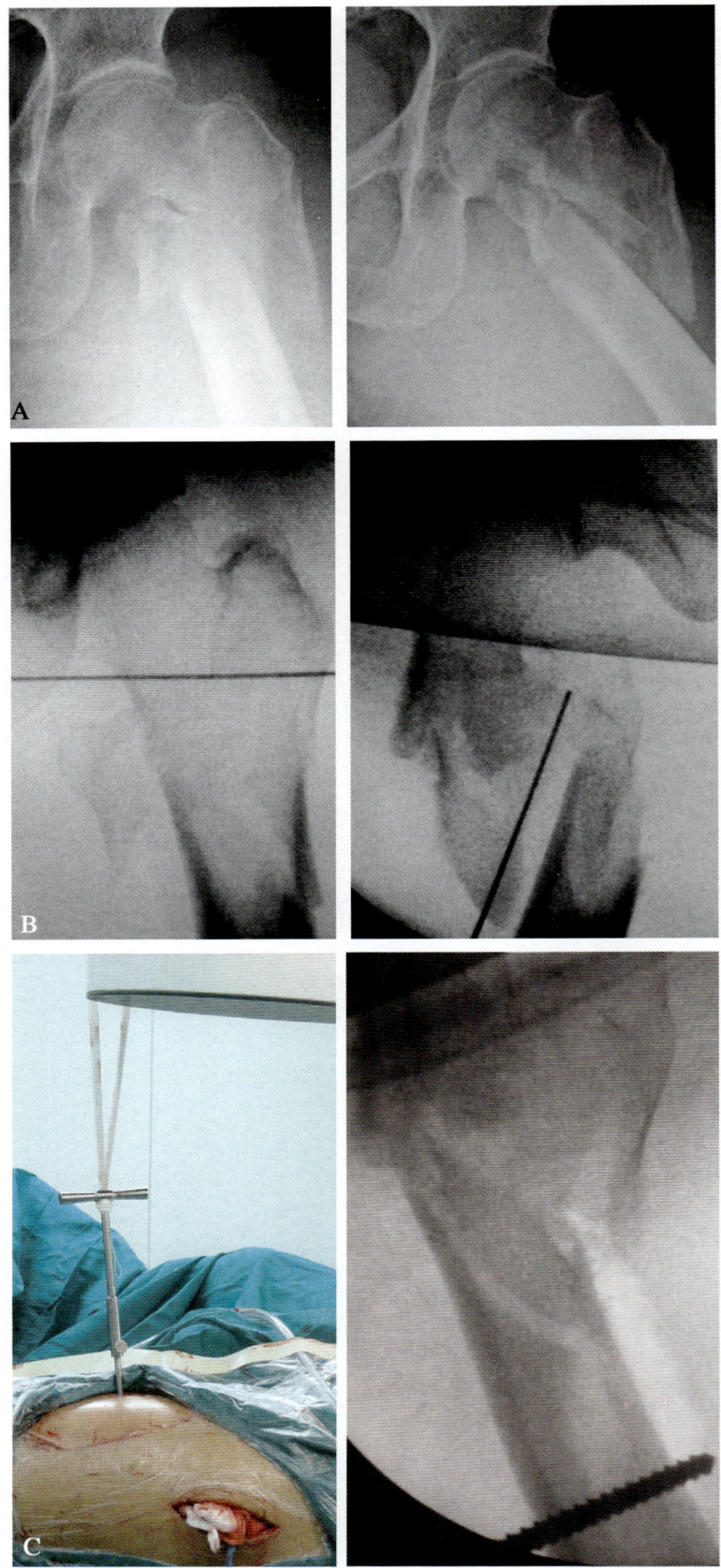

图 5-3-11 反向股骨 LISS 治疗反粗隆间骨折

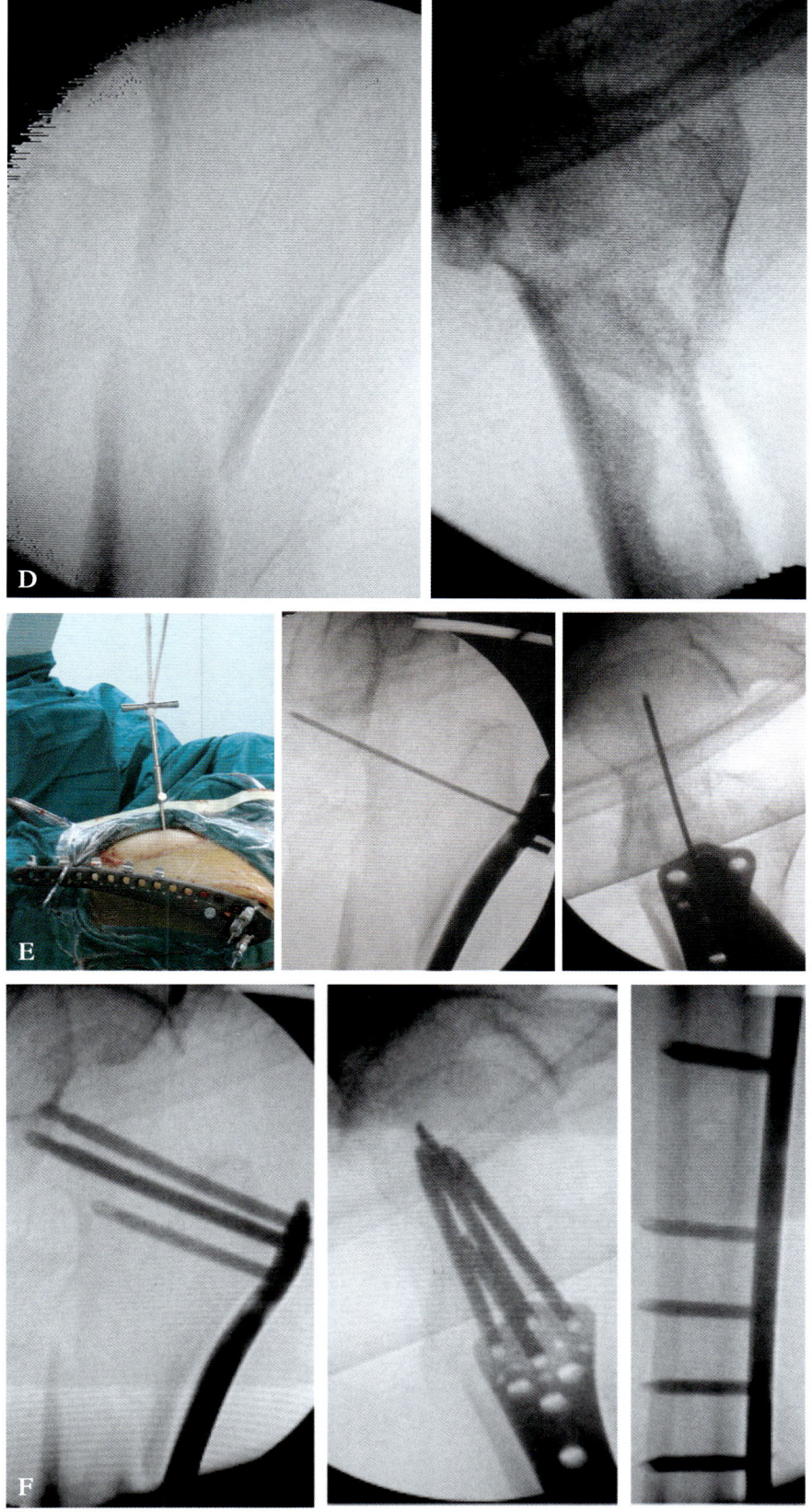

图 5-3-11　反向股骨 LISS 治疗反粗隆间骨折（续）

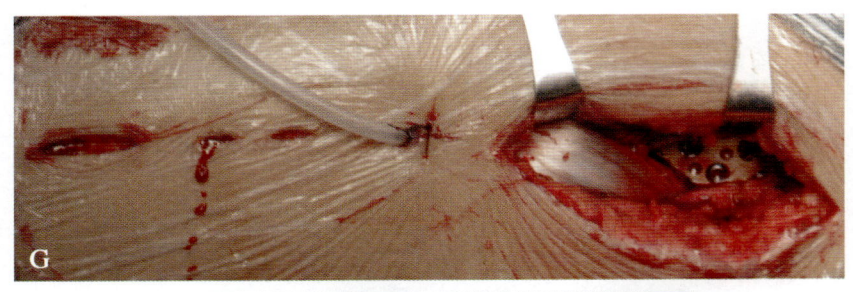
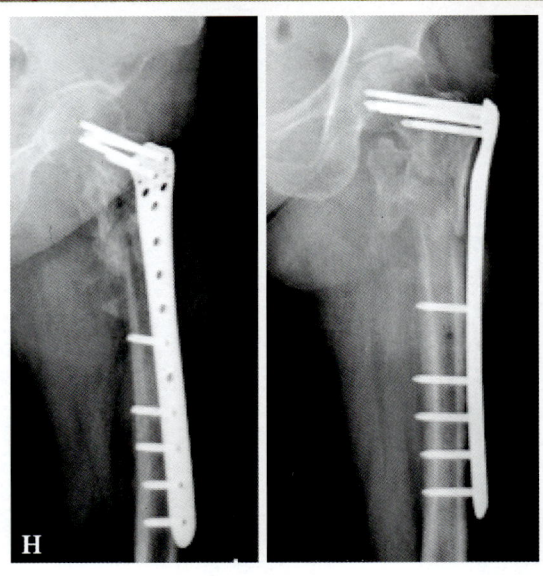

图 5-3-11　反向股骨 LISS 治疗反粗隆间骨折（续）

八、术后处理及康复

（一）预防下肢深静脉血栓　术后 6 小时即刻皮下注射低分子肝素，术后每天应用，共 5～7 天；术后查下肢深静脉彩超，若无血栓形成，则每天应用下肢血运仪；注意出入量，以胶体液扩容；鼓励患者下肢肌肉主动收缩。

（二）防治肺炎　术后给予祛痰药、雾化吸入，鼓励患者主动咳痰、深呼吸，肺功能欠佳者间断低流量吸氧。

（三）术后非负重状态下主动活动髋关节，加强股四头肌锻炼，定期复查，有骨痂形成时逐渐恢复正常活动。

（四）术后监测血色素变化，必要时输血。

九、常见并发症及处理

（一）下肢深静脉血栓

（二）切口感染　老年患者骨折前一般营养情况较差，术后更容易合并感染，可出现急性感染和迟发性感染。早期感染征象：局部红、肿、热、痛及凹陷水肿，应及时拆线引流。更换敷料，静脉滴注有效抗生素，待二期愈合。晚期感染应去除固定物，清创引流。除了一般术后感染的处理原则外，可局部清创置管冲洗术，给予支持疗法，加强营养。

（三）髋内翻　多因复位不良，内侧皮质未对位或未嵌插，内固定不牢所致。早期发现应作牵引矫正，年轻者应手术矫正。

（四）髋螺钉断裂或穿出　原因除了患者骨的质量差或者过早负重以外，主要是由于技术失误所致：包括术中复位差，未能获得稳定的复位；拉力螺钉在股骨头内位置不当、进针不深以及内固定物选择不当。青壮年患者需要取出原有内固定物，重新复位固定并植骨。老年患者应做假体置换。

【病例 1】　王某某，男性，66 岁，左粗隆间骨折在外院采用 DHS 固定，髋螺钉偏向股骨颈中线上缘，术后 2 个月髋螺钉穿出并髋内翻，术后 6 个月骨折畸形愈合，拆除内固定物（图 5-3-12）。

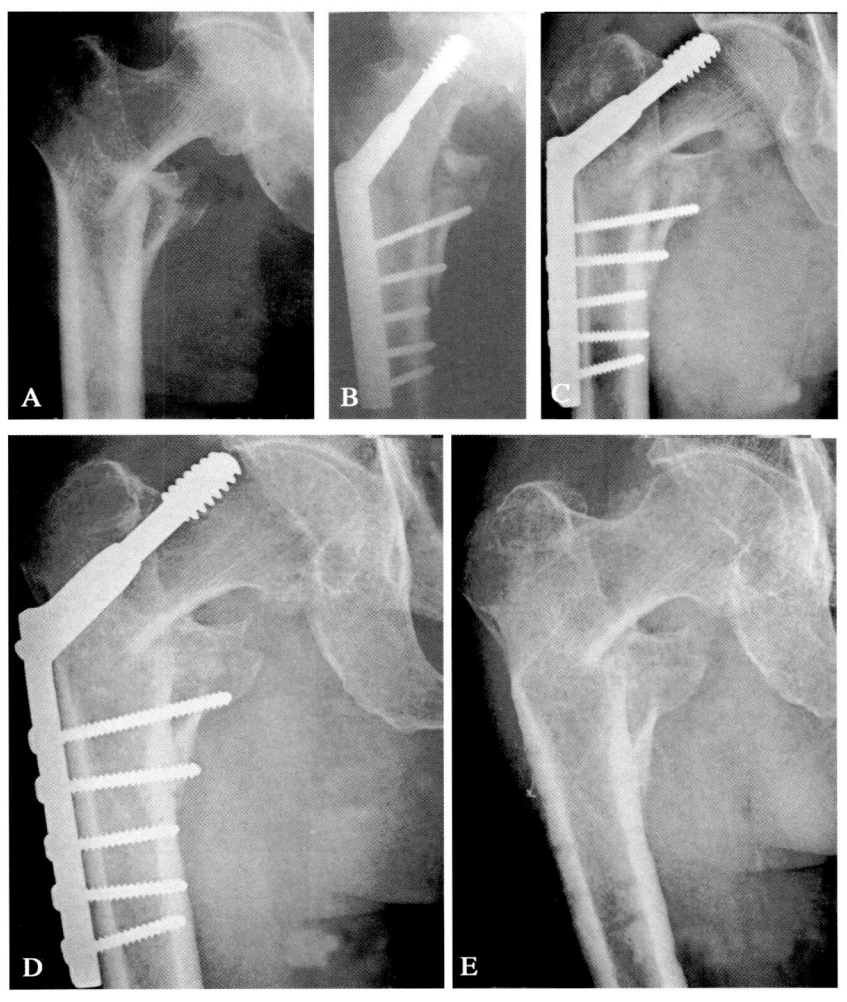

图 5-3-12 DHS 切出
A. 伤后　B. 术后　C. 术后 2 个月　D. 术后 6 个月　E. 拆除 DHS

【病例2】 刘某某，女性，81岁，左侧粗隆间骨折 PFN 固定术后 6 个月，防旋转螺钉穿入（断端加压短缩，髋螺钉有少许退出，因"Z"效应导致防旋转螺钉内移），术后 1 年取出（图 5-3-13）。

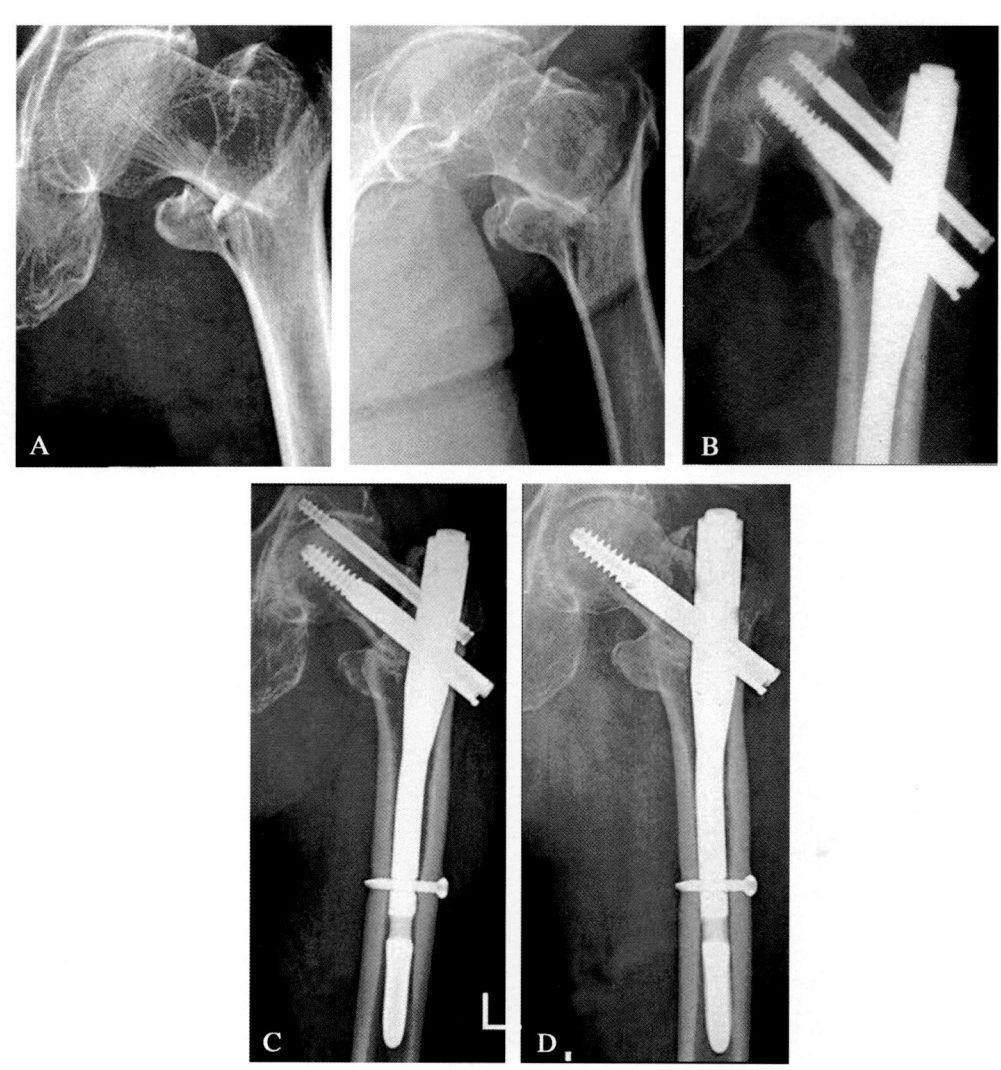

图 5-3-13 PFN 固定术后"Z"效应
A. 伤后　B. 术后　C. 术后 6 个月　D. 术后 1 年

（五）骨折延迟愈合或不愈合　原因包括术中未能重建股骨后内侧皮质的支撑作用，未能恢复骨折的稳定性，导致股骨后内侧皮质缺损，继发出现骨折的内翻塌陷及拉力螺钉切出股骨头；术中操作失误，使得拉力螺钉在钢板套筒内卡住无法产生拉力螺钉与套筒的滑动，故不能使骨折端嵌插。处理方法：取出内固定物，重新复位固定，取髂骨植骨，或者行人工关节置换。

【病例】 赵某某，女性，75岁，左侧粗隆间骨折，保守治疗后移位，DHS 内固定术后 2 个月髋内翻、髋螺钉移位，断端少许骨痂；术后 10 个月骨折不愈合、髋螺钉切出，行假体置换术（图 5-3-14）。

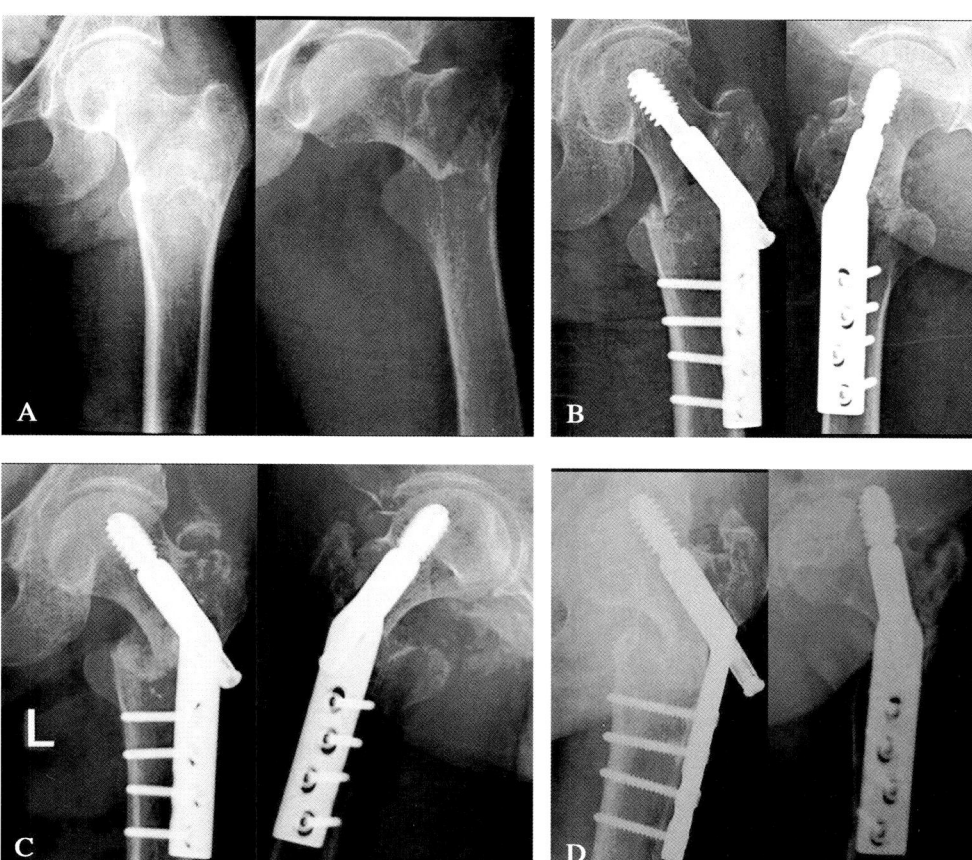
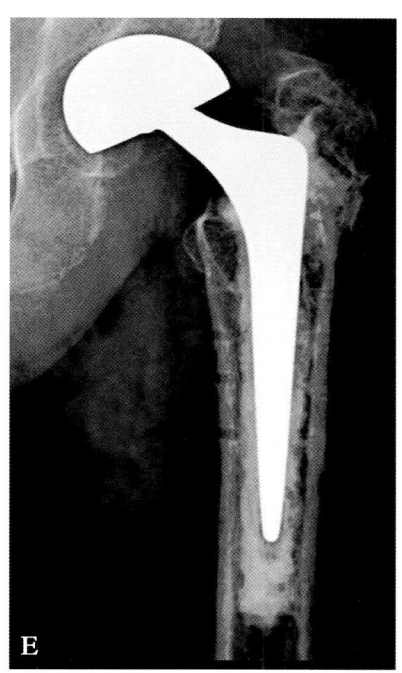

图 5-3-14 DHS 内固定术后不愈合
A. 伤后　　　　　B. 术后
C. 术后 2 个月　　D. 术后 10 个月
E. 人工股骨头置换术

（六）旋转畸形　由于手术固定时骨折远端内旋所致，若影响行走，需要行股骨干旋转截骨术。

（七）皮肤压疮　最常见的褥疮部位包括足跟、骶骨和臀部，治疗关键在于皮肤的护理。对于出现骨外露的深部褥疮，没有条件的患者，可以行中药生肌膏换药；对于身体条件许可者，可以行皮瓣转移术来覆盖创面。

十、功能评价

见 Harris 评分

十一、注意事项

（一）闭合复位应注意内侧和后侧皮质骨的接触，若内侧或后侧存在裂纹或重叠，可通过牵引或旋转调整矫正复位位置以达到稳定的解剖位置。复位骨折时一定要纠正内翻畸形，内翻的存在将使骨折处应力增加，容易导致内固定失败及骨折不愈合。

（二）手术体位可以选择剪式体位或屈曲外展位，争取获得标准的侧位片，这对骨折的复位是否满意至关重要（图5-3-15）。

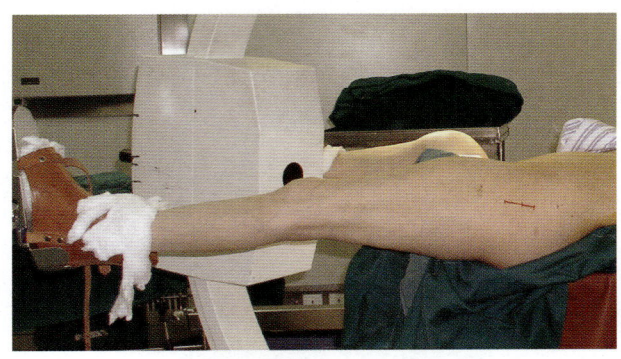

图 5-3-15　手术体位

（三）对于棘手的骨折远端下沉，可以采取以下几种方法解决（图5-3-16）：

1. 用支撑物从大腿后方由下至上支撑骨折远端（A）。
2. 用器械由前向后顶压骨折近端（B）。
3. 股骨前方打入 Schanz 钉，通过 T 形手柄提拉复位远端骨折。
4. 有限切开复位用复位钳复位骨折（C）。

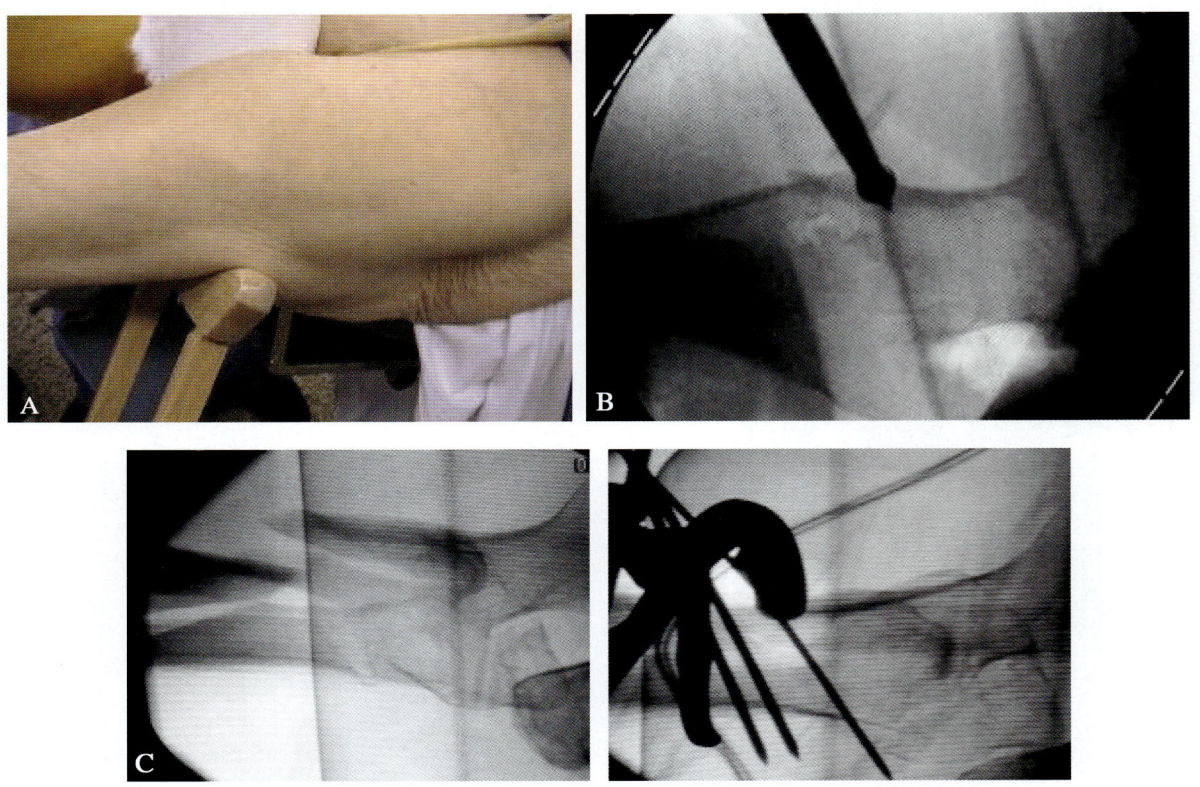

图 5-3-16　解决骨折远端下沉的方法

（四）避免进钉点失误 如果选用髓内固定系统，在选择进钉点时尽量避开骨折线，不要使用骨锥开孔，而使用动力钻开孔，从而避免在开孔时造成骨折移位。为了避免进钉点偏外而导致内翻畸形，在扩髓时应将扩髓钻的钻杆往内侧推。

（五）正确放置头钉位置 如果选用单枚头钉固定，应将头钉放置在股骨头的中央而不仅仅是股骨颈的中央，其位置的判断可以由尖顶距（头钉的钉尖与股骨头顶点间的距离）差来判断，既正位和侧位片上尖顶距差，如果该值大于25mm，则内固定失败的可能性将大大增加（图5-3-17）。

（六）避免将头钉放置在股骨颈的前上方，因为该处骨质较稀疏，因为股骨矩增强于股骨颈后下方，故髋螺钉应位于股骨头颈中央稍偏后下方。

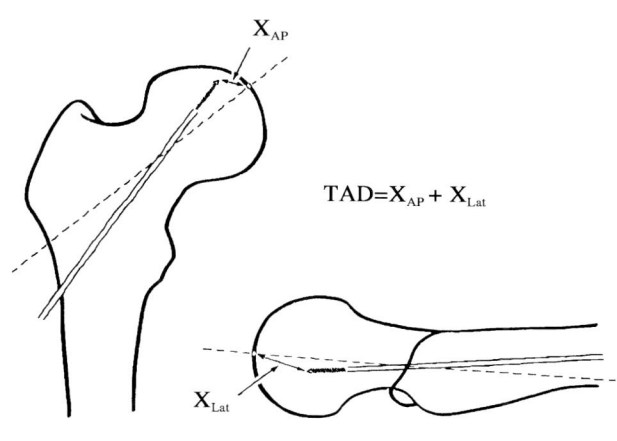

图5-3-17 头钉位置

（七）头钉的尾部要置于外侧骨皮质外而不能埋入皮质下。

（八）早活动晚负重。

第四节 股骨粗隆下骨折

一、概述

指小转子以下5cm以内的股骨上端骨折，占股骨近端骨折的7%～10%。与转子间不同，股骨粗隆下区具有特殊的生物力学特性：高应力集中、坚硬的皮质骨特性使骨折愈合慢、易发生粉碎性骨折导致对位困难，使得股骨粗隆下骨折内固定失败率很高，患肢短缩畸形、骨折内翻畸形和骨折不愈合是常见并发症。

二、受伤机制

转子下骨折可为直接暴力或间接暴力所致，常与转子间骨折同时发生，或为转子间骨折延长劈裂的一部分。发病年龄存在两个高峰，第一个高峰是青壮年，多由汽车或摩托车事故以及高处坠落等高能量创伤引起，经常累及股骨干峡部，常合并其他器官系统的严重损伤；第二个高峰见于老年人，轻微的滑倒或跌倒，直接撞击股骨大转子，再加上沿着股骨干的轴向力的作用以及肌肉的牵拉，导致各种类型的股骨粗隆下骨折。另外在所有长骨的病理性骨折中，约1/2骨折发生于股骨近端，一方面原因是全身代谢性骨疾病，如肾性骨营养不良、Paget病等。另一方面是继发于其他部位的转移癌。

三、临床表现

粗隆下骨折创伤较重，外伤史明显，出血多，畸形重，应注意有无其他合并伤或多发骨折。

四、影像学检查

双髋正位和患髋侧位X线片，应包括股骨上段。

五、骨折分类

（一）Seinsheimer分型

强调重建股骨内侧皮质的支撑作用（图5-4-1）。

Ⅰ型 骨折无移位或骨折块移位<2mm。

Ⅱ型 两部骨折。

ⅡA型：两部横断骨折。

ⅡB型：两部螺旋骨折，小粗隆位于近侧骨折块。

ⅡC型：两部螺旋骨折，小粗隆位于远侧骨折块。

Ⅲ型 三部骨折

ⅢA型：三部螺旋骨折，小粗隆是第三骨折块，并下端带有不同长度尖的骨皮质。

ⅢB型：股骨近侧1/3的三部螺旋形骨折，第三部是蝶形骨折块。

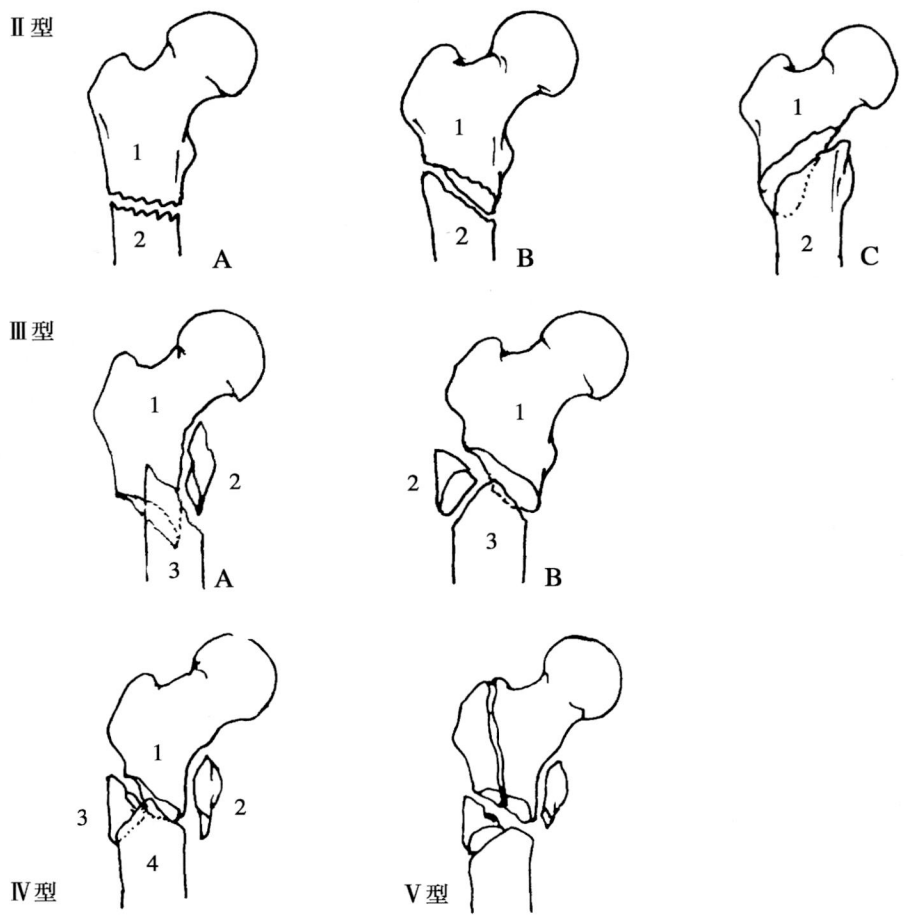

图 5-4-1 Seinsheimer 分型

Ⅳ型 骨折有四个或更多粉碎骨折块。

Ⅴ型 粗隆间~粗隆下骨折，此组包括任何延伸到大粗隆的粗隆下骨折。

(二) Russell - Taylor 分型

小转子区和小转子以下的骨折，可以用髓内钉安全固定，而近端延长到大转子区的骨折可以用滑动加压螺钉固定（图 5-4-2）。

ⅠA：骨折线从小转子以下到股骨干峡部，没有累及到梨状窝，在这一区域可以存在任何程度的骨折粉碎。

ⅠB：包括小转子区域的粉碎，骨折远端到股骨干峡部，但是骨折线没有累及到梨状窝。

ⅡA：骨折线从小转子到股骨干峡部，并累及到梨状窝，但是不存在明显的骨折粉碎或小转子的主要折块，即内侧结构是稳定的。

ⅡB：骨折累及到大转子区并伴行股骨内侧皮质明显粉碎，而小转子的连续性丧失。

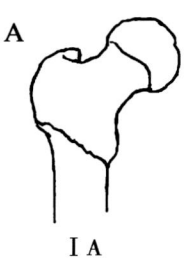 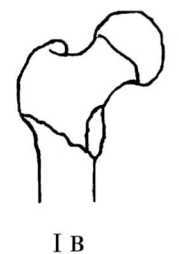 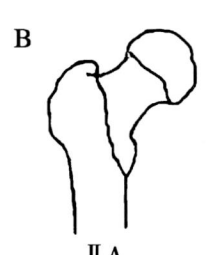 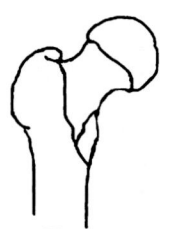

ⅠA　　　　ⅠB　　　　ⅡA　　　　ⅡB

图 5-4-2 Russell - Taylor 分型

六、治疗

粗隆下骨折一般采用手术治疗。非手术治疗适用于儿童和少年的股骨粗隆下骨折以及老年人不能耐受手术者，可采用骨牵引。

（一）粗隆下骨折内固定物的选择

可选用髓内固定系统及角度固定的钉板系统（LISS，DCS 及角钢板）。DHS 失败率高为禁忌。我们近两年来使用 LISS 对近 50 例股骨近端复杂性骨折进行了治疗，取得了很好的临床效果，从临床应用上看出，股骨 LISS 从生物力学和解剖结构上都能满足股骨近端骨折内固定要求，微创反向使用股骨 LISS 治疗股骨近端骨折相比其他内固定方法具有创伤小、操作简便、固定可靠、安全性高、骨折愈合快、并发症少的独特优势，尤其宜用于老年人合并内科疾病、骨质疏松较重的粗隆间骨折及复杂的股骨近端骨折，粗隆下骨折及反粗隆间骨折是 LISS 最好的适应证。

【病例1】 郭某某，女性，27 岁，车祸导致左粗隆下骨折，牵引床闭合复位欠佳，选择切开复位显露断端，以钢丝捆绑复位，重建髓内钉固定（图 5-4-3）。

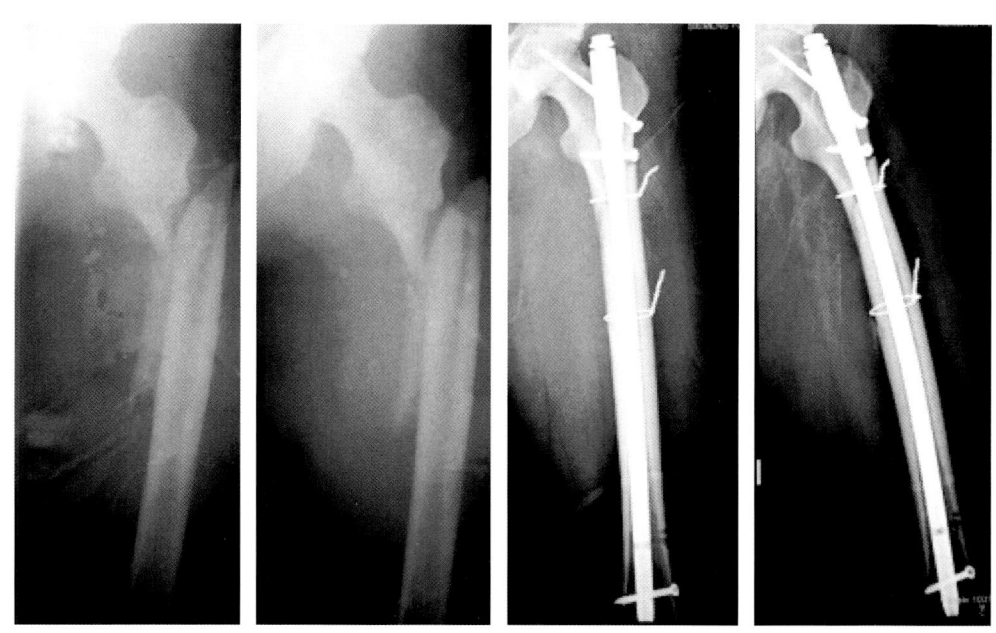

图 5-4-3 粗隆下骨折髓内钉固定

【病例2】 安某某，女性，84 岁，滑倒致粗隆下骨折，选择牵引床闭合复位、加长 PFN 内固定术（图 5-4-4）。

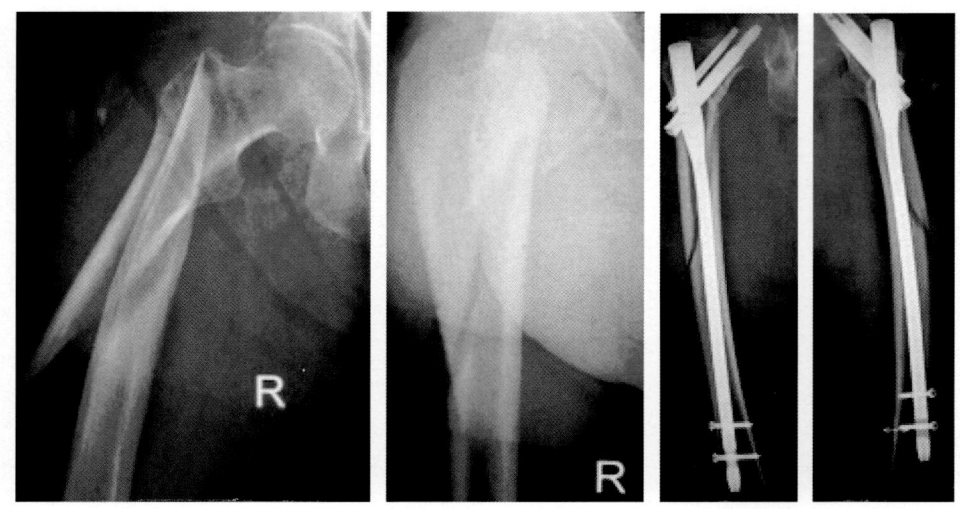

图 5-4-4　索引床闭合复位、加长 PFN 内固定术

【病例 3】　王某某，男性，74 岁，摔倒致粗隆下骨折，选择切开复位，显露断端钢丝捆绑，DCS 内固定术，术后 6 个月可见骨痂。该患者骨折端血运破坏较重，骨折愈合慢，术中骨折端显露时间长，术后 3 年出现迟发性感染（图 5-4-5）。

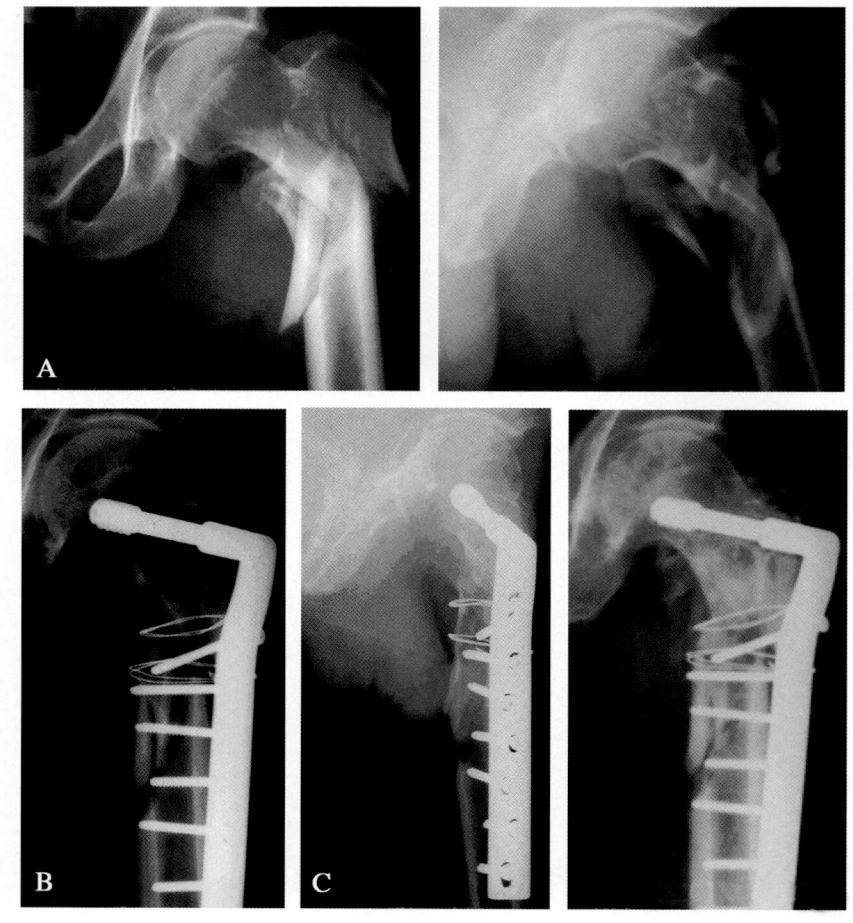

图 5-4-5　粗隆下骨折 DCS 内固定术
A. 术前　B. 术后　C. 术后 6 个月

【病例4】 郑某，女性，83岁，滑倒致右侧粗隆下骨折，选择牵引床闭合复位，反向股骨LISS内固定术（图5-4-6）。

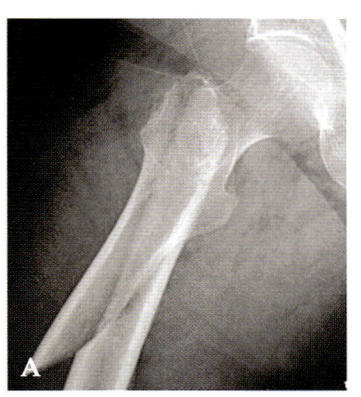

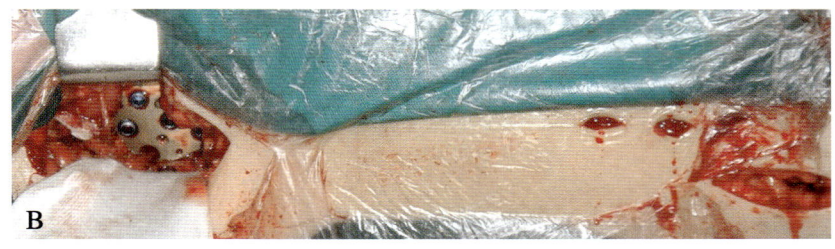

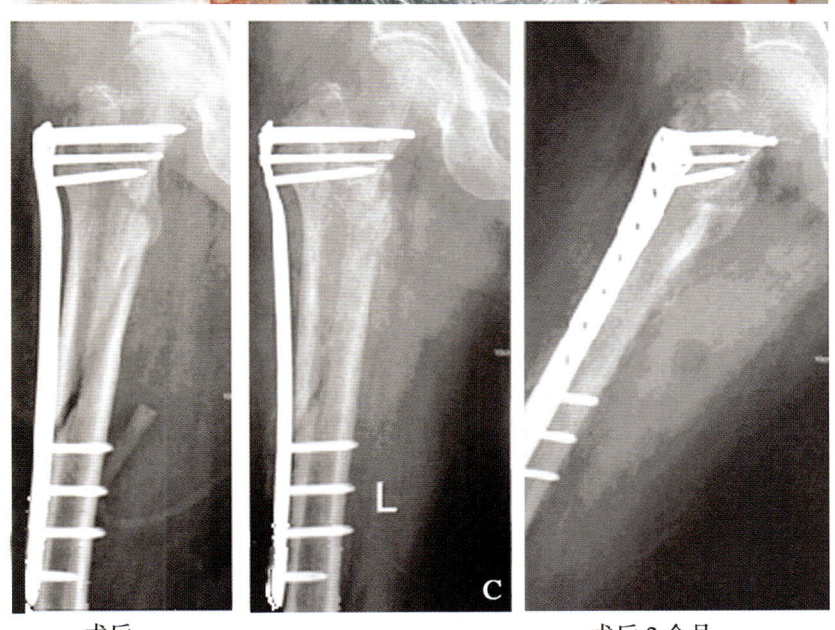

术后　　　　　　　　　　术后2个月

图5-4-6　粗隆下骨折反向股骨LISS内固定术

A. 伤后X线片
B. 反向股骨LISS小切口微创内固定，减少创伤，不干扰骨折断端，有利于骨折愈合
C. 术后与术后2个月复查X线片（可见骨痂）

(二)特殊类型粗隆下骨折的治疗

【病例 1】 刘某某,男性 13 岁,高处摔下致粗隆下骨折并累及大粗隆,股骨头骨骺未闭合,不能选择重建髓内钉或 DCS 固定,因髋螺钉会影响股骨头骨骺;亦不能采用普通髓内钉,因大粗隆骨折影响近端锁钉的拧入。故采用反向股骨 LISS 固定(图 5-4-7)。

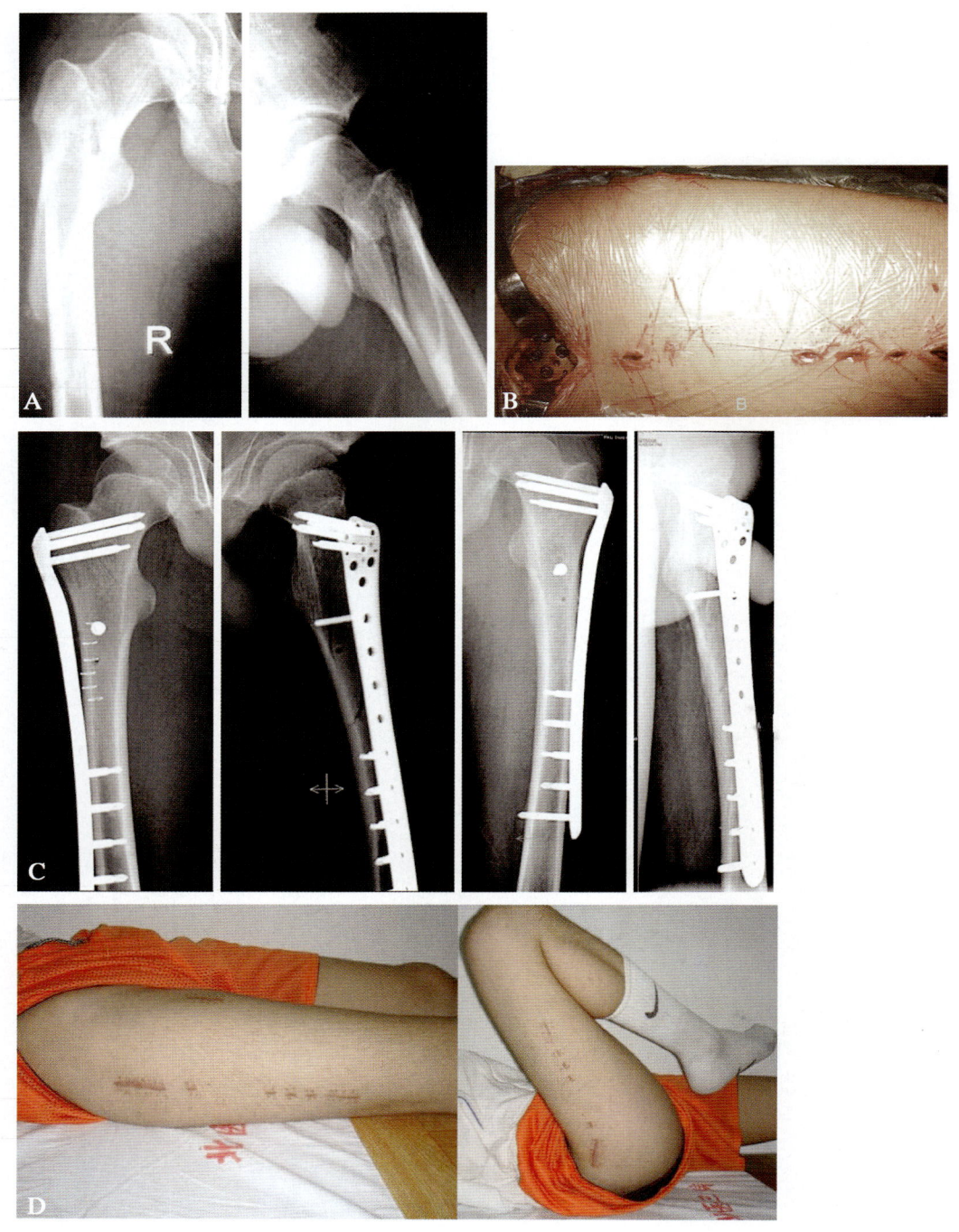

图 5-4-7 粗隆下骨折反向股骨 LISS 固定术
A. 伤后 X 线片 B. 牵引床闭合复位,完成反向股骨 LISS 微创内固定的切口
C. 术后 X 线片与术后 2 个月复查 X 线片可见骨折愈合良好 D. 术后 2 个月复查髋关节功能恢复正常

【病例2】 王某某，男，59岁，骑摩托车摔倒左大腿着地导致左侧粗隆下骨折，既往左股骨头坏死病史3年，X线片示股骨头严重塌陷变形，无法选择髓内钉、PFN和DCS内固定术，故采用反向股骨LISS内固定术（图5-4-8）。

【病例3】 贺某某，男，33岁，摔倒左髋部着地致粗隆下骨折，既往强直性脊柱炎10年，双侧髋关节融合5年，目前双髋屈曲外旋外展畸形，体位限制插入髓内钉。采用股骨撑开器闭合复位反向股骨LISS固定，骨折近端拧入多根短锁定螺钉，防止螺钉穿出股骨颈（术中不能透视髋关节侧位，无法确定股骨颈螺钉的长度和方向，若使用长螺钉则很可能穿出股骨颈，此原因亦限制DCS的应用图5-4-9）。

【病例4】 张某某，男，73岁，肺癌转移致粗隆下病理性骨折，选择闭合复位PFN内固定术，进行姑息治疗，提高晚期生活质量（图5-4-10）。

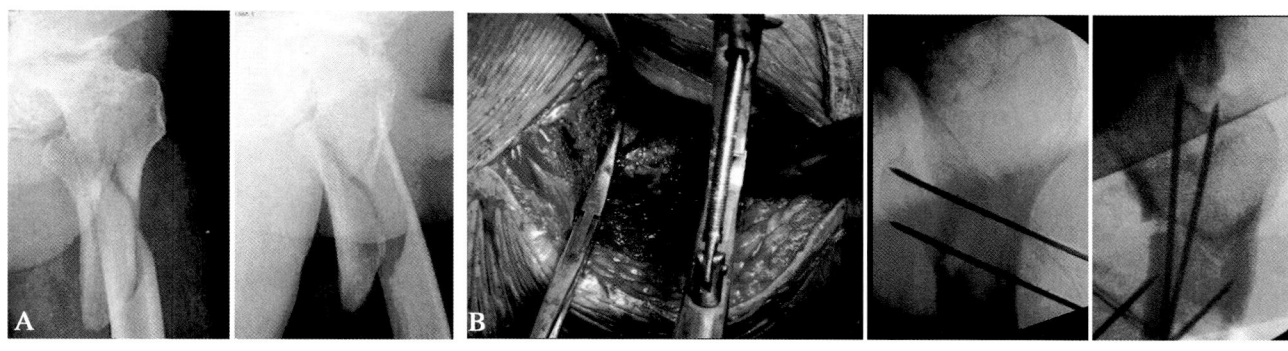

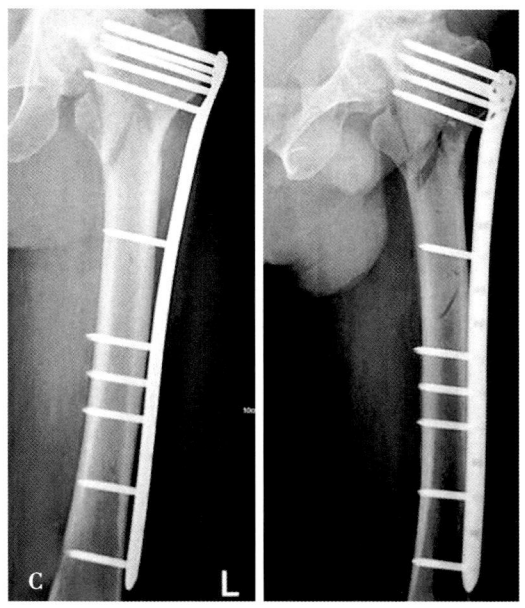

图5-4-8 粗隆下骨折反向股骨LISS内固定术
A. 术前X线片
B. 有限切开复位：复位钳复位骨折块，经皮克氏针临时固定
C. 术后X线片

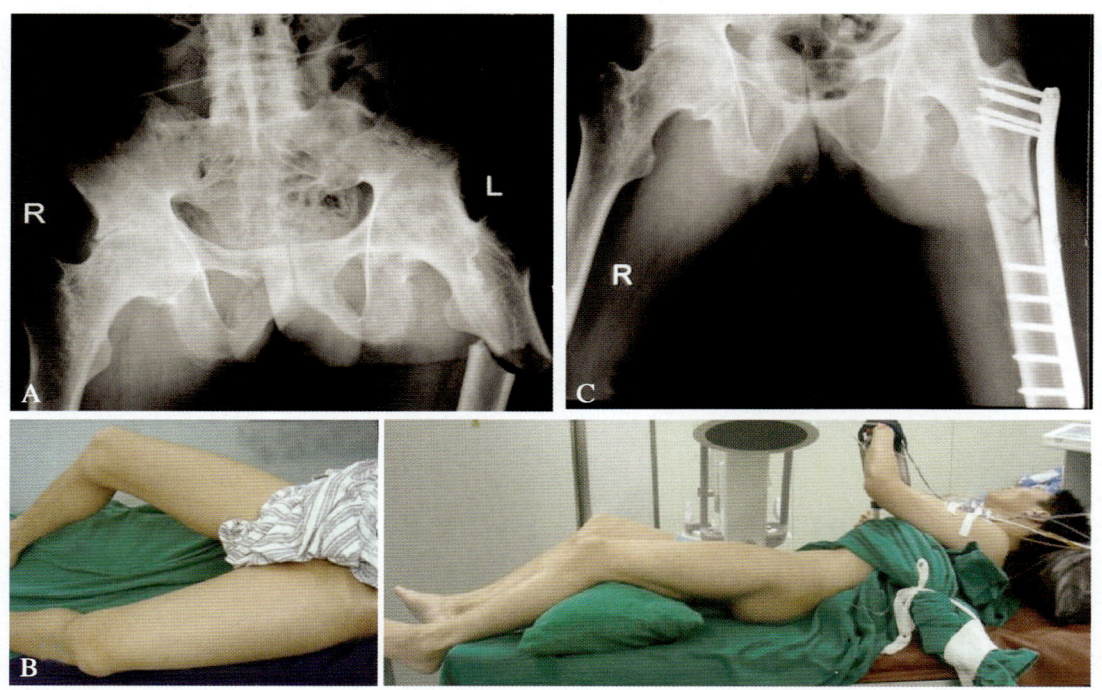

图 5-4-9 粗隆下骨折反向股骨 LISS 固定
A. 术前 X 线片　　B. 术中体位　　C. 术后 X 线片

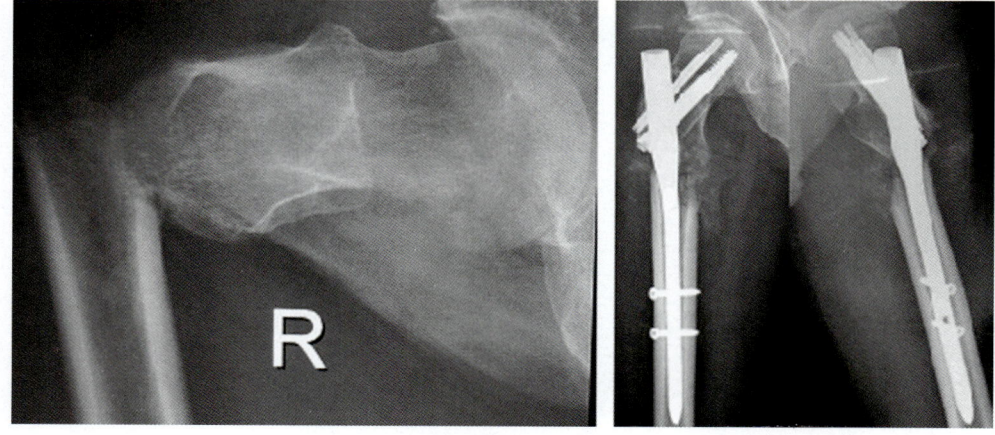

图 5-4-10 粗隆下骨折 PFN 内固定术

【病例5】 盖某某,男,78岁,前列腺癌多发骨转移致左侧粗隆下病理性骨折合并全股骨病变,病变范围广泛,若选择髓内钉固定,扩髓过程中可能会导致大量肿瘤细胞进入血液循环,造成更加广泛的全身转移,故选择闭合复位反向股骨LISS微创固定,不干扰局部肿瘤细胞,提高生活质量(图5-4-11)。

【病例6】 刘某,男,27岁。坠落伤致粗隆间、粗隆下粉碎骨折。DCS固定创伤大,髓内钉固定会造成外侧骨皮质的破坏从而加重不稳定。故选用反向股骨LISS固定(图5-4-12)。

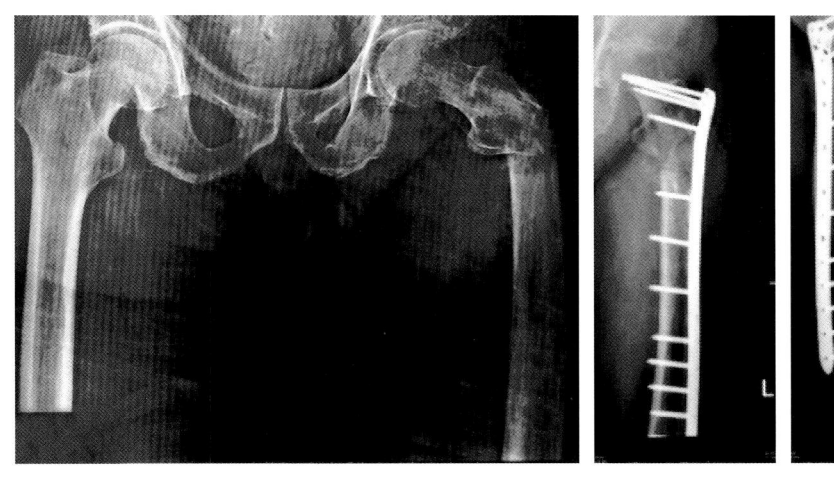

图5-4-11 粗隆下病理骨折反向股骨LISS固定术

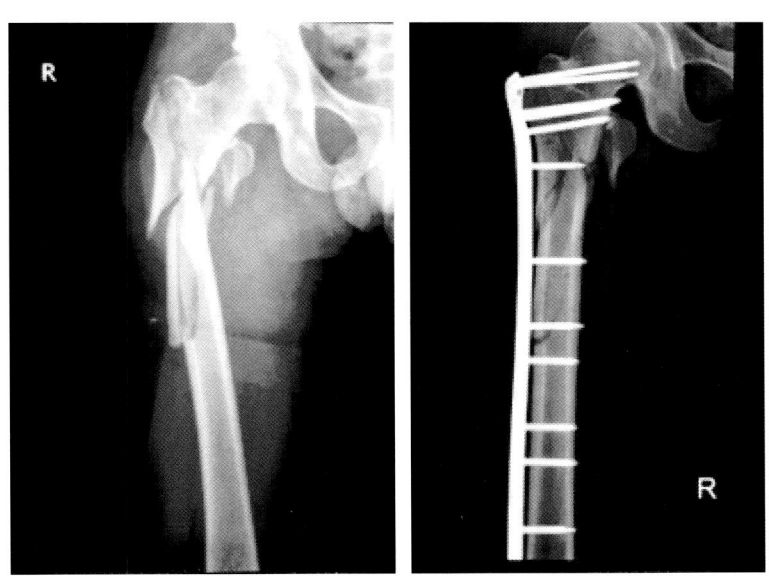

图5-4-12 粗隆下及股骨干反向股骨LISS固定术

七、手术方法(LISS固定粗隆下骨折)

病人仰卧于牵引手术台上,在透视下先行闭合整复。如闭合复位后仍有部分前后或侧方移位,采用提拉装置间接复位,如仍不满意采用骨折部位有限切开复位。复位成功后在透视下精确定位切口部位,取大粗隆尖部外侧小切口长约4~6cm,并在该处沿切口在股骨表面潜行推出隧道,选择合适长度的反向LISS接骨板[左侧骨折选择标记为右(R)的接骨板,反之亦然],然后借助插入导向手柄将LISS接骨板自股外侧肌与股骨干之间由近端向远端插入,透视下经A孔打入第一枚固定针,正位位于股骨颈下1/3处,侧位位于股骨颈中央。透视确认接骨板位置满意后,通过最远端定位孔打入第二枚固定针定以固定导向手柄。通过提拉装置使接骨板尽量贴近股骨干，然后在导向装置的引导下在粗隆部经 D、E、F 孔拧入合适长度的自钻、自攻型锁定螺钉，远端螺钉经皮置入，骨折近端 3~4 枚螺钉，远端至少 4 枚螺钉。

【病例】 赵某，男，68 岁，骑车摔倒左髋部着地，左粗隆下骨折（图 5-4-13，A）。

1. 牵引床闭合复位后骨折端对位对线差（B）。
2. 有限切开复位，经皮克氏针固定（C）。
3. 经复位的软组织窗插入股骨 LISS，经 A 孔打入克氏针，使其在正位片上位于头颈移行处，侧位片上位于股骨颈中线（D）。
4. 远端打入克氏针确定钛板在股骨干的前后位置，近端拧入 2 枚锁定螺钉，远端应用拉力钻使钛板与股骨贴附（E）。
5. 完成固定后透视股骨近端螺钉位置（F）。
6. 术后 X 线片（G）。
7. 术后 3 个月可见明显骨痂，恢复部分负重（H）。

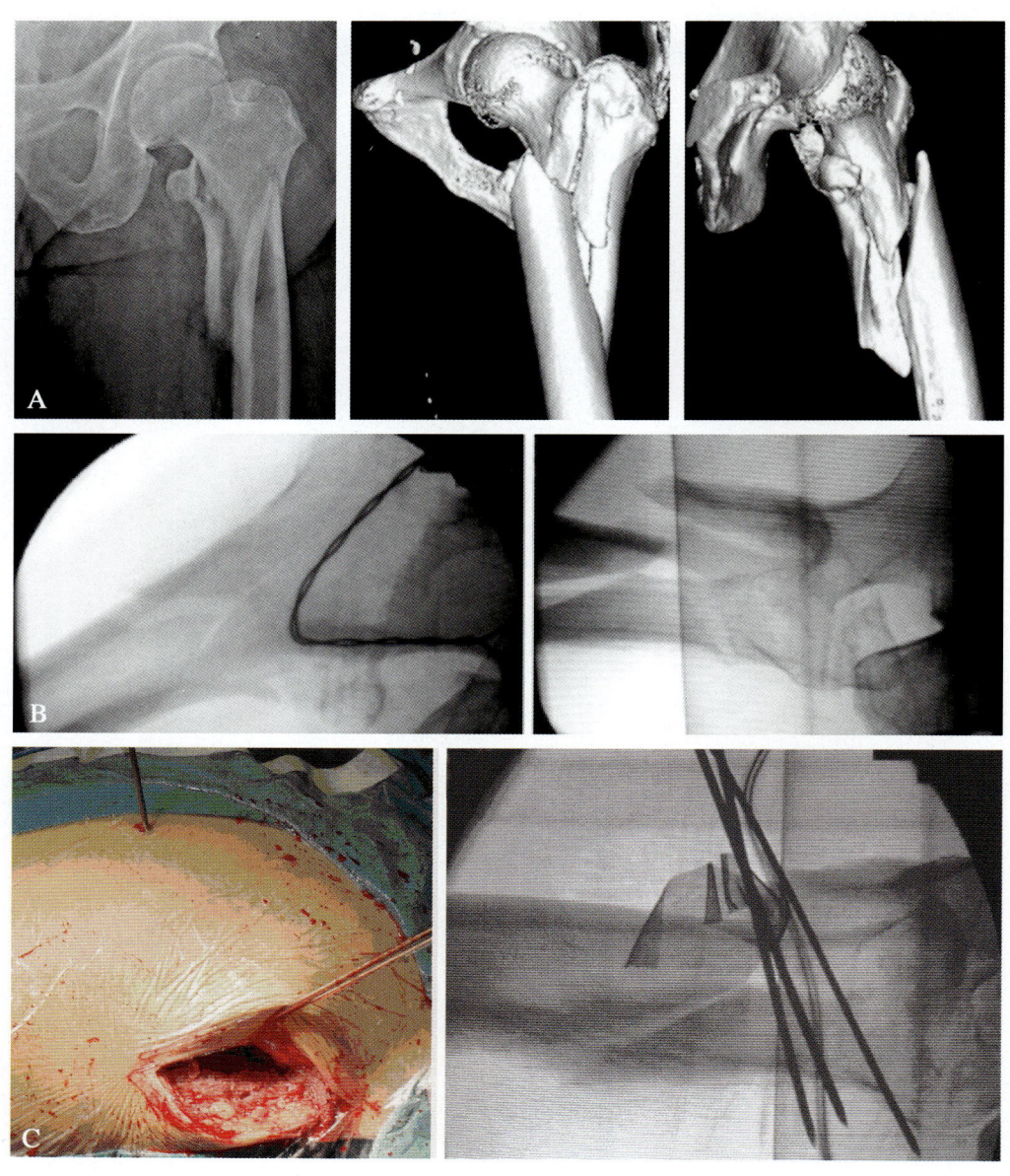

图 5-4-13 粗隆下骨折 LISS 固定术

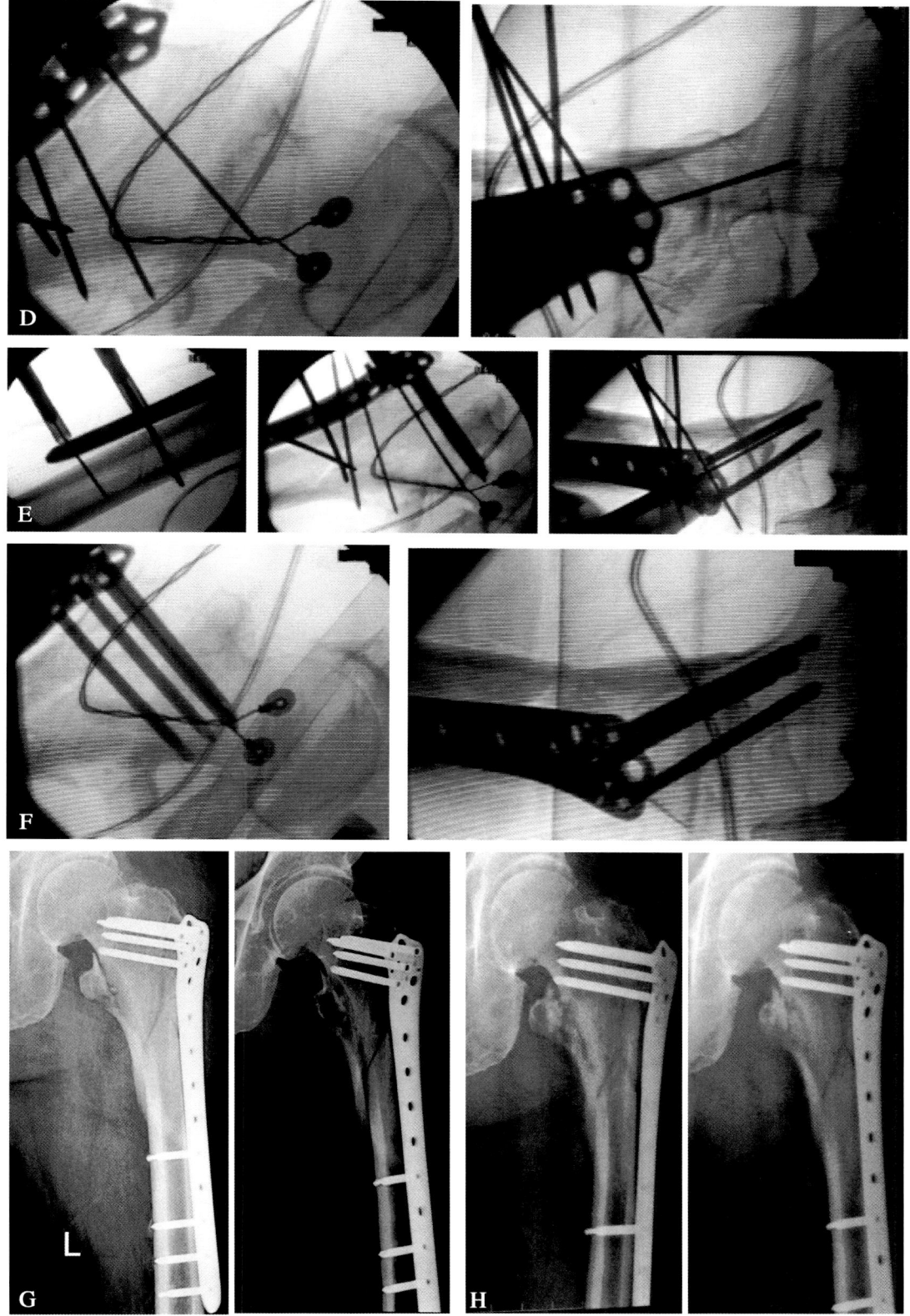

图 5-4-13 粗隆下骨折 LISS 固定术（续）

八、术后处理及康复

（一）预防下肢深静脉血栓　术后6小时即刻皮下注射低分子肝素，术后每天应用，共5~7天；术后查下肢深静脉彩超，若无血栓形成，则每天应用下肢血运仪；注意出入量、以胶体液扩容；鼓励患者下肢肌肉主动收缩。

（二）防治肺炎　术后给予祛痰药、雾化吸入，鼓励患者主动咳痰、深呼吸，肺功能欠佳者间断低流量吸氧。

（三）术后非负重状态下主动活动髋关节，加强股四头肌锻炼，定期复查，有骨痂形成时逐渐恢复正常活动。

（四）术后监测血色素变化，必要时输血。

九、常见并发症及处理

粗隆下骨折的一般并发症主要见于老年患者，包括肺炎、泌尿系感染、褥疮、下肢深静脉血栓及肺栓塞等。

（一）内固定失败　应用滑动加压髋螺钉治疗股骨粗隆下骨折最常见的失败是拉力螺钉从股骨头内切出，可采取重新复位固定植骨术。用髓内钉固定失败原因包括未应用静态锁钉以及术前没有发现骨折线累及梨状窝，导致钉子从近端切出，可以重新扩髓，选用更大直径的髓内钉静态固定。

（二）骨折不愈合　主要是由于严重血运损害、固定不稳定、内固定物失效，治疗需重新切开复位内固定和植骨术。

（三）骨折愈合不良包括短缩畸形、髋内翻畸形和旋转畸形。

（四）感染　可出现急性感染和迟发性感染，除了一般术后感染的处理原则外，可局部清创置管冲洗术，给予支持疗法，加强营养。

【病例】　粗隆下骨折DCS内固定术后2.5年复查见骨折愈合、髋螺钉有松动（图5-4-14，A）。术后3年切口破溃流脓，窦道造影示迟发性感染，选择内固定物取出+伤口清创+置管冲洗术（B）。

十、功能评价

同粗隆间骨折。

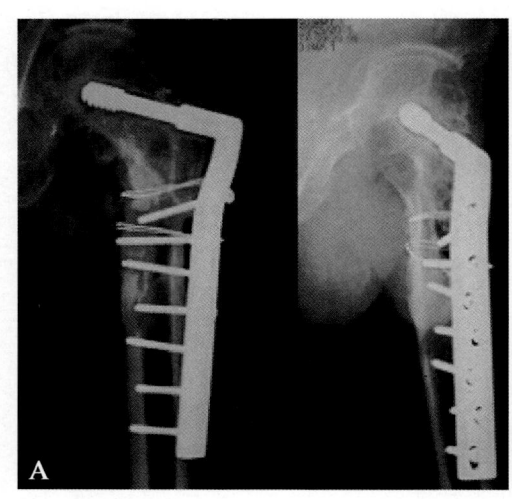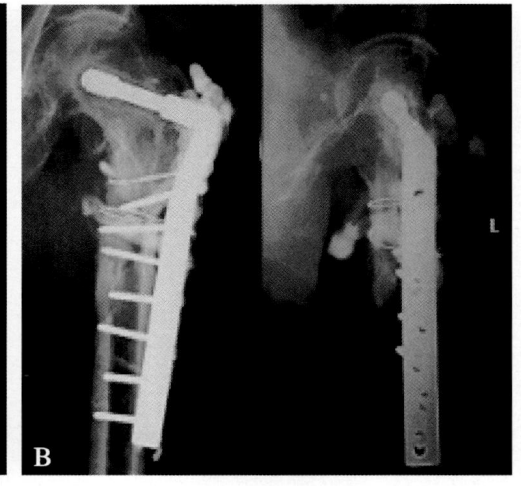

图5-4-14　粗隆下骨折DCS固定术后感染

第五节　股骨干骨折

一、概述

股骨干骨折常合并其他损伤，据统计合并其他部位损伤的病例可达到全部病例的5%~15%，合并伤包括全身多系统创伤；脊柱骨盆及同侧肢体损伤。闭合股骨干骨折同侧膝关节韧带及半月板损伤的几率高达50%。

二、解剖

股骨是体内最大的管状骨，周围有丰厚的肌肉包围。发育过程中股骨形成前凸，内侧承受压力，外侧承受张力。

股骨干骨折包括发生在小转子远端5cm至内收肌结节近端5cm范围内的骨折。

股骨干骨折后骨折端受到不同肌群的作用发生移位，这些肌群包括外展肌、内收肌、髂腰肌、腓肠肌及阔筋膜张肌。

外展肌包括臀中小肌，止于大转子。转子下骨折或近端股骨干骨折时可牵拉骨折近端外展；髂腰肌止于小转子，其作用使骨折近端屈曲外旋；内收肌通过牵拉骨折远端造成内翻短缩畸形；腓肠肌作用于骨折远端使其向后方旋转屈曲；阔筋膜张肌作用于股骨外侧对抗内收肌的内翻应力。

大腿部肌群可分前、内、后为三个间室，前间室包含股四头肌、髂腰肌、缝匠肌及耻骨肌，股动脉、股静脉、股神经及股外侧皮神经；内侧间室包含股薄肌、长收肌、短收肌、大收肌、闭孔外肌、闭孔动静脉、闭孔神经及股深动脉；后侧间室包含股二头肌、半腱肌、半膜肌、部分大收肌、坐骨神经、股深动脉分支及股后皮神经。

与小腿相比，大腿部筋膜间室容积大，筋膜间室综合征的发生率低，但间室内出血可造成压力升高，深部血管供血减少。

供应股骨干的血管来自股深动脉，从近端后侧骨嵴进入髓腔分支供应皮质内三分之二的血液，骨膜血管同样自后侧骨嵴进入，供应皮质外三分之一。股骨干骨折发生后髓内血管损伤，骨膜血管增生成骨折愈合主要营养血管，骨折愈合后髓内血管重建恢复供血。

股骨血管不过度损伤则股骨干骨折一般能顺利愈合，手术时应避免过度分离骨膜，特别是后侧骨嵴及肌间隔附着处。

三、损伤机制

发生在成年人的骨折多是高能创伤，多继发于交通事故、高处坠落、重物砸伤及枪击伤。此外骨质发生改变时轻微外伤可造成病理骨折；军人或长跑运动员可发生应力骨折，多发生于股骨近端或中段。

四、临床检查

股骨干骨折多为高能创伤，对患者进行全面检查，及时发现其他部位的损伤。股骨干骨折发生后大腿局部会出血肿胀，畸形包括成角和短缩，患肢剧痛不能行走。股骨干骨折血管神经损伤发生率低，但需要进行相关检查除外可能的损伤。

股骨干骨折常伴发同侧肢体其他部位损伤，因此需要对髋部和膝部进行详细检查，骨折未固定之前关节活动度及韧带完整性检查往往不可靠，待骨折固定后应进一步检查。

股骨干骨折局部失血量可达1200ml，40%的患者最终需要输血，因此，术前要仔细评价患者血流动力学情况，筋膜间室内大量出血也会继发筋膜间室高压，需要监测局部压力变化。

五、影像学检查

前后及侧位X线片，应包括髋、膝关节（图5-5-1）。

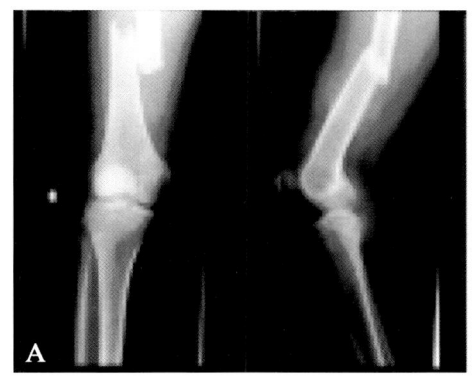 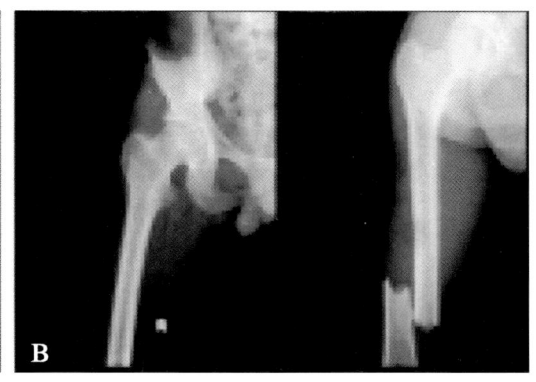

图5-5-1 股骨干骨折影像学检查
A. 远端包括膝关节　B. 近端包括髋关节

六、分类

AO 分类：(图 5-5-2)
  A 型　简单骨折
    A1：螺旋形
    A2：斜形（大于 30°）
    A3：横形（小于 30°）
  B 型　楔形骨折
    B1：螺旋形
    B2：折弯楔形
    B3：碎裂楔形
  C 型　复杂骨折
    C1：螺旋形
    C2：节段骨折
    C3：不规则骨折

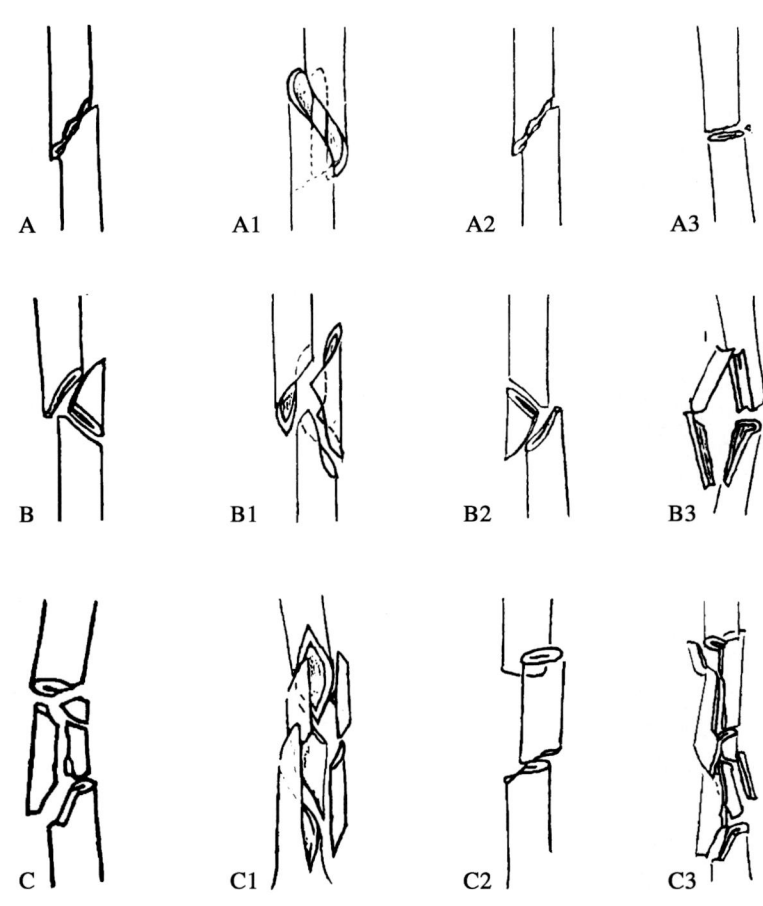

图 5-5-2　股骨干骨折 AO 分型

七、治疗

（一）非手术治疗

1. 皮牵引　目前主要应用于成人骨折现场紧急制动及转运，作为治疗方法则主要应用于幼儿股骨干骨折。

2. 骨牵引　目前主要应用于骨折固定手术前的临时制动，也适用于身体虚弱不能耐受手术的患者。牵引的目的是恢复股骨长度，限制旋转和成角。牵引部位可通过股骨髁上或胫骨结节，股骨髁上牵引容易造成膝关节僵硬，膝关节韧带损伤则不能行胫骨结节牵引。文献报道骨牵引的骨折愈合率可达 97%～100%，但可引发膝关节僵硬、肢体短缩、住院时间长、呼吸系统及皮肤疾患，还会发生畸形愈合。

3. 石膏固定　主要适用于远端 1/3 骨折、开放骨折及中段粉碎骨折，最好早期应用骨牵引，局部消肿后石膏固定。文献报道愈合率大于 90%，愈合时间 13～14 周，并发症有移位畸形愈合、短缩成角。

（二）手术治疗（图 5-5-3）

1. 髓内针固定　内植物位于股骨中央，承受

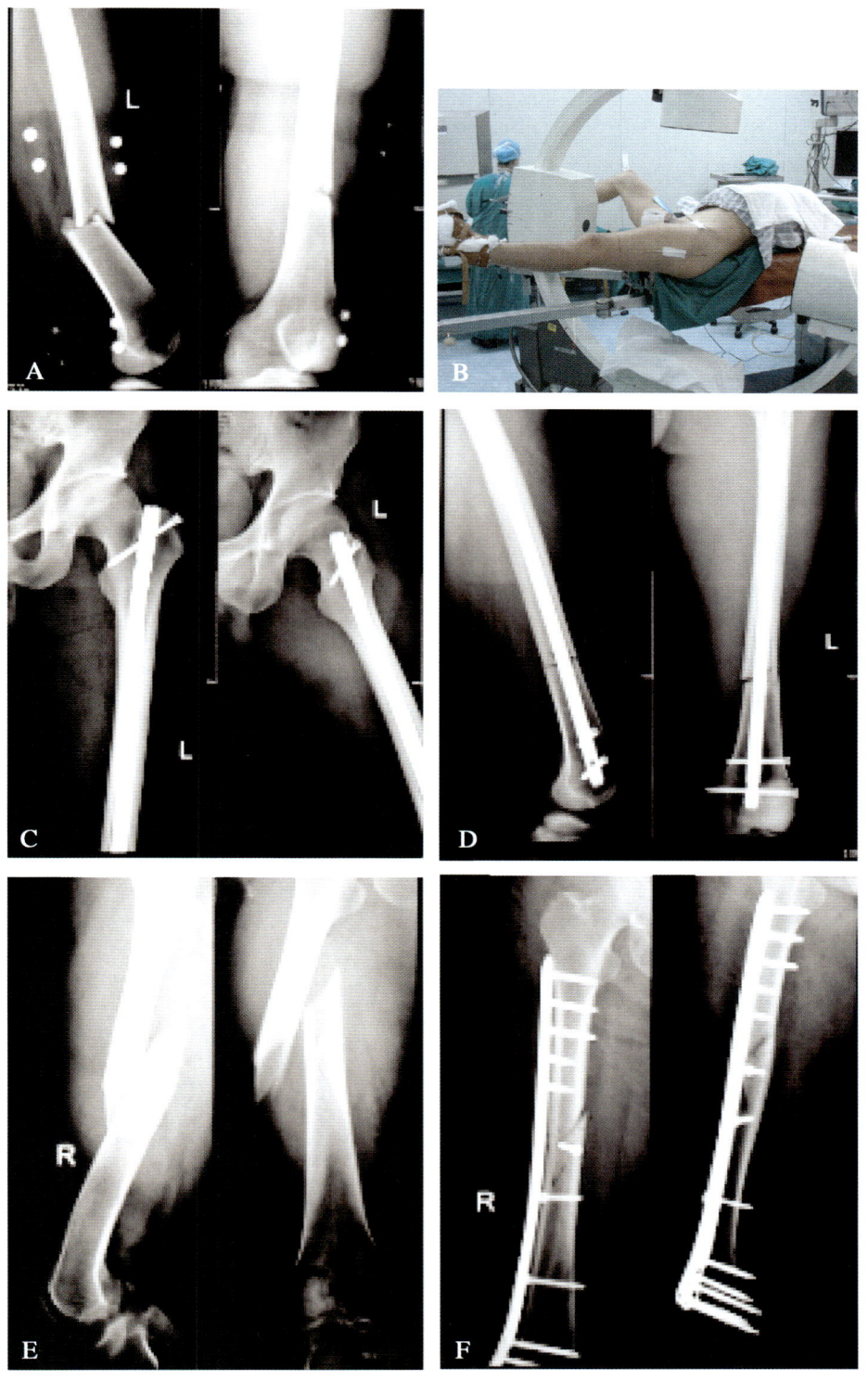

图 5-5-3 股骨干骨折内固定方式

A. 股骨干骨折术前正侧位 X 线片　B. 手术体位　C、D. 髓内针固定术后近远端 X 线片
E. 股骨干骨折术前 X 线片　F. 采取 LISS 固定术后 X 线片

的张力和剪力小；手术创伤小，感染率低，股四头肌瘢痕少，患者可早期活动，骨折愈合快，再骨折发生率低。

扩大髓腔交锁髓内针固定是目前最好的方法，愈合率达98%，感染率低于1%。股骨干骨折合并肺损伤时使用扩髓交锁髓内针固定还存在争论，理论上扩髓可造成脂肪栓塞。非扩髓交锁髓内针用于Ⅰ度Ⅱ度ⅢA开放骨折。交锁螺钉的强度不足以承受全部体重，因此完全负重要等到骨折端至少三面骨皮质出现连续骨痂。

2. 外固定　适合于ⅢBⅢC开放股骨干骨折，安装时固定针尽可能接近骨折端，连接杆尽可能接近股骨，根据骨折类型固定杆可安装在外侧或前侧。

3. 加压金属板固定　20世纪六、七十年代普遍使用，其优点是坚强固定，早期活动，膝关节活动度改善。但使用的并发症也很多，包括固定失败、感染、不愈合、应力遮挡等。目前常应用于股骨远端干骺交界处的骨折，很少再应用于股骨干的骨折固定。

八、并发症

（一）神经损伤　少见，股神经和坐骨神经在大腿全程包裹在肌肉之间，骨折很少累及神经。神经损伤多发生在手术中的牵拉和挤压。

（二）血管损伤　在内收肌裂孔处血管固定，容易因骨折移位继发损伤。筋膜间室高压也可造成血管压迫，供血减少。

（三）感染　无论采取何种治疗方法，ⅢBⅢC开放骨折容易继发感染。

（四）再骨折　多发生在早期骨痂形成期及内固定取出后。

（五）不愈合　多继发于手术过度剥离骨膜、反复应力、感染、过量吸烟。可根据骨折愈合情况取出静态交锁螺钉，使骨折端动力化，也可扩大髓腔更换髓内针。

（六）畸形愈合　常见的有内翻、内旋、短缩畸形，通过髋关节和膝关节的活动可代偿，但可造成步态异常，继发骨性关节炎。

（七）内固定断裂　多继发于骨折不愈合。

第六节　股骨远端骨折

一、概述

股骨远端骨折发生有两个高峰，一是年轻患者因高能创伤如交通事故及高处坠落引发骨折；二是老年患者因轻微外伤如跌倒造成的骨折。发生率低于股骨干骨折和髋部骨折，但其治疗难度大。股骨远端骨折是指股骨远端15cm以内的骨折，包括股骨髁上、股骨髁及股骨髁间骨折。股骨远端骨折约占整个股骨骨折的4%~6%，或约为全身骨折的0.4%，多由于高能量损伤或由于存在骨质疏松骨所致，是较难处理的骨折之一。20世纪60年代，由于缺乏合适的内固定器械和相应的手术技术，手术治疗的结果远不及保守治疗（保守：满意率5%~54%；手术：满意率高67%）。随着内固定器械改进、发展和使用，治疗方式的选择有了很大的转变，并逐渐认识到固定可靠性和早期功能锻炼的重要性。

二、解剖

从股骨髁开始向近端15cm范围内的骨折定义为股骨远端骨折。股骨远端扩张成两个髁，中间有髁间沟。股骨内髁更凸向远端，由此造成股骨有5°~7°的外翻角。骨折发生后腓肠肌牵引远端向后屈曲，并造成骨折向前成角，股四头肌和腘绳肌造成短缩移位。

股骨远端骨皮质薄、骨折粉碎、骨质疏松及髓腔宽使骨折固定难度增加（图5-6-1）。

三、骨折发生机制

高能撞击造成的骨折见于年轻患者；低能创伤造成的骨折见于老年骨质疏松患者，如屈膝摔倒。造成股骨远端骨折往往是复合应力，包括内外翻应力、轴向压力及旋转应力。

典型病例多为高能量创伤的年轻人，如为骨质疏松的老年人则创伤作用力不一定为高能量性损伤。有1/3年轻患者可为多发性创伤，且近一半关节内严重骨折者为开放性损伤。由于股骨远端的解剖特点（股骨髁后方腓肠肌起点，交叉韧带位于髁间窝，血管、神经靠近股骨远端后内侧等），股骨远端骨折伴血管损伤者约3%，神经损伤约1%，伴半月板损伤、骨软骨骨折者8%~12%。

四、临床评价

全身系统检查排除其他部位损伤。患肢表现包括肿胀、畸形、疼痛不能活动，骨折部位可存在反常活动及骨擦音。必须紧急评价远端神经血管情况，腘窝异常高张力、远端苍白无脉搏提示血管损伤，可进行血管造影确诊。应同时检查同侧髋关节、膝关节、小腿及踝关节以免遗漏伴发损伤。

五、影像检查

前后位侧位X线片是必需的，45°斜位可显示髁间骨折，患肢其他部位影像检查可除外伴发损伤，对侧检查可作为对照（图5-6-2）。

CT检查可显示冠状骨折线，重建影像可更直观显示骨折（图5-6-3）。

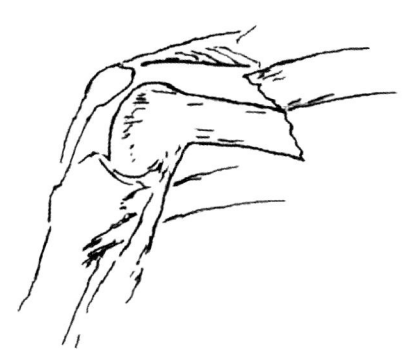

图5-6-1 肌肉对股骨远端骨折移位的影响
图示腓肠肌作用使骨折远端向后移位，股四头肌收缩造成短缩移位

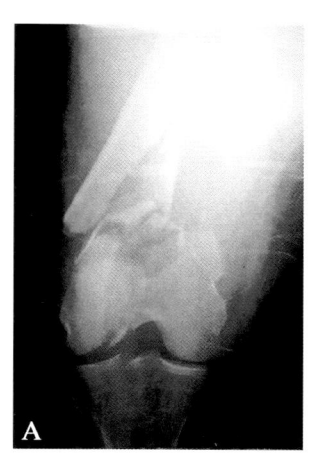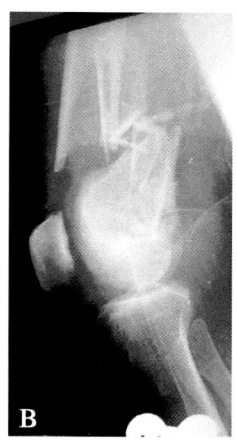

图5-6-2 股骨远端影像学检查
A. 股骨远端骨折正位X线片
B. 股骨远端骨折侧位X线片

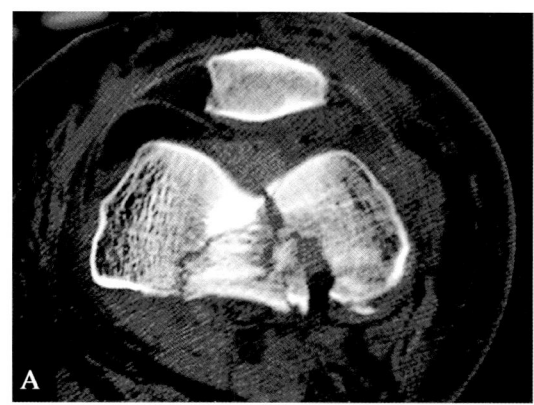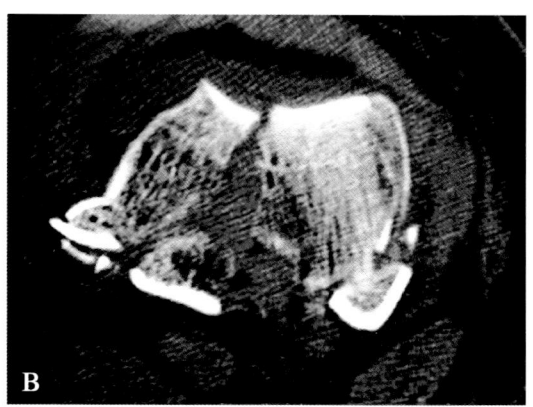

图5-6-3 股骨远端CT检查
A. CT显示骨折累及关节面　　B. CT显示骨折粉碎

MRI 可显示伴发的韧带和半月板损伤。

血管造影可显示局部血管损伤情况，髁上骨折合并血管损伤的发生率在 2%~3%。

六、分类

AO 分类（图 5-6-4）

A 型：关节外骨折
　A1：简单骨折
　A2：干骺端楔形骨折
　A3：干骺端复杂骨折
B 型：单髁骨折，部分累及关节
　B1：外髁矢状面骨折
　B2：内髁矢状面骨折
　B3：冠状面骨折
C 型：髁间或双髁骨折，累及全关节
　C1：简单关节内骨折，干骺部骨折简单
　C2：简单关节内骨折，干骺部骨折复杂
　C3：关节面粉碎骨折

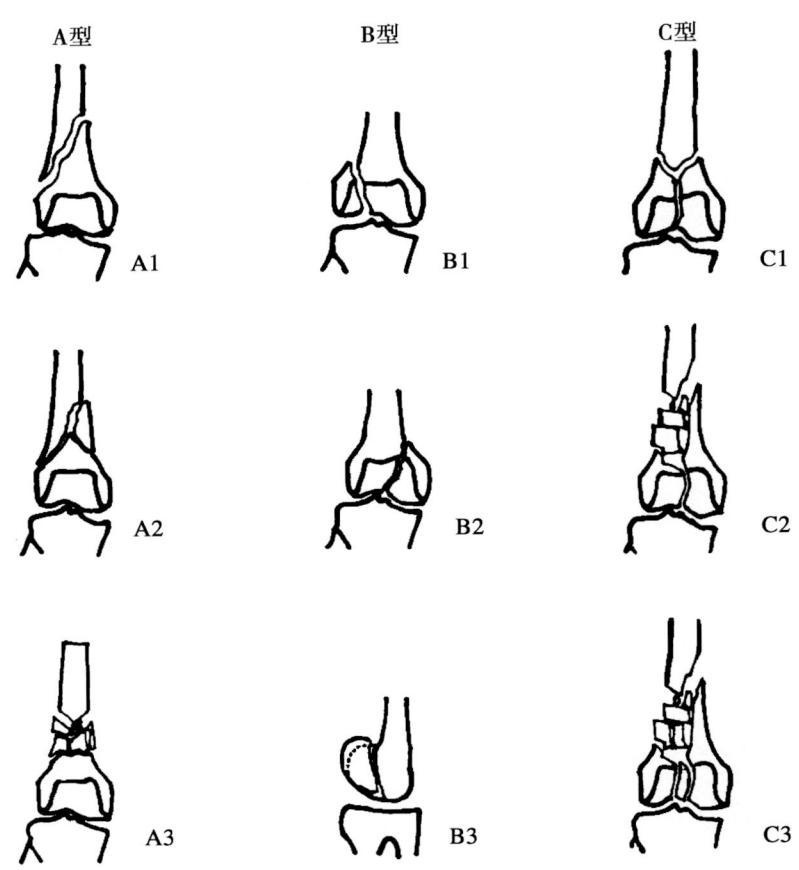

图 5-6-4　股骨远端骨折 AO 分型

七、治疗

由于股骨远端解剖的特殊性和人们对膝关节关节功能的关注，使股骨远端髁上和髁间骨折的治疗历来即为较难处理的骨折之一。这些骨折多表现为不稳定性、粉碎性，常为高能性损伤、多发伤或为伴有骨质疏松的老年人；骨折为膝关节内或接近关节，完全恢复膝关节活动度及其功能很难，早期治疗过程中常可见骨折畸形愈合、不愈合或感染的报告，在 20 世纪六、七十年代，多数学者仍主张保守治疗，有不少报告称保守治疗的满意率高于手术治疗。随着对骨折认识程度的提高以及内固定材料和固定技术的发展和进步，股骨远端骨折的手术治疗得以长足发展。从钉板系统的改进和发展，到更符合生物力学要求的髓内固定系统，从大创伤、大切口追求解剖复位到小创伤、功能复位的微创概念的引入，股骨远端骨折的治疗方式有了广泛的选择余地。

（一）非手术治疗

单纯非手术治疗主要有牵引，手法复位后石膏或夹板固定，功能支具及中西结合治疗等。但是，股骨远端骨折的复位、固定及尽早关节功能锻炼是其获得骨折愈合和良好功能的基础。然而，这些传统方法大都存在复位难，维持复位更难；固定不确实，超关节固定时间长；长期卧床，并发症发生率高等问题。所以非手术治疗主要考虑用于嵌插型、无移位或无明显移位的稳定型股骨远端骨折；存在明显手术禁忌的老年股骨远端骨折等，而对于儿童股骨远端骨折的治疗价值则明显优于成人。此外，可利用电刺激、电磁效应、超声波、体外冲击波，利用功能支具部分负重等手段刺激骨折促进骨折愈合。

保守治疗适用于无移位及不全骨折、老年嵌插骨折、感染或严重污染的骨折、严重骨质疏松及全身情况差的患者。先行骨牵引3～6周，改为石膏管型固定，达到解剖复位困难，但应恢复髋关节及踝关节力线，其不足包括畸形愈合、膝关节僵硬、长期卧床。

（二）手术治疗

手术治疗：适应证有开放骨折、合并血管神经损伤的骨折、同侧肢体多发骨折、移位的关节内骨折、复位困难的骨折。存在感染、污染、骨折粉碎并缺损、严重骨质疏松者禁忌手术。内固定选择包括髁支撑钛板、逆行髓内针、微创固定系统（LISS）（图5-6-5），开放骨折Ⅰ、Ⅱ、ⅢA可采取内固定；ⅢB、ⅢC可采取外固定或牵引的方法。

角钢板是最早用于治疗股骨远端骨折并被广泛接受内固定技术之一，由于它的应用使股骨远端骨折手术治疗的疗效得以巩固和提高。但是，此种固定方法缺点是：在操作技术上要求高，而且对远端骨折重及骨质疏松者不能提供可靠稳定的固定。股骨髁部动力螺丝钉比角钢板固定所需技术要求要低，进针时它不需要考虑屈-伸平面，但均不适合于髁部所剩完整骨折块小于3cm或远端关节面粉碎的股骨远端骨折。髁支撑钢板由于远端有多个钉孔，允许多枚螺丝钉直接拧入骨折块中，是常用于此类骨折的内固定物之一。然而，髁钢板不能提供像角钢板、髁部动力螺丝钉那样的固定稳定性，对于伴有内侧支持部分粉碎骨折、骨缺损等可能造成螺丝钉与钢板接触界面产生活动的不稳定型骨折，极容易引起骨折术后的内翻畸形。现在临床应用可解决此类问题的锁定钢板（LCP），其能将螺丝钉锁定于钢板上，从而解决了钢板与螺丝钉界面活动的缺点，加强了固定结构的稳定性。髓内钉技术比钢板固定更符合生物学要求，其力学分布属于均分负荷型而不是遮挡负荷型内固定物，手术创伤小、软组织保护好，很少需要植骨，所以现逐渐被广泛采用。早期应用顺行穿钉法治疗股骨远端1/3段骨折，内固定物的失败率达15%，如果骨折距离最近端螺钉孔小于5cm则失效率更高。为此，有学者建议将髓内钉打入软骨下，延迟负重时间及增加髓钉壁厚度等措施，来防止内固定物失效。但固定的可靠性有待提高。有学者为了使距髁间窝4cm之内的甚或更远端的股骨远端骨折达到稳定固定的目的，而将髓内钉的钉尖切断。因而为了获得更好的稳定，保留髓内固定的优点而专门设计了治疗股骨髁上、髁间骨折的逆行交锁钉。它比顺行钉操作更简单，固定更可靠，还可用于带髋关节假体的股骨远端骨折，或全膝关节假体上方骨折等。对于伴有骨质疏松的股骨远端骨折，远端选择交叉锁定钉的方式进行固定，能获得更可靠的稳定性。对于严重开放性股骨远端骨折，尤其是合并血管、神经损伤者，或不能耐受内固定术甚或不能耐受麻醉的老年患者可选用外固定架作暂时或永久性固定。

1. 钢板系统　早期主要采用的有普通钢板、"T"型钢板等，固定强度差，并发症高。95°角钢板虽然安放时定位较困难，定位不良易造成膝关节内翻畸形，对C型骨折及老年骨质疏松骨折的固定强度也不够理想。但95°角板宽大的刀刃表面为骨折提供了很好的固定，并具有较好抗弯和抗扭转能力，是股骨髁上、髁间骨折的良好适应证。股骨外侧髁支撑钢板则为股骨远端广泛粉碎性骨折及严重粉碎的股骨C3型骨折提供了良好的治疗手段。这种钢板硬度较低，可塑型，能与骨面贴附较好。对于内侧不稳者可加用螺丝钉固定，内侧皮质缺损可同时植骨，以减少内翻及骨不连的发生。动力髁螺钉（DCS）由于钢板和螺丝钉是非一体的各自独立部件，安装时可在矢状面（屈-伸）平面上调整，操作技术较角板容易，也是被广泛应用于治疗股骨远端骨折的有效内固定材料之一。DCS适用于股骨内侧髁至少有4cm完整内侧皮质的股骨髁上和髁间骨折，如果粉碎严重者还是选用髁支撑板为好。应用95°角钢板、DCS和髁支撑板等治疗股骨远端骨折，虽然增加了固定稳定性，减少了并发症，提高了治疗效果，但对于广泛粉碎性骨折及关节内严重骨折者的固定仍存在各自的缺陷，而且手术创伤大，不能很好地解决良好复位固定与减少创伤、尽量保留局部血供之间的

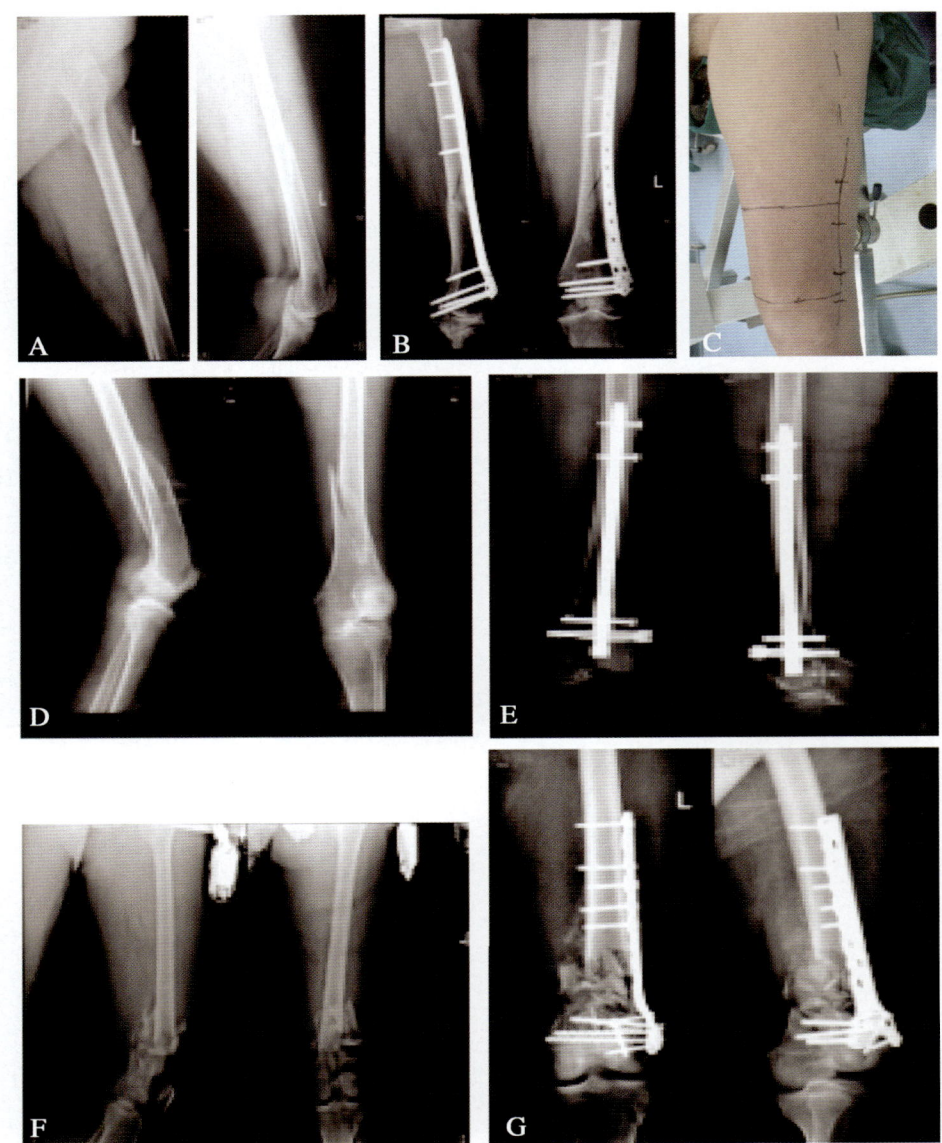

图 5-6-5　股骨远端骨折内固定术种类
A. 股骨远端骨折正侧位 X 线片　　B. LISS 固定后 X 线片　　C. LISS 固定体位像
D. 股骨远端骨折 X 线片　　E. 逆行髓内针固定术后 X 线片
F. 股骨远端骨折术前 X 线片　　G. LCP 固定术后 X 线片

矛盾。为了保护好骨端血供，一些学者从力学角度对钢板进行了改良，如有限接触加压钢板，桥式钢板等。同时亦有学者着重关注生物学固定的要求，主张应用间接复位的微创技术。LISS 钢板能同时满足上述要求，这种技术的关键不要求解剖复位，而是恢复肢体长度，纠正成角及旋转畸形。钢板与骨面不需直接接触，能最大限地保护好血运，其骨膜外的插入也有利于减少周围软组织损伤，同时，钢板与螺钉之间的自锁结构亦为骨折提供了良好的稳定。

2. 髓内系统　传统的 V 形针或梅花针因固定的稳定性差，并发症多，现基本停止使用。可屈性 Ender 钉和半屈曲性 Zickel 钉，不能有效地控制股骨远端骨折段的旋转、分离或重叠移位，治疗效果不理想。但对于股骨髁上稳定型骨折或不能耐受切开复位的老年患者仍有一定的应用价值。

带锁髓内钉有扩髓和不扩髓两种置钉方式，在骨折远、近端加用锁钉，使骨组织与髓内钉有效地连为一体，能有效地预防骨折端的旋转，手术创伤小，不破坏骨折端血运，且属均分负荷型固定，目前已广泛用于临床。单纯股骨髁上骨折可行顺行髓内钉固定，但由于股骨远端髓腔增大，顺行钉工作力臂长，固定的牢固性差，不建议使用。逆行交锁钉有效工作力臂短，明显提高固定力学的稳定性，对于股骨髁上骨折、髁间的C1、C2型骨折有较好的稳定作用。如果采用闭合复位，小切口置钉的微创操作技术，能更好地发挥逆行髓内钉的治疗优势。此外，逆行髓内针还能用于带开放切迹的全膝假体上方骨折的治疗。但对于股骨远端冠状面骨折、股骨髁间粉碎性骨折（C3型），逆行钉固定往往很难奏效。对于是否扩髓仍存在一定争议，虽然扩髓有其优点，但需要考虑扩髓所造成的血运破坏甚至扩髓后的碎屑可能滞留关节内，所以能不扩髓时尽量减少手术操作（图5-6-6）。

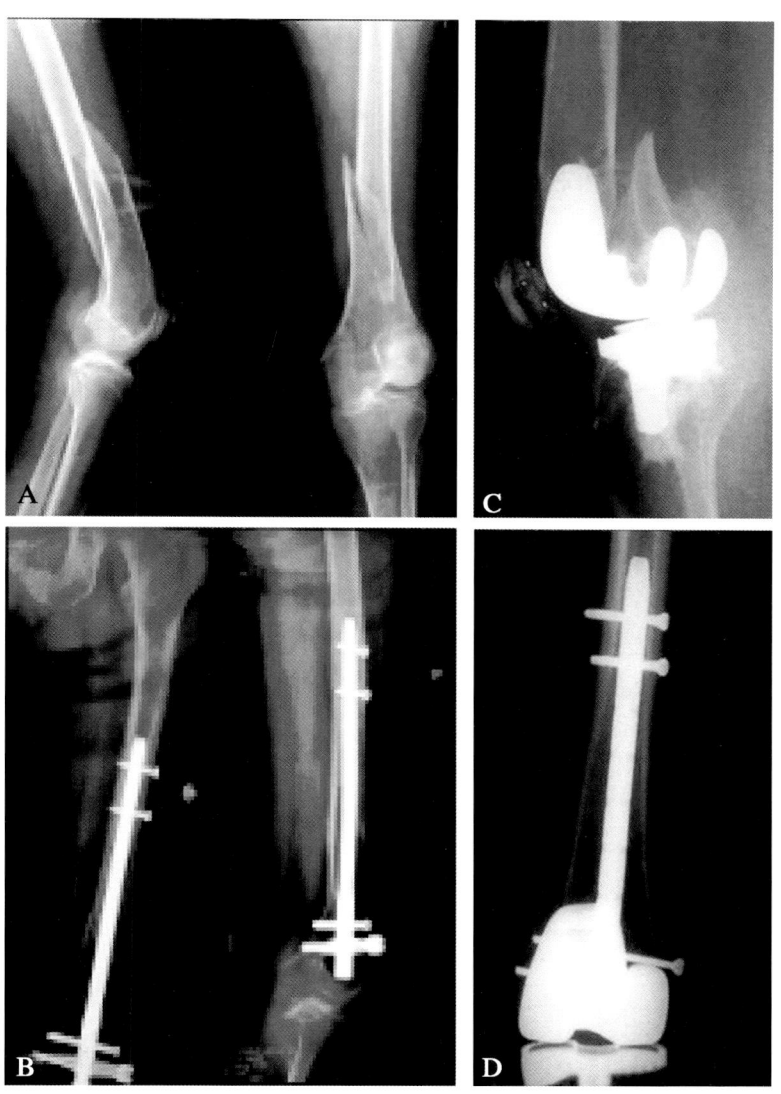

图5-6-6　股骨远端骨折带锁髓内针固定
A. 术前正侧位X线片　　B. 逆行髓内针固定术后X线片
C. 膝关节置换术后假体周围骨折　D. 逆行髓内针固定术后X线片

3. 外固定架系统　外固定架固定是介于手术和非手术之间的一种固定方式，目前市场上外固定产品繁多，其中以单侧单平面及半环式或环式外固定器更适合于股骨远端骨折的使用。其主要适用于不宜行内固定的患者。主要优点是：操作简单，创伤小；钢针分布合理者，能提供骨折端的加压、牵伸和中和力固定；病情不稳定或不能耐受手术者可在局麻下穿针；对严重开放性骨折、感染性骨折或感染部位的旷置，有利于伤口愈合和感染的控制；允许患者进行适当关节功能练习等。但是，由于外固定术后的针道感染，术后护理不便，外固定器本身笨重等使外固定器并非广泛应用于临床。外固定架固定术的主要适应证：严重的开放性骨折、合并其他部分损伤无法进行其他固定的骨折、无法耐受手术的老年股骨远端骨折、严重粉碎性骨折或骨缺损需要维持肢体长度者、需要延长肢体长度者。

4. 并发症　包括畸形愈合、不愈合、创伤性骨关节炎感染、膝关节活动度减小（图5-6-6）。

第七节　髌骨骨折

一、概述

髌骨骨折占全身骨折的1%，男女比例约为2∶1，可发生在任何年龄段，以20～50岁多见。在高能损伤时可同时伴有同侧的股骨干、股骨远端、胫骨近端骨折或髋关节后脱位。髌骨是人体最大的籽骨，作为支点它是伸膝装置的重要组成部分。从膝前面看它似三角形，从髌骨的关节面看似椭圆形。髌骨共有七个关节面，内外侧关节面间有一纵嵴，嵴两侧各有三个成对的关节面，最内侧是第七个关节面，称为单面。髌骨与股骨关节面在伸直位接触很少，只有当屈膝45°时，才有最大面积的接触。在完全屈曲位，髌骨的单面与股骨接触。股四头肌在髌骨上缘处形成混合的股四头肌肌腱，共同附着与髌骨并形成薄膜跨越髌骨表面加入进髌腱。

二、损伤机制

（一）直接损伤　可发生不完全骨折、简单骨折或粉碎骨折，表面可有挫伤或开放伤口，两侧支持带保留，膝关节仍可主动活动。

（二）间接损伤　膝关节半屈位股四头肌剧烈收缩，超过髌骨强度，发生横行骨折，下极粉碎支持带撕裂，主动伸膝丧失。

（三）高能损伤　可由复合机制引起。

三、临床评价

临床表现为肿胀、疼痛、活动障碍，局部压痛，能触摸到缺损，通过主动活动评价支持带损伤程度，高能创伤可合并其他部位骨折。

四、影像检查

正侧位X线片是必需的，有时需要摄轴位片观察关节面或矢状面骨折。二分髌骨多发生在外上部，50%表现为双侧。

五、分类　AO/OTA分类

A型　关节外
　A1：撕脱骨折
　A2：游离体骨折
B型　部分关节内骨折
　B1：纵向外侧骨折
　B2：纵向内侧骨折
　B3：多块骨折
C型　完全关节内骨折，伸膝结构破坏
　C1：横形
　C2：横形，多骨折块
　C3：复杂骨折

六、治疗

（一）保守治疗

适用于无移位或轻微移位（2～3mm），关节面台阶1～2mm，伸膝结构完整的病例。采取石膏管型4～6周，影像显示愈合后改用支具，逐步活动膝关节。

（二）手术治疗

关节面台阶大于2mm，骨块分离大于3mm，及开放骨折适合采取手术治疗，固定方法包括张力带、松质骨螺钉固定，支持带需要同时修复。术后根据固定程度进行功能练习，粉碎骨折需要固定4~6周，固定稳定者早期进行膝关节活动练习，早期部分负重，6周可完全负重。上下极粉碎骨折块可切除，股四头肌腱或髌腱重新附着于髌骨要避免高位或低位髌骨，附着点要接近关节面，避免髌骨倾斜。切开复位内固定术常用的内固定术方式有：①克氏针加张力带；②克氏针加松质骨拉力螺钉；③钢丝固定；④松质骨拉力螺钉；⑤形状记忆骑缝钉；⑥抓髌器。固定牢固者术后24~48小时可以开始练习膝屈伸活动（图5-7-1）。

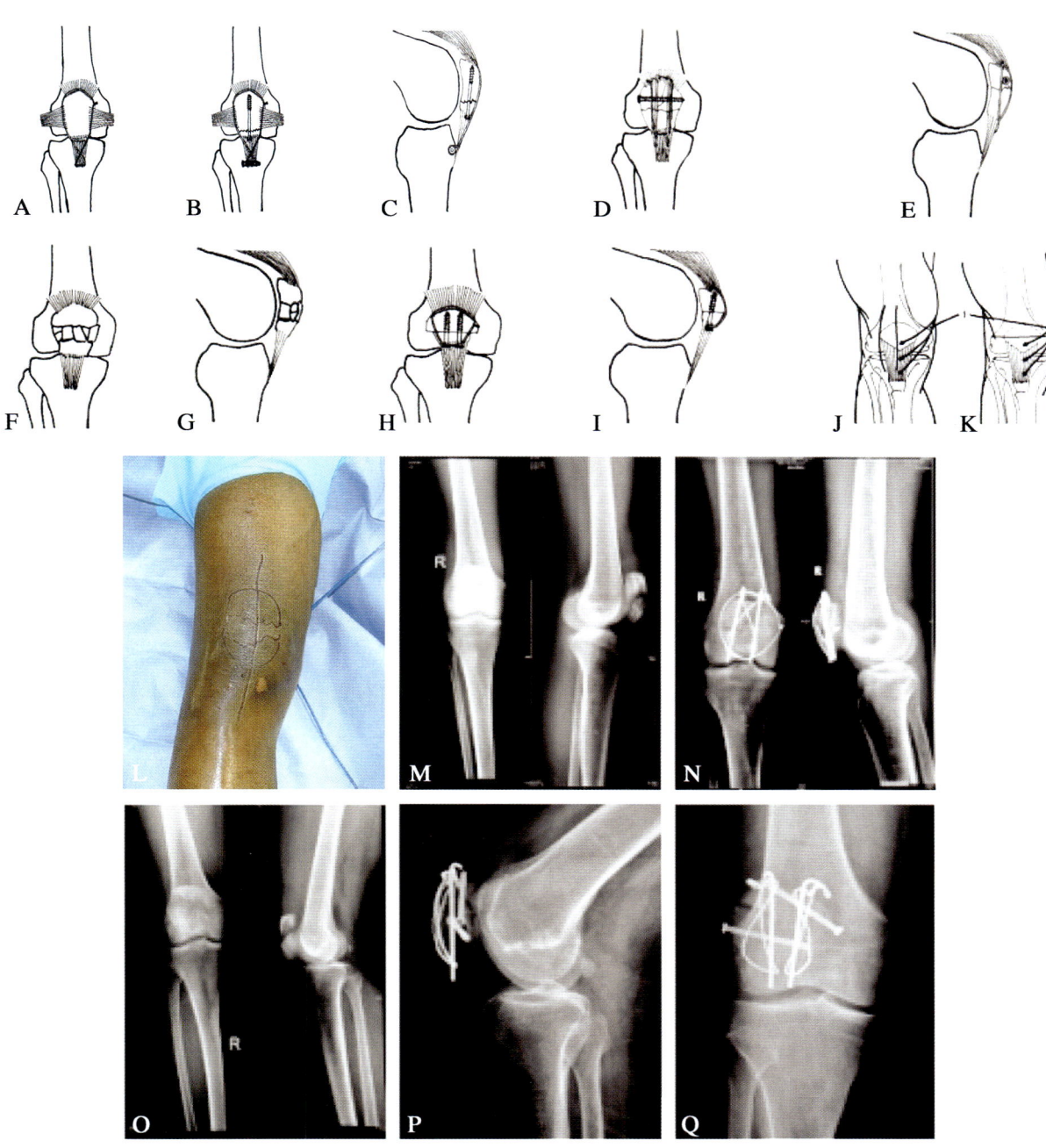

图5-7-1 髌骨骨折的手术治疗

A~E. 图示髌骨骨折后钢丝螺钉固定方式　　F~G. 图示髌骨中间粉碎骨折
H~I. 图示中间部分切除上下极固定　　J~K. 图示髌腱与髌骨缝合
L. 髌骨骨折手术切口　　M~N. 髌骨骨折，张力带固定X线片
O~Q. 髌骨骨折张力带及螺钉固定术后X线片

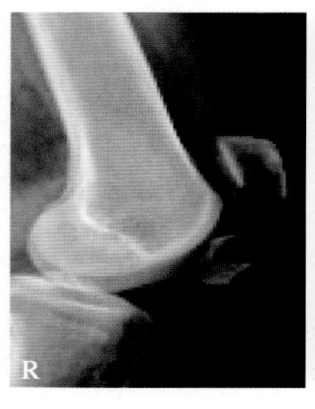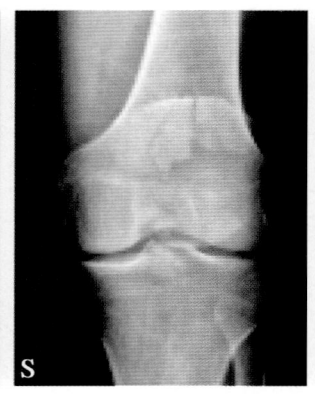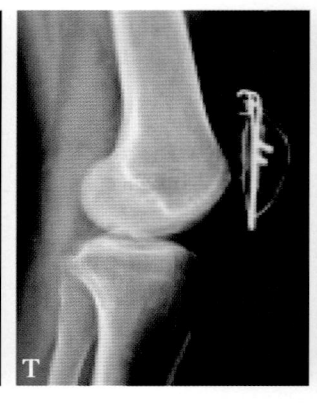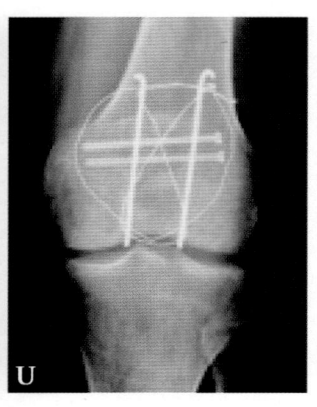

图 5-7-1 髌骨骨折的手术治疗（续）
R~U. 髌骨粉碎骨折张力带及螺钉固定术后 X 线片

1. 切开复位缝合固定术 以钢丝或粗丝线行环形缝合。再修补缝合两侧的扩张部及髌前腱膜。以长腿石膏前后托制动 4~6 周。固定期间可练习股四头肌收缩，去除固定后开始练习膝屈伸活动。

2. 髌骨部分去除术 适合于髌骨上、下极粉碎骨折。切除粉碎部分，将髌韧带或股四头肌腱与保留的髌骨缝合固定。以长腿石膏前后托制动 4~6 周。固定期间可练习股四头肌收缩，去除固定后开始练习膝屈伸活动。

3. 髌骨切除术 将明显影响伸膝装置，因此应慎重采用。

（三）并发症

包括感染（少见）、固定失败、再骨折（1%~5%）、不愈合（2%）、缺血坏死、创伤性骨关节炎、膝关节活动度减小、伸膝力减弱、髌骨不稳定等。

第八节 胫骨平台骨折

一、概述

胫骨平台骨折发生率占全部骨折的 1%，老年有所上升约占 8%，单独外侧平台骨折占 70%~80%，单独内侧平台骨折占 10%~23%，内外侧同时骨折占 10%~30%。开放骨折占 1%~3%。

二、解剖

胫骨是主要负重骨，负重量占 85%，胫骨平台组成关节面，内侧平台稍大，在矢状和冠状面凹陷，外侧平台小，在上述两个平面凸起。胫骨平台后倾 10°，髁间棘分隔内外平台，交叉韧带止于髁间棘，内侧髁较强壮，因此外侧骨折多见，内侧平台骨折往往外力较大，多合并软组织损伤，如外侧副韧带、腓总神经及腘动静脉等。

三、损伤机制

胫骨平台承受剧烈的内翻或外翻应力，同时承受纵向压力，年轻患者多继发于交通事故，老年患者多由摔倒引起，外力大小及方向、年龄、骨质量及膝关节屈曲程度决定骨折程度。年轻患者多发生劈裂合并韧带损伤；老年患者多发生压缩或压缩劈裂，韧带损伤发生率低。膝关节伸直位承受纵向压力可发生双髁骨折。

四、临床检查

检查记录患肢血管神经功能情况，腘动脉和腓总神经固定于内收肌裂孔和腓肠肌起点之间，高能创伤可引发神经血管损伤。胫骨平台骨折发生后，膝关节肿胀、疼痛、不能负重，关节穿刺可见脂肪颗粒，直接暴力可造成局部软组织损伤或开放损伤，关节内注射生理盐水或美蓝可确定伤口与关节腔相通与否。肿胀严重要除外筋膜间室综合征，最后要检查膝关节韧带完整性。

合并半月板损伤的发生率为 50%，交叉韧带或侧副韧带损伤的发生率为 30%，年轻患者骨质硬，压缩的几率小，多伴韧带损伤，内侧平台骨折合并腓总神经损伤或腘动静脉损伤的发生率高，腓总神经损伤多为牵拉伤，一般能自行恢复；动脉损伤多为牵拉造成的内膜损伤继发血栓形成，很少发生血管断裂。

五、影像检查

正侧位 X 线片是必需的，必要时摄内旋 40°（观察外侧平台）及外旋位（内侧平台）片。应力位片观察侧副韧带损伤情况。

CT 加三维重建可显示关节面损伤情况。

MRI 可显示半月板、韧带损伤。

血管造影可显示腘动静脉损伤。

六、分类

Schatzker 分型

Ⅰ型　外侧平台破裂骨折

Ⅱ型　外侧平台破裂压缩骨折

Ⅲ型　外侧平台压缩骨折

Ⅳ型　内侧平台骨折

Ⅴ型　双侧平台骨折

Ⅵ型　平台骨折累及干骺端

AO 分型

A 型　关节外骨折

B 型　部分关节内骨折

　　B1：单纯劈裂

　　B2：单纯压缩

　　B3：劈裂压缩

C 型　完全关节骨折

　　C1：关节面及干骺端骨折简单

　　C2：关节面骨折简单，干骺端骨折复杂

　　C3：关节面干骺端骨折均复杂

七、治疗

随着现代骨科的发展，胫骨平台骨折的治疗概念不断更新，从坚强的内固定转变到生物学固定。更强调有限切开、间接复位结合直接复位、生物学固定等是目前及今后一段时间胫骨平台骨折的治疗方向。具体方法有：关节镜监视下手术、经皮螺钉钢板微创固定、环状和组合式外固定器应用、临时跨越式外固定支架固定、内固定与外固定器的联合使用或将上述方法分期进行治疗。其中微创固定系统（less invasive stabilization system，LISS）是一项新技术，具有间接复位、经皮骨膜外放置钢板的特点。其特点符合生理解剖形态的特性，可以省去内侧的固定。LISS 钢板是可以通过最小损伤入路的钢板螺钉系统。依据现代的治疗观点，每一骨折病例都存在独特的病理解剖特点，个体化的有效治疗非常重要，每一种治疗方式都有其优点与局限性，在计划治疗方案时必须予以考虑。

（一）保守治疗

适用于无移位或轻微移位的骨折，特别是合并严重骨质疏松或其他疾患的患者，保守治疗的目的不是解剖复位骨折，而是恢复力线及膝关节活动，轻度的内外翻是可以接受的。固定可采取支具或夹板固定，骨折稳定可早期被动活动，但应不负重。

（二）手术治疗

适应证：

1. 骨折移位关节面不平整到一定程度则需要矫正，移位数量仍有争论，台阶大于 3mm 可引起局部接触压力增加；

2. 关节不稳定（伸膝位内外翻大于 10°）；

3. 合并侧副韧带撕脱或断裂；

4. 前交叉韧带撕脱骨折，骨折块足够大则固定，骨折块小或被膜下撕裂则延迟重建；

5. 开放骨折及合并血管损伤者需手术治疗。

Ⅰ～Ⅳ型骨折可采取经皮螺钉固定或切开复位支撑钛板螺钉固定，复位缺损处植骨。Ⅴ型骨折可采取双侧板钉固定或一侧钛板螺钉，另一侧螺钉固定；Ⅵ型可采取加长支撑板固定，内固定困难者可采取外固定架固定辅助有限内固定。

Ⅰ～Ⅲ型骨折 4～8 周开始部分负重，根据影像结果逐步增加负重，12 周可完全负重，Ⅳ～Ⅵ型骨折根据骨折情况 8～12 周部分负重。

（三）手术概述

1. 手术切口的选择　选择适宜的切口、良好显露手术操作范围对于高质量手术至关重要。对于 Schatzker Ⅰ、Ⅱ、Ⅲ型骨折外侧切口一般可以满足显露固定需要，而 Schatzker Ⅳ、Ⅴ、Ⅵ型骨折常需要辅助内侧切口，单纯前正中入路对于显露平台的外后角不够满意。最常需用的是前外侧切口，可以充分显露外侧平台，通过适当向后推开，可显露平台的外后角，暴露平台时切开连在半月板上的冠状韧带，向上翻起半月板，显露塌陷的关节面（图 5-8-1）。

2. 关节面无创性解剖复位　可利用内外髁骨折裂缝，用窄骨刀撬起塌陷的关节面；或将骨皮质掀开后，直视下用骨刀自下向上托起关节面。若平台边缘部分尚好，可采取"开窗"法，由开窗处以嵌入植骨器向上顶起塌陷的关节面。缺损可采用自体髂骨植骨、异体骨人工骨填充，复位时可采用克氏针在关节面下临时固定，复位过程中可采用"C"型臂X线机透视观察复位情况，恢复正常的胫股关节对合关系，注意内外侧关节间隙等宽，恢复关节面高度时可适当"超高"，即"宁过勿欠"，因无论怎样植骨修复，都无法在术中恢复达到原有的关节软骨下骨的强度。近端两枚拉力螺钉应平行于平台的关节面，通过植骨块或骨块的下方，拉力螺钉的松紧度应适可而止，过度加压会导致平台变窄，关节面向上拱起影响正常的应力分布。还应注意胫骨平台外髁为凸状，内髁为凹状，从外向内通过拧入螺钉对螺钉的位置不可过高，否则进入胫骨内髁关节（图5-8-2）。

3. 有效的内固定 Schatzker I型骨折可采用单纯螺钉固定，多数Ⅱ型以上的平台骨折需要采用钢板类固定器材。常用的钢板有：L形、T形、高尔夫钢板以及当前较新的内固定器材——LISS（less invasive stabilization system）等。基本要求是钢板须塑形良好，与骨干良好贴合，达到牢固固定目的（图5-8-3～图5-8-7）。

4. 处理并存的韧带、半月板损伤 内、外侧副韧带损伤必须一期修复，可直接缝合修补，要注意缝合松紧度，避免破坏膝关节动力平衡，防止发生关节不稳。伴有撕脱骨块的交叉韧带损伤，可一期将其复位固定，对于韧带实质部损伤尽可能一期修复和固定，但是否行韧带重建手术应当酌情处理，应考虑手术时间过长，降低操作质量，并增加感染机会，效果难以保证，可二期重建修复。关节囊损伤应一期仔细修补。半月板损伤比较常见的是周缘损伤和"桶柄样"裂，术中应尽可能行修补或修整术，尽量避免行全切术。

闭合伤口前应注意将术中为暴露胫骨平台关节面而断开的半月板冠状韧带和髂胫束原位修复。

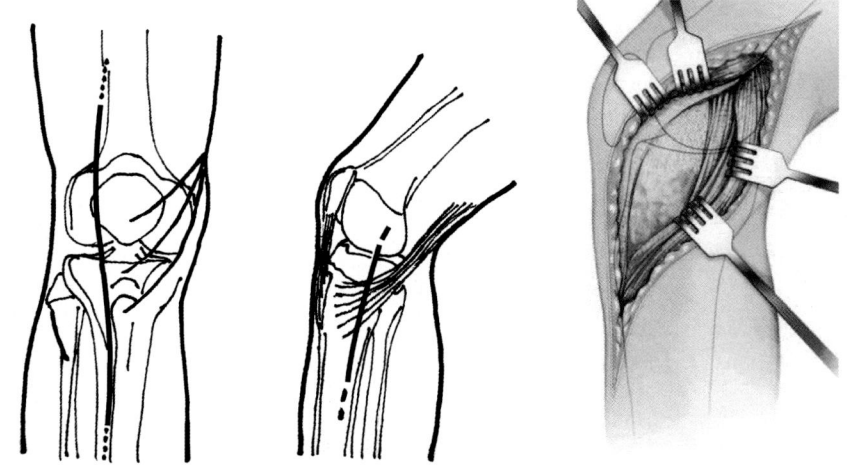

图5-8-1 胫骨平台骨折手术切口

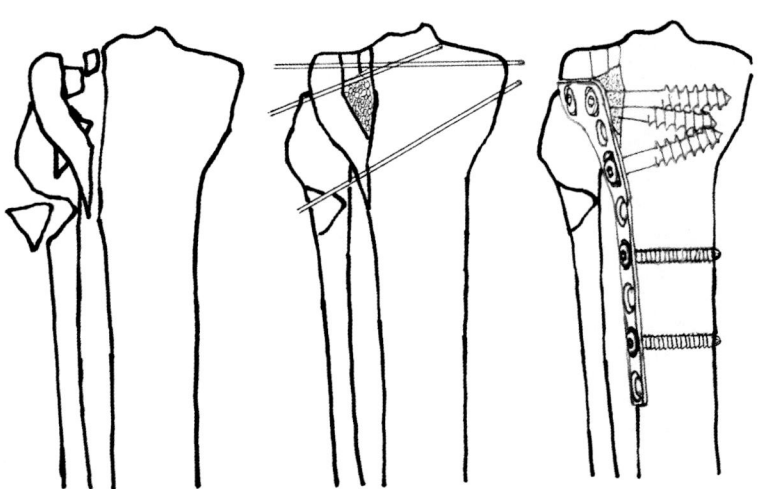

图5-8-2 胫骨平台骨折关节面复位、植骨、固定

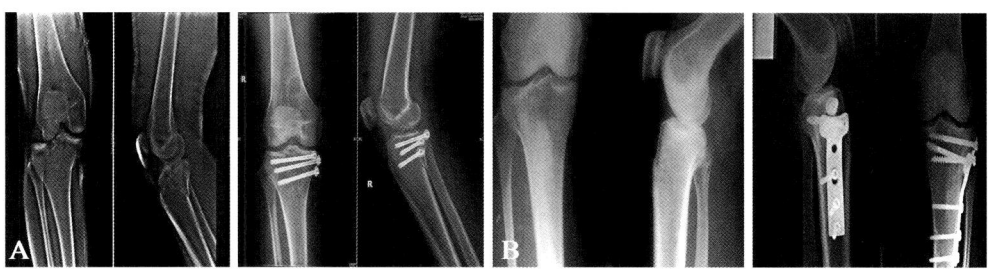

图 5-8-3 胫骨平台骨折内固定术
A. Ⅰ型外侧平台骨折，螺钉固定术后 X 线片　　B. Ⅱ型外侧平台骨折，支撑钛板固定术后 X 线片

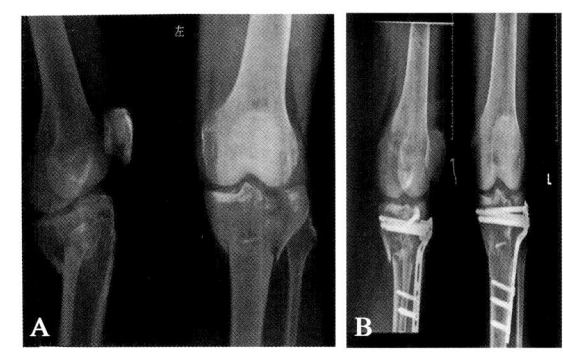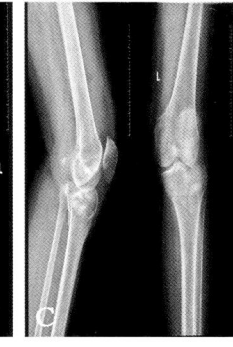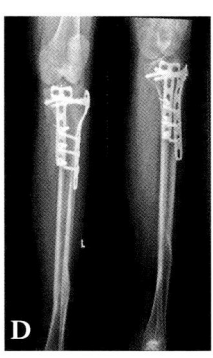

图 5-8-4 胫骨平台骨折内固定术
A、B. Ⅳ型骨折术前、术后 X 线片　　C、D. Ⅴ型骨折术前、术后 X 线片

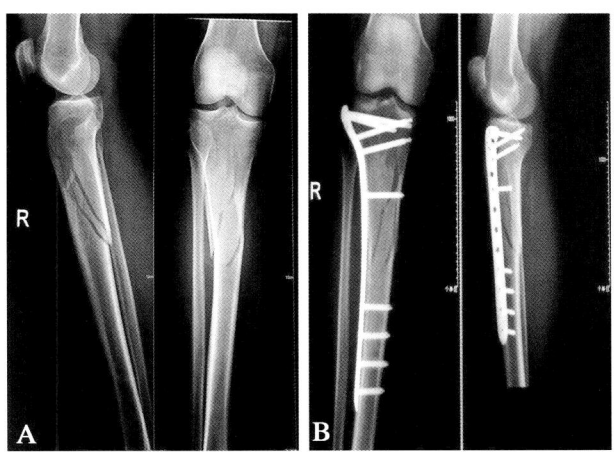

图 5-8-5 胫骨平台骨折内固定术
A、B. Ⅵ型骨折术前、术后 X 线片

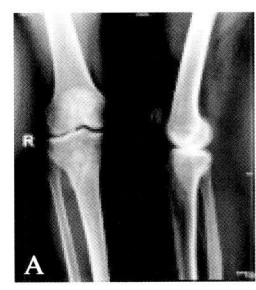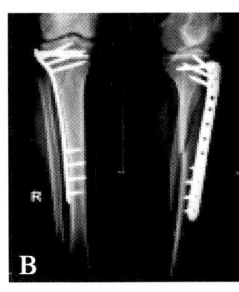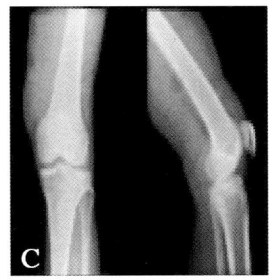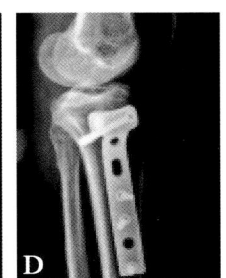

图 5-8-6 胫骨平台骨折内固定术
A、B. 外侧平台骨折 LISS 板固定术前、术后 X 线片
C、D. 外侧平台骨折、T 形支撑板固定术后术前 X 线片

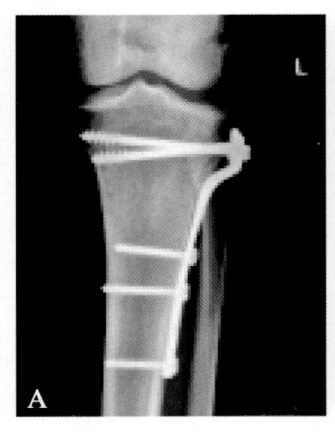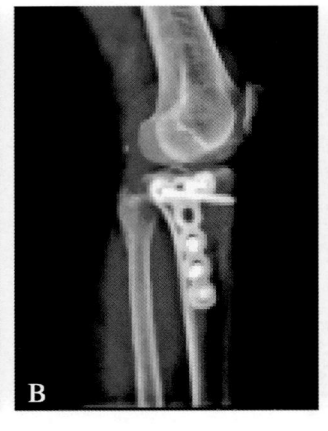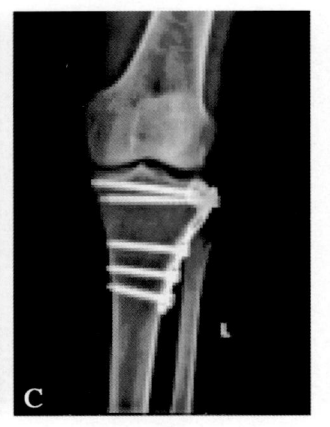

图 5-8-7 胫骨平台内固定术
A. 外侧平台骨折术后正位 X 线片　　B、C. 外侧平台骨折术后正、侧位 X 线片

八、并发症

（一）膝关节僵硬　常见，与创伤、手术、术后固定有关。

（二）感染　与软组织损伤有关，经过严重损伤的软组织切开固定继发感染几率增加。

（三）筋膜间室综合征　少见，但后果严重，早期发现及时处理。

（四）畸形愈合　Ⅵ型常见。

（五）创伤性骨关节炎　由关节面不平整及关节软骨损伤造成。

（六）神经血管损伤　见于高能损伤。

（七）缺血坏死　骨块坏死可成为关节游离体。

第九节　胫腓骨骨干骨折

一、概述

胫腓骨骨干骨折是最常见的长管状骨骨折，男性多见，多发于青年或老年。

二、解剖

胫骨是长管状骨，截面呈三角形，前内侧位于皮下，周围有四个间室。胫骨的营养动脉来自胫后动脉，自比目鱼肌起点远端从后侧进入髓腔并分支形成营养血管网，远端 1/3 血供来自骨膜血管网。营养血管损伤后骨膜血管承担主要血供。腓骨承担 6%~17% 的体重，腓总神经绕腓骨颈，容易发生挤压或牵拉伤。

三、损伤机制

直接外力：高能损伤多见于交通事故，多合并软组织损伤；折弯应力如滑雪损伤，骨折呈不同形态，可合并广泛软组织损伤；腓骨骨折多见于直接撞击。

间接外力：扭力造成的骨折，足部固定，身体旋转，往往造成螺旋骨折，轻度移位，软组织损伤轻。

应力骨折：长途行走发生干骺端与骨干交界处骨折，后内侧皮质反应明显；芭蕾演员可发生中段骨折，影像检查往往数周后发现骨折。

四、临床检查

评价神经、血管情况，包括胫前后动脉、腓总神经；评价软组织损伤程度，包括张力水疱、开放损伤、脱套伤等；确定有无筋膜间室综合征表现，首先表现出感觉改变。

五、影像检查

正侧位 X 线片，包括胫腓骨全长，CT、MRI 检查较少使用，怀疑血管损伤则需要血管造影检查。

六、分类

AO 分类

A 型　简单骨折

　A1：螺旋骨折

A2：斜形骨折

A3：横行骨折

B型　楔形骨折，有蝶形骨片

B1：螺旋骨折

B2：折弯骨折

B3：楔形多块蝶形骨片

C型　复杂骨折，粉碎骨折

C1：螺旋骨折

C2：节段性骨折

C3：不规则骨折

七、治疗

（一）保守治疗

适应证包括

闭合骨折轻度移位可采取复位长腿石膏固定，膝关节屈曲5°~10°固定，可早期扶拐行走，根据耐受程度及骨折稳定程度开始部分负重，4周后可完全负重，早期肿胀消退后可更换石膏。愈合率可达97%。

可接受的复位标准：内外翻小于5°；前后成角小于10°；旋转小于10°，外旋更容易被接受；短缩小于10mm；分离5mm延迟愈合8~12个月；大于50%的皮质接触。

（二）手术治疗（图5-9-1）

交锁髓内针固定：适合多数胫骨干骨折，扩髓适合闭合骨折，扩髓后可选择粗壮的髓内针；非扩髓适合Ⅰ度、Ⅱ度、ⅢA开放骨折，固定强度差，完全负重应延迟。

钛板螺钉固定：适合于骨干骨折累及干骺端或骨骺者，愈合率可达97%，高能创伤并发症发生率增加。

外固定架固定：适合于开放骨折，固定期间容易处理伤口；闭合骨折合并筋膜间室综合征者。愈合率达90%，愈合时间3.6个月，针道感染率10%~15%。

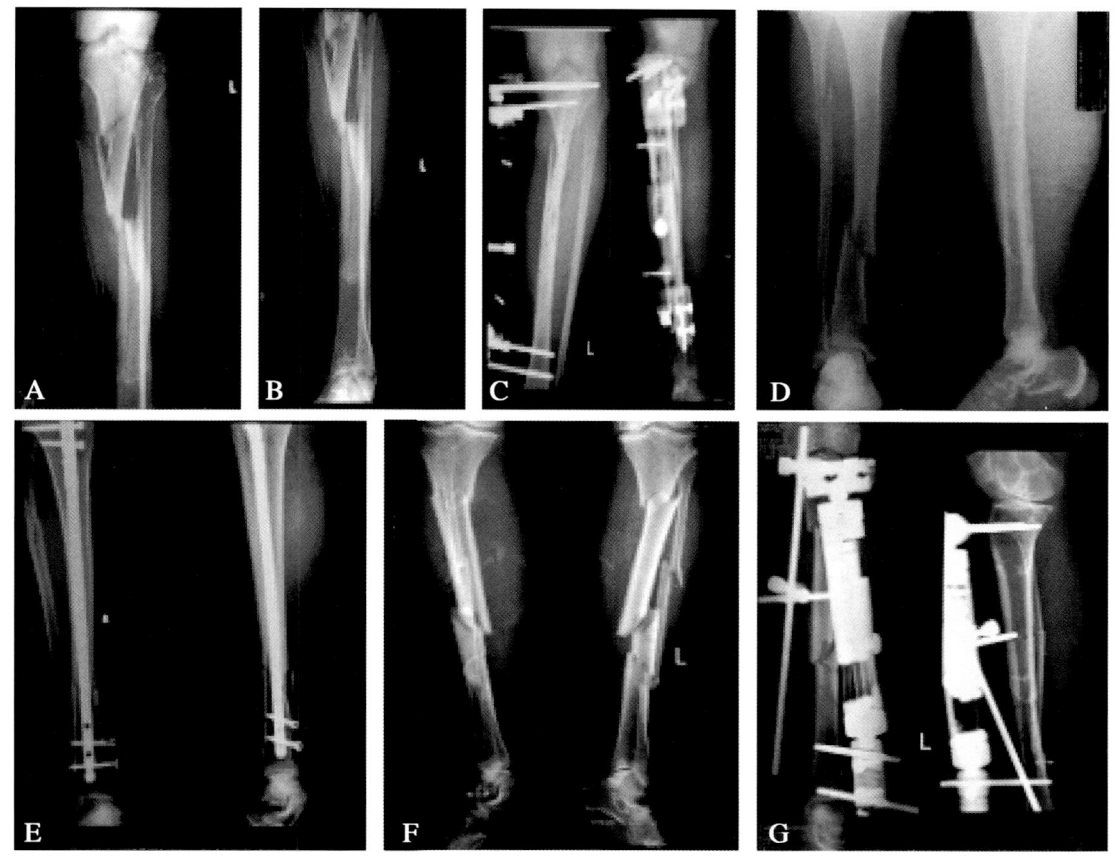

图5-9-1　胫腓骨骨折内固定方式

A、B. 胫骨干开放骨折正侧位X线片　　C. 外固定架固定术后X线片

D. 胫腓骨闭合骨折X线片　　E. 交锁髓内针固定术后X线片

F. 胫腓骨粉碎骨折术前X线片　　G. 外固定架固定术后X线片

单独胫骨骨折时容易发生内翻畸形愈合，若采取保守治疗应密切随访；也可早期采取髓内针固定。

八、并发症

（一）畸形愈合　早期复位未达标准或固定期间移位。

（二）不愈合　多见于高能损伤、感染、固定不充分、单独胫骨骨折的病例。

（三）软组织缺损　多发于开放骨折。

（四）反射性骨萎缩　多见于长期石膏固定而不能负重者。

（五）筋膜间室综合征　多见于前间室，后方深间室单发容易被漏诊。

（六）血管神经损伤　多发于胫前动脉和腓总神经。

（七）爪形趾　见于伸肌腱瘢痕化或后深间室综合征继发肌肉缺血挛缩。

第十节　胫骨远端骨折

一、概述

占胫骨骨折的7%~10%，多为高能损伤。

二、解剖

胫骨远端膨大，骨皮质薄，中间为松质骨，关节面凹陷，前方宽后方窄，外侧长内侧短，内侧与内踝连续，周围软组织覆盖少。

三、损伤机制

轴向压力：多见于高处坠落，外力通过距骨撞击胫骨关节面，造成不同程度骨折，骨折类型与外力、踝关节位置、腓骨骨折与否有关；剪力：见于滑雪损伤，扭力外界内外翻应力，关节面粉碎程度轻，多合并腓骨骨折；复合外力：多见于高能损伤，合并伤多见，局部软组织损伤重。

四、临床检查

全身检查除外合并损伤，局部表现肿胀、畸形、疼痛、不能负重。局部软组织少，移位或肿胀可使闭合骨折转为开放骨折，肿胀往往广泛迅速，容易出现张力水疱，外科手术应延迟7~10天。

五、影像检查

正侧位X线片是必需的，有时需要45°斜位X线片；CT重建可显示关节面骨折情况。

六、分型

AO分型

　　A型　关节外骨折

　　　A1：干骺端简单骨折
　　　A2：干骺端楔形骨折
　　　A3：干骺端复杂骨折
　　B型　部分关节内骨折
　　　B1：单纯破裂骨折
　　　B2：破裂压缩骨折
　　　B3：粉碎压缩骨折
　　C型　完全关节内骨折
　　　C1：关节面简单骨折、干骺端简单骨折
　　　C2：关节面骨折简单、干骺端粉碎骨折
　　　C3：关节面粉碎骨折

七、治疗

（一）保守治疗

适用于无移位骨折及不能行走的患者。长腿石膏固定6周，更换支具并活动踝关节。手法复位不能复位关节内骨块，固定期间容易发生移位。

（二）手术治疗（图5-10-1）

手术时机：待肿胀消退，张力水疱消退，软组织损伤愈合后再手术。

固定方式选择取决于干骺端骨折程度及软组织损伤情况，内固定适合于未粉碎的骨折，软组织损伤轻微的骨折，前内侧应用薄的解剖形钛板固定；外固定适合于严重软组织损伤及开放骨折，外固定置于内侧支撑辅助有限内固定，可使用带关节的外固定架，早期活动有助于关节功能恢复。采取跨关节固定或非跨关节固定仍有争论。术后伤口及固定允许则早期活动，术后12~16周根据影像结果逐渐负重。

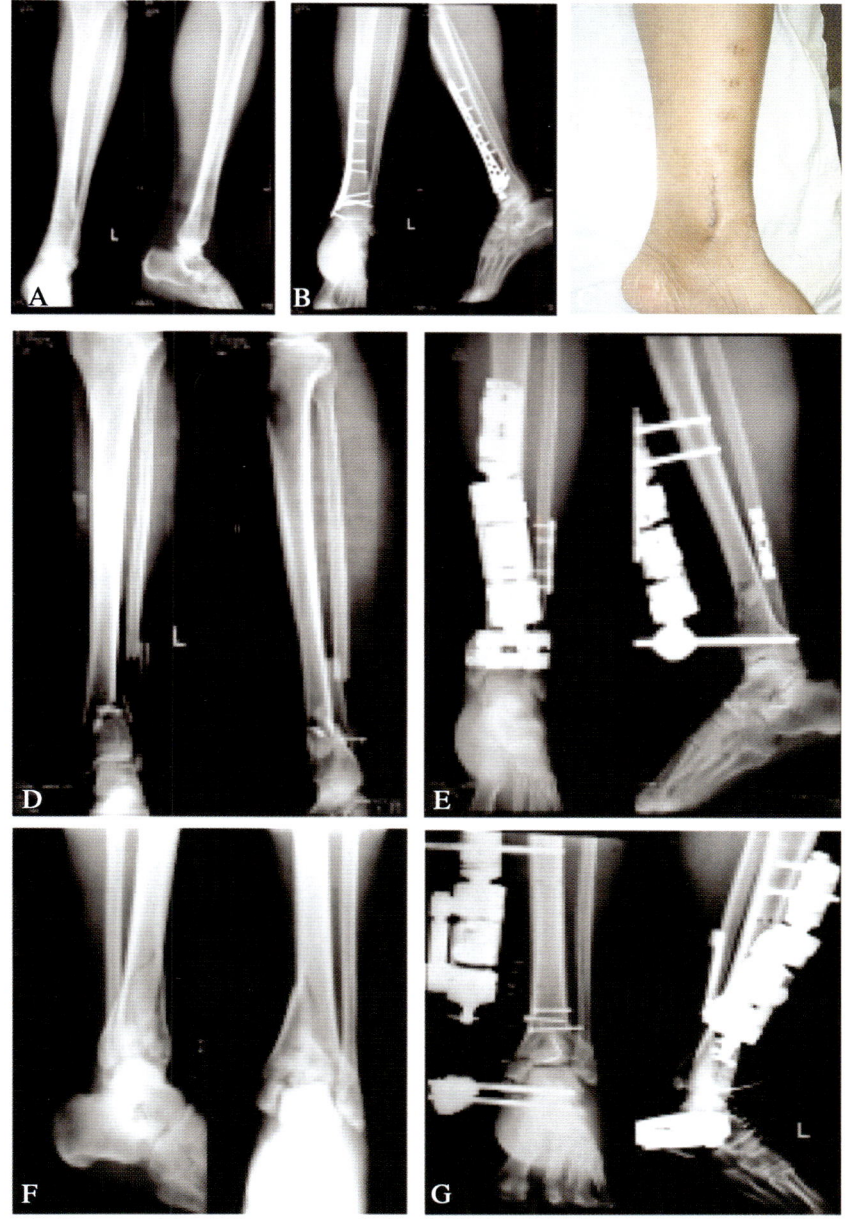

图 5-10-1 胫骨远端骨折的手术治疗方式
A. 胫骨远端骨折 X 线片（A 型）　　　　　　　B. 解剖型 LCP 固定术后 X 线片
C. 术后伤口愈合后大体像　　　　　　　　　　D. 胫腓骨远端骨折 X 线片（A 型）
E. 腓骨钛板螺钉固定，胫骨外固定架固定术后 X 线片　　F. 胫骨远端骨折（C3 型）
G. 胫骨远端螺钉，外固定架固定术后 X 线片

八、并发症

（一）软组织并发症　包括坏死、裂开及积液。

（二）不愈合　与骨折粉碎、骨缺损、感染及血供差有关。

（三）畸形愈合　与复位不良、支撑不足及过早负重有关。

（四）感染　多见于开放损伤及软组织坏死。

（五）创伤性骨关节炎　与关节面损伤程度相关。

（六）胫骨短缩　与骨缺损有关。

第十一节 踝关节骨折

一、概述

老年女性多发，单踝骨折占三分之二，双踝骨折占四分之一，三踝骨折占7%，开放骨折少见，占2%。

二、解剖

胫骨远端关节面前宽后窄，与距骨关节面相适应，维持踝穴稳定的韧带包括前后胫腓韧带、骨间韧带及横韧带。维持踝关节稳定的韧带包括内侧的三角韧带和外侧的腓骨副韧带，前者包括胫舟韧带、胫跟骨韧带（浅层）、胫距骨韧带（深层），其中胫距骨韧带起主要作用；后者包括前距腓韧带（最弱）、后距腓韧带（最强）、跟腓韧带（中立位松弛），正常踝关节背屈30°、跖屈45°，维持正常步态踝关节活动范围至少有10°背屈、20°跖屈。踝关节的屈伸轴是内外踝尖的连线，与膝关节屈伸轴成20°外旋角。距骨外移1mm接触面积减少40%，外移3mm减少60%，胫腓联合损伤造成距骨外移2～3mm，三角韧带仍保持完整，移位进一步增加则造成三角韧带损伤。

三、损伤机制

损伤外力包括轴向应力和旋转应力，损伤类型与外伤时踝关节的位置有关，患者年龄、骨质量及踝关节的稳定程度影响损伤类型和程度。

四、临床检查

局部表现肿胀、疼痛、畸形及活动受限。评价软组织损伤情况及张力水疱情况，检查腓骨全长压痛情况，胫腓联合近端5cm处挤压检查有无胫腓联合损伤。可尝试进行应力试验包括前后活动、内外翻及外旋活动，但多数因肿胀疼痛影响检查可靠性，明显脱位应及时复位再进行影像检查。

五、影像检查

正侧位及内旋15°踝穴位是必需的影像检查，前后位影像胫腓重叠小于10mm提示胫腓联合损伤，距骨上关节面与胫骨关节面间隙内外侧差大于2mm提示内外踝损伤；侧位可显示腓骨骨折及距骨撕脱骨折，距骨顶与胫骨的对合关系；踝穴位显示内侧间隙大于4mm提示距骨外移，内外踝尖连线与胫骨关节面夹角应在8°～15°，角度减小提示腓骨短缩。

CT及重建可显示复杂骨折，MRI可显示软骨及韧带损伤。核素扫描可显示应力骨折、感染及骨软骨损伤。

六、骨折分型

（一）Lauge-Hansen分类

旋后内收型：占10%～20%，Ⅰ度：外踝撕脱骨折或外侧韧带损伤；Ⅱ度：内踝纵向骨折。

旋后外旋型：占40%～75%，Ⅰ度：前胫腓联合损伤或撕脱骨折；Ⅱ度：腓骨螺旋骨折；Ⅲ度：后胫腓联合损伤或撕脱骨折；Ⅳ度：内踝横向撕脱骨折或三角韧带损伤。

旋前外展型：占5%～20%，Ⅰ度：内踝撕脱或韧带损伤，Ⅱ度：胫腓联合损伤或撕脱骨折；Ⅲ度：腓骨胫腓联合以上骨折，外侧可有蝶形骨片。

旋前外旋型：占5%～20%，Ⅰ度：内踝横骨折或韧带损伤；Ⅱ度：前胫腓联合损伤或撕脱骨折；Ⅲ度：腓骨远端胫腓联合以上螺旋骨折；Ⅳ后胫腓联合损伤或撕脱骨折。

（二）AO分型（图5-11-1）

A型　胫腓联合以下的骨折
　A1：单独外踝骨折
　A2：内外踝骨折
　A3：外踝骨折后踝及内踝骨折

B型　经胫腓联合骨折
　B1：单独外踝骨折
　B2：内外踝骨折
　B3：外踝骨折合并内后踝骨折

C型　胫腓联合以上骨折
　C1：简单腓骨干骨折
　C2：复杂骨干骨折合并内踝骨折
　C3：腓骨近端骨折合并内踝损伤

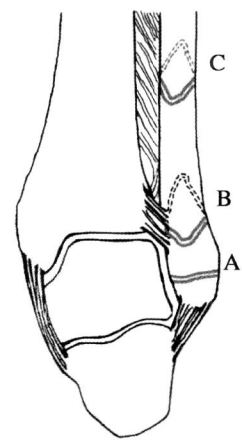

图 5-11-1 AO 分型

七、治疗

（一）急诊处理　关节脱位需要紧急复位，开放伤口紧急包扎，石膏托保护，再行影像检查。

（二）保守治疗　适应证包括无移位骨折，移位骨折复位后稳定胫腓联合完整者及全身情况不能手术者。复位后石膏托加厚衬固定待肿胀消退，然后更换管型石膏维持 4～6 周，影像显示愈合后改用支具固定，骨折稳定者也可采取短腿石膏固定。

（三）手术治疗（图 5-11-2）　适应证包括移位不稳定骨折、踝穴分离大于 2mm 者、骨折需要异常位置方能维持复位者。腓骨采取钛板螺钉固定或张力带固定，近端骨折移位不明显可不固定；内踝可采取螺钉或张力带固定；后踝大于骨折块大于 25%，分离大于 2mm，持续距骨后脱位则需要固定，可采取自前向后的螺钉固定，也可单独切开固定。胫腓联合以上的骨折需要在胫骨关节面以上 2cm 使用 3.5 或 4.5mm 螺钉固定胫腓联合，固定前通过牵拉腓骨或旋转踝关节检查其稳定性，固定时足背屈，螺钉穿透 3 或 4 层骨皮质（图 5-11-3）。

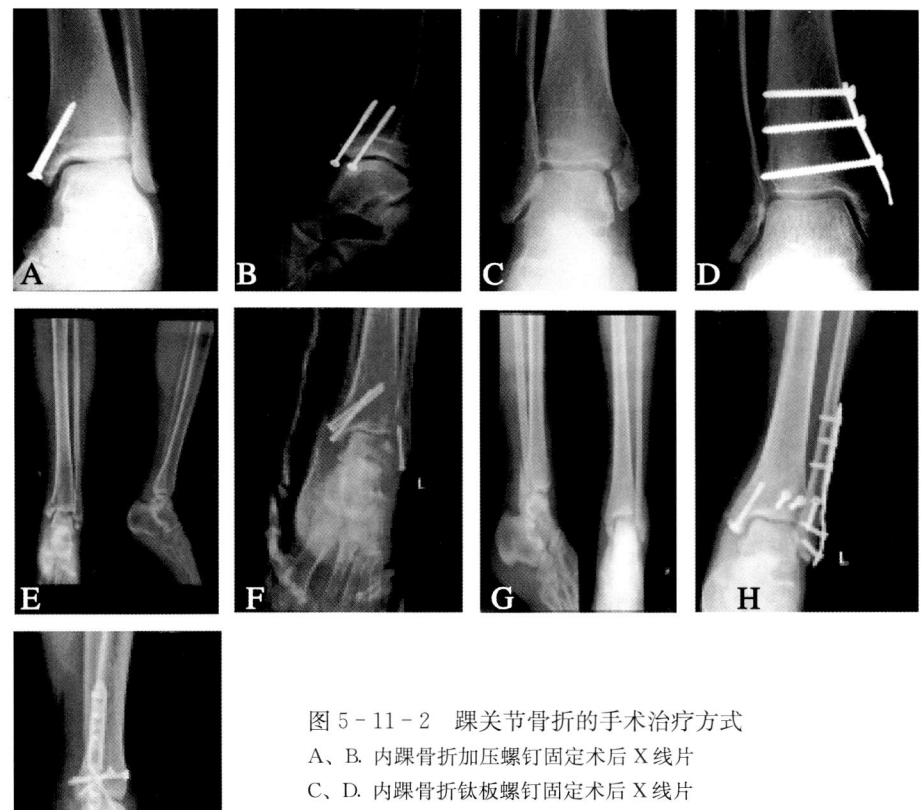

图 5-11-2　踝关节骨折的手术治疗方式
A、B. 内踝骨折加压螺钉固定术后 X 线片
C、D. 内踝骨折钛板螺钉固定术后 X 线片
E、F. 内外踝骨骨折，加压螺钉固定术前、术后 X 线片
G. 内外、后踝骨折 X 线片
H、I. 内踝、后踝加压螺钉固定，外踝干骺端 LCP 固定术后 X 线片

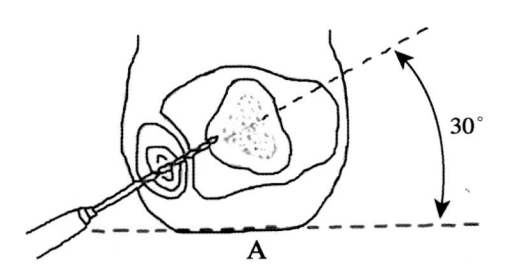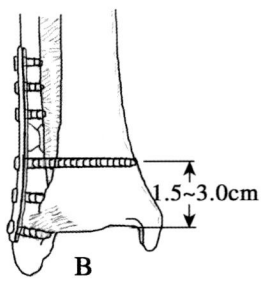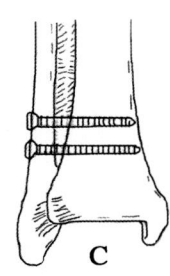

图 5-11-3 踝穴螺钉的方向、高度
A. 踝穴螺钉方向　B. 踝穴螺丝高度　C. 可使用 2 枚踝穴螺钉

八、并发症

（一）不愈合　多见于内踝，有软组织嵌入骨折端或不稳定局部存在剪力。

（二）畸形愈合　外踝短缩或旋转，内踝在延长的位置愈合。

（三）伤口问题　多见于存在软组织挫伤或张力水疱情况下进行的手术。

（四）创伤后骨性关节炎　与复位情况及创伤有关。

（五）胫腓骨骨连接　与胫腓联合螺钉固定有关。

第十二节　足部骨折

一、距骨骨折

多发于距骨颈，60% 由关节软骨覆盖，血供来自附着的筋膜结构，骨折移位容易发生坏死。骨折多发于交通事故，表现为局部肿胀、活动剧痛有骨擦音，距骨压痛。

影像检查包括：正侧位 X 线片、CT 重建可显示移位情况，MRI 或核素扫描显示隐匿骨折。

分型采用 AO 分型：
A 型：关节外骨折
B 型：部分关节内骨折
C 型：复杂关节内骨折

Hawkins 分型：Ⅰ型：无移位；Ⅱ型：合并距下关节半脱位；Ⅲ型：合并距下关节脱位；Ⅳ型：合并距舟关节脱位。

治疗：无移位则采取保守治疗，短腿石膏固定 8~12 周，影像显示骨折愈合后开始负重。

移位骨折先尝试手法复位，复位可接受则石膏固定，不能复位则切开复位内固定，固定采取加压螺钉，辅助短腿石膏固定 8~12 周。

并发症：包括骨坏死，Hawkins Ⅰ型 0~13%；Hawkins Ⅱ型 20%~50%；Hawkins Ⅲ型 20%~100%。创伤性骨关节炎、延迟愈合、皮肤坏死、肌腱嵌入关节。

二、跟骨骨折

最常见的跗骨骨折，治疗结果往往不理想。双侧骨折占 5%~10%，合并腰椎骨折占 10%，合并下肢其他部位骨折占 26%。后关节是主要承重关节，前后关节之间是跗窦，载距突下方是姆长屈肌，外踝与跟骨之间是腓骨长短肌。坠落及交通事故是主要损伤原因，伤后局部表现为肿胀、疼痛不能负重、皮下淤血。肿胀及水疱多见于伤后 36 小时，筋膜间室综合征发生率 10%。影像检查包括正侧位及轴位 X 线片，跟骨结节角 25°~40°，该角减小提示后关节塌陷。CT 及重建可显示骨折线及关节面情况。

AO 分型
A 型：关节外骨折
B 型：单纯体部骨折
C 型：关节内骨折

治疗：保守治疗适合于关节外骨折或严重粉碎骨折，采取加压包扎，抬高患肢，早期不负重活动。也可石膏固定。

手术治疗目的是恢复跟骨结节角及关节面，采取外侧切口，复位植骨钛板螺钉固定。术后早期活动关节，8~12 周部分负重。

并发症包括：手术刀口裂开、骨髓炎、创伤性骨关节炎、畸形等（图 5-12-1）。

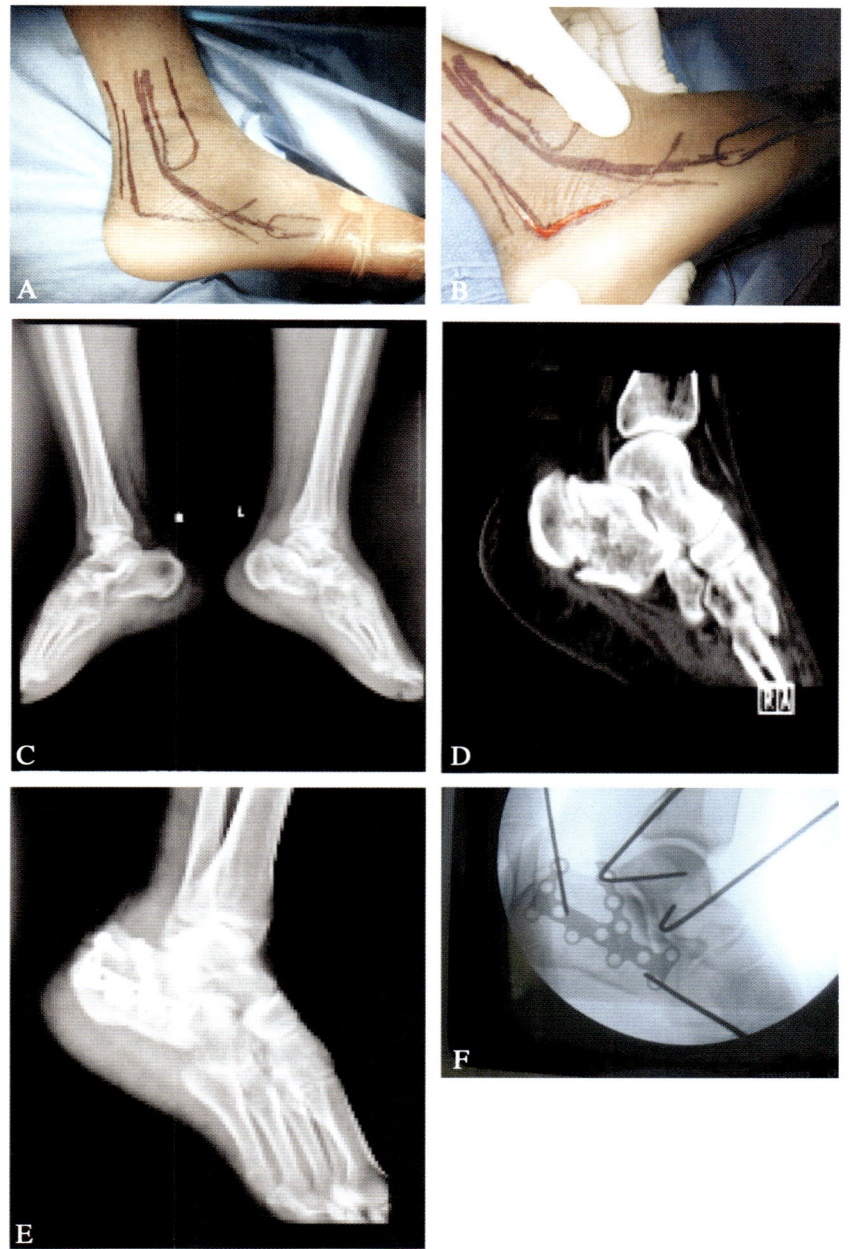

图 5-12-1 跟骨骨折的治疗
A、B. 跟骨骨折外侧切口　　C、D. 跟骨骨折 X 线片、CT 片
E. 术中定位 X 线片　　F. 植骨固定术后 X 线片

三、跗骨间关节损伤

跗骨间关节损伤包括距舟关节及跟骰关节（Chopart 关节），多见于交通事故损伤，表现为肿胀、疼痛、淤血，应力试验显示不稳定。影像检查包括正侧及斜位 X 线片，CT 重建显示骨折及关节对合关系，治疗：无移位或撕脱骨折采取石膏固定 4～6 周；移位不稳定者采取切开复位克氏针固定或螺钉固定，辅助石膏固定。

四、跖跗关节损伤（Lisfranc 损伤）

跖跗关节损伤少见，多发于交通事故，扭力或足跖屈位承受纵向应力造成跖跗关节脱位，表现为局部畸形、肿胀，足背动脉在第一、二跖骨基底穿向足底，脱位可伤及该动脉，内外翻应力可显示不稳定。

影像检查包括正侧位片及斜位片，第二跖骨基底撕脱骨折提示跖跗关节损伤，CT 重建显示关节对合关系。

治疗：肿胀严重要除外筋膜间室综合征，无移位或轻微损伤可石膏固定6周。关节移位大于2mm或成角大于15°可采取切开复位可氏针或螺钉固定。软组织嵌入及关节内骨片也需要手术，最重要是复位第二跖骨并固定（图5-12-2）。

主要的并发症包括骨性关节炎及足弓变化。

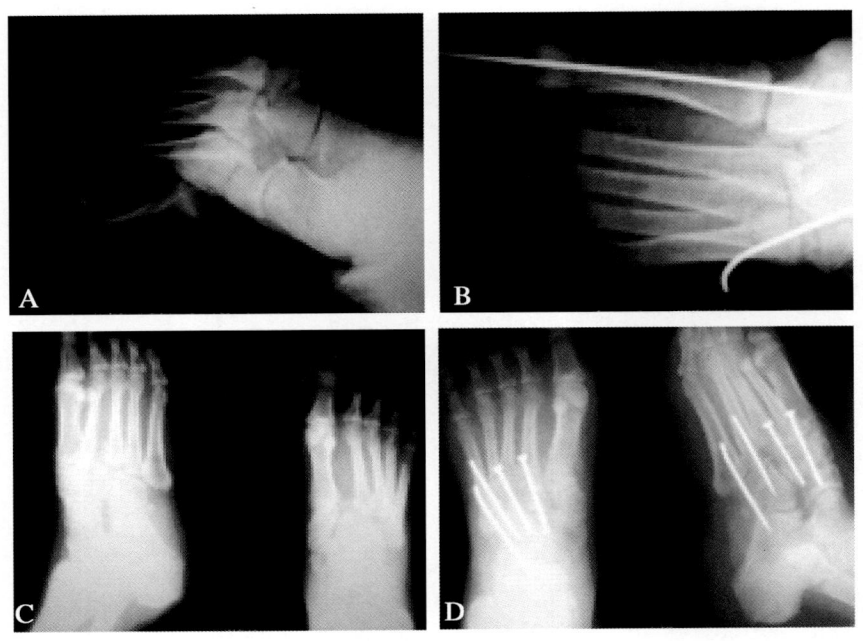

图5-12-2 跖跗关节损伤治疗方式
A、B. 第一、五跖跗关节脱位，克氏针固定术后、术前X线片
C、D. 第二、三、四、五跖跗关节脱位螺钉固定术前、术后X线片

五、跖骨骨折

直接外力、扭力或反复应力造成骨折，骨折移位可造成负重复合体改变，造成跖骨疼痛或皮肤压迫。因此要求解剖复位恢复长度、对位对线。无移位者可采取石膏固定4周。第一及第五跖骨骨折移位要切开复位固定，其他骨折移位2~4mm则需要手术治疗，避免局部畸形造成疼痛性胼胝。第五跖骨基底骨折累及关节面或移位大于2~4mm，或不愈合则需要手术治疗。Jones骨折（第五跖骨干骺端骨折）移位不愈合率高，可早期切开复位固定（图5-12-3）。

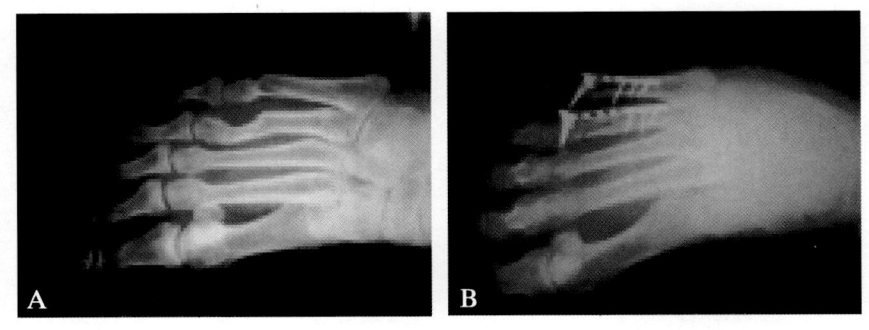

图5-12-3 跖骨骨折治疗
A. 第四、五跖骨骨折X线片　　B. 钛板螺钉固定术后X线片

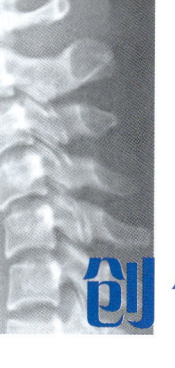

第六章 创伤程度的分类及关节功能评估

现代临床医学已从直观、感性、经验的"描述医学"演变为客观、理性、量化的"解释医学",在疾病诊断、判别病情和疗效评定等方面更加注意应用量化的临床医学指标已成为临床骨科工作中的标准化方案。骨科医师身居救治多发伤患者的第一线,应了解掌握和熟练运用判定患者全面伤情严重程度的评估方法。

第一节 软组织损伤的分类

软组织损伤的精确评估是诊断和选择相应有效治疗方式的前提,但准确而全面的分类比较困难。开放骨折和闭合骨折均可合并严重的软组织损伤,因其损伤机制、骨折表现、处理方法不同,其损伤分类也不相同。国际普遍采用 Gustilo 分级评价开放性骨折的软组织损伤,Tscherne 分级评价闭合性骨折的软组织损伤(表 6-1-1 和表 6-2-1)。

虽然在评价开放性软组织损伤时,把与骨折区相关连的连续性皮肤裂伤放在首位,但大部分软组织损伤可能潜藏在未受损害的皮肤下,故皮肤伤口大小不能作为分类的唯一标志。

表 6-1-1 闭合性骨折的软组织损伤分类(Tscherne 法)

Grade 0	无或仅有不重要的软组织损伤;轻度损伤,多由间接机械性损伤所致,如病理性骨折
Grade Ⅰ	表皮擦伤或因骨折断端从内向外刺破轻度或中度损伤。如未复位的螺旋形小腿骨折
Grade Ⅱ	污染的深度损伤,直接暴力所致局部皮肤肌肉挫伤可伴有骨筋膜室综合征。常见于中度、重度直接创伤。如汽车保险杠撞伤
Grade Ⅲ	广泛皮肤挫裂伤,挤压伤或肌群毁灭、皮下分离;明显的骨筋膜室综合征;或一条主要动脉血管损伤。属严重损伤,骨骼粉碎

在评估闭合性骨折软组织损伤时,由于在分类中所列出的软组织损伤特征不可能全部表现出来,以及只能根据附近少许直接标志如挫伤、擦伤,或根据继发标志如肿胀、局部变硬、皮肤坏死、张力性水疱及出现微循环障碍,末梢神经系统体征来判断等特殊困难。初期软组织损伤常被错误地一次或多次低估。

面对严重软组织损伤,骨科医师常面临为患者保留肢体或进行截肢的选择问题。长期以来,决定伴严重软组织损伤骨折的肢体是保留还是截除仅仅是凭外科医师主观印象和经验。但许多保留下来的肢体,尤其是下肢的结果并不优于截肢。应用肢体评分的方法,可以根据分值作出合理决定。在 MESS 法中有四个参数需打分及累加。四个参数为:创伤动力学、血流动力学、肢体缺血程度及年龄。总分<7 则保留肢体;≥7 则 100%需截肢,且应争取首次手术时施行。应指出的是"创伤动力学"这一参数是一个复杂而又不准确的参数,它限制了 MESS 法的预测精确性(表 6-2-1)。

表 6-1-2 Maugeled 肢体严格评分法（MESS法）

参数		评分
创伤力学	轻度暴力创伤	1
	中度暴力创伤	2
	毁损性损伤	3
血流动力学	正常	0
	一过性低血压	1
	持续低血压	2
局部缺血	无	0
	血管搏动微弱或血管搏动不能触及	1
	毛细血管充盈延缓	2
	皮肤冷，无感觉及运动	3
患者年龄	<30岁	0
	30～50岁	1
	>50岁	2

第二节　开放骨折的分类

开放骨折和闭合骨折的根本区别就在于覆盖骨折部位的皮肤或黏膜破裂，骨折处与外界相通，其治疗更加复杂和困难。不同致伤原因所造成的开放骨折，在软组织损伤、伤口污染以及骨折本身等方面都各有其特点。以往常以伤口的大小作为判断软组织损伤轻重的依据，分为三型，伤口在2cm以下者为Ⅰ型，大于2cm者为Ⅱ型，合并严重软组织撕脱或碾挫伤者为Ⅲ型。但大部分软组织损伤可能潜藏在未受损害的皮肤下，故皮肤伤口大小不能全面正确反映软组织的损伤情况。

20世纪80年代Gustilo和Anderson建立了新的分型，对伤口大小、污染程度、软组织损伤和骨损伤的特点，进行综合评估，重点放在软组织损伤程度和污染程度两方面，现已被广泛采用（表6-2-1）。

表 6-2-1 开放性骨折软的组织损伤分类（Gustilo法）

Grade Ⅰ	伤口<1cm
Grade Ⅱ	伤口>1cm
Grade Ⅲ	严重软组织裂伤
Grade ⅢA	合并严重软组织撕裂但有足够软组织覆盖
Grade ⅢB	合并广泛软组织损伤，有骨膜缺失和骨质外露，常伴有严重污染
Grade ⅢC	合并严重动脉损伤的必须重建

这种综合性的分型具有较高的概括性，判断预后较为准确，对治疗的决策具有重要的参考价值。

但国内有学者认为这种分类方法参照因素太多，彼此又并不一致，容易造成误导，推荐根据创伤机制分类，按开放伤口形成的原因将开放性骨折分为：

一、自内而外的开放骨折

A1：尖端哆出

A2：钝端哆出

A3：哆出合并撕裂

二、自外而内的开放骨折

B1：穿入伤

B2：锐器伤

B3：撞击压砸伤

B4：绞轧撕脱伤

三、潜在性开放骨折

总之，不论如何分类，都是为了更好地指导临床治疗；因此只有准确地掌握开放性骨折临床上不同特点，才能作出合理的治疗方法选择。

第三节 创伤严重程度评估

创伤严重程度评分是将患者的生理指标、诊断名称等作为参数予以量化和权重处理，再经数学计算得出分值以显示患者全面伤情严重程度的多种方案的总称。在创伤的现场急救和临床治疗中，准确地评估重伤员特别是多发伤员的生理紊乱、解剖损害的程度，尤其是结合年龄、伤前疾病等因素，综合地评判损伤的程度和生存可能性，对于治疗决策、疗效评价和科学研究具有重要作用。解决这些问题的方法，就是创伤严重程度评分系统。

一、创伤评分系统的类型

（一）按功用分类

1. 量化系统 选择多个临床参数，逐一分解，半定量，形成各种评分方法或指标。例如校正创伤积分 RTS 中所用的编码法、简明损伤定级法和损伤严重度分级法（AIS-ISS 法）等。

2. 预后/比较系统 综合各种方法（指标），整体判断估计伤员的结局，并将估计与实际结局进行对比。主要指生存概率 Ps 的测算体系 TRISS 法（trauma and injury severity score）和 ASCOT 法（a severity characterization of trauma）。患者样本可以采自不同对象组（病种、时期、医院、技术处理组、年龄等），因而各组互相比较。

（二）按使用场合分类

1. 院前评分 包括创伤指数（TI）、创伤积分（TS）、现场分类的校正创伤积分（T-RTS）、CRAMS 法、院前指数（PHI）等。

院前评分诸法的特点是：①主要采用生理参数（血压、呼吸、意识等）进行分级，计算积分，通常是伤越重积分越低，从而提出创伤程度的区分标准；②各参数采集容易，计算简单；③生理状态可以变化，评分不是一成不变，而要动态评分进行比较。

2. 院内评分 包括损伤严重度记分（ISS）、解剖要点评分（AP）等，二者以简明损伤定级（AIS）为基础。校正创伤积分（RTS）也可用于院内。院内评分诸法的特点是：采用根据创伤诊断的解剖指标部位、器官和范围进行伤势分级，准确的评分必须建立在确立全面准确诊断的基础上。

3. ICU 评分 包括急性解剖生理和慢性健康状态评估法（APACHE-II、APACHE-III）等。特点是既包括伤后的生理和解剖改变，又包括了伤前疾病或健康状态。

4. 生理评分 TI、PHI、TS、RTS、CRAMS 等。用于创伤现场对伤患分拣选送。

5. 解剖评分 主要是 ISS 和 AP 评分，二者都以 AIS 为基础经不同运算求得。用于医院内评价伤势和指导治疗。

6. 综合评分 即生存概率法。生存概率（probability of survival，Ps）由年龄、生理、解剖等评分参数通过加权法进行综合而得出。按参数的不同和权重的不同，Ps 的算法包括半数致死量法（LD_{50}）、TRISS 法、ASCOT 法等。运用综合评分的结果（Ps）可以做患者预后估计。

二、常用的评分系统

（一）GCS（glasgow coma scale）

评价伤患意识障碍的最常用评分系统，评分标准如下（表 6-3-1）：

表 6-3-1　GCS（Glasgow coma scale）评分表

A. 睁眼		B. 肢体动作		C. 语言	
双眼自动张开	4分	服从指令做动作	6分	定向感正常	5分
因声音刺激才张开	3分	可以抓到痛刺激点	5分	定向感不正常	4分
痛刺激才张开	2分	痛刺激的肢体会回缩	4分	不恰当的单字	3分
无反应	1分	刺激造成不正常肢体弯曲	3分	听不懂的声音	2分
		刺激造成不正常肢体伸直	2分	无	1分
		无反应	1分		

GCS=A+B+C，最低3分，最高15分

(二) RTS (revised trauma score)
校正的创伤积分（表6-3-2）

1989年，Champion 在他自己提出的创伤积分 TS (Trauma Score) 的基础上，去除毛细血管再充盈和呼吸幅度两项参数，重新修订分值建立 RTS 法。通过评价 GCS 分值、血压和呼吸频率，来判断伤患的生存概率。

RTS 可以用于院前评分，也可以用于院内评分，使用方法略有不同。

院前使用的 RTS：RTS＝GCS＋sBP＋RR，有效值为 0～12分，其对应的存活概率（Ps）见表 6-3-3。

表 6-3-2　RTS (Revised Trauma Score) 评分表

编码值 cv	4	3	2	1	权重值 w
GCS	13～15	9～12	6～8	4～5	0.9368
sBP（mmHg）	＞89	76～89	50～75	1～49	0.7326
RR（次/分）	10～29	＞29	6～9	1～5	0.2908

表 6-3-3　院前 RTS 分值与生存概率（Ps）的相关性

RTS	0	1	2	3	4	5	6	7	8	9	10	11	12
Ps	0.0337	0.250	0.286	0.333	0.333	0.455	0.630	0.636	0.667	0.766	0.879	0.969	0.995

院内使用的 RTS：RTS＝0.9368×GCS＋0.7326×sBP＋0.2908×RR，有效值范围 0～8，分值越小生理紊乱越严重，其对应的生存概率（Ps）见表 6-3-4。

表 6-3-4　院内 RTS 分值与生存概率（Ps）的相关性

RTS	0	1	2	3	4	5	6	7	8
Ps	0.027	0.071	0.172	0.361	0.605	0.807	0.919	0.969	0.988

(三) CRAMS 评分法

1982年，由 Giomican 提出，1985年 Clemmer 提出修改，至今仍然广泛使用。包括循环（Circulation）、呼吸（Respiration）、胸腹压痛（Abdomen）、运动（Motion）、语言（Speech）五个参数，按照各参数表现评定为 0～2 分共 3 级（表6-3-5）。相加之积分为 CRAMS 值。据报告 CRAMS≥7 分者，死亡率 0.15%；≤6 者死亡率 62%。CRAMS 分值 9～10 分为轻伤；8～7 分为重伤；CRAMS≤6 分为极重伤。CRAMS 的 Triage 标准为≤8。文献报道 CRAMS 的灵敏度为 83%～91.7%，特异性为 49.9%～89.8%。

表 6-3-5　CRAMS 评分表

参数/分值	2	1	0
循环 C	毛细血管充盈正常 sBP>100 mmHg	毛细血管充盈迟缓 sBP 85～99mmHg	毛细血管无充盈 sBP<85mmHg
呼吸 R	正常	>35 次/分钟	无自主呼吸
胸腹 A	均无压痛	胸或腹压痛	连枷胸、板状腹或深穿刺伤
运动 M	遵嘱动作	只有疼痛反应	无反应
言语 S	回答切题	错乱、无伦次	发音听不懂或不能发音

（四）院前指数 PHI（prehospital index）

1986 年，由 Koehler 经过前瞻性研究而提出。以循环、呼吸和意识状态为评分参数，并结合伤类构成，见表 6-3-6。各参数的评分值相加的总分为 PHI，总分 0～20 分。PHI 0～3 分为轻伤，死亡率 0，手术率 2%；4～20 分为重伤，死亡率 16.4%，手术率 49.1%。伴胸腹穿通伤则另加 4 分（总分 0～24）。此法使用方便，至今仍在使用。目前对其敏感性褒贬不一，有的学者认为其敏感性差，国外则有资料认为其敏感性达到 94.4%，特异性 94.6%，优于其他院前评分指标。记分特点为分数越高代表伤情越重，与其他生理指标相反。

表 6-3-6　院前指数 PHI（prehospital Index）评分表

指标/分值	0	1	2	3	4	5
SBP（mmHg）	>100	86～100	75～85	0～74		
脉搏（次/分）	51～119			≥120		≤50
呼吸（次/分）	正常			浅或费力		<10 次/分或需插管
意识状态	正常			模糊或烦躁		言语不能理解
合并穿通伤				有		

创伤评分为临床和科研提供了可资对比的基础方法。除了前文介绍的评价伤情，创伤评分还可以广泛地运用于许多方面。包括管理部门对医院或医疗组的质量考核，或对救治质量进行横向的或纵向的对比，从而反映医疗水平的院际差异和历年变化。也可以评价某种疗法的效果。当然，更重要的是用作不同病例或样本之间的可比性控制或评价。

三、损伤严重程度评分（ISS）计算方法

（method of calculating injury severity scale, ISS）ISS 是评定多部位伤，多发伤和复合伤情严重程度的院内评分方案。ISS 基于简明损伤定级标准（AIS，表 6-3-7），计算方法是将 AIS-90 的九个人体分区重新组合成：①头颈部；②面部；③胸部；④腹部盆部；⑤四肢骨盆；⑥体表 6 个部位，从中找出 3 个最严重损伤部位，其中每个部位中最重损伤部位的 AIS 分值（不包括 AIS6）的平方和，即为其 ISS 分值。

例如：某伤员诊断为：①头皮裂伤；②右 3～5 肋骨骨折；③右血胸；④肝破裂；⑤右股骨干粉碎骨折；⑥右手挫裂伤。取胸部③，腹部④，四肢⑤三个部位伤最重，其 AIS 分别为 3，4，3 分，此伤员 ISS 为 $3^2+4^2+3^2=34$。ISS<16 轻伤；≥16 重伤；≥25 严重伤。

表 6-3-7 简明 AIS-90 评分标准

	分值	1	2	3	4	5	6
1头部	头皮	挫/裂 10cm，撕裂<100cm²	裂伤>10cm/撕脱伤>100cm²	就左边的情况+失血>20%全身血量	全头皮撕脱伤		（挤压性）
	颅骨		窟隆部闭合性线形骨折	粉碎/咯开凹陷颅骨折颅底骨折伴有/无脑脊液漏出	开放颅骨折+脑组织丢失凹陷/移位>2cm开放颅底骨折+脑组织丢失		颅脑全区域广泛破坏伤
	血管◆			大脑前/后/椎动静脉海绵窦的血管栓闭塞的分支/脑垂体损伤	大脑中动脉血栓闭塞大脑前/中/后/椎/基底的分支乙/横/矢窦撕裂	大脑前/中/后/椎/基底动脉撕裂伤海绵窦/乙/矢/横窦开放伤或节段性血管缺失	脑干撕裂/毁损/穿通伤
	神经与脑组织		Ⅰ～Ⅲ颅神经挫/裂/撕裂伤	小脑挫伤<15ml，直径<3cm大脑挫伤<30ml，直径 4cm中线偏<5mm大脑小范围多发伤（总量<30ml）脑垂体损伤	小脑挫伤 15～30ml，直径>3cm大脑挫伤 30～50ml，直径>4cm 中线偏>5mm大/小脑贯通伤或小血肿 NPS	小脑挫伤>30ml大/小脑/弥漫性轴索损伤（白质剪切伤）大脑广泛多发伤总量>50ml大/小脑贯通伤大/小脑撕裂伤或脑干挫伤/梗死/受压	
	血肿				小脑硬膜内外血肿≤30ml，厚<1cm小脑内血肿≤15ml，直径≤3cm大脑硬膜内外血肿≤50ml，直径≤4cm大脑内出血≤30ml，直径≤4cm	小脑硬膜内外血肿>30ml，厚>1cm小脑内血肿>15 cm，厚>3cm大脑硬膜内外血肿>50ml，厚>1cm（≤10岁>25ml，厚>1cm）大脑内血肿>30ml，直径>4cm	
	脑室			轻度脑肿胀；脑室受压/脑干池/脑肿胀/梗死/缺血/蛛网膜下腔出血	中度脑肿胀，脑室+干池脑室内出血	重度脑肿胀，脑室/脑干池受压消失	
	意识	清醒GCS**15或伤后无意识丧失但有头痛/头晕	左述+神经功能异常意识丧失持续时间 NFS***/<1h嗜睡/木僵/迟钝 GCS 9～14脑震荡逆行性健忘	伤后曾意识丧失+神经功能异常不清醒持续>1h+神经功能异常左述：神经功能异常或昏迷<6h现场或入院时昏迷（GCS<8）已知意识更长时间1～6h遗忘	左述+神经功能异常左述+神经功能异常已知意识丧失6～24h无论昏迷长短+痛刺激才活动	左述+神经功能异常，或昏迷>24h软瘫，痛反应/去大脑/去皮层状态	

续表

分值		1	2	3	4	5	6
2 面部	全区域	穿通伤：NFS/浅表/擦挫伤	长度>10cm并非深入皮下	失血量>20%			
	皮肤	浅表撕裂/撕脱<25cm²	组织丢失>25cm²，但失血量<20%	失血量>20%			
	血管	颈外动脉分支浅表裂伤 或 NFS					
	神经	视神经眶内段损伤 NFS	视神经挫裂/撕脱伤				
	器官	耳：外中内耳各种损伤 眼附属器损伤 眼球破除右述以外的损伤 口腔除右述以外的损伤	眼剜出/撕脱/视网膜剥离眼球破裂舌撕裂深/广颞颌关节脱位				
	骨骼	颌骨、齿槽骨骨折右述外鼻单纯闭合性骨折	下颌支/体/髁下骨折或开放/粉碎颧骨折：下颌骨折≤LeFortⅡ	眶骨开放/移位/粉碎性骨折 上颌骨折 LeFortⅢ	上颌骨折失血量>20%		
3 颈部	皮肤	擦/挫（血肿）/轻裂伤 NFS 撕脱伤<100cm²	左述长度>20cm并深入皮下 组织丢失>100cm²，但失血量<20%	失血量>20%			
	血管◆	颈外静脉轻度裂伤或 NFS	颈外动脉/颈内静脉/椎动脉轻度裂伤	颈内/总动脉轻度撕裂/血栓闭塞 颈外动静脉/椎动脉裂闭塞	血管伤伴神经功能异常但与头伤无关		
	神经	迷走神经损伤	膈神经损伤、声带单侧损伤	声带双侧损伤	咽伤累及声带，咽穿孔		
	器官	甲状腺挫伤（血肿）或 NFS	甲状腺裂伤、喉挫裂伤（未穿孔）	喉穿孔，咽挫伤		咽/喉严重毁损（撕脱/碾压/破裂/横断）	头部离断

续表

分值		1	2	3	4	5	6
4 胸部	皮肤	浅表穿通伤/轻度挫裂伤 NFS/撕脱伤 <100cm²	乳房撕脱伤，皮肤裂伤>20cm 深入皮下组织丢失<100cm²，但失血量<20%	失血量>20%			
	骨骼	肋/胸骨挫伤/单根肋骨折	胸骨骨折 单根多处肋骨折，2~3根骨折	一侧肋骨折>3根，另侧<3根，胸廓稳定开放/移位/粉碎性肋骨折（>1肋骨）	左述+血或气胸，肋骨折+肺挫伤，连枷胸/双侧肋骨折均>3根	双侧肋折均>3根伴心/肺伤/气胸双侧连枷胸，连枷胸<15岁	双侧胸部辗压变扁
	胸膜腔		胸膜撕裂伤	血胸或气胸，血气胸，纵隔气肿	开放性（吸入性）胸部挫伤	张力性气胸	
	肺	叶支气管挫伤	主支气管内膜裂伤	支气管断裂（未分离）肺单侧挫伤/裂伤	复杂性支气管断裂纵隔积血 单肺挫伤伴纵隔失血 单肺裂伤失血>20% 双肺挫伤	气管/主支气管断裂、喉气管分离、单肺裂伤、大量漏气/肺裂伤+体循环气栓 双肺裂伤失血>20%/伴张力性气胸双肺挫伤伴连枷胸	复杂/多发性
	膈食管		膈肌/食管挫伤（血肿）	膈/食管破裂（未穿孔）	食管穿孔、纵隔积气	食管腐蚀伤、食管破裂	
	心脏		心包撕裂（穿刺伤）	心轻度挫伤/破裂但未穿孔	心脏重度挫伤	心脏瓣膜/腱索（间隔穿孔，心脏疝出	心室裂伤
	血管◆		奇/半奇/心静脉轻度裂伤 胸廓内/肋间动静脉轻度裂伤	主动脉弓的三大分支动静脉轻度撕裂伤 肺动静脉轻度裂伤，上腔静脉轻度裂伤 左述各静脉的重度裂伤	胸主动脉NFS，内膜撕裂 胸主动脉轻度裂伤（穿通）NFS号三分支动静脉重度裂伤 肺动静脉重度裂伤	左述+主动脉瓣或主动脉根部撕裂/瘫痪 胸主动脉重度裂伤伴局限于纵隔的出血 腔静脉裂+肺部气栓	主动脉裂伤血出纵隔外

续表

	分值	1	2	3	4	5	6
5 腹部	皮肤	擦/挫/浅裂（<20cm）/撕脱伤<100cm²	皮肤裂伤>20cm深入皮下组织丢失<100cm²但失血量<20%	会阴大块撕裂/复杂破裂左述+失组织丢失>20%			
	血管◆		髂内外静脉轻度裂伤	髂内外静脉重度裂伤，髂总静脉轻度裂伤 髂总/内/外动脉轻度裂伤 门/肾/脾/肠系膜上静脉轻度裂伤 肝/肾/脾/肠系膜上动脉轻度裂伤 下腔静脉轻度裂伤	髂总静脉重度裂伤 髂总/内/外动脉重度裂伤 左述静脉重度裂伤 左述动脉重度裂伤 门静脉重度裂伤 下腔静脉/腹主动脉轻度裂伤	腹主动脉/腹腔静脉重度裂伤	肝撕脱伤（肝的所有血管全部断裂）
	内部器官和空腔器官	肾上腺/肛/卵巢/阴茎/会阴轻挫裂	左述空腔/实质器官/胰腺轻挫/腺轻挫伤（未穿通）失血量<20%	空腔器官穿破（未横断）尿路/子宫/阴道/肾上腺/卵巢大块撕脱胰腺挫裂伤NFS左述+失血量>20%	胃肠/肛大块撕脱/复杂破裂胆管横断，腺重度撕裂直肠破裂/十二指肠横裂膀胱/十二指肠穿孔未横断胎盘剥离/组织丢失>20%	十二指肠破裂及丢失腹或膜十二指肠撕脱/复杂破裂/污染	
	实质器官		肾轻挫/裂<1cm限于腹膜后，无漏尿 肝挫伤包膜下面积<50%，直径<2cm，深<3cm 脾挫，裂伤面积<50%，直径<2cm，深<3cm	肾包膜下挫>50%裂>1cm无漏尿，直径<肝/脾挫伤包膜下>50%，2cm肝/脾裂伤包膜下>50%，深>3cm左述+失血量>20%	肾裂伤延伸至皮质、髓质、肾血管受累主肾血管受损肝裂伤实质<50%，深>3cm脾段裂伤破裂/组织撕裂	肾门撕脱、全肾及血管毁损肝复杂伤累及肝/门腔静脉/肝动脉/主要肝管脾大块毁损/脾门破裂撕脱/星状裂	
6 脊柱	神经丛		臂/骶从挫/裂/牵拉/撕脱伤	完全臂丛挫/裂/牵拉/撕脱伤			
	神经根		腰神经根单根损伤	神经根或骶从多根损伤马尾挫伤伴一过性神经体征不完全性马尾损伤综合征	完全性马尾损伤综合征		C_3或以上神经根损伤
	脊髓			脊髓挫伤伴一过性神经体征	不完全性脊髓损伤综合征	完全脊髓损伤综合征（四肢或截瘫/无感觉）不完全或完全性脊髓横裂断/压榨伤（C_3以下）	C_3或以上脊髓损伤
	椎间盘		椎间盘损伤（无神经根伤）	椎间盘损伤伴神经根伤			
	骨关节		寰枕关节、小关节突NFS损伤	寰枢关节（齿状突）、小关节突双侧伤			
	附件	急性扭伤，无骨折或脱位	椎骨棘/横突骨折或椎体前部压缩≤20%	椎板/椎弓根骨折/椎体压缩>20%			

续表

	分值	1	2	3	4	5	6
7上肢	皮肤	擦/挫/裂伤,手<10cm/上肢>20cm; 撕脱伤/手≤25cm²/上肢≤100cm²	擦/挫/裂伤,手>10cm/上肢>20%; 撕脱组织丢失/左述标准	左述+失血量>20%; 左述+失血量>20%			
	血管◆	除腋动静脉和肱动脉外的小裂伤	腋动静脉/肱动脉轻度裂伤	腋/肱动静脉/其他有名称的动静脉重裂伤			
	神经	指神经伤,/桡/尺/正中神经挫裂伤	桡/尺/正中神经单/多根撕裂,伴运动丧失	上肢外伤性离断,部分/全部毁损			
	肌腱-韧带	肌腱撕裂伤	肌肉撕裂伤,关节囊撕裂伤				
	关节	腕掌关节以下/肘关节的脱位,各关节扭/挫伤	腕肘间/桡-腕关节以上脱位(除肘),撕裂伤入关节/或伴有神经撕裂	关节骨/软骨的广泛毁损			
	骨骼	指骨折	掌骨/桡/尺/肱/锁骨/肩峰闭合性骨折断指撕脱损	桡/尺/肱骨开放/移位/粉碎骨折,移位/粉碎骨折伴桡/尺神经损伤			
8下肢	皮肤	擦/挫/裂伤口≤20cm, 撕脱伤≤100cm², 穿通伤轻度	擦/挫/裂伤口>20cm并深入皮下, 撕脱伤>100cm², 穿通伤重度/组织丢失>25cm²	左述+失血量>20%; 左述+失血量>20%			
	血管◆	膝以下有名称动静脉挫裂伤	膝以下动静脉重度撕裂伤胭动静脉/股静脉重度撕裂伤	胭动脉轻度撕裂伤	股动脉重度撕裂伤		
	神经	趾神经挫/裂伤	股/胫/腓神经挫/撕裂,坐骨神经挫伤(功能丧失)	坐骨神经裂伤不全/完全坐骨神经撕裂伤			
	关节	膝以下关节脱位,各关节挫伤/扭伤(除膝)	膝关节扭伤,髋/膝脱位下毁损,撕裂入关节内,半月板破裂	膝关节及其以上广泛毁损,髋关节内,膝关节以下外伤性离断	膝关节及其以上撕裂入髋关节及其以上离断		
	肌腱		肌腱/肌肉撕裂伤,骨筋膜室综合征	膝后交叉韧带断裂			
	骨骼	趾/腓骨骨折	股骨各部位骨折/移位/粉碎,髋骨/膝以下各部位骨折/盆骨闭合骨折	股骨骨折>12岁,内/外踝开放/联合分离,胫(除内踝)/盆骨开放/移位/粉碎骨折	骨盆变形和移位,骶髂骨折/耻骨伴血管损伤,腹膜后大血肿,失血量≤20%	左述+失血量>20%	

续表

分值	1	2	3	4	5	6
皮肤	擦/挫/裂/脱套/穿通伤	撕脱伤、脱套伤指/前臂/上臂/趾/小腿/大腿	脱套伤手/手掌/膝/踝/足底、穿通伤、失血>20%			
烧伤	Ⅰ度<50%+≥1岁，/面/手/生殖器受累 Ⅱ度<10%	Ⅰ度>50%，TBS****+<1岁，Ⅲ度<10%/Ⅱ度10%~19%	Ⅱ度或Ⅲ度10%~19%+<5岁 Ⅱ度或Ⅲ度29%~30%	Ⅱ度或Ⅲ度20%~29%+<5岁 Ⅱ度或Ⅲ度39%~40%	Ⅱ度或Ⅲ度30%~39%+<5岁 Ⅱ度或Ⅲ度40%~89%	Ⅱ度~Ⅲ度≥90%
低体温（指意外事故所致）	肛温34℃	肛温33~32℃	肛温31~30℃	肛温29~28℃	肛温≤27℃	
电击		高压电击	高压电击伴肌肉坏死			电击心停搏
CO_2			轻度：碳氧血红蛋白<20mg%	碳氧血红蛋白20~40mg%	中度：碳氧血红蛋白>40mg%	
9体表其他						

● 哆开性胃仅用于单纯性质胃折，仿属于单纯性胃折。当硬脑膜撕裂时，则命名"开放性"胃折
◆ 血管裂伤：轻度—浅表、不完全横断，不完全段性缺损，管壁周界不完全受累，失血量<20%血容量
  中度—破裂、完全横断，血管节段性缺损，管壁周界完全受累，失血量>20%*

* 关于20%失血量的估计：20%＝体重100kg/失血1500ml，=75kg/1125ml，=50kg/750ml，=25kg/375ml，=10kg/150ml，=5kg/75ml
** 格拉斯哥昏迷指数（GCS）：睁眼：（自动—4，呼唤—3，刺痛—2，无反应—1）；语言：（回答正确—5，回答错误—4，含混不清—3，唯有声叹—2，无反应—1）；
   运动：（遵命动作—6，定位动作—5，肢体回缩—4，肢体屈曲—3，肢体过伸—2，无反应—1）
   GCS＝3项参数值之和

*** NFS 未进一步描述
**** TBS 总体表面积

第四节 脊髓损伤评估

脊髓损伤（SCI）程度的评估，是脊柱损伤研究的核心课题之一。脊髓损伤后，及时、准确地进行检查，全面了解和评价脊髓损伤程度，对拟定治疗方案，提高和观察治疗效果以及正确评估预后都具有重要的指导意义。近年来，随着脊柱外科迅速发展，脊髓损伤引发了一系列相关学科的兴趣和广泛研究，显得异常活跃，取得了多方面的进展。但目前，脊髓损伤严重程度的研究角度、表达方式繁多，评价方法不一，标准不一。因此，一方面大量新的专业信息，使临床科研工作者开阔了视野，拓宽了联想；另一方面，在各种研究资料的统一化和量化、治疗效果的比较上，也带来了诸多不便。20多年来人们已普遍感到制定一个分析和评价脊髓损伤程度的神经学上的统一标准，对临床科研工作者之间进行正确的交流十分重要。然而，要从众多评价脊髓损伤的标准中选择一个较准确、可靠的标准也有一定难度。

一、Frankel 脊髓损伤程度分类法

1969 年，由 Frankel 提出，其将脊髓损伤平面以下感觉和运动存留的多少分为 5 个级别（表 6-4-1）。

表 6-4-1 Frankel 脊髓损伤分级法

等级	感觉、运动功能情况
A	损伤平面以下深浅感觉完全消失，肌肉功能完全消失
B	损伤平面以下运动功能完全消失，仅存某些包括骶区感觉
C	损伤平面以下仅有某些肌肉运动功能，无有用功能存在
D	损伤平面以下肌肉功能不完全，可扶拐行走
E	深浅感觉肌肉运动及大小便功能良好，可有病理反射

Frankel 法对 SCI 的评定有较大的实用价值，但对脊髓圆锥和马尾神经损伤的评价有缺陷，也缺乏反射、括约肌功能的内容，尤其对膀胱、肛门括约肌神经功能表达不全。

二、ASIA 脊髓损伤程度分类法

美国脊髓损伤协会（ASIA）为谋求一个全球统一，更科学、更完善的标准，1982 年推出了一个新的、在传统脊髓损伤神经分类基础上制定的标准，并进行了 3 次重大修改。1990 年组织成立了包括神经外科、矫形外科、物理医学、康复医学以及流行病学专家在内的多学科专业委员会。吸取了美国国立急性脊髓损伤研究会（NASCIS）、国际截瘫医学学会（IMSOP）等多个专业学会的意见，达成共识。尽可能使这一标准与过去和未来的 SCI 资料可进行对照。更重要的是使这一标准具最高权威性，得到世界 SCI 界的认可和接受。其实，这一标准是参照 NASCIS 的标准制定出来的。而 NASCIS 在筛选治疗急性脊髓损伤（ASCI）药物（MP、NX）的最佳方案时，从 1978 年起先后组织了十几家截瘫中心进行了 3 次大规模协作研究（即 NASCIS I～II），上千例 SCI 患者采用 NASCIS 标准进行治疗前后评价，已使其实用性、先进性、科学性得到了充分体现。

ASIA 提出的新的参照 NASCIS 标准制定出来的脊髓损伤神经分类评价标准，其特点是用积分的方法来表达 SCI 的严重程度，将其各种功能障碍的大小量化了。因此被认为是迄今最先进的 SCI 评价标准于 1992 年在巴塞罗那被国际截瘫医学学会（IMSOP）批准使用，并传播推广。英国 Masry 对 56 例 SCI 患者的运动缺失百分数（MDP）与运动恢复百分数（MRP），用 ASIA 运动评分、NASCIS 北美脊髓损伤运动评分及传统运动评分（CMS）3 者评价结果进行比较，结论是 ASIA 运动评分是可靠的。

ASIA 标准其特点在于，对精心筛选出来的，最具代表性的、最基本的神经系统检查目标，即感觉的 28 个关键点，运动的 10 条关键肌，一一进行检查和评分。感觉评分的总合即代表患者的感觉功能状况；运动评分的总合即代表患者的运动功能状况。具体做法：

（一）感觉的检查和评分

在 28 个关键点上，用针刺测试锐痛觉，用棉絮测试浅触觉。按 3 个等级评分：缺失为 0 分、障碍为 1 分、正常为 2 分，不能区分锐性和钝性刺激的应评 0 分。这样，每个关键点的检查有 4 种情况：即左、右两侧皮区的针刺锐痛觉和棉絮浅触

觉。如正常人每个关键点应得8分，全身28个关键点满分总共 28×8＝224 分。

（二）运动的检查和评分

按自上而下顺序，对规定的10条关键肌（肌节：指每个节段神经根运动轴突所支配的肌、肌群）进行检查，各关键肌肌力仍用原临床5分法评定。0分：受检肌完全瘫痪；1分：可触感肌力收缩；2分：不需克服地心引力能主动活动关节；3分：对抗地心引力进行全关节主动活动；4分：对抗中度阻力进行全关节主动活动；5分：正常肌力。这样，左、右两例共20条关键肌，正常人所有关键肌均为5分，其运动功能满分 20×5＝100 分（图6-4-1）。

从总体内容上看或与传统神经功能检查方法相比较，ASIA92法缺少了位置觉和深感觉内容。目前ASIA已建议增加检查两侧食指和拇指的位置觉和深痛觉。同时要作肛门指诊，检查肛门括约肌的自主收缩、深感觉是否存在。借以判断SCI是完全性还是不完全性。均以缺失、障碍、正常3个等级表示。

感觉关键点和运动关键肌分别见表6-4-2、表6-4-3。

表6-4-2　感觉检查的关键点

神经节段	检查部位	神经节段	检查部位
C_2	枕骨粗隆	T_8	第8肋间
C_3	锁骨上窝	T_9	第9肋间
C_4	肩锁关节的顶部	T_{10}	第10肋间（脐）
C_5	肘前窝的外侧面	T_{11}	第11肋间
C_6	拇指	T_{12}	腹股沟韧带中部
C_7	中指	L_1	T_{12} 与 L_2 之间上 1/2 处
C_8	小指	L_2	大腿前中部
T_1	肘前窝的内侧面	L_3	股骨内髁
T_2	腋窝	L_4	内踝
T_3	第3肋间	L_5	足背第三跖趾关节
T_4	第4肋间（乳线）	S_1	足跟外侧
T_5	第5肋间	S_2	腘窝中点
T_6	第6肋间（剑突水平）	S_3	坐骨结节
T_7	第7肋间	$S_{4\sim5}$	肛门周围（作为一个平面）

注：肋间检查点均位于锁骨中线上

表6-4-3　运动检查的关键肌

神经节段	受检肌、肌群
C_5	屈肘肌（肱二头肌、肱肌）
C_6	伸腕肌（桡侧腕长、短伸肌）
C_7	伸肘肌（肱三头肌）
C_8	中指屈指肌（固有指屈肌）
T_1	小指外展肌（小指展肌）
L_2	屈髋肌（髂腰肌）
L_3	伸膝肌（股四头肌）
L_4	踝背伸肌（胫前肌）
L_5	长伸趾肌（拇长伸肌）
S_1	踝跖屈肌（腓肠肌、比目鱼肌）

三、ASIA 脊髓损伤分级（图6-4-1）

A. 骶段（S_4、S_5）无任何运动及感觉功能保留。

B. 神经损伤平面以下，包括骶段（S_4、S_5）存在感觉功能，但无任何运动功能。

C. 神经损伤平面以下有运动功能保留，一半以上的关键肌肌力小于3级。

D. 神经损伤平面以下有运动功能保留，至少一半的关键肌肌力大于或等于3级。

E. 感觉和运动功能正常。

脊髓损伤ASIA评分见图6-4-1。

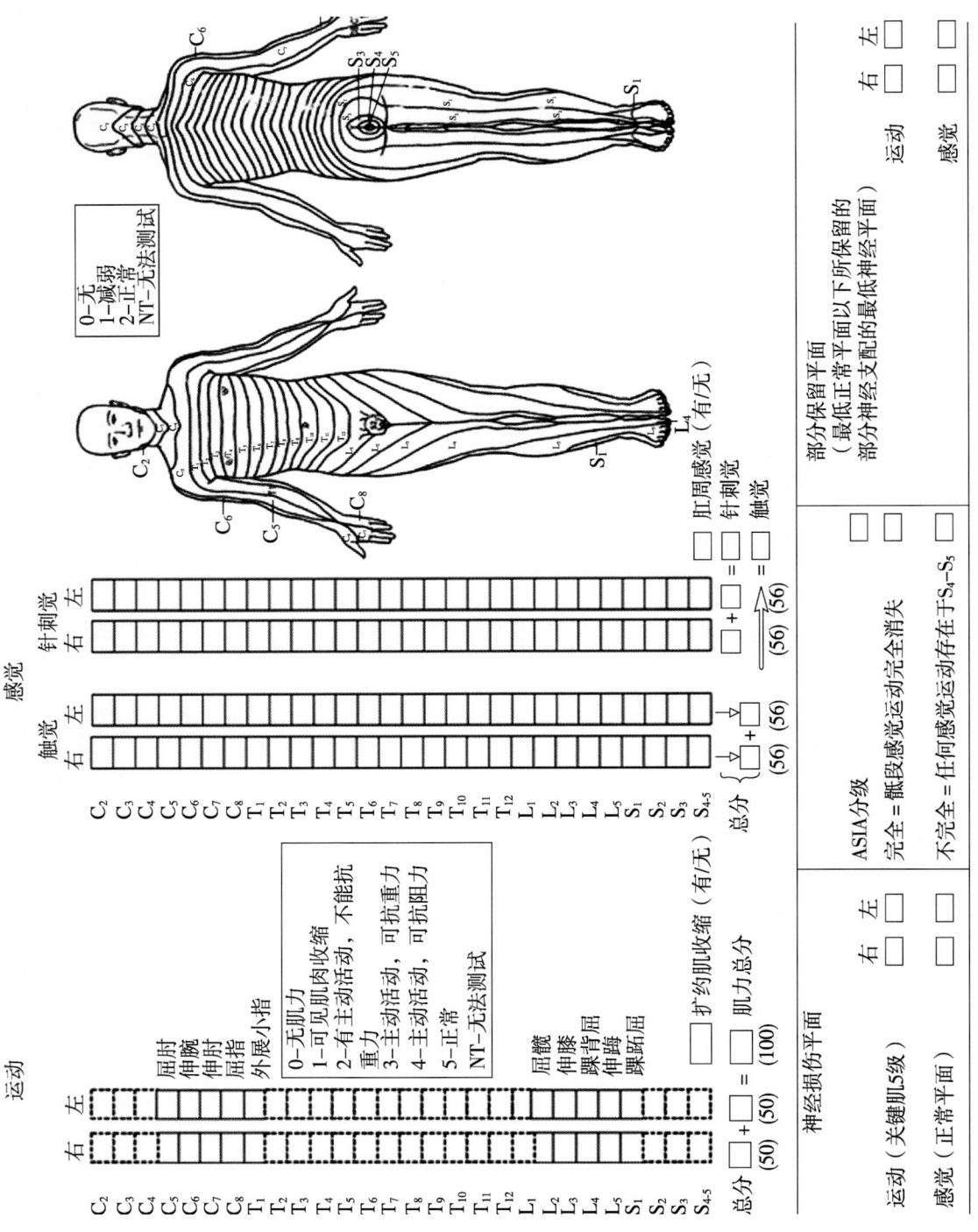

图 6-4-1 脊髓损伤评分

第五节　关节功能评估

一、肩关节

（一）肩锁关节脱位评分　见表6-5-1。

表6-5-1　肩锁关节脱位评分

优	与对侧相比，最大活动受限度数不超过10° 无症状（除非因天气变化导致不适） 可从事各种运动（无感觉异常） 放射学表现：无脱位或半脱位
良	与对侧相比，活动受限度数介于10°~20° 负荷时有轻微症状 可从事各种运动（外侧瘢痕导致轻微感觉异常） 放射学表现：无脱位或半脱位不超过锁骨直径的一半
差	与对侧相比，活动受限度数大于20° 正常运动时、甚至休息时有症状 运动明显受限（外侧瘢痕导致感觉异常） 放射学表现：脱位

（二）UCLA肩关节评分

UCLA肩关节评分系统由Ellman 1986年设计并得到广泛应用，这个问卷的权重设计很有特点，如病人不能内旋肩关节，使手指够到$T_{6~8}$的棘突（比如系乳罩），便会丢掉6分，最多只能达到良（表6-5-2）。

表6-5-2　UCLA肩关节评分

功能/治疗反应	评分
疼痛	
持续性疼痛并且难以忍受；经常服用强镇痛药物	1
持续性疼痛可以忍受；偶尔服用强镇痛药物	2
休息时不痛或轻微痛，轻微活动时出现疼痛 经常服用水杨酸制剂	4
仅在重体力劳动或激烈运动时出现疼痛 偶尔服用水杨酸制剂	6
偶尔出现轻微疼痛	8
无疼痛	10
功能	
不能使用上肢	1
仅能轻微活动上肢	2
能做轻家务劳动或大部分日常生活	4
能做大部分家务劳动、购物、开车 能梳头、自己更衣、包括系乳罩	6
仅轻微活动受限；能举肩工作	8
活动正常	10

功能/治疗反应	续表 评 分
向前侧屈曲活动	
150°以上	5
120°～150°	4
90°～120°	3
45°～90°	2
30°～45°	1
30°以下	0
前屈曲力量	
5级	5
4级	4
3级	3
2级	2
1级	1
0级	0
病人满意度	
满意,较以前好转	5
不满意,比以前差	0

优:34～35分　良:29～33分　差:29分以下

二、肘关节

(一) **Mayo 肘关节功能评分**　见表 6-5-3。

Mayo 肘关节评分,亦称之为 Morrey 和 Bryan 评分,广泛应用于肘关节功能的评价。

表 6-5-3　Mayo 肘关节功能评分

功能	项目	各项目分数	总分
疼痛	无	45	45
	轻	30	
	中	15	
	重	0	
活动角度	>100°	20	20
	50°～100°	15	
	<50°	0	
稳定性	稳定	10	10
	中度不稳定	5	
	明显不稳定	0	
功能	梳头	5	25
	进食	5	
	个人卫生	5	
	穿衣	5	
	穿鞋	5	

优:90～100分　良:75～89分　可:60～74分　差:60分以下

(二) HSS 肘关节评分表

HSS 肘关节评分注重临床客观检查。（表 6-5-4）

表 6-5-4　HSS 肘关节评分表

项目	评定内容	评分
疼痛 30 分	1. 从不疼	30 ✓
	2. 弯曲时不疼	15
	3. 弯曲时稍疼	10
	4. 弯曲时中度疼	5
	5. 弯曲时疼严重	0
	6. 休息时不疼	15
	7. 休息时稍疼	10
	8. 休息时中度疼	5
	9. 休息时疼重	0
功能 20 分	A. 1. 弯曲活动 30 分钟	8
	2. 弯曲活动 15 分钟	6
	3. 弯曲活动 5 分钟	4
	4. 不能用肘	0
	B. 1. 肘任意活动	12
	2. 仅可娱乐活动	10
	3. 仅限家务活动和工作	8
	4. 可独立自我料理	6
	5. 残废	0
伸屈范围 20 分	每 7 度 1 分	
肌力 10 分	1. 可提 2.3kg 屈 90°	10
	2. 可提 0.9kg 屈 90°	8
	3. 可抗重力屈曲	5
	4. 不能屈曲	0
屈曲挛缩 6 分	1. 少于 15°	6
	2. 15°～45°	4
	3. 45°～90°	2
	4. 挛缩超过 90°	0
伸直挛缩 6 分	1. 少于 15°（全 135°中）	6
	2. 少于 125°	4
	3. 少于 100°	2
	4. 少于 80°	0
旋前 4 分	1. 大于 60°	4
	2. 30°～60°（含 60°）	3
	3. 15°～30°（含 30°）	2
	4. 小于 0°	0
旋后 4 分	1. 大于 60°	4
	2. 45°～60°（含 60°）	3
	3. 15°～45°（含 30°）	2
	4. 小于 0°	0

优：90～100 分　良：80～89 分　可：70～79 分　差：69 分以下

三、腕关节

（一）Cooney 腕关节评分 见表 6-5-5。

本评分由 Conney 对 Green 和 O'Brian 腕关节评分加以改良，适用于各种腕关节疾病的功能评价。

表 6-5-5 Cooney 腕关节评分

	评分
疼痛（25 分）	
无	25
轻度，偶尔	20
中度，可以忍受	15
严重，不能忍受	0
功能状况（25 分）	
恢复到平时工作状况	25
工作上受限制	20
能够坚持工作但未被聘用	15
由于疼痛而无法工作	0
活动度（正常的百分数）（25 分）	
100%	25
75%~99%	15
50%~74%	10
25%~49%	5
0~24%	0
握力（与正常一侧比）（25 分）	
100%	25
75%~99%	15
50%~74%	10
25%~49%	5
0~24%	0

优：90~100 分　良：80~89 分　可：65~79 分　差：65 分以下

（二）Colles 骨折评分（改良 Green 和 O'Brien 评分） 见表 6-5-6。

表 6-5-6 Colles 骨折评分

类别	临床	得分
疼痛（25 分）	无	25
	轻度，偶尔	20
	中度，可以忍受	15
	严重，不能忍受	0
功能状况（25 分）	恢复到平时工作状况	25
	工作能力受限	20
	工作能力受限，不能从事原工作	15
	由于疼痛而无法工作	0

续表

类别	临床		得分
活动度（25分）	相当于健侧百分数	活动度	
	100%	120°以上	25
	75%～99%	91°～119°	20
	50%～74%	61°～99°	15
	25%～49%	31°～60°	10
	0%～24%	30°以下	0
握力（25分）	相当于健侧百分数		
	100%		25
	75%～99%		20
	50%～74%		15
	25%～49%		10
	0%～24%		0
结果	优		90～100
	良		80～89
	可		65～79
	差		小于65

四、髋及骨盆

（一）Majeed 骨盆骨折评分　见表 6-5-7。

表 6-5-7　Majeed 骨盆骨折评分

疼痛（30分）	
休息时严重、持续性疼痛	0～5
活动时严重疼痛	10
可以耐受，但活动受限	15
可以进行中等程度的活动，休息后疼痛消失	20
轻度且是间歇性的疼痛，活动正常	25
轻微、偶尔或无疼痛	30
工作（20分）	
无规律性工作	0～4
轻体力工作	8
改换职业	12
从事原来职业，减少劳动强度	16
从事原来职业，劳动强度不变	20
坐（10分）	
疼痛	0～4
久坐疼痛或不舒服	6
不适	8
自如	10

		续表
性生活（4 分）		
	疼痛	0～1
	时间长会疼痛或不舒服	2
	不适	3
	自如	4
站（36 分）		
	辅助行走（12 分）	
	卧床不起或近似	0～2
	轮椅	4
	双拐杖	6
	双手杖	8
	一个手杖	10
	不需手杖	12
	步态（12 分）	
	不能行走或近似	0～2
	步履蹒跚	4
	明显跛行	6
	中度跛行	8
	轻度跛行	10
	正常	12
	步行距离（12 分）	
	卧床不起或仅能走几步	0～2
	行走时间和距离非常受限	4
	借助手杖且受限，但是站立时间不受限制	6
	借助手杖步行 1 小时，不受限制	8
	不用手杖步行 1 小时，轻微疼痛或跛行	10
	与年龄和全身状况相符，正常	12

优：85 分以上　良：70～84 分　可：55～69 分　差：55 分以下

（二）Mattal 髋臼骨折疗效分级标准（改良 Merled'Aubigne 和 Postel 髋关节评分）

表 6-5-8　Mattal 髋臼骨折疗效分级标准

疼痛	
无	6
轻微或间歇	5
步行以后疼痛，但是可以缓解	4
中度疼痛，但是能够行走	3
严重，不能行走	2

	续表
步行	
正常	6
不用拐杖，但轻微跛行	5
长距离行走需要拐杖	4
即使有拐杖，活动也受限	3
非常受限	2
不能行走	1
活动度*	
95%～100%	6
80%～94%	5
70%～79%	4
60%～69%	3
50%～59%	2
<50%	1
临床分级	
优	18
良	15～17
可	13～14
差	<13

* 活动度指的是正常髋关节活动度（包括屈伸、内收、外展、内外旋）总合的百分数

（三）Harris髋关节评分

Harris评分的内容包括疼痛、功能和活动范围，其主要强调疼痛和功能的重要性，是目前国内外最为常用的评分标准（表6-5-9）。

表6-5-9　Harris髋关节评分

		评分
疼痛		
程度	表现	
无		44
弱	偶尔或稍痛，不影响功能	40
轻度	一般活动后不受影响，过量活动后偶有中度疼痛	30
中度	可忍受，日常活动稍受限，但能正常工作，偶尔服用比阿司匹林强的止痛剂	20
剧烈	有时剧痛，但不必卧床，活动严重受限，经常服用比阿司匹林强的止痛剂	10
病废	因疼痛被迫卧床，卧床也有剧痛，因疼痛跛行，病废	0

			续表
			评分
功能			
	日常活动	表现	
		楼梯　一步一阶，不用扶手	4
		一步一阶，用扶手	2
		用某种方法能上楼	1
		不能上楼	0
		交通　有能力进入公共交通工具	1
		坐　　在任何椅子上坐而无不适	5
		在高椅子上坐半小时而无不适	3
		在任何椅子上坐均不舒服	0
		鞋袜　穿袜、系鞋方便	4
		穿袜、系鞋困难	2
		不能穿袜、系鞋	0
步态		无跛行	11
		稍有跛行	8
		中等跛行	5
		严重跛行	0
	行走辅助器平稳舒适行走	不需	11
		单手杖长距离	7
		多数时间用单手杖	5
		单拐	3
		双手杖	2
		双拐	0
		完全不能走（必须说明原因）	0
	距离	不受限	11
		6个街区	8
		2~3个街区	5
		室内活动	2
		卧床或坐椅（轮椅）	0
畸形		无下列畸形	
		固定的屈曲挛缩畸形小于30°	
		固定的内收畸形小于10°	4
		固定的伸展内收畸形小于10°	
		肢体短缩小于3.2cm	

续表

	评分
活动范围（指数值由活动度数与相应的指数相乘而得分） 　前屈　　　　　　0°～45°×1.0 　　　　　　　　　45°～90°×0.6 　　　　　　　　　90°～110°×0.3 　外展　　　　　　0°～15°×0.8 　　　　　　　　　15°～20°×0.3 　　　　　　　　　大于20° 　伸展外旋　　　　0°～15°×0.4 　　　　　　　　　大于15°×0 　伸展内旋　　　　任何活动×0 　内收　　　　　　0°～15°×0.2	5

活动范围的总分为指数值的和×0.05

优：90～100分　良：80～89分　可：70～79分　差：70分以下

五、膝关节

（一）Iowa 膝关节评分　见表 6-5-10。

表 6-5-10　Iowa 膝关节评分

	评分
功能（35分）	
（11个日常生活，轻易完成则得满分，不乏完成则0分，如果有困难则酌情在0到满分之间给分）	
能做大多数家务劳动	5
能够独立行走	5
自己穿衣（包括穿鞋和袜子）	5
坐凳子或坐便器无困难，包括起和坐（必要时可借助辅助物）	4
能蹲下或跪下从地板上拾物	3
能独自洗浴	3
能一步一步地上台阶	3
能用其他方式上台阶	2
能提物，如行李箱	2
能独自上汽车或其他交通工具，并乘坐舒适	2
能驾驶汽车	1
疼痛（35分，只选其中一项）	
无疼痛	35
轻微疼痛伴有疲倦	30
负重时有轻微疼痛	20
负重时有中度疼痛	15
负重时有严重疼痛，休息时有轻微疼痛或中度疼痛	10
严重、持续性疼痛	0

	续表
	评分
步态（10分，只选一项）	
无跛行，无须支撑	10
跛行，无须支撑	8
一只手杖或拐杖	8
一个长支具	8
一个支具和拐杖或手杖	6
两个拐杖或手杖，需要或不需要支具	4
不能行走	0
畸形或不稳定	
负重情况下，无超过10°的固定畸形	3
负重情况下，无超过20°的固定畸形	2
负重情况下，无超过30°的固定畸形	1
负重情况下，无超过10°的内外翻畸形	3
负重情况下，无超过20°的内外翻畸形	2
负重情况下，无超过30°的内外翻畸形	1
无韧带不稳定	2
无绞索、打软腿或超过10°的伸直受限	2
活动度（10分）	
正常屈伸活动度为150°，每15°为一分	

优：90～100分　良：80～89分　可：70～79分　差：70分以下

（二）HSS膝关节评分　见表6-5-11。

表6-5-11　HSS膝关节评分

1. 疼痛（30）		
任何时候均无疼痛 30	休息时无疼痛 15	
行走时无疼痛 15	休息时轻微疼痛 10	
行走时轻微疼痛 10	休息时中度疼痛 5	
行走时中度疼痛 5	休息时严重疼痛 0	
行走时严重疼痛 0		
2. 功能（22）		
行走站立无限制 22		
行走2500～5000m 10	能上楼梯 5	屋内行走，无需支具 5
行走500～2500m 8	能上楼，但需支具 2	屋内行走，需支具 2
行走少于500m 4		
不能行走 0		
3. 活动度（18）		
每活动8度得1分，最高18分		

4. 肌力（10）

　　优：完全能对抗阻力 10

　　良：部分对抗阻力 8

　　中：能带动关节活动 4

　　差：不能带动关节活动 0　　　　　　　减分项目：

5. 屈曲畸形（10）　　　　　　　　　　　单手杖　　　　－1

　　无畸形 10　　　　　　　　　　　　　单拐杖　　　　－2

　　小于 5° 8　　　　　　　　　　　　　双拐杖　　　　－3

　　5°～10° 5

　　大于 10° 0　　　　　　　　　　　　　伸直缺 5°　　－2

6. 稳定性（10）　　　　　　　　　　　　伸直缺 10°　 －3

　　正常 10　　　　　　　　　　　　　　伸直缺 15°　 －5

　　轻度不稳 0°～5° 8

　　中度不稳 5°～15° 5

　　严重不稳＞15° 0

总得分：

六、踝关节

（一）Iowa 踝关节评分　见表 6-5-12。

表 6-5-12　Iowa 踝关节评分

	评分
功能（40分）	
做家务和工作没有困难	8
爬楼梯	
一步接一步	6
其他方式步态	4
提重物，如行李箱	4
能跑，参加体育活动或重体力劳动	4
独自行走	8
庭院清扫、修剪草坪的工作	4
进出汽车没有困难	
疼痛（40分）	
无疼痛	40
仅在疲劳或过度劳累时出现疼痛	30
负重时出现疼痛	20
活动时出现疼痛	10
休息时出现或持续性疼痛	0

	续表
	评分
步态（10分）	
无跛行	10
畏痛性跛行	8
使用手杖或拐杖	2
使用轮椅或不能行走	0
活动度（10分）	
背伸和跖屈的总活动度正常为伸30°～屈70°，每20°为2分	

优：90～100分　良：80～89分　可：70～79分　差：70分以下

（二）改良Rowe跟骨骨折评分　见表6-5-13。

表6-5-13　改良Rowe跟骨骨折评分

	评分
疼痛	
无	30
仅在锻炼时出现	25
日常活动时出现	20
负重时疼痛	10
休息痛	0
活动度	
75%～100%	20
50%～74%	10
25%～49%	5
0～24%	0
步态	
正常	20
轻度跛行	10
中度跛行	5
严重跛行	0
活动	
正常	20
在不平的地面上活动受限	15
日常活动中度受限	10
仅能短距离步行	5
不能行走	0
工作	
不受限制	
在一般职业上有些受限	
改换职业，比较严重的受限	
不能工作	
总分	

（三）AOFAS（美国足与踝关节协会）踝与后足功能评分

适用于踝关节、距下关节、距舟关节、跟骰关节的功能评价，譬如踝关节置换、关节融合以及踝关节不稳定的手术效果，距舟关节融合、跟骨截骨、跟骨骨折、距骨骨折和踝关节骨折等（表6-5-14）。

表6-5-14　AOFAS踝与后足功能评分

	评分
疼痛（40分）	
无	40
轻度，偶尔	30
中度，每天都有	20
严重，几乎持续性	0
功能（50分）	
活动受限，需要辅助支撑	
无受限，不需要辅助支撑	10
日常活动不受限，娱乐活动受限，不需要辅助支撑	7
日常活动和娱乐活动受限，需要手杖支撑	4
日常活动和娱乐活动严重受限，需要助行器、拐杖、轮椅或支具	0
最大步行距离（街区）	
大于6个	5
4～6个	4
1～3个	2
小于1个	0
行走地面	
任何地面无困难	5
崎岖不平的地面上行走、上台阶（包括爬梯子）有些困难	3
崎岖不平的地面上行走、上台阶（包括爬梯子）非常困难	0
步态异常	
无，轻度	8
明显	4
非常明显	0
矢状面运动（屈曲加背伸）	
正常或轻度受限（30°或以上）	8
中度受限（15°～29°）	4
严重受限（小于15°）	0
后足运动（内翻加外翻）	
正常或轻度受限（正常的75%～100%）	6
中度受限（正常的25%～74%）	3
严重受限（正常的25%以下）	0
踝与后足的稳定性（前后、内外翻）	
稳定	8
明显不稳定	0
对线（10分）	
良好，跖屈足，踝-后足对线良好	10
可，跖屈足，踝-后足对线有一定程度的对线不良，无症状	5
差，非跖屈足，踝-后足严重对线不良，有症状	0

(四) AOFAS (美国足与踝关节协会) 中足功能评分

适用于评价楔骨、骰骨、舟楔关节、跖趾关节的功能评价，譬如楔骨间融合、跖趾关节融合、外侧楔骰关节融合、足舟骨骨折、楔骨骨折、骰骨骨折以及跖趾关节的骨折脱位（表6-5-15）。

表6-5-15 AOFAS中足功能评分

	评分
疼痛（40分）	
无	40
轻度，偶尔	30
中度，每天都有	20
严重，几乎持续性	0
功能（45分）	
活动受限，需要辅助支撑	
无受限，不需要辅助支撑	10
日常活动不受限，娱乐活动受限，不需要辅助支撑	7
日常活动和娱乐活动受限，需要手杖支撑	4
日常活动和娱乐活动严重受限，需要助行器、拐杖、轮椅或支具	0
对鞋的要求	
可穿着流行式样的、普通的，不需要附加垫衬的鞋	5
需要舒适和附加垫衬的鞋	3
需要定制的鞋或穿戴支具	0
最大步行距离（街区）	
大于6个	10
4~6个	7
1~3个	4
小于1个	0
行走地面	
任何地面无困难	10
崎岖不平的地面上行走、上台阶（包括爬梯子）有些困难	5
崎岖不平的地面上行走、上台阶（包括爬梯子）非常困难	0
步态异常	
无，轻度	10
明显	5
非常明显	0
对线（15分）	
良好，跖屈足，中足对线良好	10
可，跖屈足，中足对线有一定程度的对线不良，无症状	5
差，非跖屈足，中足严重对线不良，有症状	0

主要参考文献

1. 党耕町. 周方. 蔡钦林. 发育性颈椎管狭窄与脊髓损伤. 中华外科杂志, 1991, 12: 724-726
2. 周方. 骨折治疗的新技术-带锁髓内钉. 中国当代医学, 2001, 7 (1): 56-57
3. 张立, 蔡钦林, 刘忠军, 党耕町, 周方. 急性完全性颈髓损伤继发低钠血症的临床观察. 中国误诊学杂志, 2002, 2 (7): 968-970.
4. 姜亮, 韦峰, 郭昭庆, 周方. 桡骨远端骨折并发前臂急性骨筋膜间隔综合征. 中华创伤杂志, 2002, 18 (12) 763-764
5. 张立, 张凤山, 蔡钦林, 党耕町, 刘忠军, 孙宇, 李迈, 王少波, 周方. 氢化可的松及地塞米松对颈髓损伤继发低钠血症的不同影响. 中国临床康复, 2003, 7 (6) 902-903.
6. 周方, 田耘, 陈仲强, 刘忠军. 短节段经椎弓根固定治疗胸腰椎不稳定骨折—AO通用脊柱内固定系统的应用. 中国微创外科杂志. 2003, 3 (2): 136-137, 146
7. 周方, 田耘, 刘忠军, 陈仲强, 党耕町. 胸腰椎陈旧骨折手术原因分析. 中国脊柱脊髓杂志, 2003, 13 (4): 204-206
8. 周方, 田耘, 姬洪全. 微创空心加压螺钉内固定治疗股骨颈骨折. 中国微创外科杂志, 2003, 3 (4): 308-310
9. 田云, 周方, 刘忠军, 等. 全麻下牵引复位在下颈椎骨折脱位中的应用. 中华医学全科杂志, 2004, 3 (1): 32-33.
10. 田耘, 周方, 姬洪全. 微创植入钢板治疗胫骨平台骨折. 中国微创外科杂志, 2004, 4 (2): 142-143.
11. 周方, 陈仲强, 刘忠军, 田耘, 姬洪全. 中上胸椎骨折脱位的临床特点及手术治疗. 中华创伤骨科杂志, 2004, 6 (11): 1226-1228.
12. 姬洪全 周方 田耘 骨盆骨折的治疗 中国医学论坛报, 2004, 929 (9)
13. 周方, 田耘, 姬洪全. 有限切开间接复位治疗胫骨平台骨折. 中华创伤骨科杂志, 2005, 7 (3): 203-206.
14. 田云, 陈仲强, 周方, 刘忠军. 脊柱术后伤口深部感染的处理. 中华外科杂志 2005, 43: (4): 229-231
15. 周方, 田耘, 姬洪全 马越. I期全身麻醉下快速牵引复位及前路减压融合治疗下颈椎脱位. 中华创伤杂志, 2005, 8 (21): 26-29.
16. 张志山, 周方, 姬洪全 田耘. 手术治疗不稳定锁骨骨折. 中华创伤骨科杂志, 2005, 7 (9): 826-829.
17. 周方, 郭琰. 成人肱骨髁间髁上骨折患者术肘关节功能恢复的影响因素. 中华创伤骨科杂志, 2006, 8 (1): 13-15.
18. 姬洪全, 周方, 孙宇, 刘忠军, 陈仲强, 党耕町. 陈旧性颈髓损伤的外科治疗. 中国脊柱脊髓杂志, 2006, 16 (6): 405-408
19. 张志山, 周方. 甲状旁腺激素促进骨合成代谢的研究进展. 中国骨质疏松杂志 2006, 12 (4): 434-437
20. 周方. 骨折不愈合原因及治疗现状. 中国医学论坛报, 2006, 1028 (10)
21. 周方, 张志山, 田耘, 姬洪全. 微创内固定系统治疗复杂股骨转子部骨折的初步报告. 中华创伤骨科杂志, 2006, 8 (12): 1113-1117.
22. 姬洪全, 周方, 田耘. 单臂外固定架治疗胫骨远端骨折22例. 中国微创外科杂志, 2006, 6 (12) 914-916
23. 于泽生, 周方, 刘忠军, 马庆军, 陈仲强. 床旁快速牵引复位在治疗颈椎脱位关节突交锁中的作用. 中华创伤骨科杂志, 2007, 9 (3): 223-235.
24. 张志山, 周方, 姬洪全, 田耘. 微创经皮钢板骨桥接术联合锁定加压钛板治疗胫骨远端骨折. 中国微创外科杂志, 2007, 7 (11): 1090-1092
25. 周方. 股骨粗隆部骨折治疗失误及挽救措施. 国际骨科学杂志, 2008, 29 (1): 74-75
26. 马越, 周方, 党耕町, 姬洪全, 田耘. 应用皮层体感诱发电位监测全麻下颈椎脱位颅骨牵引复位. 中华创伤骨科杂志, 2008, 10 (4): 334-337.
27. 姬洪全, 周方, 张志山, 田耘. 单臂外固定架和锁定加压钛板治疗胫骨远端骨折的比较. 中华创伤骨科杂志, 2008, 10 (5): 417-420.
28. 张志山, 周方, 田耘等. 反向微创内固定系统治疗特殊类型股骨近端骨折. 中华创伤杂志. 2009; 25 (1): 48-52.
29. 韩平良, 张文明, 臧鸿声. 锁骨移位骨折及脱位的治疗探讨. 中华骨科杂志, 1986; 6: 91-93.
30. 连学全, 黄世民, 庄耀明等. 克氏针内固定锁骨的生物力学试验和临床疗效. 中华骨科杂志, 1994; 14 (3): 163-166.
31. 危杰, 毛玉江, 贾正中. 中空加压螺丝钉治疗新鲜股骨颈骨折212例. 中华创伤杂志, 2000, 3: 142-144.
32. 戴克戎. 合理选择股骨颈骨折的治疗方法. 中华骨科杂志, 1997, 17: 407-408.
33. 周宗科, 裴福兴, 杨静等. 髋关节置换术后股骨假体周围 Vancouver B 型骨折的治疗. 中华创伤杂志. 2006, 22 (11): 803-806.
34. 党耕町, 刘忠军, 陈仲强, 主译. AO ASIF 脊柱内固定. 北京: 人民卫生出版社, 2000, 16-35
35. 郭应禄, 祝学光, 主编, 外科学. 北京: 北京大学医学出版社，2003，837-871.
36. 党耕町，主译. 脊柱外科技术. 北京：人民卫生出版社，2004，229-253.
37. 姜保国，主编. 骨折固定图谱. 北京：北京大学医学出版社，2006，254-274.
38. 王亦璁，主编. 骨与关节损伤. 第3版. 北京：人民卫生出版社，2001.
39. 张英泽，潘进社，主编. 临床创伤骨科学. 石家庄：河北科学技术出版社，2003.
40. 刘国平，主编. 实用骨科外固定学. 北京：科学出版社，1999.
41. 冯传汉，张铁良，主编. 临床骨科学. 第2版. 北京：人民卫生出版社，2004.
42. 张世民，李海丰，黄铁刚，主编. 骨折分类与功能评定. 北京：人民军医出版社，2008.
43. 荣国威，王承武，主编. 骨折. 北京：人民卫生出版社，2004.
44. Robinson CM. Fractures of the clavicle in the adult. Epidemiology and classification. J Bone Joint Surg Br
45. Nowak J, Holgersson M, Larsson S. Can we predict long-term sequelae after fractures of the clavicle based on initial findings? A prospective study with nine to ten years of follow-up. J Shoulder Elbow Surg. 2004 Sep-Oct; 13 (5): 479-86.
46. Robinson CM, Court-Brown CM, McQueen MM, et al. Estimating the risk of nonunion following nonoperative treatment of a clavicular fracture. J Bone Joint Surg Am. 2004 Jul; 86-A (7): 1359-65.
47. Iannotti MR, Crosby LA, Stafford P, et al. Effects of plate location and selection on the stability of midshaft clavicle osteotomies: a biomechanical study. J Shoulder Elbow Surg. 2002 Sep-Oct; 11 (5): 457-62.
48. Flinkkila T, Ristiniemi J, Hyvonen P, et al. Surgical treatment of unstable fractures of the distal clavicle: a comparative study of Kirschner wire and clavicular hook plate fixation. Acta Orthop Scand. 2002 Jan; 73 (1): 50-3.
49. Chen CH, Chen WJ, Shih CH. Surgical treatment for distal clavicle fracture with coracoclavicular ligament disruption. J Trauma. 2002 Jan; 52 (1): 72-8.
50. McKee MD, Wild LM, Schemitsch EH. Midshaft malunions of the clavicle. J Bone Joint Surg Am. 2003 May; 85-A (5): 790-7.
51. Iorio R, Healy WL, Lemos DW, et al. Displaced femoral neck fractures in the elderly. Clin Orthop, 2001, 383: 229-242.
52. Garden RS. Low-angle fixation in fractures of the femoral neck. J Bone and Joint Surg, 1961, 43B: 647-663.
53. Bosch U, Schreiber T, Krettek C. Reduction and fixation of displaced In-tracapsular fractures of the proximal femur. Clin Orthop, 2002, 399: 59-71.
54. Estrada LS, Volgas DA, Stannard JP, et al. Fixation failure in femoral neck fractures. Clin Orthop, 2002, 399: 110-118.
55. Cserháti P, Kazár G, Manninger J, et al. Non-operative or operative treatment for undisplaced femoral neck fractures: a comparative study of 122 non-operative and 125 operatively treated cases. Injury, 1996, 27: 583-588.
56. Manninger J, Kazár C, Fekete C, et al. Avoidance of avascular necrosis of the femoral head, following fractures of the femoral neck, by early reduction and internal fixation. Injury, 1985, 16: 437-448.
57. Pryce Lewis JR, Ashcroft GP. Reverse LISS plating for proximal segmental femoral fractures in the polytrauma patient: a case report. Injury, 2007; 38 (2): 253-9.
58. Gotfried Y. The lateral trochanteric wall: a key element in the reconstruction of unstable pertrochanteric hip fractures. Clin Orthop Relat Res. 2004; 425: 82-6.
59. Palm H, Jacobsen S, Sonne-Holm S, et al. Integrity of the lateral femoral wall in intertrochanteric hip fractures: an important predictor of a reoperation. J Bone Joint Surg Am. 2007; 89 (3): 470-5.
60. Stoffel K, Dieter U, Stachowiak G, et al. Biomechanical testing of the LCP--how can stability in locked internal fixators be controlled? Injury, 2003, 34 (Suppl 2): B11-9.
61. Im GI, Shin YW, Song YJ. Potentially unstable intertrochanteric fractures. J Orthop Trauma. 2005; 19 (1): 5-9.
62. Koval KJ. Intramedullary nailing of proximal femur fractures. Am J Orthop. 2007; 36 (4 Suppl): 4-7.
63. Lundy DW. Subtrochanteric femoral fractures. J Am Acad Orthop Surg. 2007; 15 (11): 663-71.
64. Marti A, Fankhauser C, Frenk A, et al. Biomechanical evaluation of the less invasive stabilization system for the internal fixation of distal femur fractures. J Orthop Trauma. 2001; 15 (7): 482-7.
65. Haidukewych GJ, Isreal TA, Berry DJ. Reverse obliquity fractures of the intertrochanteric region of the femur. J Bone Joint Surg Am. 2001; 83: 643-50.
66. Koval KJ, Zickerman JD. Handbook of fracture. Second edition, Phladolphia, Lippincott Williams & Wilkins, 2002
67. Bucholz RW, Heckman JD, Court-Brown CM. et al. Rockwood and Green's fracture in adults. Vol. 2. 6th ed. Philadelphia: Lippincott Williamst Wilkins. 2006

专业名词索引

A

AIS　271
AIS‑ISS 法　271
AOFAS 踝与后足功能评分　295
AOFAS 中足功能评分　296
AO 胸腰椎骨折分类　44
ASIA　280

B

BMP　154
巴通骨折（Barton' fracture）　182
半月板　256
闭合整复　1
闭孔斜位片　87
髌骨骨折　254
病理性骨折　239，241
不愈合　230

C

Campbell 入路　160
Colles 骨折评分　286
Cooney 腕关节评分　285
Corona mortis　82
CRAMS　272
C 形钳　75
侧副韧带　256
侧前方减压　46
迟发性感染　236
尺骨鹰嘴截骨法　162
尺骨鹰嘴牵引　158
齿突中空螺钉固定术　16
耻骨重建钢板　78
床旁牵引复位　27
创伤性骨关节炎　266
创伤性关节炎　125

D

Denis 分型　101
DHS　219
带锁髓内钉　252
骶棘韧带　71
骶结节韧带　71

骶髂前、后韧带　71
骶神经丛　72
顶弧角　87
动力髁螺钉　213，251
动力髋螺钉　213
多发性创伤　6
多尿低钠血症　43

F

Ferguson & Allen 分类　24
Frankel　280
Frykman　184
反向股骨 LISS　225
腓骨　260
腓总神经　256
跗骨　267
伏克曼（Volkmann）挛缩　165

G

Gaines 评分　46
Gamma 钉　215
Garden 指数　205
GCS　271
GM‑1　25
Gustilo　269
感染　244
钢丝张力带　167
跟骨　266
跟骰关节　267
功能复位　1
肱骨干骨折　148
肱骨解剖颈　136
肱骨近端　136
肱骨头的供血动脉　136
肱骨外科颈　136
股骨 LISS　235
股骨粗隆间骨折　211
股骨干骨折　244
股骨颈前倾角　200
股骨矩　200
股骨髁　248
股骨髁间　248
股骨头坏死　202，239

股骨头缺血坏死　208
股骨重建钉　215
骨坏死　266
骨间背侧神经　179
骨盆出口位片　75
骨盆入口位片　75
骨牵引　246
骨折　244
骨折不愈合　125，208，244
骨折分类　184
骨折延迟愈合　230
关节置换术　202
腘动脉　256

H

Hangman 骨折　15
Harris 髋关节评分　289
Horner 综合征　43
HSS 膝关节评分　292
HSS 肘关节评分表　285
后外侧入路（Kocher Langenbeck）　89
后柱　82
踝关节　264
踝穴　264
寰齿前间隙　9
寰枢关节融合术　18
寰枢椎侧块钉板固定术　20
喙锁韧带　126

I

Iowa 踝关节评分　293
Iowa 膝关节评分　291
Isler 分型　102
ISS　271，273

J

Jefferson 骨折　8
Judet–Letournel 分类　83
Judet 像　86
畸形愈合　125，208
急救　1
脊髓休克期　23
加压金属板　248
尖顶距　233
肩锁韧带　126
肩盂骨折　130
交叉韧带　256
交锁髓内针　261
经胸入路　47

颈干角　211
胫腓联合　265
胫腓韧带　264
胫骨　260
胫骨平台　256
距骨　266

K

开放性骨折　1
开腹填塞压迫止血　75
柯雷氏骨折（Colles' fracture）　182
髋关节稳定性　195
髋臼的双柱理论　82
髋臼前柱　82
髋螺钉断裂或穿出　228
髋内翻　228

L

LISS　241
颅骨牵引复位　25

M

Magerl 法　48
Magerl 技术　34
Magerl 融合术　18
Majeed 骨盆骨折评分　287
Mason 分类　169
Mattal 髋臼骨折疗效分级标准　288
Mayo 肘关节功能评分　284
Morel–Lavelle 损伤　100
Morel Lavelle　81

N

Neer 分类　137
囊外动脉环　200
内固定失败　244
内外翻　261
内外翻应力　267
逆行髓内针　251

P

PFN　215，221
PFN-A　223
PHI　273
皮肤压疮　232
皮牵引　246
漂浮肩　124
漂浮髋臼　85

Q

髂耻柱 82
髂腹股沟入路 89
髂骨斜位片 87
髂腰韧带 71
髂坐柱 82
前柱稳定性评分 47
强直性脊柱炎 239

R

Rowe 跟骨骨折评分 294
Riseborough 和 Radin 分类 156
Roy-Camille 分型 101
Roy-Camille 技术 34
RTS 271,272
桡神经损伤 153
人工肱骨头置换术 148
人工关节置换 230
人工关节置换术 195
人工假体置换术 204
人字嵴顶点法 48

S

Smith-Robinson 入路 32
Smith 骨折分类 185
Sudeck 骨萎缩 193
三角韧带 264
三柱理论 44
石膏 246
石膏并发症 6
石膏外固定 2
史密斯（Smith's fracture）骨折 182
双肩应力 X 线片 126
双肩应力位 X 线片 117
四边体 82
松质骨螺钉 254
髓内针 246

髓内针技术 150
锁定钢板 251
锁定加压钢板 153

T

Tscherne 269
钛板螺钉 261
疼痛性胼胝 268
臀上动脉 82

U

UCLA 肩关节评分 283

W

外固定架 254,261
外踝 266
外展架 150
微创固定系统 251,257

X

下肢深静脉血栓 208,228,243
胸腹联合入路 47
悬垂石膏 149
旋转畸形 232

Y

Young & Burgess 分类 73
Y 形位片 136

Z

张力带 254
枕颈融合术 22
支撑钛板 251,257
跖跗关节 267
跖骨 268
跖骨基底骨折 268
中枢性高热 43
坐骨神经 82

致 谢

本著作能够最终得以出版需要感谢北京大学医学出版社的大力支持。感谢书中参与编写的各位人员一年多来辛勤的劳动,没有他们在自己业余时间的付出,这本书就不可能在创伤骨科专业组成立十周年之际出版。感谢北医三院骨科的各位领导和全体医护人员,没有他们对创伤组一如既往的信任和支持,就没有本著作的创作基础。感谢我们的病人,在给他们治疗骨折的同时我们也从他们那里获得了宝贵的临床经验。

最后,衷心地感谢我的导师党耕町教授,在他的支持、鼓励和倡导下创伤骨科专业组得以成立,才有了这本书最终出版的可能。

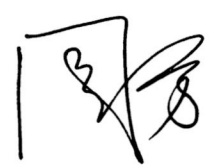